Obst & **Gemüse**
als Medizin

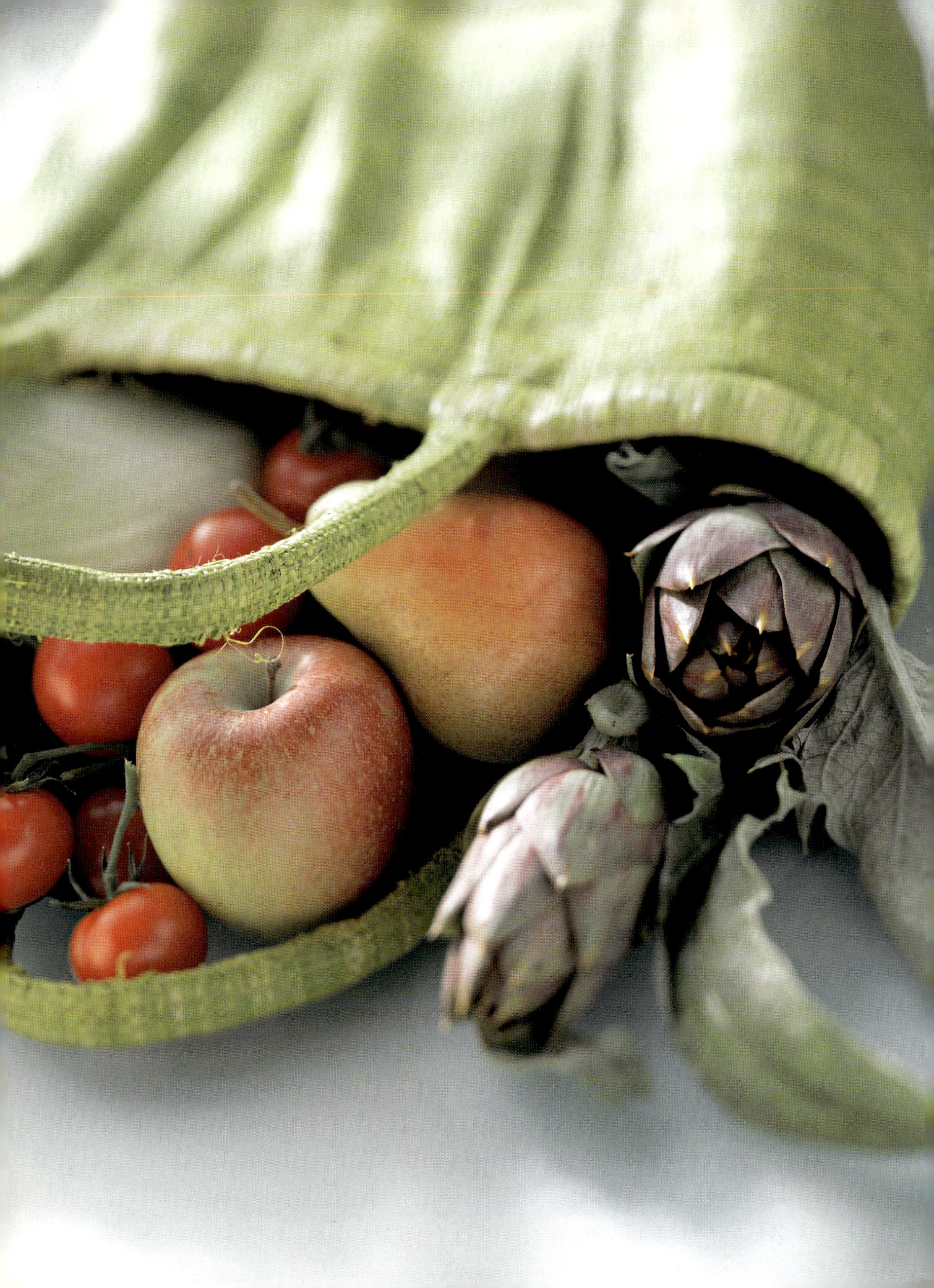

südwest

Klaus Oberbeil
Dr. med. Christiane Lentz

Obst & Gemüse als Medizin

Gesund mit den Vitalstoffen aus der Natur

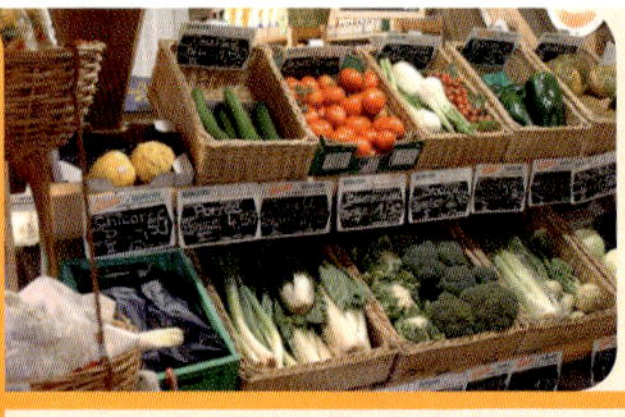

Inhalt

Neben dem Genuss, der der Seele guttut, bekommt der Leib durch Gemüse eine Vielzahl gesund erhaltender Stoffe zugeführt. Sie sorgen dafür, dass alle unsere Organe von der Pflanzenkost profitieren.

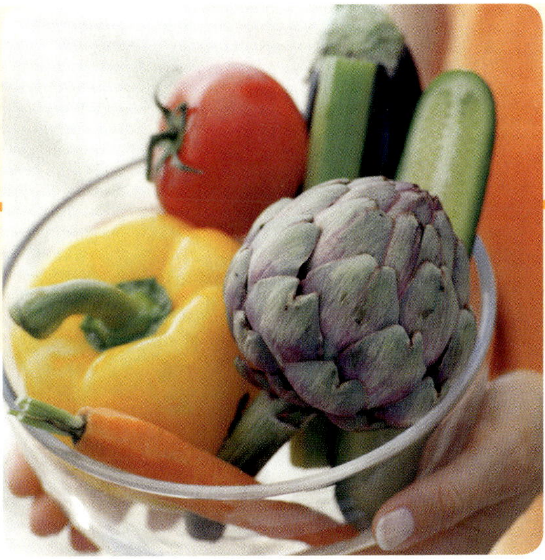

Geballte Gesundheit aus der Natur!

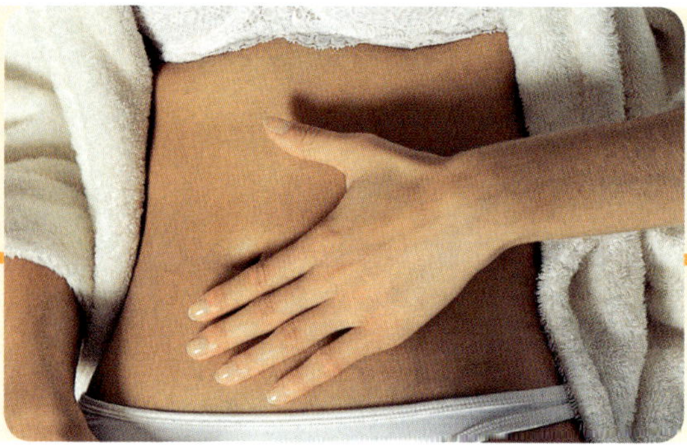

Die häufigsten Krankheiten ... 190

Eine Ernährungsumstellung hin zu mehr Gemüse und Obst harmonisiert binnen kurzer Zeit unsere Körperfunktionen, und manche gesundheitliche Störung kann gelindert oder sogar geheilt werden.

Von leckeren Frühstücksideen über prächtig-bunte Salate und tolle Suppen bis hin zu verführerischen Snacks und fantasievollen Drinks – der Rezeptteil für die gesündesten Gaumenfreuden, die es gibt.

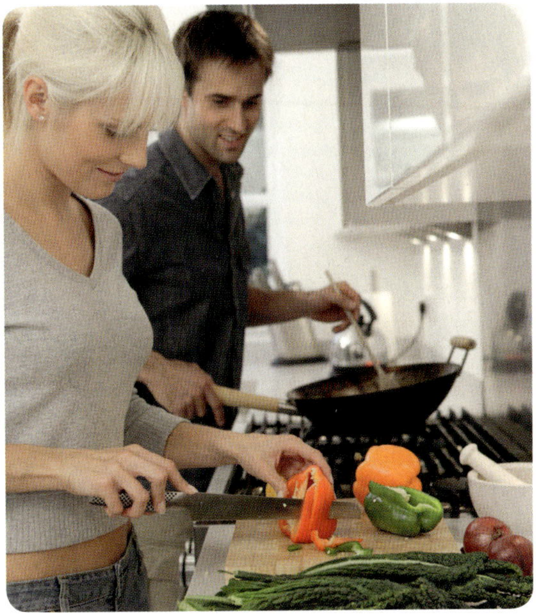

Tun Sie sich gut – mit pfiffigen Gerichten, die lecker schmecken und heilend wirken!

Einleitung

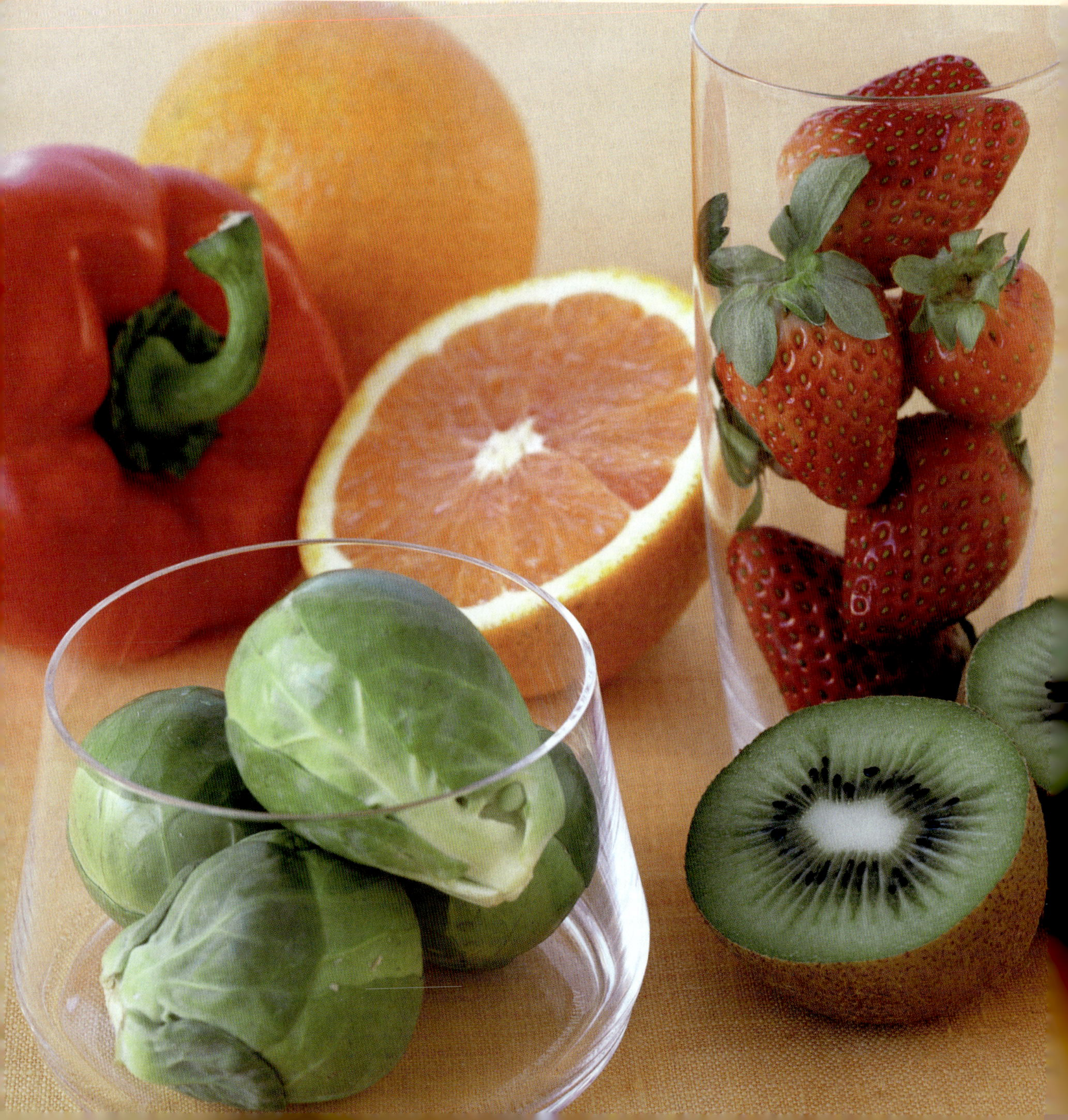

Pflanzen sind die Apotheke der Natur, sie achten auf ihre eigene Gesundheit, und auch alle Tiere kurieren mit ihrer Hilfe Krankheiten aus. Dabei birgt jedes eigene Kraut, jede Frucht oder Knolle einen sehr speziellen Reichtum an vorbeugenden, lindernden und heilenden Wirkstoffen. Es lohnt sich also, Pflanzen mit Liebe und Neugierde zu betrachten. Dann werden sie zu segensreichen Wohltätern, die auch uns Menschen gesund erhalten.

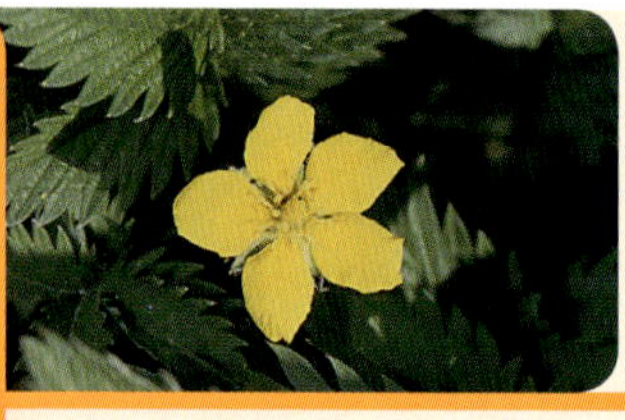

Arznei aus der Natur

Um im jahrmillionenlangen Überlebenskampf bestehen zu können, haben die heute auf der Erde vorkommenden Pflanzen im Lauf ihrer Entwicklung eine Fülle von Stoffen herausgebildet, die sie gegen feindliche Viren und Bakterien unempfindlich machten. Pflanzen, die dazu nicht oder nur ungenügend in der Lage waren, verschwanden wieder vom Erdboden. Wenn wir heute Obst und Gemüse auf den Tisch bringen, profitieren wir von einer unvorstellbar langen »Testreihe für Arzneimittel«.

Wirkstoffe in jeder Pflanze

Viele Menschen glauben nach wie vor, dass Arzneimittel nur von Pharmafirmen hergestellt und vorwiegend in Apotheken verkauft werden. Wenn Tiere sprechen könnten, würden sie über einen solchen Unsinn nur nachsichtig schmunzelnd den Kopf schütteln und uns aufklären. Sie wissen nämlich natürlich längst, dass die ganze Pflanzennatur nichts anderes ist als die allerbeste Apotheke.

Denn selbst das scheinbar kümmerlichste Pflänzlein am schmutzigen Straßenrand enthält äußerst bioaktive Wirkstoffe, die sein Immunsystem stabil und seinen Stoffwechsel gesund erhalten. Nicht anders verhält es sich bei allen anderen rund 300 000 verschiedenen Arten von Landpflanzen – von der geheimnisvoll-üppigen Unterwasserflora ganz abgesehen, über die wir noch kaum etwas wissen. Alle Pflanzen entwickeln ihre eigenen Schutzstoffe: gegen freie Radikale, die beispielsweise durch Sonneneinstrahlung entstehen, gegen Bakterien und Viren mit ihrem Appetit auf Pflanzenzellen, gegen größere Tiere wie Mäuse oder Vögel. Und sie produzieren Flavonoide, die die spezielle Aufgabe haben, Proteine, Enzyme oder Vitamine in Wurzel, Schaft, Blatt oder Blüte vor innerer Zerstörung zu bewahren.

Üppige Fülle

Weil die Natur eine nahezu unendliche Formenvielfalt hervorbringt, gibt es auch unermesslich viele unterschiedliche pflanzliche Wirkstoffe. Zellbiologen gehen davon aus, dass es mehr als 20 Millionen verschiedene Substanzen sind. Die wirken aber niemals ganz allein (wie die meisten der chemischen Wirkstoffe), sondern praktisch immer im interaktiven Verbund untereinander. Auf diese Weise entstehen auf der Erde (von der Sonne stimuliert und im permanenten Wachstum der Pflanzenwelt) mehr als 300 Milliarden unterschiedliche Wirkstoffmechanismen. Ein Beispiel: Wissenschaftler kennen heute allein rund 3000 verschiedene Karotene bzw. deren chemische Abkömmlinge. Sie wirken alle einzeln, aber auch in nahezu unendlicher Kombination untereinander sowie gemeinsam mit anderen Pflanzenstoffen.

Alles für die Arterhaltung

Im Prinzip dienen diese Wirkstoffe nur einer Bestimmung: den Pflanzenkern bzw. -samen zu schützen, sodass die darin enthaltenen Chromosomen und Gene (die die Erbinformation enthalten) in stets neue Generationen weitergetragen werden. Je weiter ausgereift demnach

Natürliche Selbsthilfe

Wenn Tiere sich krank fühlen, fressen sie Pflanzen, die heilende Wirkstoffe enthalten. Wenn etwa ein Hase von einem Fuchs gehetzt wird und diesem entkommt, sucht er nach kalziumhaltigen Kräutern als natürlichem Beruhigungsstoff. Hirsche vor der Brunft fressen Brennnesseln und anderes scharfes Futter, um sich für die kräftezehrende Fortpflanzung zu rüsten. Wenn sich eine Mücke einer überreifen Fruchtpflanze nähert, produziert diese innerhalb von Zehntelsekunden übel riechende, abschreckende Substanzen.

Samen sind, desto potenter reift auch die geballte Ladung der Pflanzenschutzstoffe heran. Zwangsläufig enthalten saftige Früchte oder reifes Gemüse die höchsten Konzentrationen an arzneiähnlichen Substanzen – und zwar nicht nur in Knolle oder Frucht, sondern im gesamten Pflanzengebilde. Und: Je erbarmungsloser die nachbarschaftliche Flora um Sonnenstrahlen und Bodenwasser ringt, desto mehr Abwehrkräfte entwickeln Blumen, Sträucher oder Bäume auch gegen ihre Pflanzenkonkurrenten.

Seit Beginn des neuen Jahrtausends haben Biochemie und Molekularbiologie, Gen- und Zellforschung Mikroskope und andere Messinstrumente genutzt, mit deren Hilfe man quasi wie durch eine große Lupe mitten in Pflanzenzellen hineingucken kann. Und was entdecken die Wissenschaftler da? Zu ihrer Überraschung und Begeisterung? Lauter winzig kleine, molekülgroße »Apotheken«, in denen Pflanzen ihre Gesundstoffe produzieren. Nun kommt man also gewissermaßen der Natur auf die Schliche und auf die Fährte und entdeckt, wie sie es anstellt: nämlich weit besser als der Mensch.

Staunend, bewegt und anerkennend räumen die Forscher ein: Die Natur ist der mit Abstand beste Arzneimittellieferant, den man sich überhaupt vorstellen kann.

Der Mensch – ein Stück Natur

Wir Menschen sind überhaupt nichts anderes als ein Stück Natur, das in unseren Bauch (über die Ernährung) und in unsere rund 70 Billionen Körperzellen hineingewachsen ist. Genauso, wie die Natur aus dem Erdreich über die Wurzeln in

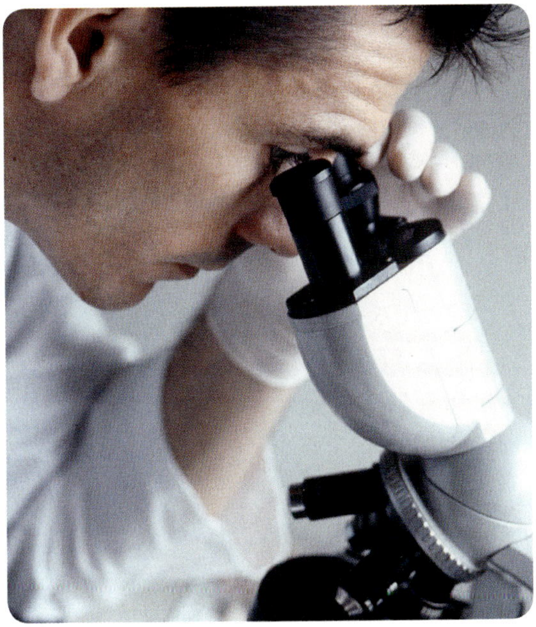

Der Natur auf der Spur: Wissenschaftler entschlüsseln Pflanzengeheimnisse.

Von der Natur lernen

Seit die Forschung den biochemischen Ablauf im menschlichen Körper besser versteht, erfährt man auch immer mehr darüber, wie sich Pflanzen und Tiere selbst heilen. Der Fortschritt der Medizin und der Molekularbiologie trägt so dazu bei, uns der Natur wieder näher zu bringen. Er belegt wissenschaftlich und experimentell, was andere Kulturen durch bloße Beobachtung und Nachahmung herausfanden: dass Krankheiten etwas Natürliches sind und dass sie durch natürliche Heilmittel behandelt werden können.

den Stamm, die Äste, Zweige und Blätter eines Baumes hineinwächst und diesen selbst zu ihrem Teil macht. Auch alle Tiere sind so gesehen nur ein Stück Natur. So ist es kein Wunder, dass pflanzliche Kost über viele hundert Millionen Jahre Evolution hinweg unseren Stoffwechsel bestimmt und auch beherrscht: Obst und Gemüse sind gleichzeitig Nahrung und Medizin.

Heilende Stoffe

All diese Beispiele machen eines klar: Die gesamte Natur ist nichts anderes als ein mächtiger Gesundheitsapparat, wo einer vom anderen profitiert. Diese Erkenntnis macht immer mehr chemische Arzneimittel überflüssig und ersetzt sie durch Obst und Gemüse. Kostengünstig, rezeptfrei und ohne Risiken und Nebenwirkungen! Dieser Gesundheitsdienst funktioniert mit einer Fülle von Wirkstoffen, die in sechs Klassen zu unterteilen sind: Vitamine, Eiweiß, Kohlenhydrate, Mineralstoffe, Fett und Wasser.
Und es gibt so viele unterschiedliche chemische Substanzen dieser Art, dass sie praktisch gegen jedes menschliche Gebrechen ein Heilmittel bereitstellen.

Vitamine Diese hochaktiven Substanzen werden in Pflanzenteilen synthetisiert, sie gelangen mit der Nahrung in unseren Darm und von da übers Blut zu den Körperzellen, wo sie an unzähligen Stoffwechselreaktionen beteiligt sind.
Wir Menschen können – im Gegensatz zu vielen Tieren – in unserem Organismus nur sehr wenige Vitamine in geringen Mengen herstellen, müssen diese lebensnotwendigen Moleküle also unbedingt Tag für Tag mit der Nahrung zu uns nehmen. Es gibt rund 20 verschiedene Hauptgattungen von Vitaminen mit rund 200 sogenannten Derivaten, das sind chemische Abkömmlinge. Man unterscheidet fettlösliche (A, D, E, K) und wasserlösliche Vitamine.

Eiweiß Viele Menschen glauben irrtümlich, dass Fleisch der beste Eiweißlieferant sei. Das Gegenteil ist richtig: Pflanzliche Lebensmittel wie Obst und Gemüse sind enorm reiche Proteinspender. Ihr Vorteil: Sie enthalten die acht essenziellen, also lebensnotwendigen Aminosäuren (das sind Eiweißbausteine) Phenylalanin, Methionin, Threonin, Tryptophan, Valin, Leuzin, Isoleuzin und Lysin in hoher Konzentration. Und was ganz entscheidend ist: Alle diese jugend- und gesundheitsspendenden Eiweißbausteine sind in Obst und Gemüse in der für unseren Stoffwechsel optimalen Ausgewogenheit enthalten.

Kohlenhydrate Pflanzliche Nahrungsmittel wie Obst und Gemüse stellen mit Hilfe des Sonnen-

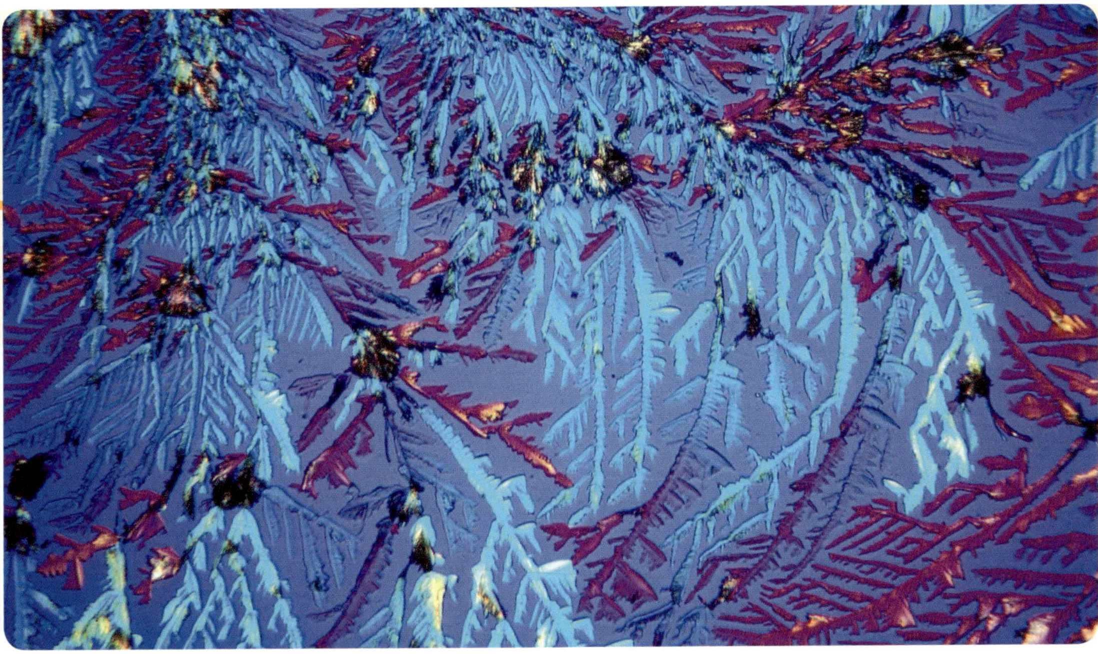

Eine Schönheit unter dem Mikroskop – und gleichzeitig enorm wichtig für unsere Gesundheit: Vitamin C, auch Askorbinsäure genannt.

lichts die Kohlenhydrate her. Dementsprechend enthalten Fleisch, Fisch oder Geflügel nur wenig von diesen Nährstoffen. Die kleinste Einheit der Kohlenhydrate ist die Glukose, neben Vitamin C (mit dem das Glukosemolekül übrigens eng verwandt ist) der bedeutendste Nährstoff in der gesamten Natur. Kohlenhydrate bzw. Glukose in Obst und Gemüse halten uns fit und leistungsstark, sorgen (als allerwichtigste Nervennahrung) für mentale Stärke, Konzentrationsfähigkeit und Optimismus.

Mineralien Mineralstoffe sind anorganische, im Prinzip tote Metalle und andere Substanzen, die Pflanzen mit dem Regenwasser aufsaugen und für ihren Zellstoffwechsel nutzbar machen. Wenn solche Mineralien oder Spurenelemente bzw. deren Salze mit Vitaminen in Verbindung kommen oder auch ionisiert (in positiv oder negativ geladene Atomteilchen zerlegt) werden, werden sie plötzlich springlebendig und entwickeln eine enorme Stoffwechseldynamik. Obst und Gemüse sind nicht nur die besten Vitamin-, sondern auch die großzügigsten Mineralienspender der Natur. Diese beiden Grundnährstoffe bilden seit Jahrmilliarden die Basis allen Lebens auf der Erde.

Fett Wissenschaftler sprechen von Fettsäuren, wenn sie vom Fett im Stoffwechsel reden. Davon gibt es Tausende verschiedene. Sie sind für den Aufbau der ölig-feuchten Schutzhäutchen aller unserer Körperzellen wichtig – und damit lebensnotwendig für unsere Gesundheit und unser Glück. Darüber hinaus spielen Fettsäuren eine bedeutende Rolle als genetisch bedingte Lebensspender, Hormonproduzenten, Transportvehikel, z. B. für die Vitamine A, E und D, oder als Energielieferanten für die Mitochondrien (Brennkammern) der Körperzellen.

Wasser Wir Menschen bestehen bis zu zwei Dritteln aus Wasser, das sich innerhalb der Zellen, aber auch im sogenannten extrazellulären Raum zwischen den vielen Billionen Körperzellen

Vitamine im Eigenbau

Verschiedene Vitamine entstehen erst in unserem Körper – zusammengebaut aus sogenannten Provitaminen aus unserer Ernährung. Ein Beispiel: Vitamin A wird aus Karotenen gebildet. Von ihnen gibt es rund 600 verschiedene, 60 davon sind so beschaffen, dass der menschliche Stoffwechsel das vor allem für Schleimhäute und Immunabwehr wichtige Vitamin A daraus herstellen kann.

anreichert. Kleinkinder enthalten chemisch gesehen mehr Wasser, alte Menschen weniger – äußerliches Zeichen ist die runzelige, ausgetrocknete Haut. Wasser ist quasi die Nährlösung für sämtliche Nährstofftransporte und Biosynthesen;

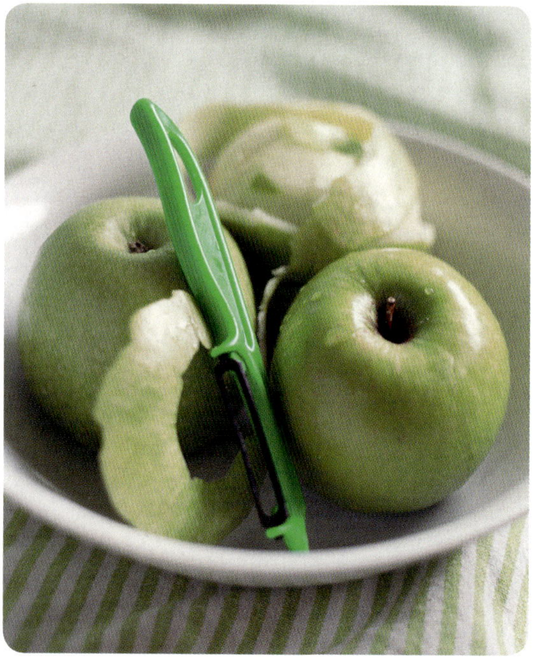

»An apple a day keeps the doctor away« – an diesem Spruch ist viel dran!

und ein Mensch, der nichts trinkt, stirbt innerhalb weniger Tage. Dabei ist Wasser nicht gleich Wasser. Ionisierte (in Atomteilchen gespaltene) Mineralstoffe und Spurenelemente bzw. deren Salze machen Wasser nährstoffreich und unentbehrlich für den gesamten Stoffwechsel. Deshalb ist das Wasser in Obst und Gemüse in seiner vollendeten physiologischen Ausgewogenheit die allerwichtigste Gesundheitsquelle für unseren Körper und unsere Psyche.

Info Fettsäuren in der Schale Obst und Gemüse sind enorm reich an wichtigen Fettsäuren, die bei wässrigen Fruchtsorten wie Beeren, Äpfeln oder Birnen zumeist in der Schale stecken. Dort isolieren sie das Fruchtfleisch gegen Verdunstung. Die alte Behauptung unserer Großeltern, dass das Beste vom Apfel in der Schale stecke, hatte also durchaus ihre Berechtigung.

Unser Tipp Mehr trinken! Vor allem ältere Menschen trinken oft viel zu wenig! Nach den Empfehlungen von Ärzten und Lebensmittelbiologen sollte man täglich mindestens zweieinhalb Liter Flüssigkeit zu sich nehmen. Wer genügend Obst isst, kann die Trinkmenge auch mal reduzieren.

Vitamine

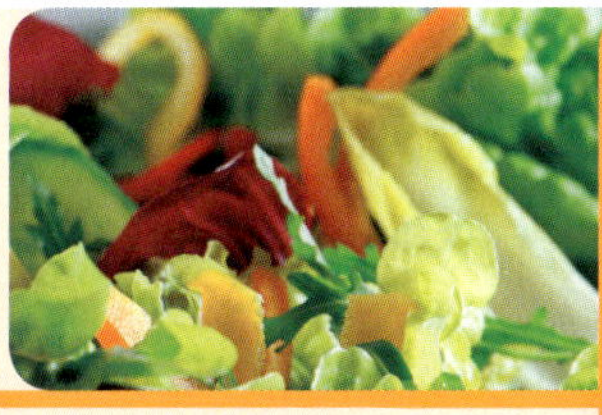

Sie sind die Lieblinge der Natur, denn sie müssen – kaum aus dem Nahrungsbrei in Magen und Darm freigesetzt – wichtige Stoffwechselvorgänge in unserem Körper vorbereiten. Deshalb werden sie auch bevorzugt im Eiltempo übers Blut zu den Zellen transportiert. Hier verbinden sie sich vorwiegend mit Spurenelementen zu sogenannten Koenzymen, die unseren Organismus in Schwung bringen, körperlich und mental belebend wirken.

Vitamin A Diesem erstaunlichen Biostoff ist es zu verdanken, dass es auf der Erde nicht nur Pflanzen, sondern auch Tiere und Menschen gibt. Aus rund 60 der bekannten Karotene (das sind Pflanzenfarb- und -schutzstoffe) machen Lebewesen Vitamin A, das aus Zellkernen heraus Vitalimpulse aktiviert, ohne die wir nicht existieren könnten. Vitamin A ist auch bedeutender Immunschutzstoff, vor allem für unsere Schleimhäute, die ja bekanntlich ständig gegen krankheitserregende Eindringlinge, wie Bakterien, Viren, Parasiten oder andere Mikroben kämpfen müssen. Ganz besonders sind unsere Augen auf Vitamin A angewiesen, das Bestandteil des Sehpurpurs Rhodopsin ist. Sehschwäche ist häufig lediglich Folge von Vitamin-A-Mangel. Nach neuen Erkenntnissen arbeitet dieser Lebensstoff eng mit dem Wachstumshormon zusammen, das nachts unsere Zellen verjüngt und regeneriert. Enthalten ist Vitamin A in allen dunkelgrünen, blauen, roten, gelben oder orangefarbenen Obst- und Gemüsesorten, außerdem in Leber und in Kaltwasserfisch.

Vitamin B1 Wissenschaftler bezeichnen diesen Nährstoff als Thiamin, er ist vor allem in den Keimlingen von Getreide und Reis enthalten, ideale Nahrungsergänzung sind Weizenkeime, Kleie, Bierhefe und Melasse. Wichtigste Aufgabe von Vitamin B1 in unserem Körper ist die sensible Reizübertragung von Nerven, nicht nur im Gehirn, sondern auch in den Muskeln. Bei einem Mangel werden wir schnell müde, nervös, werden vergesslich und leiden unter Muskelschwäche, selbst wenn wir Sport betreiben. Immerhin steckt die Hälfte unserer Thiaminreserven in den Muskeln. Weil dieses Vitamin – wie alle B-Vitamine – wasserlöslich ist und rasch ausgeschwemmt wird, muss es immer wieder über die Nahrung ersetzt werden. Unser Organismus kann es höchstens 20 oder 30 Tage lang speichern. Wenn Lebensmittel zu lange gelagert, erhitzt oder tiefgefroren werden, verlieren sie einen Teil ihrer Vitaminreserven.

Vitamin B2 Wichtige Stresshormone wie Adrenalin können nur mit Hilfe von B2 aktiviert werden, das potenter Kraftspender und Motor allen Lebens ist, vergleichbar etwa mit den Schilddrüsenhormonen. Weil das Vitamin so wichtig ist, zeigen sich Defizite überall im Körper: Ekzeme, Probleme beim Wasserlassen, Haarausfall, Nervenschwäche, brennende Augen, Schwindelgefühle, Antriebsschwäche. Enthalten ist Riboflavin vor allem in jungen Blättern, Keimen, Kernen und Samen sowie in Milch und Milchprodukten.

Vitamin B3 Dieses Molekül ist so eine Art Glücksbote in unserem Körper, es hilft beim Sau-

Vitamine sind lebenswichtig. Aber Überdosen an Kunstpräparaten können auch schaden!

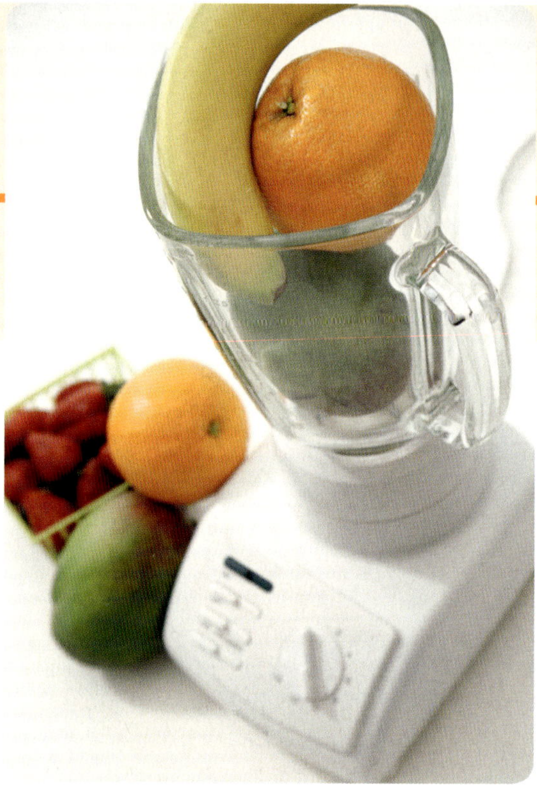

erstofftransport und der Energiegewinnung in Zellen kräftig mit. Deshalb wird es auch besonders schnell aus dem Darm ins Blut und ins Gewebe verschickt – Zeichen dafür, wie wichtig der Natur dieses sogenannte Niazin ist. Faszinierend übrigens: B3 wirkt im rätselhaften Grenzbereich von Körper und Psyche, ähnlich wie Hormone ist das Vitamin an der Synthese von stimmungsaufhellenden Happy-Macher-Proteinen beteiligt. Weil es so lebenswichtig ist, kann unser Stoffwechsel es auch aus Nahrungseiweiß herstellen – aus der Aminosäure Tryptophan. Ansonsten ist es reich in Fisch, Leber, Eiern, Gemüse, Hülsenfrüchten und Vollkornprodukten enthalten. Bei einem Mangel sind wir verzagt, chronisch müde, leiden unter depressiven Verstimmungen und Schlafstörungen.

Vitamin B6 In unserem Körper kommt es Tag für Tag zu Trillionen Eiweißsynthesen, da werden also in rund 70 Billionen Zellen aus Aminosäuren (Eiweißbausteinen) Proteine geknüpft, die unseren Stoffwechsel am Leben erhalten. Und genau dies ist der Job von Vitamin B6, das auch als Pyridoxin bezeichnet wird: Das Molekül ist gleichzeitig Schere und Klebstoff bei der Trennung und Herstellung von lebensnotwendigen Eiweißmolekülen. Bei einem Mangel sind wir zwangsläufig müde und schlapp, nervös und lustlos. Eine Sonderrolle spielt dabei die enge Zusammenarbeit dieses Biostoffs mit den Vitaminen B12 und Folsäure. Enthalten ist B6 vorwiegend in Fisch, Fleisch, Getreide (speziell in Weizen), Naturreis, Gemüse, Hülsenfrüchten und Nüssen – Samen und Kerne sind bester B6-Snack für zwischendurch. Das Vitamin ist extrem verletzlich und wird durch Hitze (Braten, Kochen) und auch durch langes Lagern zerstört.

Vitamin B12 Kern dieses recht sperrigen Moleküls ist ein rätselhaftes Kobaltatom – nirgendwo sonst in der Natur spielt dieses blaue Element eine Rolle. Von Kobalamin (so lautet die Fachbezeichnung) brauchen wir Menschen in unserem ganzen Leben nicht mehr, als ein Linsenkorn wiegt. Trotzdem belebt es in jeder einzelnen Zelle den Stoffwechsel, es hilft mit, beschädigte oder welke Körperzellen nachts zu reparieren und zu verjüngen.

Stresskiller Vitamin B2

Dieser Biostoff scheut das Licht, das ihn rasch zerstört. Er entfaltet im Dunkeln der Zellen von Pflanzen, Tier und Mensch seine faszinierende Wirkung. Milch im Glas verliert schon nach drei Stunden bis zu 80 Prozent seiner B2-Moleküle. Wer von früh bis spät durch die Stressmühle gedreht wird – egal, ob im Beruf oder als Hausfrau bzw. -mann –, braucht besonders viel von diesem Stoff, den die Biochemiker Riboflavin nennen.

B12 ist also ein echter natürlicher Jungmacher. Warnsymptome für B12-Mangel sind Mundentzündungen, Menstruationsbeschwerden, Taubheitsgefühle in Händen und Füßen, Nervosität und Müdigkeit. B12 wirkt im Stoffwechsel eng mit Folsäure und Vitamin B6 zusammen, es ist ausschließlich in tierischer Nahrung enthalten (Leber, Fleisch, Fisch, Eigelb, Milch), wird von unserer Darmflora aber auch selbst synthetisiert (z. B. aus Sauerkraut, Joghurt).

Pantothensäure Auch dieser Biostoff gehört zur B-Familie, er wird auch als Vitamin B5 bezeichnet. Die Bezeichnung stammt vom griechischen »pantos«, was so viel wie »überall« bedeutet. Damit ist schon gesagt, dass Pantothensäure überall in unserem Körper vorhanden ist und auch gebraucht wird. In Mitochondrien, den bakterienwinzigen Energiebrennkammern, wird es zu Koenzym A umgeformt, dem bedeutenden Träger von Zellenergie und Zellatmung, es ist demnach Motor mentaler und körperlicher Lebensfähigkeit. Im Gehirn wirkt B5 mit, den Konzentrationsstoff Azetylcholin zu synthetisieren. Es ist darüber hinaus Schönheitsvitamin, hilft beim Bau von Farbstoffen in Haut und Haar. Enthalten ist es in Pilzen, Bohnen und anderen Hülsenfrüchten, Tofu, Vollkornprodukten, Naturreis, Eigelb und Leber.

Folsäure Sie ist quasi so eine Art Zwillingsbruder für das Vitamin B12, die beiden sind in unserem Stoffwechsel gewissermaßen unzertrennlich, z. B. beim Bau von Glückshormonen oder von neuen jungen Zellen im Gewebe. Eine ganz wichtige Rolle spielt Folsäure bei der Synthese roter Blutkörperchen, die bekanntlich den Sauerstoff in unsere 70 Billionen Körperzellen tragen. Folsäure ist auch für die Produktion von Magensäure wichtig, ohne die Eiweiß nicht richtig vorverdaut, Kalzium und Eisen nicht ionisiert, also für den Stoffwechsel verwertbar gemacht werden können.

Biotin Wenn es um jugendlich-geschmeidige Haut und glänzendes, volles Haar geht, ist dieses B-Vitamin unersetzlich. Biotin transportiert nämlich Schwefel in die Zellen von Haut und Haarboden, beugt somit Schuppen und Schuppenflechte vor, sorgt für Feuchtigkeit, außerdem für feste, biegsame Finger- und Fußnägel. Darüber hinaus wird Biotin für Kohlenhydratstoffwechsel und gesunde Blutzuckerwerte gebraucht, außerdem für das Entzünden des Energiefeuers in den Mitochondrien, den Brennkammern aller Zellen. Unsere Nahrung enthält leider nur sehr wenig von diesem Vitamin; am meisten ist beispielsweise in Milch, Leber, Eigelb, Blumenkohl und Soja- bzw. Tofuprodukten enthalten. Weil Biotin

Tausendsassa Vitamin C

Eine besondere Rolle spielt Vitamin C bei der Produktion praktisch aller Hormone im Körper, den stimmungsaufhellenden Neurotransmittern wie Noradrenalin, Dopamin oder Serotonin ebenso wie dem Wachstumshormon. Vitamin C hat den höchsten Fatburning-Index, ist also ein ganz großartiger Schlankmacher.

aber so wichtig ist, wird es bei gesunder Ernährung auch von fleißigen Darmbakterien synthetisiert.

Vitamin C Weil dieser Biostoff direkt oder indirekt an praktisch sämtlichen Enzymreaktionen im Körper beteiligt ist, wird er bereits in der Mundhöhle aus dem Nahrungsgemenge freigesetzt. Vitamin C ist bedeutender Immunschutzfaktor, beugt Erkältungen, Infektionen und zahlreichen Beschwerden vor. Enthalten ist es in frischem Obst und Gemüse. Vitamin C ist aber verletzlich, es wird durch Hitze, Luft oder Licht zerstört; der beste C-Spender sind demnach Äpfel, Beeren, Südfrüchte oder anderes Obst, das frisch gegessen wird.

Vitamin D Über dieses hormonähnliche Vitamin steuert die Sonne aus 150 Millionen Kilometern Entfernung alles Leben auf Erden. Wenn ihre Photonen auf unserer Haut auftreffen, stimulieren sie in cholesterinhaltigen Zellen die Synthese des Vitamins. Es ist fettlöslich, wandert über die Blutbahn zu allen Zellen und aktiviert aus den Zellkernen heraus Lebensimpulse. Zweite bedeutende Hauptaufgabe ist der Kalziumstoffwechsel und damit die Produktion von Knochen und Zähnen. Wer ein kräftiges Skelett haben möchte, sollte also öfter mal raus ins Freie und ans Tageslicht. Vitamin D kann man übrigens auch essen, es ist in Kaltwasserfisch, Lebertran, Avocado, Pilzen, Eigelb und in Milchprodukten enthalten.

Vitamin E Die kostbaren ungesättigten Omega-Fettsäuren in Fisch oder Pflanzenölen sind extrem verletzlich und werden von freien Radikalen schnell zerstört. Deshalb hat die Natur zu ihrem Immunschutz das Vitamin E erfunden. Als Tokopherol wird es von Wissenschaftlern bezeichnet, in unserem Körper schützt es vor allem die ölig-feuchten Membranhüllen aller Zellen, aber auch Cholesterinsubstanzen, wie z. B. die sogenannten Steroidhormone. Zu denen zählen das Stresshormon Kortisol und die Sexualhormone. Damit wir ausreichend Vitamin E im Blut und im Gewebe haben, sollten wir in der Küche öfter mal Pflanzenöle verwenden. Auch lipidreiche pflanzliche Lebensmittel sind reich an diesem wichtigen Biostoff: Avocado, Oliven, Mais, Tofu, Nüsse, Samen und Kerne.

Vitamin K Dieser Biostoff ist so etwas wie die Feuerwehr in unserem Körper, er ist nämlich für die Blutgerinnung unerlässlich. Wenn wir uns verletzen, sorgen Gerinnungsfaktoren wie Blutplättchen mit Hilfe von Vitamin K dafür, dass sich die Wunde schließt und kein weiteres Blut austritt. Weil dies lebensrettend sein kann, hat die Natur das Vitamin fettlöslich gemacht. Dies

Mangelware Folsäure

Folsäuremangel zählt zu den am weitesten verbreiteten Mangelerscheinungen – mindestens jeder Zweite ist davon betroffen. Enthalten ist Folsäure vor allem in grünem Blattgemüse und -salat, in Hülsenfrüchten, Leber und Pilzen. Es ist ein verletzliches Molekül, wird durch Hitze zerstört und durch langes Lagern abgebaut.

bedeutet, dass es im Körper gespeichert werden kann. Vitamin K ist aber auch für den Knochenbau enorm wichtig; über das Protein Osteokalzin reguliert es nämlich den Einbau von Kalziumphosphat in die Knochenmatrix. Enthalten ist Vitamin K vor allem in grünem Gemüse und Salat sowie in allen Kohlarten. Weil es so eine bedeutende Rolle in unserem Organismus spielt, wird es aber auch von nimmermüden Darmbakterien hergestellt.

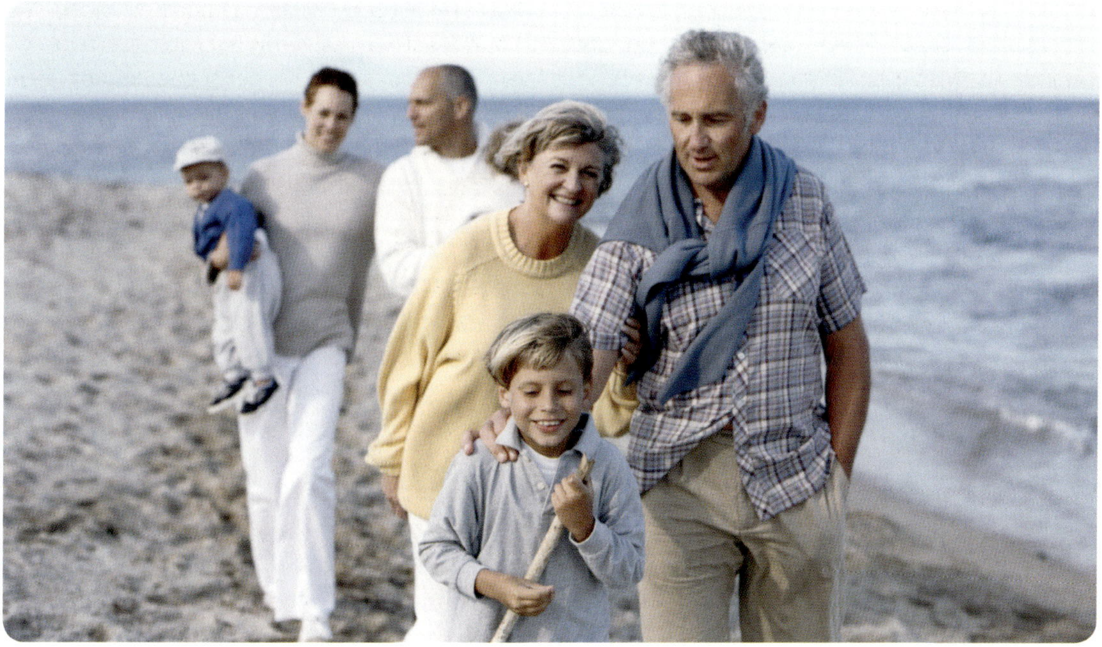

Ob jung, mittelalt oder betagter: Vitamine sind in jedem Lebensabschnitt einfach unentbehrlich für Gesundheit und Wohlbefinden.

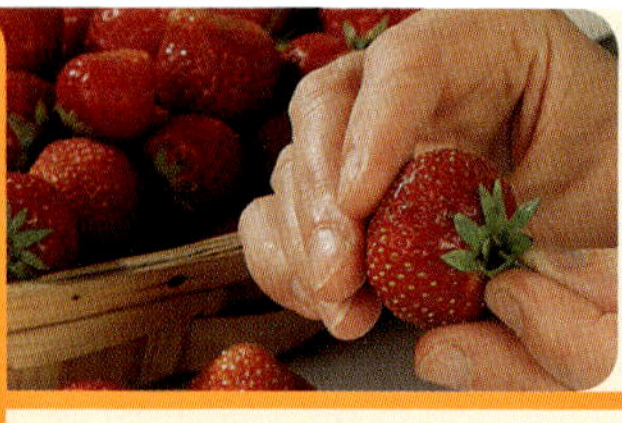

Mineralstoffe

Unter den vielen Mineralstoffen, die wir fürs Leben brauchen, gibt es sieben solcher Elemente, die unsere Zellen in höheren Quantitäten beanspruchen. Um sie von den Spurenelementen zu unterscheiden, werden sie als Mineralien bezeichnet. Neben Eiweiß, Kohlenhydraten, Fett und Wasser tragen sie zu unserem Körpergewicht bei. In unserem Organismus erfüllen sie unterschiedliche Aufgaben, vom Knochenbau bis zur Funktion unserer Nerven.

Chlor Sehr hoch oben auf der Beliebtheitsskala steht dieses Element sicherlich nicht; wir denken dabei zuallererst an den intensiven Desinfektionsgeruch in Schwimmbädern. In den Urzeiten der Erde war Chlor nur ein grünlichgelbes, übelriechendes, giftiges Gas, inzwischen aber zählen Chloride, das sind Chlorsalze, zu den besten Verbündeten in unserem Stoffwechsel. Sie sind wichtiger Bestandteil für einen gesunden Wasser- und Elektrolythaushalt im Körper und vor allem auch von Salzsäure, die von Belegzellen unserer Magenschleimhaut gebildet wird und für ausreichend Magensäure sorgt. Die wiederum hilft mit, Eiweiß vorzuverdauen und Bakterien, Viren, Pilze und andere mikroskopisch winzige Krankheitserreger abzutöten. Sorgen um ein Chlordefizit brauchen wir uns keine zu machen – in unserem täglich verwendeten Kochsalz ist reichlich davon vorhanden.

Kalium Wer sich ständig müde fühlt und auch noch Übergewicht hat, sollte sich für dieses faszinierende Element interessieren. Kalium pumpt nämlich kostbares Wasser in unsere meist ausgetrockneten Zellen, dabei transportiert es andere Nährstoffe wie Vitamine, Eiweiß oder Spurenelemente gleich mitten hinein in unseren Stoffwechsel, bringt diesen also richtig schön in Schwung. Kalium ist reich in allen Obst- und Gemüsesorten sowie in Vollkornprodukten enthalten. Am reichsten ist übrigens die Avocado (ohnehin eines der gesündesten Naturprodukte): 100 Gramm von dem köstlich-grünen Fruchtfleisch enthalten ein halbes Gramm Kalium. Das Mineral schwemmt überschüssiges Wasser aus, schmilzt aber auch Fett aus dem Bauch- und Hüftspeck ab.

Kalzium 99 Prozent dieses Minerals stecken in unseren Knochen und Zähnen, das restliche Prozent zirkuliert im Blut und ist außerdem unerlässlich für gesunde Nervenfunktionen. Kalziumdepots werden in unserem Körper täglich bis zu 30 Mal erneuert, wir brauchen also einen steten Nachschub an diesem Element, damit unser Skelett fest und stark bleibt. Das Verhältnis von Kalzium zu Phosphor und Magnesium ist in unserem Organismus sehr fein abgestimmt; deshalb ist es falsch, Kalziumtabletten einzunehmen. Naturbelassene Nahrung (Obst, Gemüse, Hülsenfrüchte) sorgen für ausreichend Kalzium. So sind z. B. Kohlrabi, Sellerie oder Fenchel wahre »Kalziumbomben«. Eine zu phosphatreiche Kost (Wurst, Hackfleischprodukte, Süßigkeiten, süße Getränke) kippt das natürliche Mineralienverhältnis, entzieht dem Körper Kalzium, ebenso wie übrigens auch Koffein (im Kaffee) oder Theophyllin (in schwarzem Tee).

Magnesium Dieses faszinierende Mineral steckt als Kernstück allen Lebens im Blattgrün aller Pflanzen, als Teil des Farbstoffs Chlorophyll, der Sonnenstrahlen anzapft und mit Hilfe dieser Photonen Kohlenstoff in Pflanzenzellen einbaut – wodurch Kohlenhydrate entstehen. Wenn wir Gemüse, Kartoffeln oder Getreideprodukte essen, hilft Magnesium in unserem Darm bei der Aufnahme sogenannter Nukleotide, aus denen sich unsere Chromosomen, die Erbanlagen in den Zellkernen, formieren. Auf diese Weise wirkt Magnesium verjüngend. Das Element ist auch Bestandteil von über 300 Enzymen, die überall in unserem Körper den Stoffwechsel in Schwung bringen. Erste Warnsymptome für Magnesiummangel sind Durchfall, Muskelschwäche (auch mit Kribbeln in Armen und Beinen), chronische Müdigkeit, Nervosität oder auch Herzbeschwerden. Besonders reich an diesem Mineral sind alle Lebensmittel wie Blattsalat und -gemüse, Hülsenfrüchte, Tofu, Nüsse, Samen, Kerne sowie Bananen (idealer Snack für zwischendurch!), Krabben, Fisch und Fleisch.

Natrium Über einen Mangel an diesem Mineral brauchen wir uns ebenso wenig Sorgen zu machen wie um ein Chlordefizit. Gemeinsam bilden beide Elemente unser Kochsalz – und gesalzen wird bei unseren Mahlzeiten ohnehin viel zu viel. Natrium entzieht unseren armen Körperzellen geradezu brutal ihr kostbares Wasser, trocknet sie aus. Dadurch sinkt der Zellstoffwechsel oft rapide ab, wir fühlen uns erschöpft, schlapp, sind nervös, ohne Kraft. Zusammen mit Kalium bildet

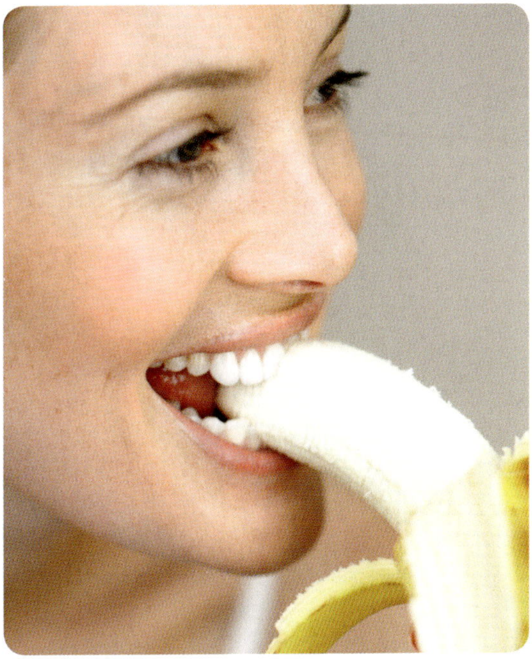

Praktisch verpackt und lecker außerdem: Bananen tun einfach gut.

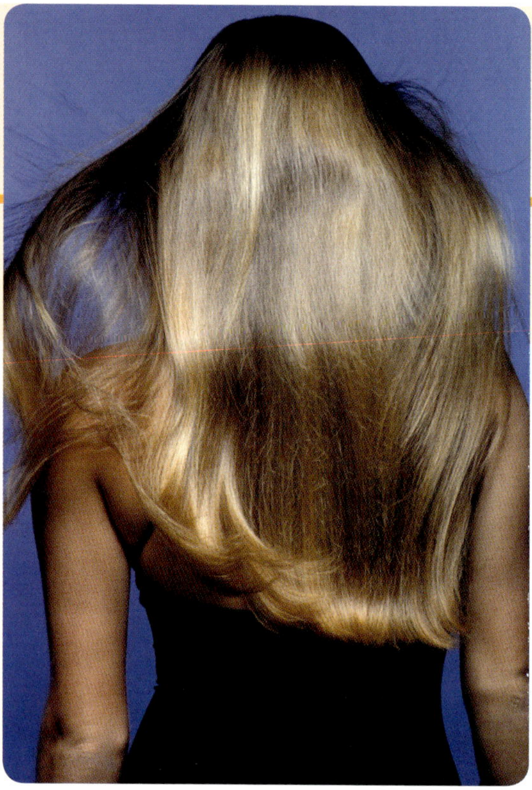

Schönes Haar ist dir gegeben, lass es leben – mit Schwefel!

Natrium die sogenannte Natrium-Kalium-Pumpe, die Wasser und Nährstoffe in unsere Zellen transportiert und Abfallstoffe ausscheidet. Mehr Kalium (aus Obst und Gemüse) und weniger Natrium (weniger Salz) ist also das Geheimnis von mehr körperlicher und mentaler Vitalität. Zu viel Natrium erhöht die Gefäßwandspannung, verengt demnach Arterien und erhöht so den Blutdruck. Außerdem bindet es Wasser, erhöht das Blutvolumen – was den Blutdruck weiter ansteigen lässt.

Phosphor Neben Kalzium ist Phosphor das in unserem Körper am reichsten konzentrierte Mineral. Jeder Mensch trägt zwischen 600 und 800 Gramm davon mit sich herum, das meiste davon steckt als Bausubstanz in Knochen und Zähnen. Doch auch im Nervensystem spielt Phosphor eine Rolle, als Bestandteil der ölig-feuchten Myelinschutzhüllen der Neuronen.

Ganz besonders wichtig ist Phosphor für die Energiegewinnung unserer rund 70 Billionen Körperzellen: als Teil des Moleküls Adenosintriphosphat (ATP), das Muskelbewegungen überhaupt erst ermöglicht. Sorgen um zu wenig Phosphor brauchen wir uns keine zu machen. Wir benötigen täglich etwa eineinhalb Gramm davon – und die sind in gesunder Kost reichlich vorhanden. Vorsicht jedoch: Wenn wir zu viel Fleisch, Hackfleischprodukte, Wurst, Süßes und süße Getränke konsumieren, nehmen wir das 20- bis 30fache an Phosphaten auf, und das stört das empfindliche Kalzium-Phosphor-Gleichgewicht in unserem Stoffwechsel. Dies kann letztlich zu Knochenabbau führen.

Schwefel Ein typisches Schönheitsmineral, es bringt Glanz ins Haar und Geschmeidigkeit in Haut und Bindegewebe. Schwefel ist außerdem wichtiger Bestandteil der Gelenkschmiere. Ohne ausreichend Schwefel wird unsere Haut trocken und rissig, Fingernägel brüchig, das Haar stumpf, und es bildet sich Spliss. Außerdem kommt es zu Gelenkschmerzen. Auch grauer Star, Niedergeschlagenheit, Müdigkeit und Durchblutungsstörungen können Folge von Schwefelmangel sein. Besonders reich an Schwefel sind Eigelb, Leber, Fleisch, Fisch, Käse, Milch, Gemüse, Obst und Salat. Das Mineral wird vorwiegend an Eiweiß-

Spurenelemente

Neben den sieben Mineralien, die unser Organismus in größeren Mengen benötigt, gibt es noch die Spurenelemente. Die heißen so, weil sie im Körper nur in Spuren, also in winzigen Konzentrationen vorkommen. Trotzdem sind sie vergleichsweise enorm wirkungsvoll. Alle 39 Spurenelemente in unserem Körper würden in einen Teelöffel passen, manche von ihnen sind in Blut oder Gewebe kaum noch messbar. Auf den folgenden Seiten erfahren Sie das Wichtigste über zehn besonders unentbehrliche Spurenelemente.

bausteine wie Methionin und Zystein gebunden und von diesen im Stoffwechsel transportiert. Deshalb ist eine gesunde Eiweißverwertung wichtig – dies bedeutet mehr Magensäure für die Proteinvorverdauung. Etwas Obst, Zitronensaft oder Essig (z. B. im Salat) sorgen als Säurelocker für eine bessere Eiweißverwertung und somit für mehr Schwefel in den Zellen.

Chrom Dabei denken wir gleich an glänzende Wasserhähne oder Stoßstangen von Autos – dabei ist Chrom ein sehr lebendiger Mineralstoff, unerlässlich für Kohlenhydratstoffwechsel und Regulierung des Blutzuckers. Chrom ist nämlich Teil des Glukosetoleranzfaktors, der eine bedeutende Rolle von Glukose (Blutzucker) beim Einbau in Zellen bildet und dabei mit dem Bauchspeicheldrüsenhormon Insulin zusammenwirkt. Entscheidend dabei: Glukose ist wichtigster Lebensspender in allen Zellen. Weil Blutzucker die einzige Energienahrung für Nerven und Gehirn ist, werden wir bei Chrommangel schnell müde, fahrig und nervös, leiden unter Vergesslichkeit und Muskelschwäche. Enthalten ist das Element vorwiegend in Vollkornprodukten und Naturreis, Nüssen, Samen, Kernen und Pilzen. Ideale Nahrungsergänzung: Melasse und Bierhefe.

Eisen Dieses unverzichtbare Element transportiert gewissermaßen huckepack den Leben spendenden Sauerstoff übers Blut zu allen Körperzellen. Wenn Eisen fehlt, mangelt es auch in allen Körperteilen an Zellenergie. Die Folgen: Müdigkeit, Libidomangel, Übergewicht, Atembeschwerden, Verstopfung, Haarausfall, Hautblässe oder Gedächtnisschwäche. Betroffen sind vor allem Frauen, die während der Monatsregel viel Blut und damit Eisen verlieren. Statt zehn bis zwölf Milligramm Eisen brauchen sie dann pro Tag bis zu 25 Gramm – ein Wert, der nicht immer erreicht wird, zumal Eisen nur schwer den Weg aus dem Nahrungsbrei ins Blut und zu den Zellen findet. Eisen muss durch Magensäure ionisiert werden, dabei hilft Vitamin C – etwas frisches Obst oder Gemüse zu den Mahlzeiten verbessert die Eisenaufnahme gehörig. Ansonsten ist das Spurenelement vorwiegend in Fleisch, Fisch, Vollkornprodukten, Tofu sowie grünem Blattgemüse und -salat enthalten.

Fluor Dieses Element ist ein grüngelbes Giftgas. Die Fluoride aber, die Salze dieses Spurenelements, sind für unsere Knochen und Zähne wichtig, sie verbinden sich nämlich mit Kalzium, u. a. zu dem festen Zahnschmelz auf unseren Zähnen. Fluoride aktivieren auch die Kristallisierung von Knochenmineralien, helfen somit gegen Osteoporose, den Knochenschwund. Zu viel von diesen Salzen können aber auch schäd-

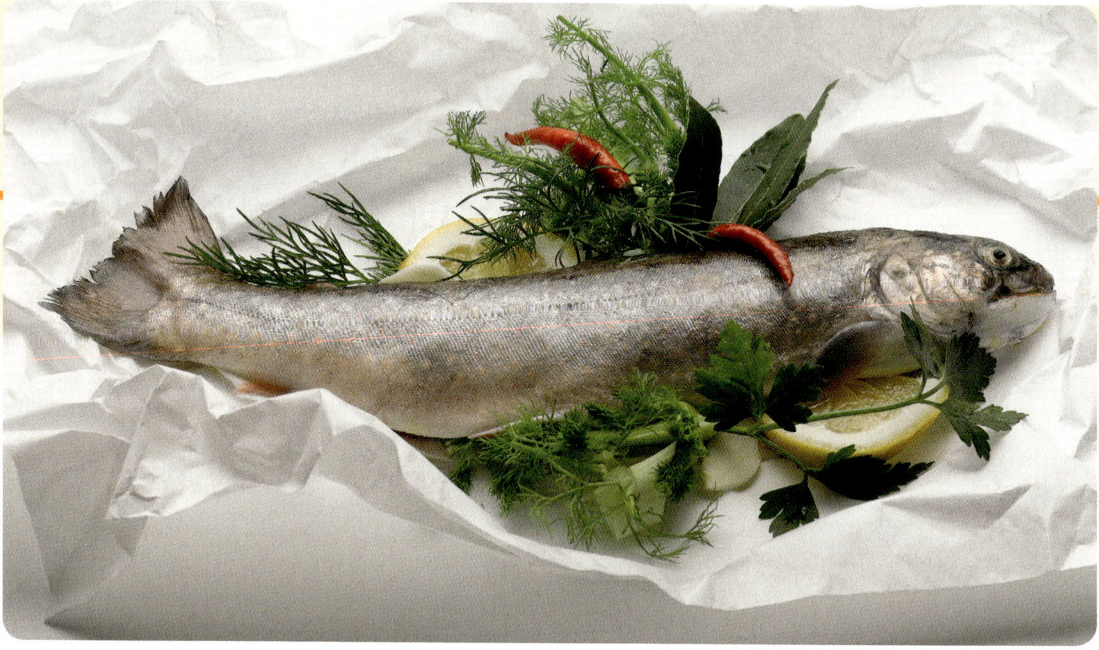

Fisch bietet reichlich Mineralstoffe – beispielsweise Jod – und sollte deshalb regelmäßig auf einem gesunden Speiseplan stehen.

lich sein, dann können Zähne zunächst brüchig und kalkweiß, später bräunlich werden. Wer sich gesund ernährt, braucht deshalb keine Fluoridzahnpasten. Kinder schlucken oft ihre Zahnpasta, da kann die Schilddrüse Schaden nehmen, und es können sich auch Gelenk- oder Sehnenverkalkungen einstellen. Auch das feine Dendritennetzwerk dieser Gehirnzellen kann durch zu viel Fluoride beeinträchtigt werden.

Jod Der Motor unseres Lebens – für Wissenschaftler immer noch ein Mysterium der Natur. Es wird dringend von der Schilddrüse benötigt, die dieses Spurenelement als Teil ihrer Hormone verwendet und deshalb unermüdlich, von früh bis spät, Jod aus dem Blut aufsaugt. Diese Hormone sind so etwas wie das Zündholz, das den Stoffwechsel in allen unseren rund 70 Billionen Körperzellen entfacht. Ohne Jod werden wir also schnell müde, lustlos, leiden unter mentaler oder körperlicher Schwäche. Enthalten ist das Spurenelement vorwiegend in Meeresprodukten (Fisch, Krabben, Algen usw.). In der Küche kann man Meersalz oder jodiertes Salz verwenden, um seinen Bedarf zu sichern.

Kupfer Rötlich golden leuchtet dieses Spurenelement, und auch unserer Haut und unserem Haar schenkt es als Teil farbbildender Pigmente eine hübsche nougatfarbene Tönung oder Farbkraft. Kupfer hat aber auch noch andere Aufgaben im Körper: Mit Eiweiß verbindet es sich zu hochaktiven Enzymen, die beim Bau von Bindegewebe, Hormonen, Gefäßen, Knochen, Haut oder Lungengewebe mithelfen. Das Spurenelement unterstützt auch seinen »Kollegen« Eisen beim Transport von Sauerstoff in Zellen und wirkt tatkräftig bei der Gewinnung von Zellenergie mit – als Enzym Cytochrom-C-Oxydase, das Wissenschaftler als das vielleicht wichtigste Enzym im Organismus von Säugetieren bezeichnen. Das Spurenelement wird nur in sehr geringen Mengen benötigt, eine gesunde Basiskost reicht für die Versorgung unserer Zellen aus.

Lithium Eines der rätselhaftesten Spurenelemente – es sitzt in sehr feinen Konzentrationen in den Myelinschutzhüllen der Gehirn- und Nervenzellen, beeinflusst die Rezeptorbahnhöfe, über die Nährstoffe in den psychischen Stoffwechsel gelangen. Schwere psychische Krankheiten werden oft u. a. mit Lithium behandelt; überschüssiges Lithium kann sich allerdings giftig in den Nieren anreichern. Bei jahrelanger Fehlernährung kommt es zu Lithiummangel und nervösen Beschwerden. Die Umstellung auf eine kerngesunde Basiskost mit viel Vollkornprodukten, Obst und Gemüse sorgt für mehr Lithium, das besonders schnell aus dem Darm aufgenommen, aber auch rasch über die Nieren ausgeschieden wird. Deshalb gilt: gesunde Mahlzeiten nicht nur einmal pro Woche. Immerhin beteiligt sich dieses Spurenelement auch am Bau von Blutgerinnungsstoffen und weißen Blutkörperchen.

Mangan Da hapert es bei vielen Zeitgenossen – Manganmangel ist weit verbreitet und führt rasch zu mentaler und körperlicher Müdigkeit, man fühlt sich gereizt, nervös, schlapp. Mangan ist nämlich unerlässlich für die Produktion von Zellenergie in Trillionen bakterienwinzigen sogenannten Mitochondrien, den Energiebrennkammern, in denen Blutzucker oder Fett verheizt werden. Stimmungswechsel oder »Durchhänger« im Lauf eines Tages können Hinweis für Mangandefizite sein. Das Spurenelement wird für Enzyme beim Aufbau junger Knorpelmasse gebraucht, ebenso beim Entgiften von Gewebe und beim Fett- und Kohlenhydratstoffwechsel. Ohne Mangan kann Fett nicht aus Schwabbelpolstern an Bauch und Hüften befreit werden – dann hilft die beste Diät nichts, man bleibt übergewichtig. Enthalten ist Mangan in Vollkornprodukten, Naturreis, Spinat und anderem Grüngemüse oder -salat, in Hülsenfrüchten, Kartoffeln, Nüssen, Kernen und Samen.

Selen Mehr als zwei Drittel aller Erwachsenen leidet unter Selenmangel – Folge von ungesunder, nährstoffarmer Kost. Dies kann sich verhängnisvoll auswirken, denn das Spurenelement ist Kernstück des vielleicht wichtigsten Immunenzyms in unserem Körper, Glutathion-Peroxidase, unserer besten Waffe gegen freie, krankheitserregende Radikale. Bei Selenmangel kommt es zu Herzbeschwerden und Alterserscheinungen wie Sehstörungen, Antriebsschwäche, Haarausfall, trockener Haut, Gelenkbeschwerden oder Muskelschwäche. Enthalten ist das Spurenelement in allen Vollkornprodukten sowie in Naturreis. Auch Pilze, Spargel, Knoblauch, Käse, Fisch, Eier und Schalentiere sind reich an Selen. Ideale Nahrungsergänzung: Melasse und Bierhefe.

Silizium Wenn die Haut welk und alt erscheint, mag ein Mangel an diesem Spurenelement die Ursache sein. Das Halbmetall Silizium, Bestandteil von Kieselerde, ist immerhin nach Sauerstoff das in unserem Körper am weitesten verbreitete Element. Silizium polstert nicht nur unser Bindegewebe, sondern ist auch Bestandteil von Knorpeln in unseren Gelenken. Das Spurenelement wird auch im Haarbalg für die Produktion junger Haare gebraucht, beim Bau der Knochenmatrix, sowie für das Bindegewebe rund um Gefäße und Lymphgefäße. Silizium kann auch Giftstoffe wie z. B. Aluminium aus dem Körper ausscheiden. Am besten verwertbar ist Silizium in pflanzlicher Kost, vor allem in Knollengemüse und Vollkornprodukten. Silizium in Form von Kieselerde aus der Apotheke wird meist zum großen Teil gleich wieder über die Nieren ausgeschwemmt.

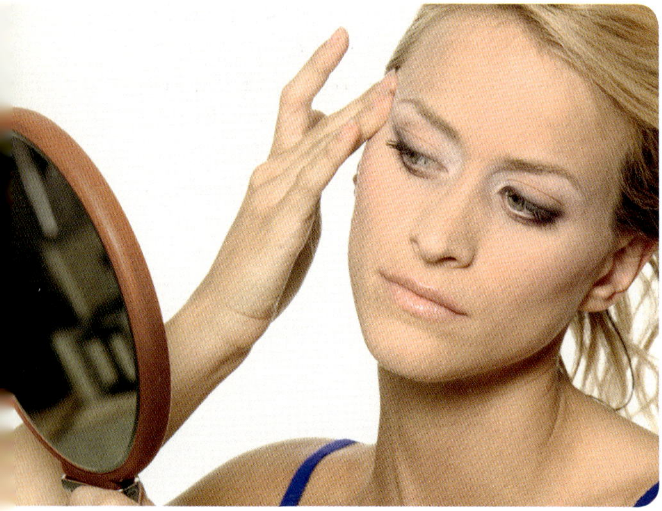

Silizium und Zink – zwei wichtige Bausteine für schöne Haut.

Zink Neben Folsäuremangel ist ein Defizit an diesem Spurenelement die wohl am weitesten verbreitete Mangelerscheinung – und damit Ursache vieler Beschwerden und Krankheiten. Als Bestandteil von rund 300 Enzymen ist Zink an allen Ecken und Enden in unserem Stoffwechsel tätig. So bastelt es z. B. gemeinsam mit Vitamin C Eiweißbausteine zu festem Bindegewebe zusammen, bei Zinkmangel bekommen wir also schnell Falten, Runzeln, Krähenfüße. Das Spurenelement ist auch direkt an der Synthese von sogenannten Neurotransmittern beteiligt, Glückshormonen, die von Gehirn- und Nervenzellen produziert werden. Da wundert es nicht, dass Menschen mit schlechten Nerven und mangelndem Optimismus auch oft über vorzeitige Alterserscheinungen klagen. Enthalten ist Zink in Muskelfleisch, Eigelb, Vollkornprodukten, Naturreis sowie in Austern und anderen Meeresprodukten.

Fette

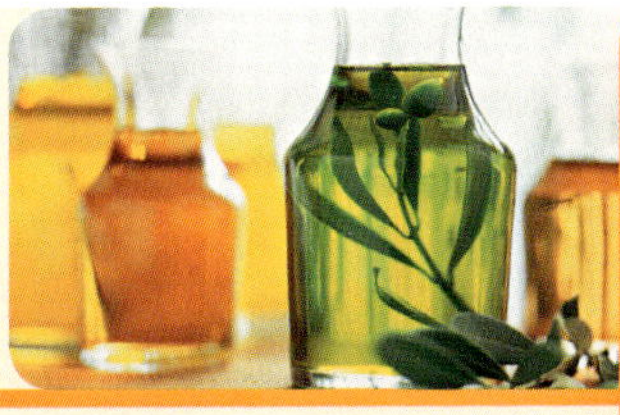

Rund 98 Prozent des Körperfetts steuern Triglyzeride bei, die in den Fettdepots gehortet und bei Bedarf zu Energie verheizt werden. Die restlichen zwei Prozent sind ungesättigte Fettsäuren, die zu den »intelligentesten« Nährstoffen gehören. Sie beeinflussen den Stoffwechsel auf oft geheimnisvolle, aber effiziente Weise. Es gibt Hunderte verschiedener Fettsäuren, die wir selbst synthetisieren. Drei jedoch sind essenziell – wir müssen sie also unbedingt mit der Nahrung aufnehmen.

Arachidonsäure Eine sogenannte Omega-6-Fettsäure, die vorwiegend in tierischen Fetten enthalten ist (Butter, Käse, Fleisch, Wurst), außerdem bedeutender Bestandteil sogenannter Phospholipide. Dies sind sehr empfindliche Fettsäuren, die in unserem feinen Gehirn- und Nervenstoffwechsel eine große Rolle spielen, so etwa bei der Signalübermittlung von Nervenreizen (z. B. für eine positive Stimmungslage). Aus Arachidonsäure entstehen hormonähnliche Substanzen wie Prostaglandine. Leukotriene oder Thromboxane, die von Zellforschern als heimliche Herrscher über unsere Gesundheit bezeichnet werden. Sie leben nur wenige Minuten, sind deshalb schwer nachweisbar, steuern aber aus den Gefäßwänden heraus wichtige Lebensvorgänge, können aber auch Entzündungen stimulieren.

Linolsäure Ebenfalls eine sogenannte Omega-6-Fettsäure, die aber von Pflanzen produziert wird und viel gesünder ist. Aus ihr entstehen nämlich andere Prostaglandintypen, die weniger zu Schwellungen, Rötungen oder Juckreiz führen wie die Abkömmlinge der Arachidonsäure – einer der Gründe dafür, warum Fleisch oder Wurst nicht täglich auf den Tisch kommen sollen. Aus Linolsäure entstehen hochwertige Alpha- oder Gamma-Linolensäuren, die zu den kostbarsten Molekülen in der Natur zählen und die wiederum Rohstoff für hochkomplizierte vitalisierende Stoffwechselvorgänge sind. Je mehr pflanzliche Kost wir zu uns nehmen, desto mehr Linolsäure führen wir unserem Organismus zu. Vegetarier sind besonders begünstigt.

Linolensäure Diese wertvolle, verzweigte Fettsäure spielt für unsere Gehirn- und Nervenzellen sowie für unsere Augen eine bedeutende Rolle. Aus ihr synthetisiert unser Stoffwechsel auch weitere langkettige ungesättigte Fettsäuren, die zu den potentesten Verbündeten unserer mentalen und körperlichen Gesundheit zählen. Samen oder Samenöle aus Raps, Walnuss, Hanf und Soja sind reich an Linolensäure, die aber auch in Kaltwasserfisch enthalten ist. Weil Neugeborene für ihr Gehirnwachstum viel ungesättigte Fettsäuren brauchen, enthält die Muttermilch der ersten Tage hohe Konzentrationen an Linolensäure. Ideale Nahrungsergänzung: Nachtkerzen- oder Borretschöl.

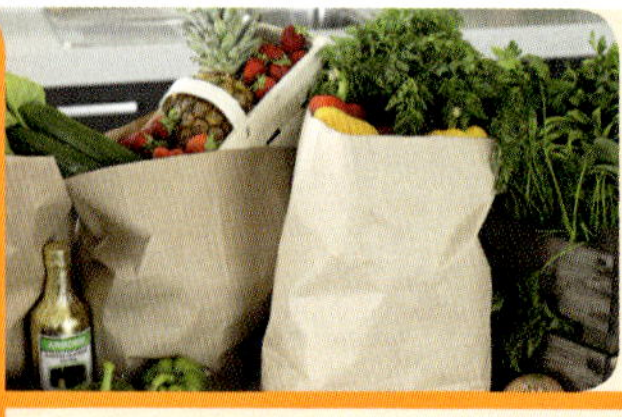

Bio ist besser

Mittlerweile steht längst fest: Bioesser nehmen deutlich weniger gesundheitsschädliche Inhaltsstoffe zu sich. Jeder bestimmt außerdem mit seinem Einkaufsverhalten darüber, wie unsere Felder bewirtschaftet und Tiere gehalten werden sollen. Er entscheidet letztlich über eine intakte Umwelt, die natürlich auch immer der Gesundheit des Einzelnen zugutekommt.

Ebenso wie alle Tiere müssen sich Pflanzen in freier Natur unablässig gegen hartnäckige Feinde wehren, z. B. gegen Insekten, Würmer oder Vögel, die auf ihre Samen und Früchte erpicht sind, oder gegen Bakterien, Viren und allerlei Parasiten, die in sie eindringen und sich von ihrem Fruchtfleisch oder Zellgewebe ernähren wollen. Als Abwehrkräfte synthetisieren Gräser, Sträucher, Blumen, Bäume und vor allem auch unsere Nutzpflanzen unermüdlich sogenannte Bioflavonoide – Pflanzenschutzstoffe, die ihre Zellen wie mit einem Immunpanzer schützen. Nur so können Gurken, Birnbäume, Heidelbeersträucher, Tomaten oder Getreide im Lauf ihrer Reifezeit Vitamine, Kohlenhydrate, Fettsäuren und Eiweißstoffe synthetisieren und Wasser, Spurenelemente und Mineralien aus dem Erdreich aufsaugen. Jede einzelne Pflanze, die in einer gesunden, unbelasteten Umwelt aufwächst, wird so zum kostbaren Schatz der Natur, unermesslich reich an Nährstoffen, die sie nur allzu gern an uns Menschen weitergibt. Im Lauf der biologischen Evolution haben sich unser Verdauungstrakt und unser Stoffwechsel an diesen Bioreichtum in pflanzlicher Kost angepasst. Kartoffeln, Auberginen, Kohl, Weintrauben oder Erdbeeren machen uns also nicht nur satt, sondern sie schenken uns auch all die Immunstoffe, die sie für ihr eigenes Überleben gebraucht haben. Und die auch wir Menschen dringend benötigen, um uns gegen Krankheitserreger aller Art zur Wehr zu setzen. Was ganz entscheidend ist: Herbizide, Pestizide, Fungizide und andere Schädlingsbekämpfer nehmen Pflanzen die Arbeit ab, sich selbst gegen krankheitserregende Mikroben zu wappnen. Deshalb entwickeln Obst, Gemüse, Hülsenfrüchte oder Getreide aus konventionellem Anbau viel weniger wertvolle Inhalts- und Abwehrstoffe als Bioprodukte, die gesund wachsen und reifen dürfen, und die gerade deshalb in ihren Zellen viel mehr Abwehrstoffe synthetisieren.

Und noch etwas macht Biokost besonders gesund: Unter der Obhut liebevoller Gärtner und Hersteller haben Pflanzen Zeit, ihre Knollen, Beeren, Körner oder andere Früchte und Samen in Ruhe auszureifen. Der wertvollste Reifeprozess vollzieht sich dabei in nur wenigen Tagen. Konventionell mit Gift- und Schadstoffen behandelte Früchte aber werden meist zusätzlich mit Wachstumsbeschleunigern behandelt, ihnen bleibt keine Zeit, zum Ende ihrer Reifezeit Vitamine, kostbare Fettsäuren oder Flavonoide anzureichern. Sie mögen zwar im Supermarktregal üppig-gesund aussehen, doch ihr Zellgerüst aus Eiweiß und Kohlenhydraten ist noch leer, vollgepumpt lediglich mit Wasser. Sie werden just zu

Bio boomt

Die Biobranche verzeichnete in den vergangenen Jahren ein jährliches Umsatzplus von etwa 10 bis 15 Prozent. Geschätzte fünf Milliarden Euro gaben die Deutschen pro Jahr für Bioprodukte aus – etwa drei Prozent der Gesamtausgaben für Lebensmittel. Fast wöchentlich eröffnet hierzulande ein Biosupermarkt. Mittlerweile findet der Verbraucher Bioware auch im Sortiment großer Supermarktketten und Discounter.

dem Zeitpunkt geerntet, an dem sie gerade mal beginnen, ihren eigenen inneren Reichtum zu entwickeln.

Beschleunigte Mitosen

Im letzten Stadium ihrer Reifezeit ist ein Spinatblatt, eine Kiwi oder ein Roggenkorn ehrgeizig damit beschäftigt, möglichst viele Vitamine, Spurenelemente, Proteine oder Fettsäuren anzureichern. Damit die Samen fest mit Nährstoffen umpackt sind, um im Erdreich den Winter zu überstehen und im Frühjahr neue Früchte auszukeimen. »Was Obst oder Gemüse so kostbar und kerngesund macht, entsteht meist in wenigen Wochen oder gar Tagen«, erklärt der renommierte Ernährungsexperte Dr. Theo Clark von der Truman State University in Missouri (USA). »Pflanzen sind genetisch auf diesen kurzen Endreifezyklus programmiert. Wenn sie künstlich mit chemisch-synthetischem Stickstoffdünger oder leicht löslichen Phosphaten im Turbotempo hochgezüchtet werden, beschleunigen sie ihre Mitosen, die Zellneubildung, bis zum Achtfachen, wachsen also unnatürlich wie im Zeitraffer und reichern daher vorwiegend Wasser an.« Brokkoli, Pfirsiche, Auberginen oder Salat liegen dann zwar prall, saftig und üppig im Supermarktregal, enthalten aber bis zu 60 Prozent weniger Nährstoffe als Obst und Gemüse, denen ihre Erzeuger mit Liebe und Sorgfalt ausreichend Reifezeit gelassen haben. Denn nur so können Pflanzen in ihrem Stoffwechsel ihren enormen Reichtum an Biostoffen synthetisieren. So wie es die Natur seit Anbeginn der biologischen Evolution eben vorgesehen und unauslöschlich in den Reifegenen einprogrammiert hat. Konventioneller Anbau mit Düngegiften aller Art ist demnach Verrat an der Natur. Und oft auch Täuschung des Konsumenten: Wir legen Lebensmittel in den Einkaufswagen, die zwar hübsch und verlockend aussehen, oft aber bestürzend arm an Biostoffen sind – dafür umso reicher an gesundheitsschädlichen Inhaltsstoffen.

Obst und Gemüse als Medizin

Naturbelassene Nahrungsmittel sind seit jeher gleichzeitig Arzneimittel aus der unvergleichlichen Apotheke der Natur. Biostoffe wie die Vitamine C, E oder B2, Folsäure, Mangan, Selen, Zink, Magnesium, Omega-3-Fettsäuren, Glukose oder Aminosäuren (die Eiweißbausteine) machen also nicht nur satt und ernähren uns, sondern sie wirken gleichzeitig vorbeugend gegen Beschwerden und Krankheiten und liefern den nö-

Das Biosiegel

Wer nicht direkt beim Erzeuger kaufen kann, dem hilft seit 2001 das sechseckige grüne Biosiegel bei der Orientierung. Es garantiert die Mindestanforderungen der EU-Ökoverordnung. Sie verbietet den Einsatz synthetischer Dünger und chemischer Pflanzenschutzmittel sowie von Gentechnik und verlangt eine artgerechtere Tierhaltung. Bei der Verarbeitung sind Geschmacksverstärker, künstliche Aromen und Bestrahlung tabu.

tigen Immunschutz gegen Bakterien, Viren, Pilze oder andere krankheitserregende Mikroben. Sie panzern Zellen gegen freie Radikale und unterstützen die Selbstheilungskräfte im Gewebe. Die bekannte englische Ernährungsphysiologin

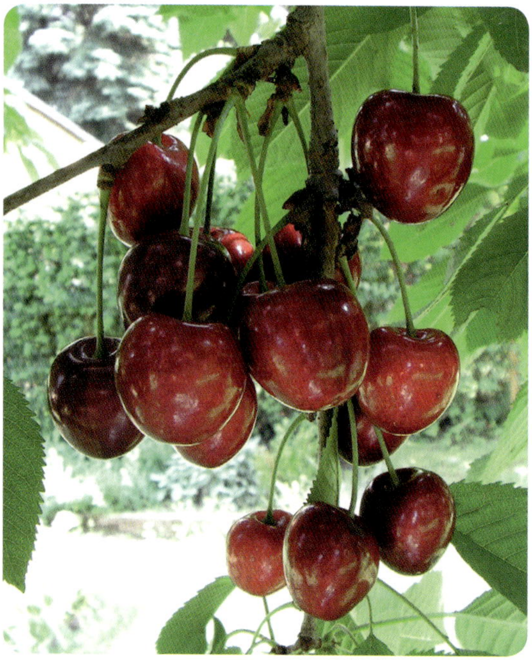

Wie im Bilderbuch – doch bei konventionell angebautem Obst trügt der schöne Schein oft.

Ysanne Spevack erklärt: »Konventionell angebaute Äpfel enthalten in ihrer Schale oft 20 bis 30 unterschiedliche Giftstoffe – dies sogar noch nach ausgiebigem Waschen unterm Wasserhahn.« Als Ergebnis ihrer Untersuchungen fügt sie hinzu: »Biogemüse und -obst produziert im Lauf von Wachstum und Reife durchschnittlich 50 Prozent mehr Vitamine, Mineralien, Enzyme und andere Nährstoffe. Außerdem schmecken diese Produkte besser, sie strotzen schließlich von gesundem Fruchtfleisch.«
Seit wenigen Jahren stehen Biochemikern ultramoderne Analysegeräte zur Verfügung, mit denen sich die Konzentration von Nährstoffen in Birnen, Karotten, Zucchini & Co. präzise ermitteln lässt. Prompt kommt es zu verblüffenden Erkenntnissen. Dr. Virginia Worthington, Wissenschaftlerin an der berühmten Johns-Hopkins-Universität in Baltimore (US-Staat Maryland), verglich biologisch angebaute Bodenfrüchte mit konventionell erzeugten. Ergebnis: 27 Prozent mehr Vitamin C, 21,1 Prozent mehr Eisen, 29,3 Prozent mehr Magnesium. Ihr Fazit: »Unsere Vorfahren ernteten Obst und Gemüse mit hohen Nährstoffkonzentrationen, so kamen sie mit geringeren Portionen gesund übers Jahr. Sie aßen weniger – und setzten weniger Übergewicht an.«

Andere Biolabel

Neben dem Biosiegel tragen in Deutschland viele Bioprodukte das Label eines privaten Anbauverbands wie beispielsweise Bioland, Demeter oder Naturland. Diese Label bedeuten: Der Erzeugerbetrieb hat sich freiwillig den jeweiligen Richtlinien des Verbands unterworfen, die häufig sogar noch strenger als die Vorgaben der EU-Ökoverordnung sind.

Dr. Walter J. Crinnion vom Institut für klinische Ökologie an der Bastyr-Universität in Seattle (US-Staat Washington) widmet sich ebenfalls seit Jahren der interessanten Frage, um wie viel reicher an Inhaltsstoffen biologisch angebaute Lebensmittel sind. Seine Erkenntnis aus Analysen: »70 Prozent mehr Chrom für einen gesunden Kohlenhydratstoffwechsel, 63 Prozent mehr Kalzium für feste Knochen, 138 Prozent mehr Magnesium für mehr Vitalität und sogar 390 Prozent mehr Selen.« Dieses lebenswichtige Spurenelement baut als Kernstück des Enzyms Glutathion-Peroxidase den notwendigen Immunschutz im Organismus auf. Dr. Crinnion schränkt freilich ein: »Faktoren wie Klima, Bodenbeschaffenheit oder Regenmenge spielen natürlich bei der jeweiligen Bewertung eine Rolle.«

Fit, schlank und froh mit Bio

Die neu gewonnenen wissenschaftlichen Einsichten in Wirkmechanismen hochwertiger Bioprodukte heizen den Trend weiter an. Bio boomt – mit Zuwachsraten von jährlich bis zu 15 Prozent. »Avocado, Pflaumen, Oliven oder Mangold aus ökologischem Anbau enthalten bis zu 40 Prozent mehr lipolytische, also fettfressende Substanzen«, sagen Experten, »eignen sich deshalb optimal für Schlankheitskuren.« Der hohe Anteil an bedeutenden Enzymspendern wie Vitamin C, Zink oder Magnesium bringt den Zellstoffwechsel in Schwung, weil Basisnährstoffe wie Triglyzeride, Eiweiß oder Kohlenhydrate viel besser verwertet werden. Dies gilt insbesondere auch für die Synthesen von sogenannten Neurotransmittern wie Noradrenalin, Dopamin und Serotonin im Gehirn- und Nervenstoffwechsel. Ohne diese stimmungsaufhellenden Glückshormone können wir uns nicht richtig freuen oder begeistern. Sport- und Fitnessfans bauen Muskeln mit der Nährstoffpower von Bioprodukten schneller auf, ebenso die sogenannte Synovialflüssigkeit, die Gelenkschmiere. Nieren, Leber, Herz oder Augen können nur dann ihre volle Leistungskraft entwickeln, wenn sie ausreichend mit Vitaminen, Mineralien, hochwertigen Fettsäuren und anderen Nährstoffen versorgt werden.

Bioerzeugnisse mögen zwar etwas teurer sein als konventionell Angebautes, das oft lange Transportwege hinter sich hat. Aber sie sind ein Geschenk aus dem reichen Garten der Natur, auf das unsere Körperzellen oft sehnsüchtig warten, um ihren Stoffwechsel voll entfalten zu können. Schon zwei oder drei Biotage pro Woche – und man fühlt sich meist körperlich und mental besser. Einfach mal ausprobieren!

10 GUTE GRÜNDE, BIOPRODUKTE ZU KAUFEN

1 Sie sind reicher an Nährstoffen, man kommt deshalb meist mit kleineren Portionen aus.

2 Sie schmecken besser, weil ihr Fruchtfleisch weniger Wasser, dafür mehr Vitamine, Mineralstoffe, Eiweiß, Kohlenhydrate und andere lebensnotwendige Nährstoffe enthält.

3 Sie sind weitgehend frei von Gift- und Schadstoffen, wie Düngemitteln, Wachstumsbeschleunigern, Verschönerungssubstanzen, Konservierungsstoffen und Schädlingsbekämpfungsmitteln.

4 Sie stammen nicht aus genetisch belastetem Anbau.

5 Wegen ihres Reichtums an natürlichen Inhalts- und Arzneistoffen wirken Bioprodukte vorbeugend und heilend gegen Befindlichkeitsstörungen und Beschwerden aller Art.

6 Bioprodukte unterliegen außerordentlich strengen Qualitätskontrollen. Was mit dem offiziellen Biosiegel versehen ist, ist beste Lebensmittelqualität.

7 Laut wissenschaftlicher Studien kann man mit Bioobst und -gemüse doppelt so schnell Übergewicht abbauen. Verantwortlich dafür ist der hohe Anteil an lipolytischen (fettschmelzenden) Inhaltsstoffen.

8 Wer sich und seine Familie mit Lebensmitteln aus biologischem Anbau ernährt, braucht keine teuren Nahrungsergänzungsmittel und auch weniger Medikamente wie Schmerzpillen, Verdauungs- und Kräftigungsmittel, Schlaftabletten oder Beruhigungsmittel.

9 Lebensmittel aus dem Naturkostladen oder dem Bioangebot im Supermarkt wirken blutdruck- und cholesterinsenkend, sie kräftigen das Immunsystem und sorgen für eine bessere Stimmungslage.

10 Wer beim Biobauern oder im Naturkostgeschäft einkauft, wird Teil einer Familie von Gleichgesinnten, die ihr Leben umweltbewusst ordnen und einrichten. Es entsteht ein ganz besonderes Zusammengehörigkeitsgefühl, Man profitiert von dem Bewusstsein, etwas Gutes zu tun und der Natur zu helfen.

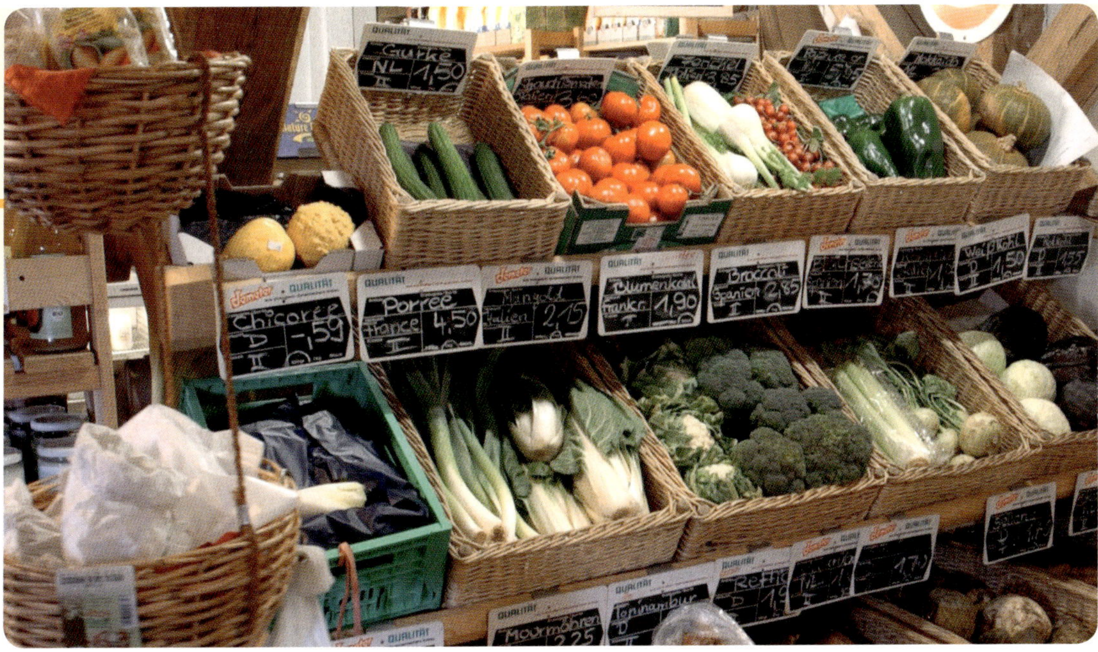

Einkaufen im Bioladen gibt einem nicht nur die Gewissheit, verantwortungsbewusst mit der eigenen Gesundheit umzugehen, sondern ist auch ein optischer Genuss.

Leere Nahrungsmittel

Rund 80 Prozent aller Lebensmittel, die bei uns auf den Tisch kommen, sind zu arm an Biostoffen. Dazu zählen in erster Linie:

- Weißmehlprodukte wie Brötchen, helles Brot, Gebäck, Kuchen oder Teigwaren wie Nudeln oder Spätzle. Bei der Herstellung des sogenannten Endosperms, des Mehlkörpers, z. B. von Hafer, Roggen oder Weizen, werden Keimling und die äußeren Kornschichten abgetrennt, die den gesamten Reichtum an Vitaminen, Spurenelementen und anderen Inhaltsstoffen beherbergen.
- Der weiße polierte Reis ist ebenfalls von seinem Nährstoffreichtum industriell abgetrennt. Er sättigt praktisch nur den Darm für einen kurzen Zeitraum, aber die inneren Gewebe gehen meist leer aus.
- Zucker, Süßes und süße Getränke schmecken deshalb so verführerisch, weil in ihnen die Glukose, der kleinste Baustein der Kohlenhydrate, aus der nährstoffreichen Melasse freigesetzt ist. Melasse ist der dunkelbraune Sirup, Abfallprodukt bei der Zuckergewinnung, in dem sich der kostbare Schatz an Nährstoffen anreichert. Mit dem weißen Kristall aus der Zuckerdose kann unser Gewebe nichts anfangen.
- Wer im Supermarkt nichtbiologisches Obst oder Gemüse einkauft, wähnt sich oft trügerisch im Glauben, sich oder seiner Familie etwas Gutes zu tun. Tomaten oder Pfirsiche, die in konventioneller Massenproduktion mit hohem Einsatz an Chemiedünger im Eiltempo aufgezüchtet werden, synthetisieren aber kaum Bioflavonoide, Enzyme, Eiweißstoffe oder Vitamine, weil sie viel zu früh geerntet werden.

Enorme Unterschiede

So enthält etwa eine in gesundem Milieu aufgewachsene Tomate 10 bis 12 Mikrogramm des lebensnotwendigen B-Vitamins Folsäure. Dies entspricht dem achten Teil unseres Tagesbedarfs.

Konventionell angebaute Tomaten reichern hingegen oft nur kümmerliche 0,3 bis 0,6 Prozent Folsäure an – viel zu wenig, um uns mental und körperlich fit und gesund zu erhalten. Ähnliche Vergleichszahlen gelten für praktisch alle anderen Obst- und Gemüsesorten. Der Begriff »Obst und Gemüse als Medizin« kann deshalb ausschließlich für biologisch und auf natürliche Weise erzeugte Produkte gelten.

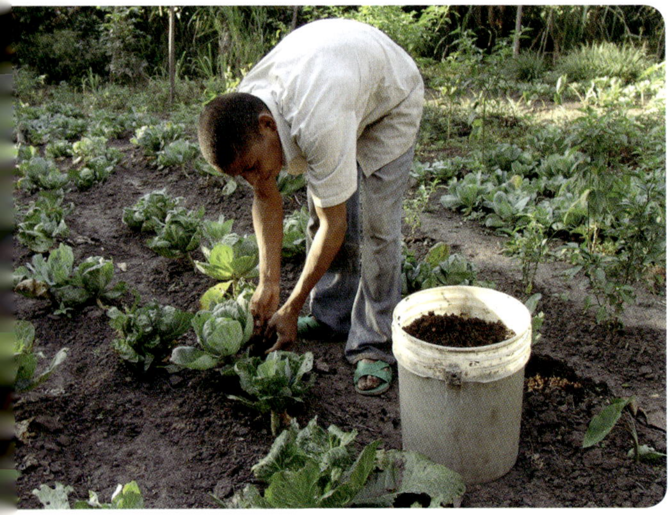

Biologische Landwirtschaft wird den Bedürfnissen von Pflanzen nachhaltig gerecht.

Obst & Gemüse statt Pillen aus der Apotheke

65 Prozent der Männer und rund 60 Prozent aller Frauen haben Übergewicht, jeder zehnte Erwachsene leidet (bewusst oder unerkannt) an Diabetes vom Typ 2, jeder vierte an zu hohen Cholesterin- und Fettwerten, jeder sechste an erhöhtem oder hohem Blutdruck. Gar nicht zu reden von der langen Liste an Beschwerden wie Verdauungsstörungen, Muskelschwäche, Hautprobleme, Konzentrationsmangel, Blasenleiden, Sehschwäche, Gelenkschmerzen, Infektionsanfälligkeit und vieles mehr.

Die Hauptursache: Mangelernährung. Wem über Jahre oder gar Jahrzehnte hinweg Nährstoffe fehlen, dessen Körperzellen werden immer schwächer, welker und anfälliger. Die innere biologische Altersuhr läuft zu schnell ab. Bausteine vitalen Lebens sind immer nur die sieben Biostoffe Wasser, Vitamine, Mineralien, Spurenelemente, Eiweiß, Fettsäuren und Kohlenhydrate. Auf die ist unser Gewebe, unser Stoffwechsel an jedem Tag, in jeder Stunde und Minute angewiesen. Beziehen können wir sie ausschließlich über unsere Ernährung. Je höher die Nährstoffdichte in Lebensmitteln, desto besser sind wir gegen Krankheitserreger gefeit. Und desto frischer, vitaler und optimistischer fühlen wir uns. Ganz

Bio ist sicher

Damit jeder Verbraucher sichergehen kann, dass tatsächlich auch alles Bio ist, wo Bio draufsteht, werden landwirtschaftliche Betriebe und Verarbeitungsbetriebe sowie deren Produkte in regelmäßigen Abständen von staatlich zugelassenen Organisationen überprüft. Bei Mitgliedern der ökologischen Anbauverbände gibt es sogar doppelte Kontrollen, weil die Verbände auch eigene Prüfungen durchführen.

klar, dass uns Bioprodukte körperlich und mental fit erhalten.
Obst und Gemüse, das unsere Großeltern ernteten, war viel reicher an gesunden Nährstoffen als die Lebensmittel, die wir heute in den Regalen der Supermärkte finden. »Das Bestürzende dabei«, sagen Experten, »ist der von Jahr zu Jahr weiter absinkende Nährstoffgehalt. Selbst Aprikosen, Pflaumen, Weizen, Brokkoli, Blumenkohl, Paprika oder Erbsen enthalten oft nur noch ein Viertel der Vitamine oder Spurenelemente – gemessen an den Garten- und Landwirtschaftserzeugnissen unserer Vorfahren.«
Dr. Donald R. Davis vom Biochemischen Institut der Universität von Texas in Austin (USA) fand heraus, dass die Konzentration an wertvollen

Biopflanzen sind glücklicher

- Wenn Pflanzen im Garten oder auf dem Feld liebevoll mit organischem Dünger behandelt werden, entwickeln sie größere Wurzeln oder Wurzelknollen, die sich im Erdreich auch sehr viel weiter ausspreizen. Sie müssen sich ganz einfach mehr anstrengen, um ihre Stängel, Blätter und Früchte mit Nährstoffen zu versorgen. Um ausreichend beispielsweise Stickstoff, Phosphor oder Kalium aufzunehmen, dringen ihre Wurzelfasern auch tiefer in den Boden ein.
- Konventionell angebautes Obst und Gemüse hingegen entwickelt kleinere, schwächere Wurzeln: Die reichen ja auch problemlos aus, weil diese Pflanzen von früh bis spät chemisch gedüngt und künstlich aufgepäppelt werden.
- Interessant, was Dr. Charles Benbrook sagt, namhafter Wissenschaftler am Biocenter der Nationalen Akademie für Landwirtschaftswissenschaften in Washington (USA): »Pflanzen spüren genau, wie groß und weitreichend sie ihr Wurzelwerk wachsen lassen müssen, um ausreichend Mineralstoffe und andere Substanzen aus dem Boden aufsaugen zu können. Wo chemisch gedüngt wird, gibt es für Obst und Gemüse kaum Anreiz, kräftige Wurzeln auszuprägen. Sie werden ja regelrecht gemästet. Nicht anders als das bemitleidenswerte Vieh in Massentierhaltungen.«

Kontrolle muss sein

In Bioprodukten sind rund 50 Zusatzstoffe erlaubt – gegenüber ca. 350 bei konventioneller Ware. Als biologisch oder ökologisch darf sich nur bezeichnen, was nach den Richtlinien der Ökoverordnung erzeugt und kontrolliert wurde. Übrigens: Begriffe wie »alternativ«, »naturnah«, »integrierter Anbau« oder »kontrolliert biologisch« klingen zwar gut, garantieren aber keineswegs Ökoqualität.

Inhaltsstoffen in den vergangenen 40 Jahren auf erschreckende Weise abnahm: »Früchte und Gemüse enthalten vor allem immer weniger Phosphor, Eisen und Kalzium, Vitamin C und Eiweiß. Bestürzend ist der Rückgang an Riboflavin um 38 Prozent.« Zur Erklärung: Dieses Vitamin, auch als B2 bezeichnet, ist der Motor für den Stoffwechsel in allen unseren rund 70 Billionen Körperzellen, unverzichtbar für Zellatmung, Sehkraft, gesundes Haar, Haut und Nägel, für das Wachstum sowie für Nerven- und Muskelkraft. »Kein Wunder, dass immer mehr Menschen krank und dick werden«, ergänzt Dr. Davis. »Gegen ihre Beschwerden nehmen sie dann Pillen und Kapseln.« Das Verhängnisvolle dabei: Schadstoffbelastetes Obst enthält nicht nur weniger Vitamine, sondern beansprucht auch noch kostbare Nährstoffe für Neutralisation und Abbau enthaltener Chemiegifte in Schale und Fruchtfleisch.

Verhängnisvoller Trend

Über viele Jahre hinweg hat sich der Lebensmitteleinzelhandel gegenseitig mit immer billigeren Preisen für Obst und Gemüse überzogen. Die Folge war natürlich, dass die Massenproduktion unter dem Einsatz gewaltiger Mengen an Düngemitteln und Schädlingsbekämpfungsgiften immer mehr überhandnahm. Doch die betroffenen Pflanzen werden nicht nur viel zu frühzeitig geerntet, zu einem Zeitpunkt, an dem sie gerade erst beginnen, Vitamine und andere Biostoffe zu synthetisieren. Die künstlich-chemische Behandlung drosselt auch den Aufbau von Kohlenhydraten, wenn die Pflanze mit zu viel Stickstoffdünger hochgezogen wird. »Vitamin C wird aber aus Kohlenhydraten produziert«, erklärt Dr. Virginia Worthington. »Ganz klar, dass solche Ernteprodukte weniger von dem wertvollen Vitamin enthalten.«

Der massive Einsatz von Kaliumdünger senkt den Phosphorgehalt der Pflanzen. Um viel Phosphor aus dem Erdreich aufzunehmen, benötigt die Pflanze auch erhebliche Mengen Magnesium. Wird dem Nährboden jedoch zu viel Kalium beigemengt, saugen Wurzeln weniger Magnesium auf. Und damit indirekt auch wieder weniger Phosphor – ein verhängnisvoller Kreislauf. Biobauern hingegen überschütten ihre Pflanzen nicht mit Stickstoff, Phosphor und Kalium in vorgefertigten Pulvern und Lösungen, sondern pflegen sie mit natürlichem Kompost und Humus. Damit versorgen sie wertvolle Mikroorganismen im Boden, die wiederum von den Nährstoffen im Kompost leben und dabei Stickstoff, Phosphor und Kalium ausscheiden. Organisch gepflegte Böden liefern Pflanzen auch mit viel mehr Eisen und anderen kostbaren Spurenelementen. Kein Wunder also, dass Bioobst und -gemüse eine bis zu 60 Prozent höhere Nährstoffdichte aufweisen. Sie sind ebenso reich an Biostoffen wie früher. Das Erdreich wird wieder Nährboden für gesunde Pflanzen. Davon profitieren auch wir Menschen. Wir ernten wirksame Arzneimittel aus der großartigen Apotheke der Natur.

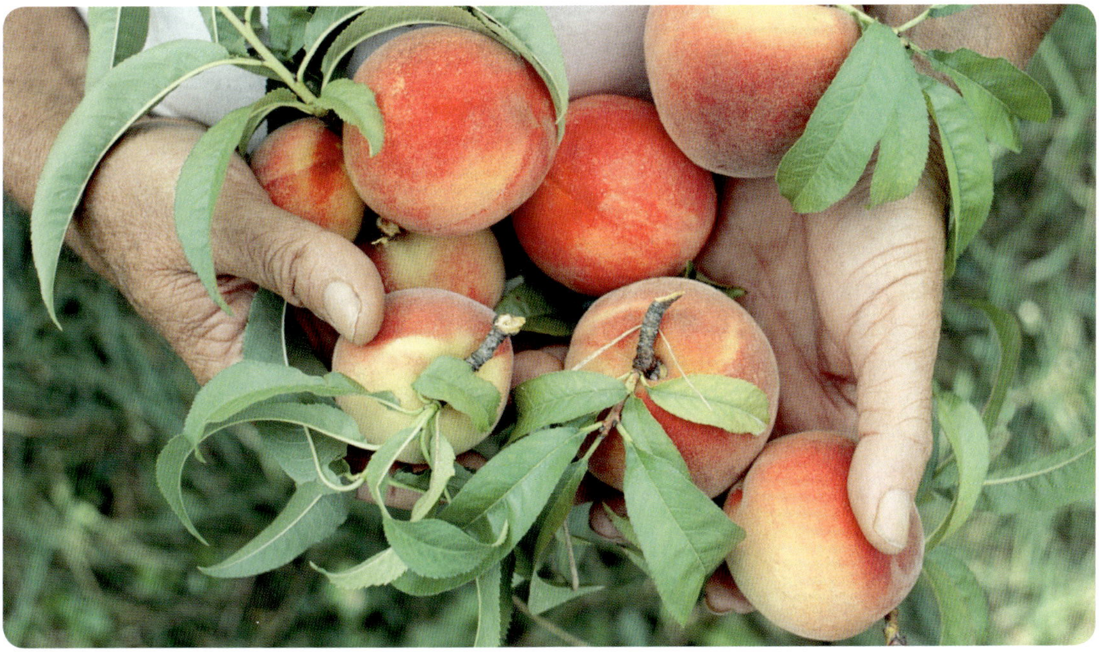

Zurück zur Natur: Wenn wir verstärkt und konsequent auf Klasse statt Masse setzen, erweisen wir der Umwelt und uns selbst einen großen Dienst.

Heilendes Obst

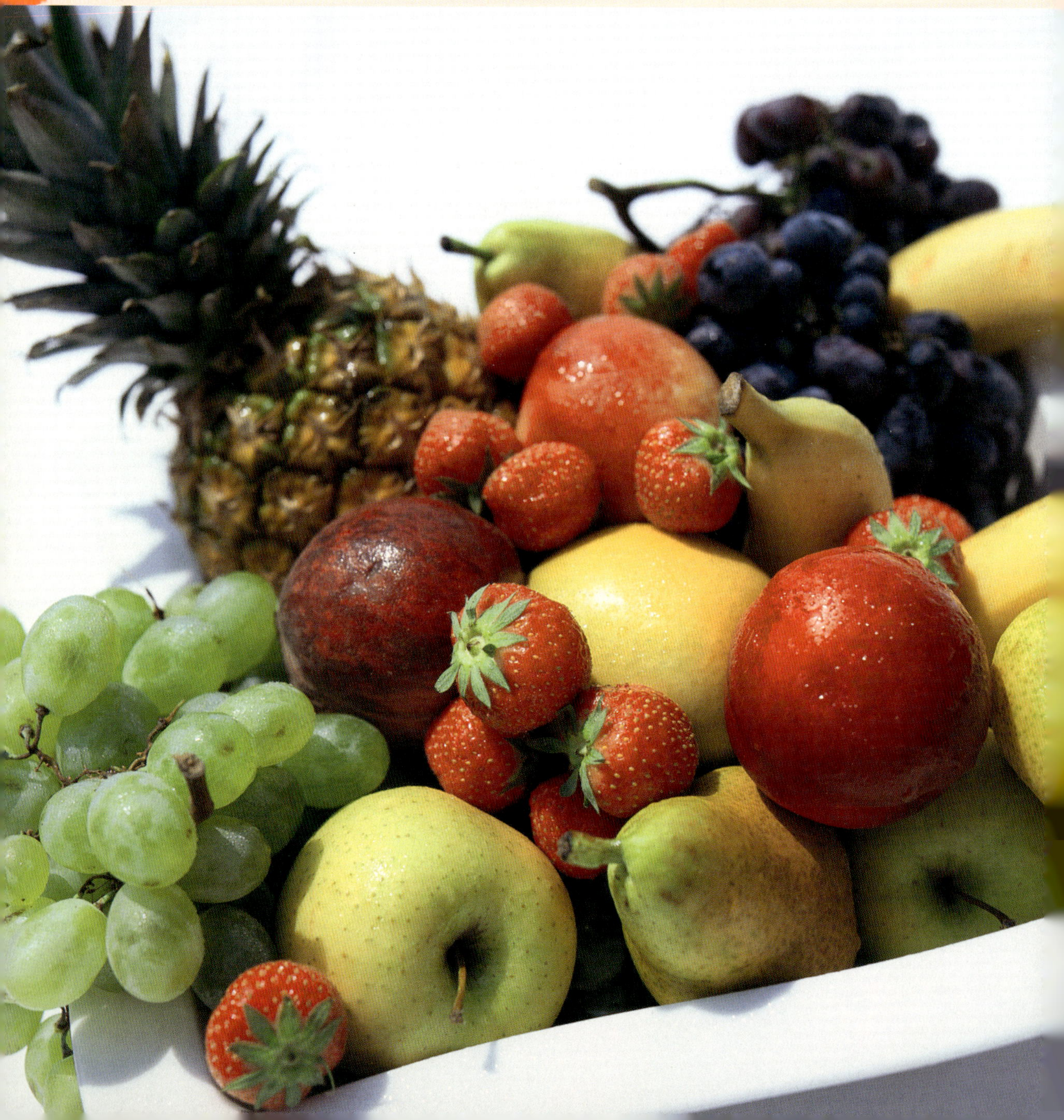

Wenn Früchte heranreifen, entwickeln sie einen enormen Reichtum an Nährstoffen – Vitamine, Mineralstoffe, Eiweißbausteine, wertvolle Fettsäuren und Kohlenhydrate.
Tiere konnten sich im Lauf der Evolution nur entwickeln, weil sie sich von Pflanzen ernährten und deren Reichtum an Nährstoffen in ihrem Stoffwechsel verwerteten. Obst war dabei nicht nur Nahrung, sondern lieferte auch Abwehrstoffe gegen Krankheitserreger wie Pilze oder Bakterien oder auch gegen freie Radikale – aggressive Substanzen, die Zellen angreifen. Auch für uns Menschen ist Obst ein natürliches Heilmittel. Jede Frucht enthält ihren eigenen Schatz an Biostoffen und hilft auf spezifische Weise gegen Beschwerden.

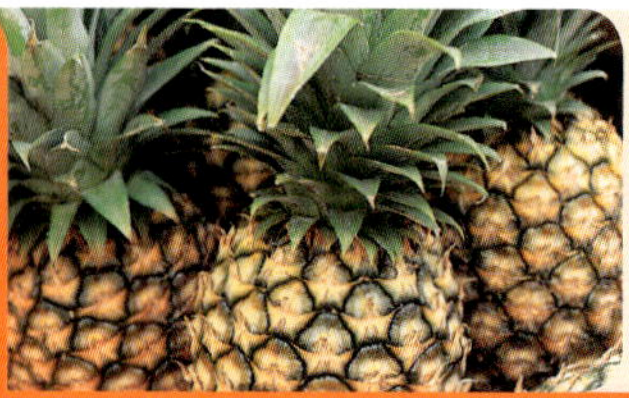

Ananas

Die hübscheste Variante, Ananas auf den Tisch zu bringen, ist die folgende: Man trennt den »Hut« mit den Blättern ab, höhlt die Frucht aus und füllt sie mit Obstsalat aus dem gewürfelten Fruchtfleisch oder einem Ananassorbet. Sie können Ananas auch zu Gelee oder Marmelade einkochen; flambierte Ananasringe sind ein beliebtes Dessert. Bei vielen süßsauren Gemüsegerichten sind Ananasstückchen das Tüpfelchen auf dem i. Ananassaft ist in vielen Cocktails und Drinks unverzichtbarer Bestandteil.

Beschreibung In der Mitte der kräftigen Stauden stehen bis zu drei Kilogramm schwere Früchte mit ihrer typischen schuppenartigen Schale. Das gelbe Fruchtfleisch hat einen charakteristischen aromatischen Geschmack, der Sie von Ferien in exotischen Ländern träumen lässt.

Herkunft Die Ananas wuchs ursprünglich nur in Südamerika, Brasilien und Paraguay. Weil sie bei Jung und Alt so beliebt ist, wird Ananas inzwischen auch in Mexiko, Puerto Rico, auf Hawaii und den Philippinen, in Thailand, Afrika und Australien angebaut – fast überall, wo die Sonne ganzjährig scheint und subtropische Regengüsse niedergehen.

Wirkstoffe Die Ananas enthält – abgesehen von Biotin, Vitamin B12 und Vitamin E – sämtliche Vitamine sowie 16 verschiedene Mineralstoffe und Spurenelemente. Was sie aber zu einem der besten natürlichen Heilmittel macht, ist ihr extrem hoher Gehalt an Bromelain. Das proteolytische (eiweißspaltende) Enzym Bromelain hilft Ihrer Gesundheit auf zweierlei Weise:

- Bromelain zerstört im Darm harte Bakterieneiweißpanzer und macht Würmern den Garaus.
- Außerdem spaltet es Eiweiß in der Nahrung in Aminosäuren auf.

Die Aminosäuren schlüpfen problemlos durch die Darmwand ins Blut. Auf ihrer Reise durch das Labyrinth der menschlichen Gefäße nehmen sie noch zahlreiche Spurenelemente wie Eisen, Zink oder Kupfer mit.

Bromelain durchdringt auch die Haut: Mit Ananassaft getränkte Wattebäuschchen auf den Altersflecken am Handrücken hellen diese Pigmentansammlungen auf oder lassen sie sogar ganz verschwinden.

Einkauf Aus dem Regal nehmen sollten Sie nur reife Ananasfrüchte. Sie erkennen sie daran, dass sich die harten, aufgewölbten Schuppen leicht abzupfen lassen. Grüne Ananas sind unreif, dunkle Früchte sind qualitativ wertvoller. Ananasfrüchte sind empfindlich – sie dürfen nicht zu kühl aufbewahrt werden. Den Kühlschrank mögen sie überhaupt nicht. Diese exotischen, sonnenverwöhnten Früchte wollen auch nicht in Scheiben geschnitten, zusammen mit Zuckerwasser in Dosen eingesperrt und monatelang gelagert werden. Dabei verlieren sie bis zu 60 Prozent ihrer Vitamine – und auch die heilsamen Bromelainmoleküle zersetzen sich.

Heilen mit Ananas

- Hebt den Eiweißstatus im ganzen Körper
- Entlastet die Bauchspeicheldrüse
- Entwässert, baut Ödeme (Gewebewassersucht) ab
- Hilft bei Darmstörungen und Durchfall
- Hilft bei Sonnenstichbeschwerden
- Lässt Altersflecken schwinden

Verarbeitung Die frische Ananas in fingerdicke Scheiben schneiden und anschließend schälen. Sie können Ananas mit Obstmesser und kleiner Gabel essen, wobei Sie das holzige Innere übrig lassen. Wer Ananas hübsch dekorieren möchte, kann die Frucht auch in Längsviertel teilen und das harte Innere herauslösen. Danach das Fruchtfleisch schälen und nach Belieben zerkleinern und anrichten.

Warnhinweis Unreife Ananasfrüchte sind extrem säurehaltig, sodass sie selbst Zähne schädigen können. Wer unter Magenschleimhautreizungen oder gar Magengeschwüren leidet, sollte auch auf die säureärmeren, reifen Früchte verzichten. Auch bei einer Schwangerschaft ist der Genuss von Ananasfrüchten und -säften nicht angezeigt.

Info Vielseitiges Heilmittel In der Naturmedizin wird frisch gepresster Ananassaft auch bei den verschiedensten Fieberkrankheiten und Beschwerden bei Seekrankheit eingesetzt. In ihren karibischen Herkunftsländern schätzt man die Ananas zudem als Aphrodisiakum.

Bromelain – das Enzymwunder

- Genau genommen ist Bromelain ein Gemisch aus drei eiweißspaltenden Enzymen: Bromelain, Ananase und Extranase. Die Ananas kann demnach einer der wichtigsten Verbündeten der Eiweißverwertung im Körper sein.
- Darüber hinaus erweist sich Bromelain als Naturwunder mit weiteren Eigenschaften: Das Enzym hemmt die Blutgerinnung und verbessert damit die Durchblutung. Es senkt den Blutdruck und trägt zum Abbau von Ablagerungen an den Gefäßinnenwänden (Ursache von Arteriosklerose) bei.
- Das Ananasenzym Bromelain wirkt außerdem auch noch entzündungshemmend. Es entspannt Muskeln, hemmt lokale Muskelspasmen, wie z. B. Menstruationskrämpfe, indem es die Synthese bestimmter Gewebshormone (wissenschaftlich: Prostaglandine vom Typ 2) blockiert.

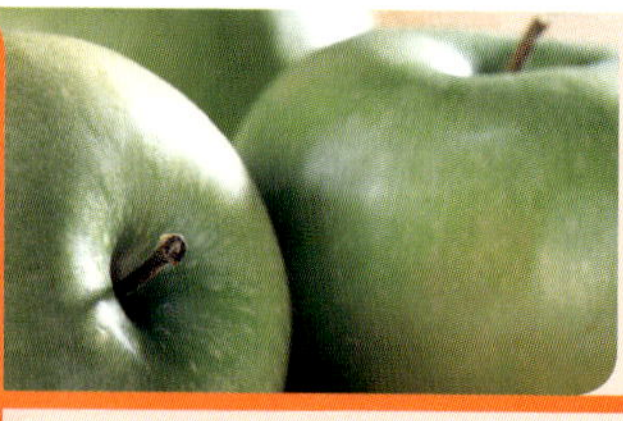

Apfel

Der Apfelbaum ist weltweit der meistverbreitete Obstbaum. Den Apfel kann man für eine Vielzahl von Gerichten und Getränken verwenden, wenn man ihn nicht gleich als Zwischenmahlzeit roh verzehrt. Obwohl man im Supermarkt oder am Obststand immer noch unter verschiedenen Sorten wählen kann, findet man heute nicht mehr die gleiche Artenvielfalt wie früher – einige Sorten, die z. B. traditionell zur Mostherstellung genutzt wurden, sind inzwischen ausgestorben.

Beschreibung Der Apfel hat zahlreiche symbolische Bedeutungen: von Evas Apfel der Versuchung im Paradies über den mittelalterlichen Reichsapfel bis zum Namen einer Computerfirma und zum Test für gesundes Zahnfleisch im Werbespot. Besonders wichtig jedoch: Der Apfel versorgt die Menschen mit köstlichen Vitaminen und anderen Nährstoffen.

Herkunft Urheimat des Apfels ist Mittelasien. Von dort verbreiteten sich Baum und Früchte im Laufe vieler Jahrhunderte bis nach Europa und in alle Kontinente. Die Gene in den Apfelkernen, die Träger der Erbinformation, veränderten sich bei dieser Entwicklung, passten das Obst den klimatischen Bedingungen an. So entstanden Hunderte von Sorten. Allein in Deutschland sind mehr als 20 Sorten im Handel.

Wirkstoffe Äpfel enthalten kaum Eiweiß, viel Wasser, wenig Kohlenhydrate und unbedeutende Mengen an Fettsäuren in der Schale, dafür einen köstlichen Reichtum an Vitaminen und Spurenelementen. Wenn der Apfel am Baum heranwächst, reichern sich in ihm hohe Konzentrationen von Vitamin C an. Dieser Biostoff fühlt sich im Apfel besonders wohl, weil ihn die Bioflavonoide und andere Pflanzenschutzstoffe vor vorzeitiger Oxidation schützen. So wird jeder Apfel im menschlichen Darm zum Kombipräparat gegen allerlei Wehwehchen.

Der Apfel ist Omas Liebling: Schon unsere Ahnen kultivierten ihn, weil er eine wahre Pektinbombe ist. Äpfel bestehen bis zu 30 Prozent aus diesem wirksamen Faser- bzw. Ballaststoff, der den Cholesterin- bzw. Blutfettspiegel senkt sowie Giftstoffe wie Blei und Quecksilber bindet. So genannte Malic- bzw. Tartarinsäuren im Apfel hemmen schädliche Fermentbildungen und Bakterienansiedlungen im Darm.

Einkauf Handelsübliche Sorten wie Cox Orange, Boskop, Golden Delicious oder Granny Smith sind durchwegs empfehlenswert. Leider mit einer Einschränkung: Insbesondere Kernobst aus südeuropäischen Staaten wird oft während der gesamten Wachstums- und Reifezeit mit Pflanzenschutzmitteln (Pestiziden, Insektiziden, Herbiziden), Wachstumsreglern, schädlichen Düngemitteln usw. besprüht bzw. anderweitig behandelt. Vor und nach dem Transport werden Äpfel mit raffiniertesten Kosmetikmitteln wie Schellack, Wachs, Benzoe-

Heilen mit Äpfeln

- Senken Blutdruck, Cholesterin- und Blutfettwerte
- Kräftigen Immunsystem, Herz und Kreislauf
- Stabilisieren den Blutzuckerspiegel
- Kräftigen die Gefäße, vor allem schwache Venen
- Reinigen den Darm
- Kräftigen das Zahnfleisch

und anderen Harzen verschönt. Die Früchte saugen diese Lebensmittelgifte in Schale und Fruchtfleisch auf. Deshalb sollten Sie lieber auf Importware verzichten und auf die inländischen Äpfel aus biologischem bzw. integriertem Anbau zurückgreifen. Diese sind frei von Schadstoffen. Sie können sie getrost mit der an Nährstoffen überreichen Schale essen.
Beim integrierten Anbau verpflichtet sich der Obstbauer, strenge Anbaurichtlinien einzuhalten, was von unabhängigen Stellen überwacht wird. Äpfel werden auf diese Weise umweltschonend kultiviert (beispielsweise mit natürlicher Schädlingsbekämpfung) und damit ein hoher Nährstoffgehalt und minimale Schadstoffbelastung gewährleistet

Verarbeitung Äpfel sollten Sie kühl lagern, z. B. im Keller, und am besten als Rohkost zubereiten. Beim Erhitzen von Äpfeln, z. B. als Bratäpfel, gehen bis zu 70 Prozent des wertvollen Vitamins C verloren.

Warnhinweis Die oft verlockend prächtigen importierten Äpfel in Supermarktregalen können wegen darin enthaltener Gift- und Schadstoffe Allergien, schmerzhafte Mundbläschen, Hauterscheinungen und Verdauungsstörungen hervorrufen. Darüber hinaus reichern sich diese Lebensmittelgifte im Gewebe, z. B. in der Leber, an. Besonders betroffen sind Kinder in der Wachstumsphase. Wegen der häufig im Ausland verwendeten Spritzbehandlung der Schalen müssen die Früchte mit heißem und kaltem Wasser gründlich gewaschen werden.

Biobombe Apfel

- Zwei Äpfel pro Tag, roh gegessen oder z. B. im Müsli verarbeitet, sind der beste Freund Ihres Stoffwechsels.
- Äpfel zählen zu den besten natürlichen Jungkuren. Schale und Fruchtfleisch, die im Obst die Kernsubstanz schützen, entfalten im menschlichen Organismus vorbeugende, heilende Kräfte.
- Besonders reich an Nährstoffen ist die Schale. Sie enthält u. a. wertvolle ungesättigte Fettsäuren, Magnesium, Karotene und Eisen.
- Äpfel sind reich an Kalium. Dies ist unerlässlich für den Wasserhaushalt, für Nervenreizübertragung, Nierenfunktion und Muskeltätigkeit.

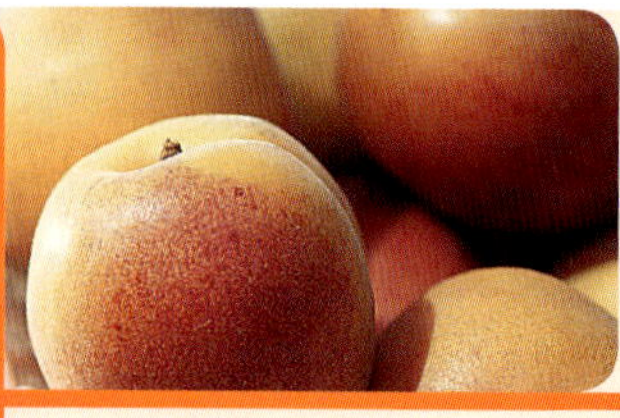

Aprikose

Das Steinobst mit der samtigen Haut gehört zur Gattung der Rosengewächse. Mit Aprikosen können Sie Ihren Speiseplan auf vielfältige Art verfeinern. Die Früchte werden meist als Zwischenmahlzeit oder zum Dessert verzehrt – sie versehen aber auch Hauptmahlzeiten wie Kichererbsen- oder Bohnencurrys mit einer orientalischen Note. Aprikosensauce kann gut statt Apfelmus – etwa zu gebackenem Camembert oder zum bayerischen Reiberdatschi (Kartoffelpuffer) – gereicht werden.

Beschreibung Die Hunzas im gebirgigen Karakorum in Pakistan werden im Durchschnitt zehn Jahre älter als die Mitteleuropäer. Dies ist auf ihren hohen Aprikosenkonsum zurückzuführen. Grund des erfreulichen Verjüngungseffekts ist der enorm hohe Anteil an immunstärkenden Karotenen, den Vorstufen für Vitamin A. Dafür sorgen besonders hohe Konzentrationen an Pflanzenfarbstoffen, die sich während des Reifeprozesses in Schale und Fruchtfleisch der Aprikosen einlagern.

Herkunft Aprikosenbäume lieben es warm. Deswegen gibt es die meisten in Südchina, Südeuropa, Kalifornien, Nordafrika oder Australien. In Deutschland ist der Aprikosenanbau stets durch das Klima bedroht: Frühe Blüte und späte Frühjahrsfröste gefährden die ganze Ernte.

Wirkstoffe Bereits drei Aprikosen enthalten Karotene in der Quantität von rund 2500 Internationalen Einheiten (IE) Vitamin A – der Hälfte des Tagesbedarfs eines Erwachsenen. Außerdem bieten Aprikosen überdurchschnittlich viel Niazin (für Nerven, Spannkraft), Folsäure (für Blutbildung, Zellwachstum), Pantothensäure (Vitamin B5, für Vitalität, Fettabbau, schönes Haar) und Vitamin C (für das Immunsystem).
Die appetitlichen, samtigen Früchte enthalten relativ wenig Wasser, den Karotenen bzw. Anthozyanen (Pflanzenfarbstoffen) verdanken sie ihr hübsches gelbrotes Aussehen. Aprikosen wirken schützend auf die Lungenschleimhäute von starken Rauchern. Karotene schirmen Fruchtfleisch und Schale vor schädlichen freien Radikalen ab.

Einkauf Aprikosen sollten Sie nur in der Saison (von Mai bis August) frisch kaufen. Vollreife oder überreife Früchte lassen Sie lieber im Regal liegen, denn sie verderben schnell. Greifen Sie lieber zu etwas festeren, halb- oder dreiviertelreifen Aprikosen. Konservenaprikosen (Dosenware) sind arm an Vitaminen. Zu reife Aprikosen schmecken mehlig, zu früh gepflückte haben kaum Aroma. Trockenobst (Dörraprikosen) sind der ideale Snack gegen den kleinen Hunger (ungeschwefelte Früchte im Bioladen kaufen).

Verarbeitung Aprikosen sollten Sie gut waschen, denn auch diese Früchte werden leider in Südländern mit Giften bespritzt, die vorwiegend in der Schale sitzen. Waschen Sie die Früchte mehrfach und

Heilen mit Aprikosen

- Stoppen den Alterungsprozess, wirken verjüngend
- Verbessern die Stimmungslage
- Helfen bei Müdigkeit, Konzentrationsschwäche
- Kurbeln die Zellbildung an
- Panzern Zellen gegen Immungifte und freie Radikale
- Kräftigen Schleimhäute, Haut, Haare, Nägel
- Verbessern das Blutbild
- Helfen bei Trockenheit in Hals und Rachen
- Lindern Asthmabeschwerden

gründlich mit heißem und auch kaltem Wasser. Sie können Aprikosen auch enthäuten: Dazu die Früchte fünf Sekunden lang in kochendes Wasser geben; nach dem Erkalten können Sie die Schale einfach abziehen. Beim Enthäuten verlieren die Früchte jedoch viel Vitamin C und Folsäure. Ideal ist Bioobst, samt Schale in Obstsalaten oder pur gegessen.

Warnhinweis Die Kerne der Aprikosen sind wegen ihres Gehalts an Amygdalin (Steinobstglykosid, blausäurehaltig) giftig. Vorsicht: Keinesfalls Kinder mit Kernen spielen lassen! Es besteht Vergiftungsgefahr!

Schwangere Frauen sollten wegen des hohen Kupfergehalts nicht übermäßig viele Aprikosen essen. Das Obst kann Durchfälle bei entsprechender Veranlagung verstärken und bei übermäßigem Verzehr schwächend wirken.

Info Natürliches Gleichgewicht Bevorzugen Sie beim Einkauf von frischem Obst immer die Früchte der Saison. Damit gehen Sie sicher, dass der Vitamingehalt optimal ist. Denn typisches Sommerobst, das im Winter beim Händler liegt, hat bereits eine lange Lagerung hinter sich oder stammt aus dem Glashaus. Beides wirkt negativ auf die gesunden Bestandteile der Früchte.

Aprikosen – unwiderstehliche Schönheiten

- Wenn diese Früchte in der Schale liegen, apricotfarben, weich, zart, mit der typischen Einschnittnaht, machen sie aus jedem Familienmitglied einen Früchtenarr. Aprikosen sind also die ideale »Einstiegsfrucht« z. B. für Kinder und Jugendliche, denen Obst und Vitamine ein Gräuel sind.
- Kaum eine andere Frucht macht Wissenschaftler so neugierig: Drei Viertel der rund 200 enthaltenen Wirk- und Inhaltsstoffe (z. B. Bioflavonoide) sind in ihrer Wirkung noch nicht ausreichend erforscht.
- Die Wirkstoffkombination von Folsäure mit dem Reichtum an Kupfer und anderen Biostoffen macht Aprikosen zum idealen Obst für blasse, blutarme Menschen.

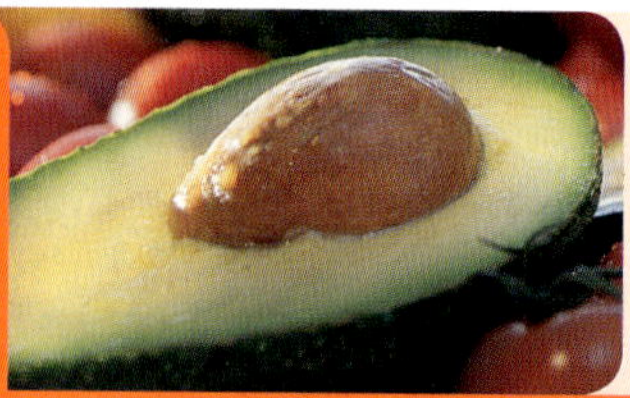

Avocado

Mit leckerer Avocado kann man nach Lust und Laune schon zum Frühstück beginnen – etwa mit einem Toast mit Avocadocreme oder einem Obstsalat mit Avocadostückchen. Avocados bilden auch die Grundlage für kalte oder warme Suppen; sie können zu Rohkost oder Pellkartoffeln gereicht werden. Halbierte und entkernte Avocados lassen sich mit pikanten Saucen oder Vinaigrette füllen; sie können roh oder überbacken verzehrt werden.

Beschreibung Der Reichtum an hochwertigen Fettsäuren macht diese Süd- und Steinfrucht zum Favoriten eines gesunden und leckeren Speiseplans. Aber die Avocado bietet noch mehr: eine spezielle Zuckerart, die chronisch Müde vital und Übergewichtige schlank macht.

Herkunft Ihre Heimat hat die Avocado in Mittelamerika. Heute wird sie in warmen und heißen Regionen wie Brasilien, Israel, Mexiko, den Südstaaten der USA, in Afrika, Griechenland oder Spanien angebaut.

Wirkstoffe Die Avocado bietet den höchsten natürlichen Fettgehalt aller Früchte: rund 15 Prozent. Drei Viertel davon liegen in Form mehrfach ungesättigter Fettsäuren vor. Damit ist die Avocado ein ideales Lebensmittel für alle, die auf tierisches Fett in der Nahrung verzichten müssen oder wollen. Die Avocado besitzt einen bedeutenden therapeutischen Nutzen durch die hohe Konzentration an Mannoheptulose, einer speziellen Zucker- bzw. Kohlenhydratart. Der Blutzuckerspiegel wird dabei nicht angehoben, sondern gesenkt. Dadurch werden Nerven- und Gehirnzellen, die ausschließlich Glukose als Energienahrung akzeptieren, besser versorgt. Die Folge: Sie fühlen sich fit, frischer und geistig wacher. Übergewichtige haben häufig einen erhöhten Insulinspiegel. Das Hormon Insulin blockiert die Verbrennung von Fettzellen. Die Avocadowirkstoffe steuern dem entgegen, senken den Insulinspiegel, sodass Speckpolster leichter schmelzen. Darüber hinaus enthält die Avocado Eiweiß, Vitamine und Mineralstoffe in hochwertiger Zusammensetzung. Avocado bietet viel Lezithin (wichtig für die Nerven) und Kupfer (unerlässlich für die Produktion roter Blutkörperchen).

Einkauf Avocados können Sie das ganze Jahr über kaufen, die Farben reichen je nach Sorte von hell- bis schwarzgrün. Noch harte Früchte reifen gut nach. Zum Verzehr geeignet ist die Avocado, wenn sie auf Fingerdruck leicht nachgibt. Dann allerdings sollte sie rasch auf den Tisch, weil sie schnell verdirbt. Avocados eignen sich ganz vorzüglich für Salate und Vorspeisen aller Art oder auch als schmackhaft-bekömmlicher Brotaufstrich.

Verarbeitung Die Frucht längs aufschneiden, den dicken Kern herausschneiden, das Fruchtfleisch heraus-

Heilen mit Avocados

- Helfen beim Abspecken
- Machen geistig frisch, wach und konzentrationsstark
- Mildern Menstruationsbeschwerden
- Vermehren die Magensäure für bessere Eiweißverwertung
- Kurbeln die Produktion roter Blutkörperchen an
- Ideale Eiweißlieferanten für stillende Mütter

lösen. Sofort mit Zitronensaft beträufeln, weil die hochwertigen Fettsäuren unter Lichteinwirkung innerhalb weniger Minuten oxidieren. Freie Radikale zerstören dabei die empfindlichen Fettsäuren, das Fruchtfleisch verfärbt sich zu einem unansehnlichen Braun, verliert viel von seinen gesunden Wirkstoffen.
Das Avocadofleisch schmeckt besonders gut zu Fisch und Krabben, wird am besten lediglich mit Salz und Pfeffer gewürzt, damit der unvergleichliche Eigengeschmack nicht verloren geht.
Die Avocado bietet Ihnen noch einen ganz speziellen Genuss – eine anspruchslose Zimmerpflanze. Legen Sie dazu den Kern in ein Glas Wasser, und stellen Sie das Glas ans Fensterbrett oder in den Wintergarten. Das Wasser ab und zu wechseln. Wenn Sie Glück haben, treibt nach einiger Zeit ein grüner Trieb aus dem festen Kern. Dann den Kern in einem Blumentopf mit Erde bedecken und an einer sonnigen Stelle platzieren.

Bravo, Avocado!

- Die birnenförmige, rund 300 Gramm schwere Südfrucht ersetzt mit ihrem gesunden butterweichen, gelbgrünen Fruchtfleisch zahlreiche andere, weniger bekömmliche fetthaltige Lebensmittel.
- Avocados liefern dem Stoffwechsel das beste Eiweiß, das feinste Fett, die gesündesten Kohlenhydrate.
- Ideale Grundlage für Zwischengerichte, z. B. als Avocadomus mit Weißbrot.
- Die Avocado liefert besonders viel Vitamin B6. Menschen, die viel Fleisch essen, haben einen erhöhten Vitamin-B6-Bedarf.
- Schließlich treibt aus dem Avocadokern noch eine schöne Zimmerpflanze.

Warnhinweis Keiner.

Info Pflegendes Kosmetikum Wer regelmäßig Avocados isst oder sich hin und wieder eine Maske aus der zerdrückten Frucht gönnt, tut seiner Haut etwas besonders Gutes. Das Vitamin E der Frucht wirkt von innen auf das Bindegewebe und wehrt freie Radikale ab. Eine fetthaltige Avocadomaske hingegen wirkt besonders bei trockener und schuppiger Haut Wunder und macht sie wieder weich und faltenfrei.

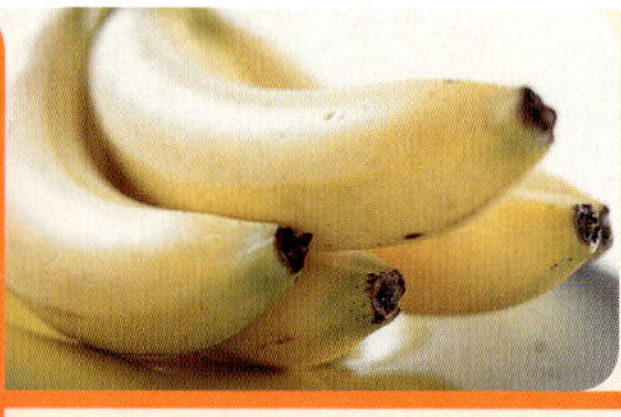

Banane

Bananen sind Sattmacher mit hohem Kaliumgehalt und köstlicher Snack für Kleine und Große. Leider werden bei uns nur wenige Bananensorten im Handel geführt. Um die kleinen grünlichen Bananen, nach Zitrone schmeckend, oder die dicken mit dem rötlichen Fruchtfleisch und Orangengeschmack zu probieren, müssen Sie in die Tropen und vor allem nach Afrika reisen. Dort wird man Ihnen auch Kochbananen als Grundlage einer Hauptmahlzeit anbieten – oder frisch gebrautes Bananenbier.

Beschreibung Was täte so manche Mutter, wenn es keine Bananen gäbe – diese ruck, zuck geschälte Zwischenmahlzeit für hungrige Kinder? Aber auch für Assistentinnen unter Leistungsdruck oder termingeplagte Manager gibt es nichts Besseres als die gelbe Frucht der Bananenstaude.

Herkunft Wie so viele andere köstliche Früchte stammt auch die Banane ursprünglich aus dem Fernen Osten. Freilich fanden unsere menschlichen Urahnen schon vor langer Zeit heraus, dass sich die Banane auch in Afrika, Südamerika und in jeder warmen und feuchten Region gut anbauen lässt. Also gingen Bananenstauden auf Reisen.
Bis die Bananenstaude heranwächst, dauert es ein bis eineinhalb Jahre. Dann trägt sie bis zu 200 Früchte. Geerntet werden die Bananen unreif, um in Kühlschiffen bei stabiler Temperatur von etwas über 13 °C verschifft zu werden. Nach der Endreife gelangen sie dann in den Handel – und in unsere Obstschalen.

Wirkstoffe Die Banane ist reich an Kohlenhydraten und sättigt deshalb gut. Therapeutisch nutzbarer Wirkstoff ist Kalium, im Stoffwechsel der Gegenspieler von Natrium. Während Natrium Wasser bindet und den Blutdruck erhöht, bewirkt Kalium das Gegenteil. Zusammen mit Natrium transportiert Kalium wichtige Nährstoffe in alle 70 Billionen Körperzellen. Bei Kaliummangel bzw. Natriumüberschuss – beispielsweise durch zu salzreiche Kost – bricht dieser Zellmechanismus zusammen. Die Folgen: Nervosität, Müdigkeit, Muskelbeschwerden, Verdauungsstörungen, Herzprobleme usw. Bananen sind außerdem enorm reich an Vitamin A, Vitamin C sowie an B-Vitaminen. Dies macht sie denn auch zum idealen Snack bzw. Zwischengericht.

Einkauf Wichtig ist der geübte Blick für Früchte im passenden Reifezustand bzw. auch die Routine beim Lagern zu Hause und beim langsamen Nach- und Ausreifenlassen. Intensiv gelbe Bananen mit ersten braunen Flecken können schnell faulen, grüngelben Bananen fehlen die Süße und der typische Eigengeschmack. Zu empfehlen ist der Einkauf von Bananen im Bioladen. Die dort erhältlichen Früchte sind zwar meist deutlich kleiner, dünnhäutiger und äußerlich unansehnlicher (dabei auch noch teurer). Sie sind aber nicht oder kaum mit Pestiziden, Insektiziden und vielen anderen Gift- und Schadstoffen behandelt.

Heilen mit Bananen

- Wirken vorbeugend und heilend bei zu hohem Blutdruck
- Entwässern den Körper und senken das Gewicht
- Wirken entgiftend
- Heilen entzündete Magenschleimhäute
- Senken den Cholesterinspiegel, kräftigen das Immunsystem
- Helfen bei Schlafstörungen und beruhigen die Nerven

Verarbeitung Nach dem Schälen müssen Bananen rasch verzehrt werden, weil sich das Fruchtfleisch sonst bräunlich verfärbt und Vitamine bzw. auch bestimmte Fettsäuren abgebaut werden. Bananen eignen sich ausgezeichnet für Desserts, Cremes, selbst gemachte Brotaufstriche oder Mixgetränke wie Bananenmilch.

Warnhinweis In den perfekt gelben Bananen im Supermarktregal lauern auch Gefahren: Gifte und Schadstoffe. Unter internationalem Konkurrenz- und Produktionsdruck werden Bananenstauden in Herkunftsländern gespritzt und chemisch behandelt. Zum Einsatz kommen dabei Dutzende unterschiedlicher Gifte wie Schädlingsbekämpfungsmittel, Unkrautvertilgungsmittel, Düngemittel, Wachstumshelfer usw.
Gerade bei den Bananen mit ihrer besonders langen Reifezeit von bis zu 20 Monaten wirkt sich dies verhängnisvoll aus. Bereits in den unreifen grünen Früchten sind Schale und Fruchtfleisch oft vollgesogen mit Schadstoffen.
Wer viele Bananen verzehrt, sollte deshalb öfter oder generell im Bioladen einkaufen. Dies insbesondere, wenn Kinder oder Heranwachsende aus Hunger häufig zu Bananen greifen. Es ist aber immer noch besser, Bananen aus dem Supermarkt zu essen, als auf diese leckere Südfrucht ganz zu verzichten.

Banane – die praktische Frucht mit Reißverschluss

- Ruck, zuck geschält und schnell verzehrt, eignen sich Bananen für Schulkinder, Rad- und Autofahrer, Büromenschen und sogar als schnell zerquetschte Babykost.
- Viele Menschen decken mit Bananen ihr Defizit an zahlreichen Vitaminen.
- Bananen sättigen schnell und versorgen Sie dabei mit zahlreichen Nährstoffen.

Info Den Zellhaushalt versorgen Der Mineralstoff Kalium sorgt dafür, dass unsere Körperzellen mit genügend Flüssigkeit gefüllt sind und so an unserer Gesundheit arbeiten können. Zu wenig Kalium führt häufig zu Herzbeschwerden, Schwächezuständen, Müdigkeit oder Überreiztheit. Gerade Menschen, die gerne salzhaltig essen, sollten für eine ausreichende Kaliumzufuhr sorgen, da sonst das Natrium-Kalium-Gleichgewicht im Körper aus den Fugen gerät.

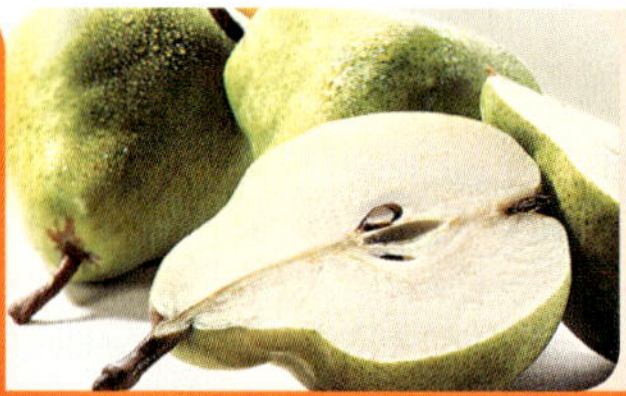

Birne

In Europa werden etwa dreimal so viele Äpfel verzehrt wie Birnen; dabei kann man mit Birnen genauso viele köstliche Gerichte bereiten. Sie sind ebenfalls eine ideale Ergänzung zu Käsesorten wie Appenzeller, Camembert oder Roquefort, ein feiner Bestandteil von Obst- oder Rohkostsalaten, die Grundlage von berühmten Nachspeisen wie Birne Hélène oder Punschbirne, und sie können zu einem gesunden Saft gepresst, zu Most weitervergoren und zu einem edlen Obstbrand destilliert werden.

Beschreibung Beliebt ist dieses Kernobst vor allem bei Kindern, weil es so saftig, schmackhaft und oft honigsüß ist – ganz im Gegensatz zu so manchem saurem Apfel. Dass in der Birne vorbeugende und heilende Wirkstoffe gegen Befindlichkeitsstörungen und Beschwerden stecken, wissen nicht viele Birnenliebhaber.

Herkunft Die Birne stammt ursprünglich aus Asien. Sie mag es mild und warm, aber nicht zu heiß. Deshalb gedeiht sie im ausgeglichenen Klima Mitteleuropas am besten. Bald wurde die Birne zur typischen und beliebtesten Gartenfrucht. Spätfröste während der Blütezeit im Frühjahr schaden ihr; das Obst kann dann hart, holzig und säuerlich sein. Geerntete Birnen sind nicht ganzjährig lagerfähig, deshalb wird das beliebte Familienobst zunehmend aus südlicheren europäischen Ländern in vielen Sorten importiert, vor allem aus Spanien, Portugal, Italien und Südfrankreich.

Wirkstoffe Der therapeutische Nutzen der Birne liegt in erster Linie in ihrem hohen Wasseranteil. Die kurze Verweildauer im Magen bringt die gelösten Nährstoffe besonders rasch in den Darm. Die Birne wirkt dadurch darmreinigend, sie beseitigt Verstopfungen und andere Verdauungsunregelmäßigkeiten. Für Menschen mit erhöhtem Flüssigkeitsbedarf ist der Genuss von Birnen wesentlich gesünder als das von Ärzten häufig empfohlene und doch oft nicht durchführbare In-sich-Hineinschütten von mehreren Litern Mineral- oder Tafelwasser pro Tag.
Die in Fruchtfleisch und Schale der Birne eingelagerten Vitamine, Eiweißbausteine und Mineralien befinden sich in fein abgestimmter Balance, wie sie im Stoffwechsel physiologisch optimal verwertet werden. Dies gilt insbesondere für Gegenspieler unter Biostoffen, z. B. Kalium und Natrium, Kupfer und Zink, Kalzium und Phosphor. Diese Eigenschaften machen die Birne zu einem der besten Lebensmittel für die Chelattherapie, bei der Schwermetalle und Giftstoffe wie Blei, Quecksilber, Kadmium oder Konservierungszusätze in Lebensmitteln gebunden, neutralisiert und aus dem Körper ausgeschieden werden.
Birnen sind sehr reich an Folsäure (wichtig für Wachstum, Blutbildung), Kalium (wirkt entwässernd) und Vitamin C (für das Immunsystem). 180 Gramm Birne liefern 100 Kilokalorien, 25 Gramm Kohlenhydrate sowie 2,5 Gramm Ballaststoffe (für die Verdauung). Birnen sind ideal für den kleinen Hunger zwischendurch.

Heilen mit Birnen

- Entschlacken den Darm
- Beseitigen Verdauungsstörungen
- Regeln den Wasserhaushalt im Körper
- Wirken entgiftend im Körper
- Sind hilfreich bei Nieren- und Blasenproblemen
- Wirken blutbildend und wachstumsfördernd

Einkauf Vorsicht bei überreifen, gelben Früchten, die bereits braune Flecken aufweisen. Sie verderben schnell und verlieren bereits Vitamine. Die in den Schalen konzentrierten hochwertigen Fettsäuren sind teilweise oxidiert (zerstört). Die kurze Lagerfähigkeit und rasche Verderblichkeit von Birnen sind Ursache für den starken Einsatz von Pestiziden, Schimmelpilzbremsern oder Polierwachsen. Deshalb sollten Sie möglichst immer nach einheimischen Birnen suchen, am besten im Bioladen oder ab Hof.

Verarbeitung Birnen gut mit heißem und kaltem Wasser waschen, aufschneiden, Kerne und Kerngehäuse entfernen. Die Schale ist äußerst nahrhaft, deshalb nach Möglichkeit immer im Bioangebot kaufen. Nicht zu lange lagern und nicht erhitzen, weil sonst wichtige Vitamine verloren gehen bzw. zerstört werden.

Warnhinweis Bei Durchfall sollten Sie Birnen nicht im Übermaß verzehren. Frauen in der Schwangerschaft sollten ebenfalls nicht zu viele Birnen essen, weil das Baby sonst möglicherweise mit bestimmten Nährstoffen unterversorgt ist.

Kinder lieben Birnen

- Äpfel bleiben in der Obstschale viel häufiger liegen als süße, saftige Birnen. Weil Birnen reich an wachstums- und blutbildenden Inhaltsstoffen sind und im höchsten Maß darmregulierend wirken, sollten sie im Früchteangebot zu Hause nie fehlen.
- Ihr aromatischer Eigengeschmack macht die Birne zum idealen Obst für bunte Salate, Desserts, Kompotte, Müslis, Füllungen und Säfte.

Info **Mehr Spaß mit Birnen** Viele Menschen leiden an Folsäuremangel. Dabei ist dieses B-Vitamin unentbehrlich für den Bau unserer körpereigenen Glückshormone. Wer hin und wieder eine Birne isst, kann seinen inneren Gute-Laune-Faktor positiv beeinflussen. Allerdings sollte man darauf achten, dass das Obst nicht zu viel Licht, zu großer Wärme und zu langer Lagerung bei Zimmertemperatur ausgesetzt ist. Die empfindliche Folsäure verflüchtigt sich ansonsten.

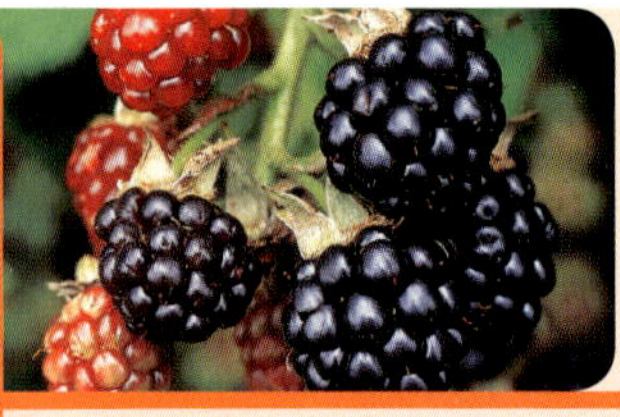

Brombeere

Die vor allem wild wachsende Beere hat einen sehr hohen Anteil an Vitamin C. Brombeerblätter enthalten ätherische Öle, Gerbstoffe und Säuren. Brombeerblättertee wirkt entzündungshemmend auf die Schleimhäute des Mund-Rachen-Raums. Brombeeren sind bei uns eine Frucht des Spätsommers, im Mittelmeerraum sind sie schon etwas früher reif. Sie passen, frisch oder getrocknet, sehr gut ins Müsli oder in Obstsalate und haben ihren festen Platz in roter Grütze und, mit anderen Obstsorten, als Tortenbelag.

Beschreibung Sie ist schon etwas Besonderes, diese dunkelrote bis schwarze Beere aus der Gattung der Rosengewächse. Stauden und Sträucher sind mit Stacheln oder Drüsenborsten bewehrt. In den zunächst weißen bis rosa Beeren sammeln sich bis zur Reife pflanzliche Farbstoffe mit extrem hohem Gehalt an Flavonoiden und anderen heilsamen Pflanzenstoffen.

Herkunft Zu Hause ist die Brombeere in Asien und Nordamerika, doch seit vielen Jahrhunderten hat sie auch die mitteleuropäischen Wälder erobert. Der Bayerische Wald ist deutscher Hauptlieferant der beliebten Beere, die meist von August an gesammelt wird. Die Sträucher lieben geschützte Plätze an Wald- und Wegrändern, an Zäunen, Hecken oder in Hainen. Kultivierte Früchte eignen sich für den Gartenanbau. Brombeeren werden wegen ihrer wachsenden Beliebtheit auch in Plantagen gezüchtet.

Wirkstoffe Nicht nur das Fruchtfleisch der Brombeere, sondern auch die behaarten Blätter stecken voller Heilkräfte. Saft und Fleisch der reifen Beere sind wahre Bomben an Karotenen, die die empfindsamen Samen vor freien Radikalen schützen. Brombeeren kräftigen somit – nicht zuletzt wegen ihres hohen Vitamin-C-Anteils – das Immunsystem. Die Bioflavonoide konzentrieren sich im Fruchtfleisch: Sie sind dort zehnmal höher als im gepressten Saft. Sie schützen u.a. Vitamin C sowie das wichtige Stresshormon Adrenalin vor Oxidation durch kupferhaltige Enzyme. Gleichzeitig binden sie Kupfer. Zu hohe Kupferkonzentrationen können zu nervöser Unruhe und psychischen Beschwerden führen. Die Wirkstoffe der Brombeere kräftigen Bindegewebe und Gefäßwände und beugen somit Alterungsprozessen, Venenleiden und Hämorrhoidalproblemen vor.

Einkauf Ideal ist der Direkteinkauf bei einem der vielen kleinen Anbau- und Sammelbetriebe in den deutschen Mittelgebirgen. Brombeeren in Bioläden und beim Biobauern sind meist nicht billig, bieten aber die beste Qualität und sind überdies aromatischer. Importe aus Tschechien, Rumänien und Ungarn können schadstoffbehandelt und damit belastet sein. Empfehlenswert ist auch tiefgefrorene Ware, die Sie das ganze Jahr über kaufen können. Schalen-, Korb- oder Steigenobst ist nicht allzu lange haltbar, sollte schnell verarbeitet oder verzehrt werden.

Heilen mit Brombeeren

- Kräftigen das Immunsystem
- Helfen bei Venenleiden, Krampfadern und Hämorrhoidalproblemen
- Wirken entzündungshemmend auf Schleimhäute
- Helfen bei Nervosität und stärken gegen Stress
- Festigen das Bindegewebe
- Wirken anregend auf die Drüsentätigkeit

Verarbeitung Sie können Brombeeren daheim nicht lange lagern, denn diese Früchte schimmeln in kurzer Zeit – es sei denn, sie sind intensiv mit chemischen Schimmel- und Pilzschutzmitteln besprüht oder anderweitig behandelt. Importierte Ware ist häufig zusätzlich verschönt. Brombeeren mit langen Transportwegen sind oft gehörige Giftlieferanten; diese Früchte sollten deshalb nur sporadisch auf den Tisch kommen.
Wenn Sie nicht selbst einen Spaziergang mit dem Sammeln von wild gewachsenen Brombeeren verbinden können, dann kaufen Sie sie am besten beim Biobauern, im Bioladen oder bei kleinen Züchtern und Sammlern in Mittelgebirgen. Dieses Obst ist wegen der hohen Lohnkosten beim Sammeln freilich nicht billig.
Brombeeren eignen sich vorzüglich für Marmeladen, Gelees, Säfte, Desserts, Obstsalate usw. sowie für Obstkuchen und -backwerk. Vor der Zubereitung sorgfältig waschen oder spülen.

Warnhinweis Vorsicht bei konventionell angebauter Importware aus dem Supermarkt! Diese Beeren sind oft mit Insektiziden, Pestiziden, Herbiziden und anderen Schadstoffen belastet sowie mit Wachsen oder Harzen transport- und handelsfähig gemacht.

Wildfrucht Brombeere

- Die Brombeere ist eigenwillig: Selbst als Gartenpflanze wächst sie lieber außerhalb anstatt innerhalb des Zauns – gerade so, als wollte sie ihre Freiheit und Individualität bewahren.
- Reife Brombeeren sind bei Wildtieren wegen ihrer hohen Konzentrationen an Karotenen und Pflanzenschutzstoffen sehr beliebt. Käfer, Raupen und Insekten steuern die verlockenden dunkelroten und schwarzen Früchte an, um ihren Eigenbedarf an Vitaminen und Spurenelementen zu decken. Um sich gegen derlei Invasionen zu wehren, sind Blätter und Frucht denn auch mit Stacheln und feinsten Abwehrborsten »bewaffnet«.

Info Bei Husten und Heiserkeit Neben den Brombeerblättern als Tee kommt auch Brombeersaft in der Naturheilkunde zum Einsatz. Besonders wirksam ist er bei Heiserkeit. Dazu wärmt man den frisch gepressten Saft (oder Saft aus dem Reformhaus) an, gurgelt mit ihm und trinkt ihn nach und nach schluckweise aus.

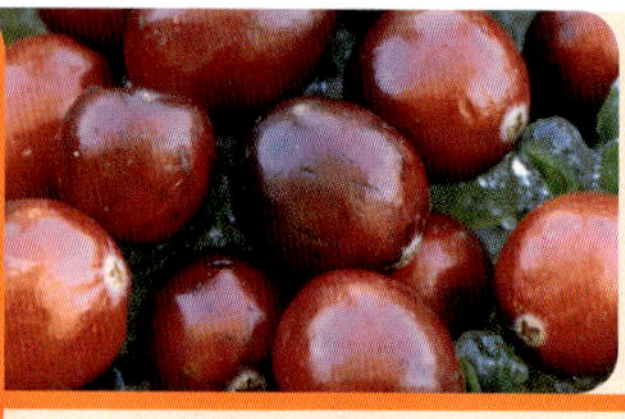

Cranberry

Bei uns eher noch unbekannt, weiß man um Cranberries und ihre gesundheitsfördernden Eigenschaften in den USA schon seit sehr langer Zeit; sie tauchen auch in volkstümlichen Überlieferungen der nordamerikanischen Indianer auf. Verschiedene neue wissenschaftliche Studien belegen mittlerweile, dass die Inhaltsstoffe der leuchtend roten Cranberries der Gesunderhaltung des menschlichen Körpers in vielen Bereichen ausgesprochen zuträglich sind.

Beschreibung Bei uns ist diese nährstoffreiche Beerenfrucht auch als Kulturpreiselbeere bekannt. Sie gedeiht an niedrigen Kriechbüschen, die mit ihren schlanken, holzarmen, borstigen Verzweigungen etwa zwei Meter lang und bis zu 20 Zentimeter hoch werden. Die kleinen Blätter sind immergrün, die Blüten wunderschön pinkfarben. Die Beerenfrüchte sind ursprünglich weiß, werden aber mit zunehmendem Reifestadium nach und nach tiefrot. Sie haben einen säuerlich-süßen Geschmack.

Herkunft Cranberries stammen aus Nordamerika, ihr Name stammt von dem englischen Wort Crane (deutsch: Kranich), sie waren und sind gewissermaßen Lieblingsspeise dieses langbeinigen Vogels. Cranberries sind seit Jahrtausenden bekanntes und beliebtes Lebensmittel der Menschen in Kanada, USA und auch in Russland. Indianer Nordamerikas haben im frühen 17. Jahrhundert westliche Siedler mit den Cranberries vertraut gemacht. Im US-Staat Massachusetts ist die Beere symbolischer Bestandteil beim traditionellen jährlichen Erntedankfest (Thanksgiving). Auch bei uns wird die Cranberry immer bekannter und beliebter.

Wirkstoffe Auf die kann die Cranberry wahrlich stolz sein, in allererster Linie auf ihren unvergleichlichen Reichtum an Vitamin C und Bioflavonoiden. Jede einzelne Beere ist quasi eine Arzneikapsel aus der großartigen Apotheke der Natur. Vitamin C ist direkt oder indirekt an sämtlichen Enzymreaktionen des Körpers beteiligt, es kräftigt das Immunsystem, beugt Erkältungen und Krankheiten vor, wirkt lipolytisch (fettschmelzend) und bekämpft Bakterien, Viren, Pilze und andere krankheitserregende Parasiten im Körper. Darüber hinaus enthält die Beere kostbares Nährwasser für unsere Zellen, viel entwässerndes Kalium, Karotene (für den Schutz unserer Schleimhäute), Vitamin E (für gute Nerven), Eisen (für Blutbildung und Sauerstoffversorgung des Gewebes) sowie rund ein Dutzend wertvolle Spurenelemente für einen schwungvollen Zellstoffwechsel. Kaum zu glauben, welche Vitalkräfte in solch einer kleinen, bescheiden wirkenden Beere stecken!

Einkauf Tiefgefroren und im Kühlschrank halten sich Cranberries bis zu neun Monate. Sie werden im Spätherbst (September, Oktober) geerntet und sollten nicht in dicht verschlossenen Behältern aufbewahrt werden, weil sie sonst schnell verderben.

Heilen mit Cranberries

- Kräftigen das Immunsystem, beugen Krankheiten vor
- Wichtig für Blutbildung und Sauerstoffversorgung
- Schützen die Schleimhäute, vor allem in Nieren und Blase
- Aktivieren den Stoffwechsel, sorgen für mehr Vitalität
- Kräftigen Gefäßwände (wichtig bei Krampfadern, Besenreisern)
- Wirken beruhigend auf Nerven und Psyche

Verarbeitung Der säuerliche bis stark saure Geschmack der Cranberries überdeckt viel von ihrer zarten Süße. Roh gegessen ist die Beere deshalb nicht jedermanns Geschmack. Sie lässt sich aber ganz hervorragend beispielsweise zu gesüßten Desserts, Marmeladen oder Säften verarbeiten oder auch zum Backen verwenden. Getrocknete und ebenfalls gesüßte Cranberries sind ein kerngesunder Snack für die ganze Familie.

Warnhinweis Importierte Cranberries sind sehr häufig schadstoffbelastet (mit dem Herbizid Aminotriazol). Am besten sollten Sie daher immer zu Bioangeboten greifen.

Info Reich an Peonidin Dieser Farb- und Schutzstoff in rohen Cranberries beugt der Entstehung von Nierensteinen vor und schützt Zellkerne und deren Gene vor Onkoviren, die möglicherweise Krebs erregend sind. Peonidin wird allerdings übers Blut rasch ausgeschieden. Experten empfehlen daher, die Kulturpreiselbeeren nicht in größeren Mengen zu konsumieren, sondern lieber einzeln, als gesüßte Nascherei, die in einer Schale stets bereit steht.

Öfter mal zu Cranberries greifen

- Wirkstoffe in Cranberries lösen Bakterien in Schleimhäuten von Blase und abführenden Harnwegen und beugen demnach entsprechenden Problemen vor.
- Schon in der Mundhöhle töten Cranberrywirkstoffe pathogene Streptokokken ab, im Magen stimulieren sie die Sekretion von Magensäure in den Belegzellen der Schleimhaut. Dadurch wird Nahrungseiweiß besser vorverdaut, Kalzium und Eisen ionisiert, d. h. für den Stoffwechsel verwertbar gemacht.

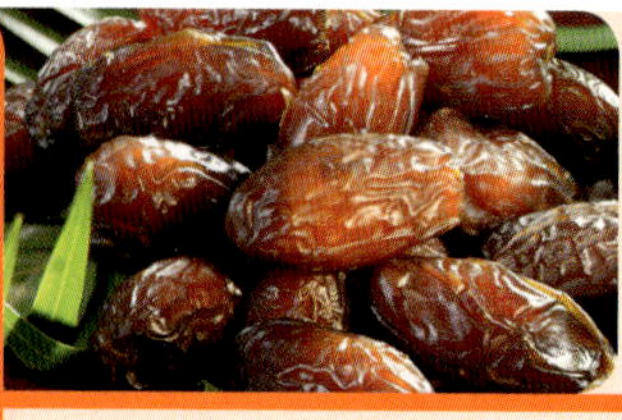

Dattel

Von der Dattel, die vor allem die Phöniker im Mittelmeerraum heimisch machten, berichteten schon Homer und andere antike Schriftsteller. Dennoch werden nur wenige von uns bereits frische Datteln probiert haben. Datteln werden meist in mit Zellophan eingepackten, vor Süße klebenden Pappschachteln angeboten. Dabei sind frische Datteln eine Köstlichkeit, die besonders gut zu Quark oder Joghurt mit etwas Honig und frisch gerösteten Nüssen oder Mandeln passen.

Beschreibung In Europa wissen nur sehr wenige Menschen, dass diese Frucht der Dattelpalme verschiedenen Beschwerden vorbeugt und Krankheiten heilt. In den Ländern des Nahen Ostens aber, wie dem ehemaligen Persien, Irak, dem heutigen Israel oder Syrien, gilt die Dattel als Heilmittel der Araber, Beduinen und Ureinwohner subtropischer Trockengebiete.

Herkunft Die Dattelpalme ist in Nordafrika und Vorderasien zu Hause und kann bis zu 30 Meter hoch werden. Dattelpalmen mögen es warm bis heiß, sie vertragen auch sengende Hitze. Während der Reifezeit werden die bis zu fünf Zentimeter langen Früchte immer saftiger. Um sich vor Ausdörrung zu schützen, reichern sie klebrige honigartige und sehr zuckerhaltige Säfte an. Eine Dattelpalme liefert im Jahr bis zu 100 Kilogramm nährstoffreiche Datteln. Trockendatteln sind ein wichtiger Exportartikel arabischer Länder. Sie werden bei uns im Winter angeboten.

Wirkstoffe Wegen ihres hohen Gehalts an Zucker und Kohlenhydraten sind kalorienreiche Datteln bevorzugte Beduinenkost auf langen strapaziösen Karawanenwegen. Diesen Brennwert können auch Sie nutzen: Eine einzige Dattel liefert bei sitzender Tätigkeit ausreichend Energie für 15 Minuten. Kohlenhydrate und schnelllöslicher Zucker vermitteln Nerven und Gehirn spontan und nachhaltig Energie und Frische.
Datteln enthalten alle Vitamine außer Vitamin E und Biotin. Bemerkenswert ist die hohe Konzentration von Pantothensäure (Vitamin B5). Dieser typische Fitnessnährstoff kurbelt die Energieproduktion an, macht wach, vital und konzentrationsstark. Darüber hinaus enthalten Datteln viel Kalzium (für Knochen, Zähne), Kupfer (für Blutbildung und Hautbräune) sowie Eisen (für rote Blutkörperchen) und Kalium (wirkt entwässernd, blutdrucksenkend).
Die Dattel hat noch eine weitere, wenig bekannte Eigenschaft: Sie wirkt schlafstimulierend und gilt bei den Arabern als natürliches und wirksames Einschlafmittel. Die Ursache: Neben Feigen sind Datteln überdurchschnittlich reich an Tryptophan, einer Aminosäure (Eiweißbaustein), die in sogenannten Raphekernen des Gehirns in den Nervenreizstoff Serotonin und in der Zirbeldrüse zum Schlafhormon Melatonin umgebaut wird. Heilkundige in Nomadenstämmen empfehlen daher: kurz vor dem Schlafengehen fünf süße Datteln essen.

Heilen mit Datteln

- Sorgen für mentale Frische und fördern die Konzentration
- Kurbeln den Energiestoffwechsel in allen Körperzellen an
- Sind ideale Lieferanten von Vitamin B5
- Stimulieren die Blutbildung und den Zellstoffwechsel
- Fördern das Einschlafen und erholsamen Schlaf

Einkauf Datteln gibt es im Supermarkt, in Reformhäusern und Bioläden. Trockendatteln bleiben lange lagerfähig, der harte längliche Kern ist von süßem, rötlich braunem Fruchtfleisch umgeben. Es gibt zahlreiche Sorten aus verschiedenen Herkunftsländern, und die Früchte unterscheiden sich in Geschmack und Konsistenz nur geringfügig.

Verarbeitung Datteln sind nicht Naschierei: Sie eignen sich zum Süßen z.B. von Obstsalaten, Pfannkuchen oder Gebäck. Dattelstückchen lassen sich ideal ins Müsli, in Pudding oder Obstsalat mischen.

Warnhinweis Datteln sollten nicht zur dominierenden Zwischenmahlzeit oder zur Dauernascherei werden. 100 Gramm davon enthalten schließlich rund 300 Kilokalorien.

Info **Mentale Fitness stärken** Datteln sind relativ kalorienreich, weshalb man sie in Maßen zu sich nehmen oder den Energieschub durch ausreichende Bewegung ausgleichen sollte. Als kleine Zwischenmahlzeit sind sie allerdings die ideale Unterstützung für alle Geistesarbeiter, Studenten und Schulkinder.

Datteln – der ideale Snack für zwischendurch

- Keine andere Frucht eignet sich besser als Zwischengericht gegen den kleinen Hunger als die Dattel. Vergleichbar sind lediglich Nüsse, Samen und Kerne, denen jedoch die aktivierende Spontanwirkung auf Konzentrationsfähigkeit und Nervenkraft fehlt. Bei typischem Leistungsabfall und Müdigkeit, z. B. am späten Vormittag oder Nachmittag, wirken Datteln wie eine erfrischende »Droge«.
- Wer unter Schlafstörungen leidet und kein Vertrauen mehr in die vielen Tabletten auf seinem Nachttisch hat, sollte es probeweise mit Datteln versuchen: fünf Datteln kurz vor dem Zähneputzen und Zubettgehen essen. Dass Süßes schlaffördernd wirkt, wussten schon die alten Chinesen (»Süße den Tee, wenn du einschlafen willst!«). Denn so wird die Produktion des Schlafhormons Melatonin angeregt, das schnell zu erholsamem Schlaf führt.

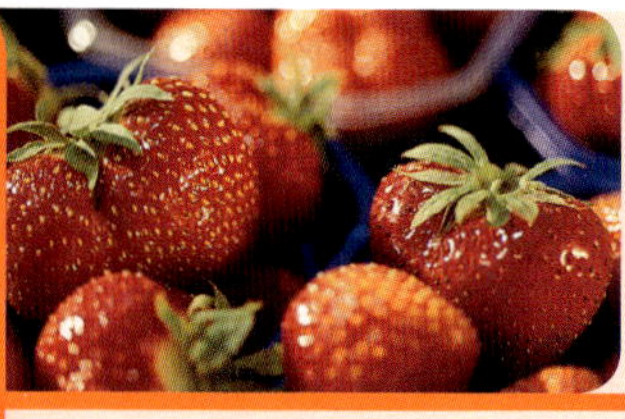

Erdbeere

Auch wenn sie zu fast 90 Prozent aus Wasser bestehen: Erdbeeren sind ein sehr gesundes Obst. Wer die Früchte auf einer Erdbeerplantage in Großstadtnähe selbst pflücken möchte, sollte vor allem die kleineren, aromatischeren Beeren auswählen. Noch intensiver schmecken natürlich die wild wachsenden Walderdbeeren; nicht umsonst tauchen sie bei den meisten Desserts der Haute Cuisine zumindest als Garnierung auf. Erdbeeren passen in jeden Obstsalat und ausgezeichnet zu Quark oder Frischkäse.

Beschreibung Der unvergleichliche Geschmack hat die Erdbeere zum Favoriten nicht nur der Kinder gemacht. Im Frühjahr, in der Erdbeerzeit, läuft auch Erwachsenen das Wasser im Mund zusammen – angesichts der roten, verlockend prallen und saftigen Früchte. Sie machen Kuchen und Torten zur Gaumenfreude, liefern allerfeinste Marmeladen – und lassen sich so zuckersüß mit den Lippen vom kurzen grünen Stiel zupfen.

Herkunft Die Erdbeere (Fragaria) gehört zur Gruppe der Rosengewächse und ist in Europa heimisch. Neben der wilden Walderdbeere gibt es viele gezüchtete großfrüchtige Sorten wie die Gartenerdbeere.

Wirkstoffe Am Ende der Reifezeit saugt die Erdbeere Anthozyanine in sich hinein: rote karotenreiche Farbstoffe, die die empfindliche Frucht vor Zerstörung durch zellschädigende Substanzen und Bakterien schützen. Bestimmte Katechine (Gerbstoffe) wirken entzündungshemmend und antibakteriell – sowohl in der Erdbeere als auch im menschlichen Stoffwechsel. Sie binden giftige Schwermetalle im Darm und helfen gegen Verdauungsstörungen wie Blähungen und Durchfall. Erdbeeren sind außergewöhnlich reich an Folsäure (wichtig für Blutbildung, Zellwachstum), Vitamin C (fürs Immunsystem) und Kalium (wirkt entwässernd, blutdrucksenkend). Keine andere einheimische Frucht ist so reich an Mangan, diesem Supermineral, das im gesamten Stoffwechsel tüchtig mithilft, Knochen und Blut produziert, Nerven und Gehirn nährt, für die Libido sorgt, Haare und Haut mit Farbpigmenten versorgt und nicht zuletzt die Produktion von Schilddrüsenhormonen anregt. Selbst die Blätter und Wurzeln der Erdbeere enthalten Wirkstoffe, die pharmakologisch genutzt werden.

Einkauf Vorsicht bei importierten Erdbeeren: Diese werden häufig von der Saat über Wachstum, Transport und Lagerung mit Pestiziden, Herbiziden, Insektiziden, Wachstumsreglern, Düngemitteln, Harzen, Wachsen usw. zur leuchtend roten Riesenfrucht hochgezüchtet.
Viele Menschen reagieren auf diese Art von Erdbeeren mit Lippenbläschen und anderen allergischen Symptomen; das liegt an diesen Giftstoffen. Auch tiefgefrorene Erdbeeren sind oft erheblich belastet. Am besten sollten Sie die Früchte beim Biobauern selbst pflücken oder im Naturkostladen kaufen.

Heilen mit Erdbeeren

- Entgiften den Darm, lindern Verdauungsstörungen
- Kräftigen das Immunsystem und den Stoffwechsel
- Wirken blutbildend und fördern das Zellwachstum
- Wirken entwässernd und blutdrucksenkend
- Kräftigen Knochen, Haare und Haut
- Sorgen für mehr sexuelle Lust

Nicht gerade billig sind die kleinen, hocharomatischen Walderdbeeren. Ihre Reifezeit ist nur kurz, das Sammeln sehr zeitintensiv – also ist auch der Preis hoch.

Verarbeitung Reife Erdbeeren sollten nicht zu lange gelagert werden. Vor dem Zubereiten sollten Sie die Früchte gut waschen, denn die Schalen sind vor allem bei Importware meist stark chemisch behandelt. Die grünen Stiele entfernen, Beeren vierteln oder als ganze Frucht verarbeiten.

Warnhinweis Es gibt Menschen, die auf den Genuss von Erdbeeren allergisch reagieren, z. B. mit Mund- und Lippenbläschen. Davon betroffene Personen sollten versuchsweise auf Bioware umsteigen. Bleibt die allergische Reaktion jedoch bestehen, liegt die Unverträglichkeit in der hohen Konzentration von Gerbstoffen. Ausländische Körbchenware sollten Sie besonders gut waschen, um Gift- und Schadstoffe auszuschwemmen.

Info Hilfe für Enzyme Ohne ausreichend Mangan können die für den Stoffwechsel unentbehrlichen Enzyme nicht richtig arbeiten. Bei Mangelerscheinungen kann es daher zu Müdigkeit, Gelenkschmerzen und nervösen Reizzuständen oder stressbedingten Beschwerden wie Ohrgeräuschen kommen. Grund genug, dem Körper mit Erdbeeren auch das Spurenelement Mangan zuzuführen.

Alles freut sich auf die Erdbeerzeit

- Wenn Ende März die ersten roten Erdbeeren aus den Glashäusern der Frühkulturen in den Handel kommen, freuen sich viele Menschen: Die erdbeerlose Zeit ist vorbei! Das ganze Frühjahr über leuchtet es rot in den Regalen der Obstgeschäfte, ehe im Juni und Juli die Freilufternte einsetzt.
- Erdbeeren sind ideal für eine Reinigungs- und Entschlackungskur, zu der niemand in der Familie gezwungen werden muss, weil jeder sie gerne mitmacht.
- Erdbeeren sind im wahrsten Sinn des Wortes Leben spendend und vitalisierend: Das genetische Stoffwechselprogramm der Menschen ist seit Millionen Jahren auf diesen Aktivschub im Frühjahr eingerichtet – mehr Sonne, mehr Fruchtvitamine, mehr Spurenelemente.

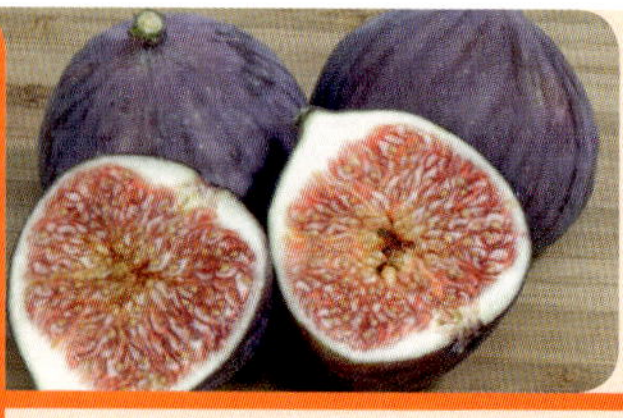

Feige

Feigen sind frisch, konserviert oder getrocknet erhältlich. Feigen aus dem Glas oder der Dose sind meist sehr süß und lassen sich anscheinend mühelos mit Alkohol assoziieren: Mit Rum flambierte Feigen sind ein ebenso leckeres Dessert wie Wodka-Feige ein beliebtes Modegetränk. Getrockneten Feigen begegnet man zusammen mit Datteln unterm Weihnachtsbaum, sie lassen sich jedoch auch in Früchtebrot oder in Müsli verwenden. Frische Feigen sind besonders köstlich mit Joghurt, Quark oder Frischkäse.

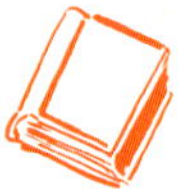

Beschreibung Frische Feigen schmecken so orientalisch honigsüß, ihr Fleisch ist so weich, dass es auf der Zunge zergeht. Feigen sind typische Kennerfrüchte und nicht in jedem Haushalt populär. Dabei strotzen sie – auch getrocknet – vor heilsamen Nährstoffen und zählen zu den gesündesten Snacks. Eine einzige Feige pro Stunde vertreibt den Hunger über den ganzen Vor- oder Nachmittag, füttert Nerven und Gehirn mit Vitalkraft – und hilft Ihnen auch noch beim Abspecken.

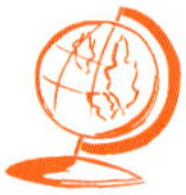

Herkunft Die Feige, Frucht des Feigenbaums, stammt aus dem Orient, wird aber inzwischen auch in warmen europäischen Ländern angebaut: Spanien, Portugal, Griechenland, Türkei, Zypern, Süditalien oder Südfrankreich. Der Konsument profitiert von dieser Vielfalt: Nahezu das ganze Jahr über gibt es diese leckeren Früchte zu kaufen.

Wirkstoffe Feigen gehören zu den ältesten Heilfrüchten. Schon ägyptische Heilkundige empfahlen 1500 v. Chr. Feigen zur Vorbeugung gegen Krankheiten. Zu den wirksamen Inhaltsstoffen zählen verdauungsfördernde Enzyme, bakterientötende Substanzen, Ballaststoffe und eine ausgewogene Kombination aus Vitaminen, Mineralstoffen und sämtlichen Aminosäuren (Eiweißbausteinen). Eine 15 Gramm schwere Feige besitzt zehn Kilokalorien, sättigt aber trotz ihres niedrigen Brennwerts. Ihre Zuckeranteile (Glukose, Fruktose) beleben Nerven und Gehirn. Für viele Menschen mit niedrigem Blutzuckerspiegel, die süchtig nach Süßem sind, sind Feigen die bessere Alternative zu Pralinen. Feigen heben schnell den Glukosespiegel, befreien von Nervosität, machen dabei aber nicht dick.

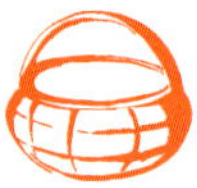

Einkauf Feigen gibt es – je nach Herkunftsland – in unterschiedlichen Farben (von grün über rotbraun bis violett) und Formen (werden beim Trocknen meist flach und hellbraun). Feigen sind allesamt aromatisch und honigsüß, weich und angenehm im Verzehr. Leider sind Feigen oft chemisch behandelt (z. B. begast). Kaufen Sie vorzugsweise im Bioladen oder im Reformhaus.

Verarbeitung Feigen sollten Sie schnell essen und nicht zu lange lagern. Frische Feigen halten sich bei entsprechender Luftfeuchtigkeit und niedrigen Temperaturen (knapp über 0 °C) etwa zwei Wochen, Trockenfeigen sogar mehrere Monate lang.

Heilen mit Feigen

- Regulieren die Verdauung (z. B. bei Verstopfung)
- Helfen bei Müdigkeit, Leistungsschwäche, Antriebsarmut
- Stärken die Konzentrationsfähigkeit
- Verbessern die Stimmungslage, befreien von Nervosität
- Lindern Beschwerden während der Menstruation
- Helfen beim Abspecken

Achtung Trockenfeigen können von Milben befallen werden. Deshalb sollten Sie gelagerte Feigen genau kontrollieren oder ebenfalls rasch verarbeiten oder essen.

Warnhinweis Keiner.

Info Kalorienarm und vielseitig Der aus dem arabischen Raum stammende Feigenbaum gedeiht auch in Frankreich und Südtirol. Geerntet werden kann zweibis dreimal pro Jahr. Der weißliche Belag, der oft auf getrockneten Feigen zu sehen ist, ist kristallisierte Glukose, die der Frucht eine besondere Süße gibt. Die meisten Feigenarten enthalten in ihrem Milchsaft Kautschuk, der oft beim Ernten als leicht klebrige Flüssigkeit austritt.

Feigen – die leckere Alternative zu Süßigkeiten

- Die fleischige, süße Feige ist die beste Alternative zu Pralinen, Schokolade, Plätzchen, Kuchen, Riegeln und anderen Verlockungen mit Zucker. Feigen sind genauso süß und schmecken ebenso gut – sind dabei aber weitaus bekömmlicher und machen nicht dick.
- Feigen besitzen die höchsten alkalischen (basischen) Werte aller Lebensmittel. Sie eignen sich deshalb hervorragend zur Neutralisation von sauren Lebensmitteln, z. B. für alle Menschen, die säurereich am Imbissstand oder in der Kantine essen (müssen). Besonders säurereiche Kost ist Fleisch, Wurst, helle Teigwaren und Süßes.
- Ihr hoher schleimbildender Gehalt macht Feigen zu einem milden und weitaus besseren Laxativum (Abführmittel) als Arzneimittel aus der Apotheke.
- Die vielen Samenkörnchen in den Feigen wirken als Ballaststoffe im Darm. Mit ein paar Feigen täglich tun Sie mehr für eine gesunde Darmflora als mit jedem anderen Lebensmittel oder mit Pillen aus der Apotheke.
- Zwei Heiltipps mit Feigen aus Asien: Milch aus unreifen Feigenfrüchten vertreibt Warzen. Zahnschmerzen vergehen, wenn frisches Feigenfleisch ins Zahnfleisch einmassiert wird.

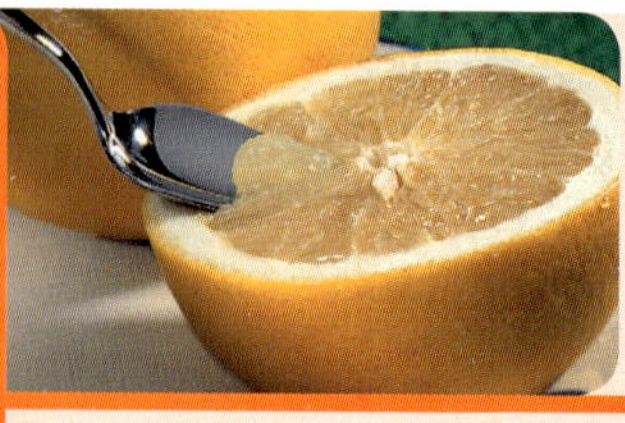

Grapefruit

Grapefruitsaft ist ein idealer Vitaminspender. Frische Grapefruit ist vielen Menschen zu sauer, weswegen sie oft mit Zucker oder Honig gesüßt oder süß überbacken serviert wird. Dabei könnte man auch zur Grapefruit Rosé, zur rosafarbenen bis roten Variante, greifen, die deutlich süßer ist. Eine auch optisch ansprechende Idee ist es, Grapefruithälften als Vorspeise zu servieren: Das Fruchtfleisch wird herausgelöst, klein gehackt, nach Gusto mit anderen Zutaten vermischt und in die Schale zurückgefüllt.

Beschreibung Die Grapefruit – diese große, gelbe und saftige Südfrucht – wird auch als Pampelmuse bezeichnet. Beliebt ist die Frucht zum Auspressen oder als feinsäuerliche, herb-bittere Zutat zu Obstsalaten oder Desserts. Grapefruits lassen sich gut lagern und problemlos zu gesundem Saft auspressen.

Herkunft Der Grapefruitbaum ist in den subtropischen Ländern Mittelamerikas zu Hause. Die große Beliebtheit dieser Südfrucht führte bald zu einem Anbau in anderen Ländern, z. B. in Israel, Griechenland, Spanien oder Südafrika. Es gibt gelbfleischige Sorten wie Duncan oder Royal, rotfleischige wie Star Ruby oder rosafarbene wie Red Blush. Die meisten im Handel befindlichen Sorten sind kernarm oder haben gar keine Kerne.

Wirkstoffe Grapefruits sind wahre Bomben an heilsamen und vorbeugenden Inhaltsstoffen – besonders an Vitamin C, dem besten Verbündeten des Immunsystems und Biokatalysator. Eine Grapefruit enthält den Tagesbedarf eines Menschen, der keinem übermäßigen Stress ausgesetzt ist.
Das Fruchtfleisch der Grapefruit ist reich an Bioflavonoiden (Pflanzenschutzstoffen), die die Wirksamkeit von Vitamin C bis zum 20fachen erhöhen und einen potenten Heilfaktor für die Gefäße darstellen. Die empfindlichen Vitamin-C-Moleküle würden ohne diese Schutzstoffe in der Frucht schnell oxidieren. Schon im Fruchtfleisch schützen diese Substanzen das feine Kapillargefäßsystem. Die Grapefruit enthält viel Folsäure. Dieses B-Vitamin wird dringend für das Zellwachstum gebraucht: Grapefruits sind deshalb besonders gesund für alle Kinder und Heranwachsenden.

Einkauf Wie alle Zitrusfrüchte sind auch Grapefruits aus Nordafrika oder südeuropäischen Ländern oft schadstoffbelastet. Das Obst gelangt oft unreif, im noch grünen Zustand, zum Großhändler, wo es im Reiferaum mit Äthylengas besprüht wird. So reift es in drei Tagen schneller als in zwei Wochen an der Sonne. Mit Hilfe von Reifereglern können Lagerung und Vertriebsdatum genau vorkalkuliert werden.
Der Nachteil: Dem Obst fehlt viel von seiner wundervollen Süße, weil die natürliche Fruchtzuckerbiosynthese mit der künstlich beschleunigten Reifung nicht mithalten kann. Außerdem dringen chemische Insektenvernichtungs- und Düngemittel durch die Schale ins Fruchtfleisch.

Heilen mit Grapefruits

- Helfen bei Venenleiden, Krampfadern, Hämorrhoidalproblemen
- Kräftigen das Immunsystem, stärken die Hormonproduktion
- Beugen Infektionen und Erkältungen vor
- Wirken darmreinigend und stabilisieren die Darmflora
- Aktivieren den Zellstoffwechsel und das Zellwachstum
- Helfen bei Maßnahmen zur Gewichtsreduktion

Erfreulich ist, dass auch Bioläden Grapefruits inzwischen in ihr Angebot aufgenommen haben. Sie bieten unbehandeltes Obst an. Dies ist zwar etwas teurer, aber auf jeden Fall empfehlenswerter als konventionell behandelte Ware aus dem Supermarkt.

Verarbeitung Grapefruits sind vielseitig zu Säften, Obstsalaten, Desserts, als Beigabe zu Fleisch- oder Fischgerichten zu verwenden. Die in der Grapefruit konzentrierten Vitamine C und Folsäure sind extrem hitze- und lichtempfindlich. Beim Erhitzen werden bis zu 90 Prozent dieser Biostoffe zerstört! Bei längerer Lagerung sollten Sie die Früchte dunkel aufbewahren und erst kurz vor dem Verzehr zubereiten.

Warnhinweis Übermäßiger Verzehr von Saft oder Fruchtfleisch der Grapefruit kann bei entsprechend disponierten Menschen zu Sodbrennen oder saurem Aufstoßen führen.

Info Der Saft macht's Obwohl die Wirkstoffe der Grapefruit geradezu ideal für Kinder in der Wachstumsphase sind, mögen die wenigsten die Frucht, weil sie ihnen zu sauer ist. In diesem Fall kann man vorsichtig nachsüßen oder die Frucht einfach auspressen. Denn auch im Saft sind noch die meisten Nährstoffe enthalten. Wem das noch immer zu sauer ist, dem sei eine Mischung aus süßerem Orangen- und Grapefruitsaft empfohlen.

Grapefruit – saurer Saft in gelber Schale

- Durch ihren hohen Wassergehalt bietet sich die Grapefruit als ideales Obst zum Saftpressen an. Wenn beim Entsaften auch ein Teil der Bioflavonoide verloren geht – die Vitamine bleiben trotzdem erhalten.
- Statt teure, aus Konzentraten hergestellte Fruchtsäfte zu kaufen, die nach langer Lagerung und dem Transport nur noch einen Bruchteil der auf dem Etikett angegebenen Nährstoffe enthalten, sollten Sie lieber Grapefruits in der Obstschale oder neben der Saftpresse liegen haben.
- Grapefruits sind ideale Früchte für Haushalte mit Kindern und Jugendlichen. Das in Saft und Fruchtfleisch enthaltene Vitamin Folsäure ist wichtige Wachstumshilfe und Blutbildner für Heranwachsende.

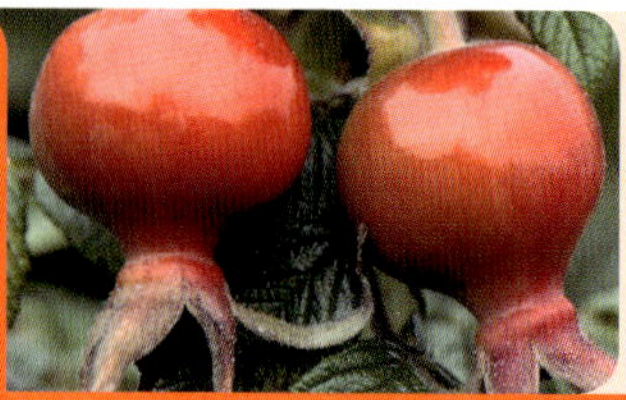

Hagebutte

Aus Kindertagen kennt wohl noch mancher die Hagebutte als »Juckpulverlieferanten«. Man musste nur die roten Beeren mit dem Daumennagel aufritzen und die haarigen Kerne dem nächsten Kind unter den Kragen schmuggeln – schon begann der grobe Spaß. Für Erwachsene durfte ein anderer Aspekt der Hagebutten interessanter sein: Sie stimulieren Libido und Potenz. Hagebutten regen die Drüsenproduktion in den Hormonregelkreisen an – von der Hirnanhangs- über die Schilddrüse bis zu den Nebennieren.

Beschreibung Die Wildfrucht entstammt der Familie der Heckenrosen – daran erinnern noch die stacheligen, Juckreiz verursachenden Nüsschen (»Kerne«, Samen). Die robuste Hagebutte wächst mit Vorliebe dort, wo die Natur üppig wuchert und Pflanzen sich gegenseitig schützen. Darum ist sie vollgepumpt mit Vitamin C und Lykopenen.

Herkunft Diese fruchttragende Art der Heckenrosen stammt aus Vorderasien bzw. den südlichen europäischen Ländern. Bereits bei den alten Griechen galten Hagebutten als natürliches Heilmittel und als »Götterfrucht«. Die Hagebutte wächst an Hecken, Wald- oder Wegrändern, im Gebüsch oder Unterholz. Wenn Hagebutten im Herbst vollreif und rot leuchten, werden sie gesammelt.

Wirkstoffe Außer Sanddorn enthält keine andere Frucht so viel Vitamin C wie die Hagebutte. Besonders wichtig ist dabei die bioaktive Zusammensetzung mit anderen Heilstoffen, wie z. B. Lykopen (Art der Karotene, Vorstufe von Vitamin A). Diese hochwirksame Immunschutzsubstanz wird aus den harten Zellwänden von Gemüse (z. B. von Tomaten) selbst bei gutem Kauen kaum herausgelöst. Lykopene sind fettlöslich und damit im Organismus gut zu verwerten. Das daraus entstehende Vitamin A schützt die Zellen vor freien Radikalen und bildet für die Schleimhäute die beste Abwehr gegen Infektionen durch Viren und Bakterien. Hagebutten enthalten ein weiteres wichtiges Antioxidanz (Immunsubstanz gegen freie Radikale): Vitamin E. Außerdem das Nervenvitamin B1 (für Konzentrationsfähigkeit), den Pflanzenschutzstoff Rutin (wichtig für gesunde Gefäße), Kalzium (für Knochen, Zähne) und Eisen (für Blutbildung, Sauerstoffversorgung der Zellen). Die Kombination aus Kalzium, Rutin und Vitamin C macht Hagebutten zum besten natürlichen Medikament gegen Parodontose und Zahnfleischerkrankungen wie z. B. Zahnfleischbluten. Mit genug Vitamin C in Ihrem Organismus erhalten Sie sich den festen Biss bis ins hohe Alter.

Einkauf Frisch geerntete Hagebutten erhalten Sie im Herbst und im Spätherbst. Getrocknete Hagebutten – meist aus osteuropäischen Ländern – sind das ganze Jahr über zu kaufen.

Verarbeitung Hagebutten mit kaltem Wasser waschen, die Blüten und Stiele abtrennen, die Früchte aufschneiden

- Beugen Infektionen und Erkältungen vor
- Festigen Gefäße, helfen bei Venenleiden und Krampfadern
- Helfen bei Zahnfleischbluten und Parodontose
- Verbessern die Sauerstoffversorgung der Körperzellen
- Sorgen für gute Nerven und Konzentrationsfähigkeit
- Stimulieren Libido und Potenz

und alle Kerne sorgfältig entfernen. Die Fruchtteile mit wenig Wasser etwa 15 Minuten lang kochen und im Anschluss durchsieben. Das auf diese Weise gewonnene Hagebuttenmark können Sie zu Marmeladen, Saft oder Desserts verarbeiten. Die getrockneten Kerne können Sie für Tees verwenden.

Warnhinweis Die feinen Samenstacheln der Hagebutte können Juckreiz auslösen. Sie sollten die Kerne sorgfältig entfernen, denn die darin enthaltenen Gerbstoffe können Verdauungsstörungen verursachen.

Info Erkältungen vorbeugen Besonders zu Erkältungszeiten tut Hagebuttentee ausgesprochen gute Dienste. Wer die getrockneten Hagebutten (mit Kernen) zu gleichen Teilen mit Lindenblüten mischt, schützt sein Immunsystem gleich doppelt. Beide Heilpflanzen sind als Tee sehr wirksam. Gerade zu Übergangszeiten, wenn Grippe- und andere Erkältungserreger sich häufen, sollte man ihn regelmäßig zu sich nehmen. Dazu 2 Teelöffel der Mischung mit 1/4 Liter kaltem Wasser übergießen und dies 5 Minuten lang kochen lassen, abseihen und warm trinken.

Hagebutten – ein Stück Wildnis

- Hagebutten sind typische Wildfrüchte, nicht kultiviert wie Garten- oder Treibhausobst, sondern das ganze Jahr über Wind und Wetter ausgesetzt, im Kampf mit anderen Wildpflanzen um jeden Zentimeter Boden und jeden Sonnenstrahl. Um da bestehen zu können, muss die Hagebutte schon besonders stark mit schützenden Biostoffen vollgepackt sein.
- Der enorme Reichtum an Vitaminen und anderen Nähr- und Heilstoffen versorgt Samen und Nüsschen der Hagebutte mit Lebensenergie – damit später am Waldrand oder an der Hecke aus den Samen neue Hagebuttenpflanzen treiben. Diesen Bioreichtum bietet die Hagebutte mit ihren Früchten auch Menschen für eine gesunde Ernährung.
- Die hochwirksamen Biostoffe der Hagebutte stimulieren die Drüsenproduktion und damit die Hormonkreisläufe. Mit Hagebutten können Sie Libido und Potenz steigern – und damit auf ganz natürliche Weise wieder neuen Schwung in Ihr Liebesleben bringen.

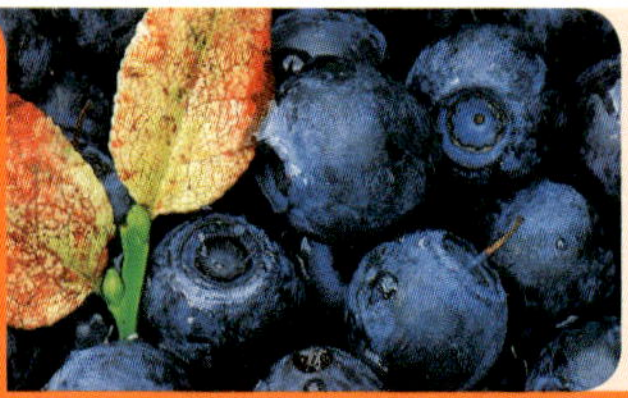

Heidelbeere

Wer ein Freund der Heidel- oder Blaubeere ist, kann dies schlecht verbergen. Kaum ein anderes Obst oder Gemüse färbt die Zunge des Genießers so intensiv. Heidelbeeren eignen sich gut als Bestandteil eines Obstsalats oder einer Kaltschale, für sich allein geben sie eine delikate Füllung für Pfannkuchen oder Crêpes. Eine weitere Delikatesse sind Torten oder Obstkuchen mit Heidelbeeren, z.B. die kleinen französischen »tartes aux myrtilles«.

Beschreibung Heidelbeeren sind auch unter den Namen Blaubeeren, Schwarzbeeren oder Waldbeeren bekannt – die kleinen, prallen, dunkelblauen Fruchtperlen im niedrigen Unterholz der Wälder. Sie sind eine Leckerei als Mus in Pfannkuchen oder mit Sahne in der Dessertschale. Nach dem Mahl sind Mund und Zähne tiefrot bis schwarzblau gefärbt von der intensiven Wirkung der Anthozyanine (Pflanzenfarbstoffe).

Herkunft Dieser niedrige Fruchtstrauch stammt ursprünglich auch aus Vorderasien bzw. Südeuropa, der Heimat vieler Obst- und Gemüsesorten. Heidelbeeren sind anspruchslos, wachsen und gedeihen auch auf mageren Böden, meiden aber die kultivierten Gärten. Sie sind ähnlich wie Schlehen, Sanddorn oder Hagebutten typische Wildfrüchte. Einheimische und qualitativ sehr gute Früchte stammen aus dem Bayerischen Wald und der Oberpfalz sowie aus dem benachbarten Tschechien. Aus Ungarn, Polen, Frankreich und Skandinavien werden erhebliche Mengen importiert.

Wirkstoffe Heidelbeeren sind besonders reich an Karotenen, die das Immunsystem und die Körperzellen des Menschen gegen Bakterien und freie Radikale panzern. Ebenso bedeutend sind die Konzentrationen an Vitamin C (gegen Infektionen und Erkältungen). Außerdem enthalten Heidelbeeren viel Tannin (Gerbstoff), das schleimhautbildend wirkt, Entzündungen vorbeugt und hemmt sowie Bakterien abtötet. Heidelbeeren können den kleinen Hunger zwischendurch stillen: 100 Gramm liefern rund 60 Kilokalorien. Die Frucht hilft auch beim Abspecken.

Einkauf Heidelbeerzeit ist im Sommer. Die besten Früchte kommen aus nicht zu heißen, jedoch sonnigen Gegenden, wie beispielsweise aus Skandinavien mit seinen langen Tagen. Empfehlenswert sind deutsche Heidelbeeren aus der Oberpfalz und dem Bayerischen Wald, aber auch aus anderen Wald- oder Mittelgebirgsregionen wie Harz oder Fichtelgebirge. Preiswert sind – wegen der niedrigeren Lohnkosten beim Sammeln – Importe aus Oststaaten wie Tschechien oder Polen.
Ein ganz besonderer Familienspaß ist das gemeinsame Heidelbeersuchen im Wald während der Reifezeit. Heidelbeeren gibt es aber auch tiefgefroren das ganze Jahr über. Sehr frische Beeren erkennen Sie am weißlichen Schimmer der Früchte.

Heilen mit Heidelbeeren

- Helfen bei Durchfall und lindern Darmstörungen
- Erhöhen die Urinmenge, wirken entwässernd
- Senken den Cholesterin- und Blutfettspiegel
- Beugen Infektionen vor
- Kräftigen das Immunsystem
- Schützen die Körperzellen gegen freie Radikale
- Fördern die Schleimhautbildung
- Unterstützen Maßnahmen zur Gewichtsabnahme

Verarbeitung Heidelbeeren halten sich nicht allzu lange, sie sollten rasch verarbeitet und verzehrt werden. Wenn die Beeren nicht mehr trocken und fest, sondern nass, saftig und weich sind, beginnen sie schnell zu welken. Heidelbeeren sollten Sie erst verlesen, dann sorgfältig waschen und gut abtropfen lassen. Danach je nach Geschmack verarbeiten. Zur Saftzubereitung werden die gewaschenen Heidelbeeren in die Saftzentrifuge gegeben. Beeren, die nicht zum schnellen Verzehr bestimmt sind, lassen sich gut einfrieren.

Warnhinweis Selbst gesammelte Heidelbeeren gut waschen: Sie können mit dem Fuchsbandwurm infiziert sein.

Info **Innerlich und äußerlich anwendbar** Medizinisch sind die Blätter und Früchte der Heidelbeere verwendbar. Dazu streift man die jungen Blätter bei der Ernte von den Zweigen und legt sie im Schatten zum Trocknen aus. Heidelbeerblättertee kann man innerlich bei Durchfall oder Magenbeschwerden anwenden; äußerlich wirkt er bei Hautkrankheiten: 2 Teelöffel Blätter mit 1/4 Liter kochendem Wasser übergießen, 10 Minuten ziehen lassen und abseihen.

Heidelbeerzauber

- Alle ursprünglichen und nicht immer verfügbaren Saison- und Wildfrüchte sind etwas Besonderes, wenn sie zu einer bestimmten Jahreszeit im Handel auftauchen. Dann dominieren sie kurzfristig den Speiseplan. Der Heidelbeerspaß beginnt mit köstlichen Fruchtdesserts, selbst gemachten Konfitüren, Pfannkuchen, Torten, Auflauf, Gelees, Säften oder Joghurts mit den leckeren schwarzen Beeren.
- Die blaue »Tinte« in Heidelbeeren ist der Pflanzenfarbstoff Anthozyan, der die Pflanzenzellen und auch die menschlichen Zellen schützt. Die Blaubeerbiostoffe gelangen rasch ins Blut, wirken vitalisierend und verjüngend.
- Heidelbeeren sind die leckerste »Medizin« gegen Stress. Je mehr Stress Sie haben, desto mehr Heidelbeeren sollten Sie verzehren. Auch Tiere im Wald suchen bei massivem Stress, beispielsweise in der Brunftzeit, nährstoffreiche Beeren und Kräuter. Die hochwirksamen Biostoffe der Heidelbeeren beruhigen auch Ihre Nerven effektiv.

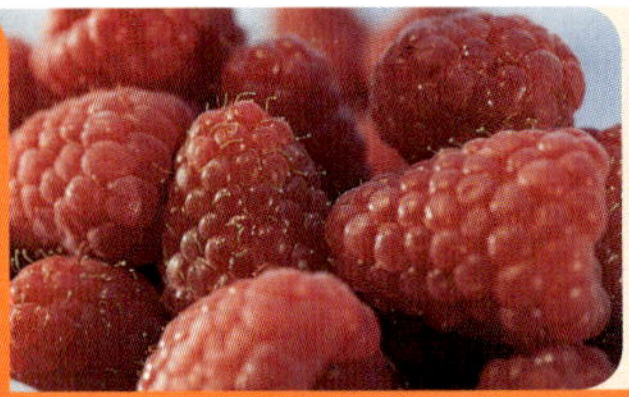

Himbeere

Die Himbeere schmeckt wie die Walderdbeere oder die Brombeere am besten direkt nach dem Pflücken und Säubern. Auch wenn man sie weiterverarbeiten will, etwa zu einer Sauce, einem Sorbet oder zu Himbeereis, muss man die Früchte nicht kochen – es genügt, sie durch ein Sieb zu drücken. Wie bei anderen Beeren hebt man ihren Geschmack durch Zugabe von Sahne, Joghurt oder Quark hervor. Sie verfeinern Milchreis, können aber auch Kartoffelsalat eine exotische Note verleihen.

Beschreibung Diese leckere Gartenfrucht ist Standard vieler Gärten und Küchen, fast so heimisch wie Äpfel, Birnen oder Pflaumen. Die Himbeere hat einen feinen, delikat-säuerlichen Eigengeschmack.

Herkunft Die Himbeere ist ursprünglich in Südosteuropa heimisch. Inzwischen wachsen Himbeeren auch hierzulande, an Hecken und Wegrändern, in Hainen und als kultivierte Gartenfrüchte. Die Triebe des niedrigen Halbstrauchs verholzen schnell. Aus der Wurzel wachsen jährlich neue Triebe.
Es gibt zahlreiche Sorten Himbeeren und verschiedene Reife- und Erntezeiten (zwischen Juni und September). Besonders fein sind Waldhimbeeren, die Sie zur Erntezeit von Sammel- oder Erntebetrieben kaufen können. Sie sind wegen der hohen Pflückkosten nicht billig.

Wirkstoffe Vitamin A in Himbeeren ist ein natürliches Mittel gegen Augen- und Sehbeschwerden. Himbeeren wurden in der chinesischen Medizin bei mangelnder Sehschärfe und Nachtblindheit verwendet. Vitamin A ist Teil des Sehpurpurs Rhodopsin. Eine hohe Konzentration von Rutin festigt die Gefäße im Auge und verbessert die Nährstoffzufuhr.
Himbeeren sind enorm reich an Vitamin C. Dieses Immunvitamin arbeitet eng mit Rutin zusammen, hemmt und bremst Blutungen im ganzen Körper, z.B. Nasen- und Zahnfleischbluten. In der asiatischen Medizin gelten Himbeeren als Mittel gegen zu starke Menstruationsblutungen. Himbeeren wirken entwässernd und darmreinigend, sie helfen bei Nieren- und Blasenbeschwerden, und sie beseitigen Verstopfungen.

Einkauf Während der Saison gibt es sowohl einheimische Himbeeren als auch Importware. Importierte Himbeeren stammen vorwiegend aus osteuropäischen Ländern wie Polen, Tschechien, Ungarn, wo die Pflückkosten noch niedriger sind. Die hohen Lohnkosten beim Sammeln machen die aromatischen kleinen Beeren zu einer der teuersten Obstsorten. Einen zusätzlichen Preisaufschlag müssen Sie bei Himbeeren im Bioladen oder beim Biobauern berappen.

Verarbeitung Himbeeren können Sie nicht lange lagern, denn sie sind sehr verletzlich und schimmeln schnell. Sie sind außerdem sehr druckempfindlich und werden selbst in leichten Körbchen rasch matschig. Zu Hause sollten Sie Himbeeren sorgfältig verle-

Heilen mit Himbeeren

- Helfen bei Sehschwäche, Nachtblindheit und Augenleiden
- Bringen Glanz und Fülle ins Haar
- Machen die Haut weich und geschmeidig
- Helfen bei Nasen- und Zahnfleischbluten
- Lindern Nieren- und Blasenbeschwerden
- Helfen bei starken Blutungen während der Menstruation

sen und nur bei Verunreinigung waschen. Dann nach Belieben verarbeiten.

Warnhinweis Keiner.

Info Pflege für Haut und Haare Himbeersaft ist ein leckeres Erfrischungsgetränk für einen heißen Sommer und durch seinen hohen Vitamin-C-Gehalt genauso gesund wie die importierten Zitrusfrüchte. Die Beeren sind außerdem sehr reich an Biotin, dem Vitamin, das auf natürliche Weise für das gute Aussehen unserer Haut und Haare sorgt. Wer beispielsweise auf einer Party einmal über die Stränge geschlagen oder auch wegen einer Infektion eine Antibiotikakur hinter sich hat, sollte seinen Biotinvorrat mit Hilfe von Himbeeren rasch wieder auffüllen.

Unvergleichliches Aroma

- Die Nuancenvielfalt beim Geschmack der zahlreichen Obstsorten ist erstaunlich groß. Aber ganz unvergleichlich ist das feine Aroma der Himbeere, das sie sich aus einer speziellen Zusammensetzung der Inhaltsstoffe aufbaut.
- Himbeeren zergehen weich, samtig und saftig auf der Zunge, jede Einzelne ist ein Genuss. Fast sind sie zu schade, um zu Marmelade verarbeitet zu werden. Aber gerade diese trägt das köstliche Aroma in den Winter hinein – und erinnert Sie an herrliche Sommertage, an denen die Familie im Wald Himbeeren sammelte.

Ihre persönliche Himbeerkur

- Himbeeren enthalten sehr viel Biotin. Dieses Schönheitsvitamin aus dem Vitamin-B-Komplex transportiert Schwefel, der für Glanz und Fülle des Haares ebenso wichtig ist wie für eine geschmeidige Haut.
- Zwar stellt der menschliche Organismus im Darm selbst Biotin her – aber nur bei gesunder Darmflora. Bei Mangelernährung trocknen die Darmschleimhäute aus – es wird kein oder zu wenig Biotin produziert.
- Eine Himbeerkur kann Ihre Haut und Ihr Haar verschönen. Dazu sollten Sie einige Tage lang einmal täglich eine Portion Himbeeren zu sich nehmen.

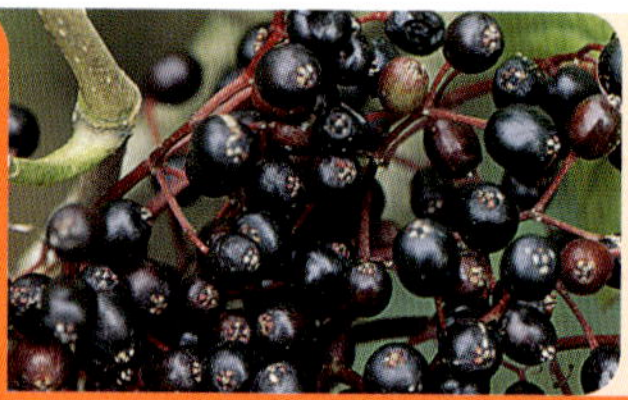

Holunder

Schon in der Antike galt Holunder als wichtige Arznei, und auch heute noch ist er eines der bekanntesten Volksheilmittel. Der Holunder wird viel in der Küche verwendet; in Norddeutschland etwa kocht man eine Suppe aus den Beeren. Man kann Holunder verarbeiten zu Mus, Säften und Marmeladen, damit backen, süße oder auch herzhafte Gerichte zubereiten oder ihn in Getränken wie Limonade oder Sekt einsetzen. Aus den glänzenden schwarzen Beeren lässt sich außerdem ein köstlicher Wein keltern.

Beschreibung Alle Jahre wieder im Herbst (zwischen September und November) wird die Holundersuche für viele Familien zum beliebten Freizeitspaß in Wald und Flur. »Hollerbüsche« liefern dann einen wahren Schatz an Holunder- bzw. sogenannten Fliederbeeren. Diese Beeren sind üppig, saftig und wunderschön dunkellilafarben. Am wohlsten fühlen sie sich in verwilderten Gegenden, geschützt von anderen Pflanzen, sehr gerne auch in der Nähe von Behausungen.

Herkunft Vom Holunder gibt es weltweit rund 30 verschiedene Arten, bei uns in Deutschland ist besonders der Schwarze Holunder populär. Der fühlt sich in unserem Klima auch am wohlsten, bevorzugt sogar eher in norddeutschen Regionen. Holunder wächst vom Zwergstrauch bis zur Höhe kleiner Bäume, die beerenähnlichen Steinfrüchte können auch schwarz, blau oder rot sein.

Wirkstoffe Allein der Farbreichtum macht schon klar, dass in den Hollerbeeren ein wahrer Schatz an Schutzstoffen steckt, mit denen sich die Früchte gegen freie Radikale bzw. krankheitserregende Mikroorganismen wappnen. Verständlich, dass der Holunder zu den ältesten »Medikamenten« aus der Apotheke der Natur zählt. Ätherische Öle wirken desinfizierend auf Schleimhäute und Atemwege, der hohe Anteil an Vitamin C beugt Infektionen vor, Karotene panzern empfindliche Schleimhäute, die es ja tagaus, tagein mit Parasiten und anderen Eindringlingen aus der Außenwelt zu tun haben. Holunderbeeren regen als Säurelocker die Magensäure an – so werden auch Pilze und Bakterien schon frühzeitig abgetötet.
Wer viel am Bildschirm arbeitet, dessen Augen brauchen viel Vitamin A – Holunder sorgt für einen entsprechenden Zustrom und für die Synthese von mehr Rhodopsin, dem wichtigen Sehpurpur. Und hier noch ein Tipp speziell für ältere Menschen: hin und wieder ein paar Holunderbeeren einzeln kauen – das regt die so wichtige Speichelsekretion an.

Einkauf Möglichst Bioware in den Einkaufskorb legen, denn Importbeeren sind leider sehr häufig massiv mit Schadstoffen belastet.

Verarbeitung Ein bisschen Vorsicht ist schon geboten: Üppig-reife Beeren platzen leicht und hinterlassen dann womöglich Flecken, die das beste Waschmittel

Heilen mit Holunder

- Schützt und desinfiziert Schleimhäute
- Beugt Infektionen und Erkältungen vor
- Stärkt die Sehkraft
- Sorgt für mehr Magensäure (wichtig für die Eiweiß-verwertung)
- Wirkt darmreinigend, tötet Pilze ab

nicht mehr wegbekommen kann. Geerntet werden die Blütendolden mit der Schere, wenn sie vollreif sind. Grüne Pflanzenteile müssen Sie entfernen.

Warnhinweis Nicht zu viele Holunderbeeren auf einmal roh essen. Sonst können pflanzliche Wirkstoffe Darmprobleme auslösen. Der Holunder ist eher etwas für die Zubereitung in der Küche.

Info **Was der Holler alles kann** Die kleine Beere ist wahrlich ein Tausendsassa, wenn es um unsere Gesundheit geht. Man kann sie zu Marmelade, Desserts oder leckeren Obstkuchen verarbeiten oder auch einen würzigen Gesundheitstee daraus zubereiten. Ideal: Holundersirup, den man nach der Ernte herstellt (mit Wasser, Mineralwasser, Apfelsaft) und der sich im Kühlschrank als gesundes Erfrischungsgetränk lange hält.

Sirup selbst zubereiten

- Für den leckeren Holundersirup etwa 20 Holunderdolden mit 250 Gramm Honig und 1/2 Liter Wasser übergießen, die Scheiben von 3 unbehandelten Zitronen dazugeben und das Ganze mehrere Tage zugedeckt ziehen lassen, dabei immer wieder einmal umrühren. Danach absieben, in dunkle Gläser abfüllen und im Kühlschrank lagern. Ergibt einen herrlichen Vorrat an Holundersirup, der sehr lange haltbar ist und sich vielfältig in der Küche einsetzen lässt.

Holundergelee

- Holunderbeeren abzupfen, waschen, abtropfen lassen und in einen Topf geben, mit Wasser aufgießen, sodass die Beeren gerade bedeckt sind. So lange köcheln lassen, bis die Beeren aufplatzen, danach durch ein grobes Leinentuch pressen. Den Presssaft nach Belieben mit Gelierzucker vermengen und kochen, bis er sich geleeartig ausbildet. Danach abkühlen lassen und in Gläser geben. Eine eventuelle helle Schaumschicht abstreifen und die Gläser gut verschließen.

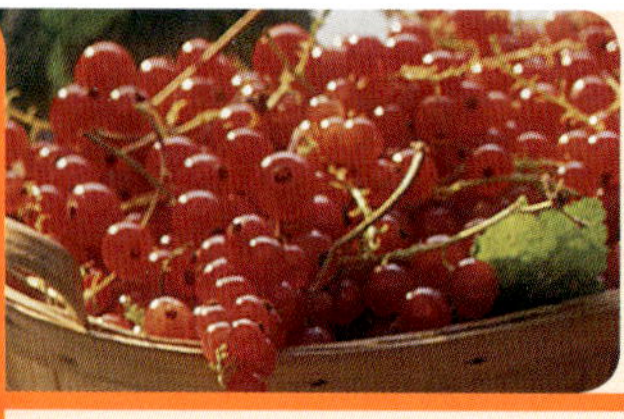

Johannisbeere

Ihren Namen hat die Johannisbeere vom christlichen Kalender: Um den Johannistag herum kann man die ersten reifen Beeren abpflücken. In unseren Gärten wachsen rote, weiße und schwarze Johannisbeeren oder Ribiseln. Nicht jeder isst Johannisbeeren mit Genuss frisch vom Strauch – vielen ist diese Frucht einfach zu sauer. Deshalb wohl werden sie gerne mit anderen, süßeren Beeren und Früchten gemischt und in Obstsalaten oder als Kompott serviert.

Beschreibung Jede Johannisbeere gleicht einer kleinen Multivitaminpille – so unglaublich viel Vitamin C enthalten Fruchtfleisch und Saft. Auch andere lebensnotwendige Nährstoffe sammeln sich in hoher Konzentration in der Johannisbeere. Selbst im reifen Zustand zählt sie zu den sauersten Obstsorten – das spricht aber eigentlich nur für die Beere.

Herkunft Die rote Johannisbeere ist eine einheimische Frucht, aus deren Fruchtknoten eine mehrsamige Beere sprießt. Ursprünglich in freier Natur wachsend, hat sie sich gut in den Gärten kultivieren lassen. Die schwarze Johannisbeere hingegen stammt aus dem nördlichen Asien.

Wirkstoffe In jeder Johannisbeere stecken rund zwei Milligramm Vitamin C: 35 bis 40 solcher Beeren decken Ihren Tagesbedarf (laut Deutscher Gesellschaft für Ernährung). Im Gegensatz zu den Tieren, die Vitamin C selbst herstellen, sind Menschen auf die Zufuhr dieses Vitamins von außen angewiesen. Vitamin C wirkt in sämtlichen 70 Billionen Körperzellen als Biokatalysator für Enzymprozesse.

Die Farbstoffe der Beeren enthalten Karotene, aus denen der Stoffwechsel Vitamin A herstellen kann – den zweiten wichtigen Immunstoff. Vitamin A schützt nicht nur die Schleimhaut, sondern stimuliert auch den Zellstoffwechsel – eine natürliche Erfrischung und Vitalisierung für den gesamten Organismus.
Johannisbeeren enthalten viel Niazin (Vitamin B3, wichtig für Nerven), Pantothensäure (Vitamin B5, für Zellatmung, schönes Haar) und Kalium (wirkt entwässernd, Nährstofftransfer). Besonders hoch ist der Kalziumanteil (bestes Beruhigungsmittel). Johannisbeeren enthalten viel Eisen (für Blutbildung) sowie die Mineralstoffe Magnesium und Mangan (für Herzfunktion, Stimmung und Konzentration).

Einkauf Weiße Johannisbeeren sind sehr selten: Diese charakteristischen und teuren Liebhaberfrüchte sind süßer als die roten Johannisbeeren. Die schwarzen, hartschaligen Beeren haben ein intensives würziges Aroma und werden z. B. für Marmeladen und Heilsäfte verwendet – oder auch für die Zubereitung des französischen Cassis-Likörs.
Geerntet wird von Juni bis September. Der Handel bietet Johannisbeeren in Steigen und Körbchen an. Insgesamt gibt es ständig Neuzüchtun-

Heilen mit Johannisbeeren

- Stärken das Immunsystem und die Hormonproduktion
- Aktivieren den Zellstoffwechsel und die Blutbildung
- Panzern Zellen gegen freie Radikale
- Schützen die Schleimhäute
- Beruhigen die Nerven und verbessern die Stimmung
- Unterstützen Herzfunktion und Muskeltätigkeit

gen aus verschiedenen europäischen Ländern, inzwischen mehr als 50 Sorten mit Unterschieden in Farbe, Säuregehalt und Aroma.

Verarbeitung Johannisbeeren sollten Sie nicht zu lange lagern und möglichst rasch nach dem Einkauf zubereiten oder roh verzehren. Die Beeren werden gewaschen, von den dünnen Stielen gelöst und dann nach Ihrem Gusto verarbeitet. Beim Herstellen von Obstsalaten, Mischkonfitüren usw. mit anderen Obstsorten sollten Sie nach Möglichkeit besonders süße Früchte verwenden, um den intensiven sauren Geschmack der Johannisbeeren auszugleichen.

Warnhinweis Wenn Sie häufig unter Sodbrennen oder Refluxösophagitis (Speiseröhrenentzündung mit saurem Aufstoßen) leiden, sollten Sie so saures Obst wie Johannisbeeren nicht im Übermaß verzehren.

Info **Keuchhusten lindern** Der Saft der schwarzen Johannisbeere weist gerade bei Keuchhusten gute Erfolge auf. Bei Heiserkeit oder überstrapazierter Stimme kann man zur Schmerzlinderung auch mit dem Fruchtsaft gurgeln.

Saure Superarznei

- Manche verziehen schon das Gesicht, wenn sie mit den Zähnen die roten Johannisbeeren vom Büschel abstreifen und kauen – so sauer sind rote Johannisbeeren. Sie sind nicht unbedingt jedermanns Sache, aber die Arzneimittel aus der Apotheke schmecken auch nicht immer süß.
- Auch wenn Sie sich zu Johannisbeeren zwingen müssen – der Verzehr lohnt sich: Das hoch konzentrierte Vitamin C wird »per Eilboten« über die Darmschleimhaut ins Blut und zu den Körperzellen verschickt, die rund um die Uhr einen steten Bedarf an diesem Biostoff haben, vor allem aber bei Stress. Die aktivierende, vitalisierende Wirkung von Johannisbeeren auf den Gesamtstoffwechsel innerhalb von 90 Minuten ist sogar wissenschaftlich messbar.
- Schon mit 35 bis 40 Johannisbeeren decken Sie den Tagesbedarf an Vitamin C (laut Empfehlung der Deutschen Gesellschaft für Ernährung/DGE). Auch die anderen Vitamin-C-Quellen sind nicht gerade süß, beispielsweise die Zitrone oder auch die Grapefruit.

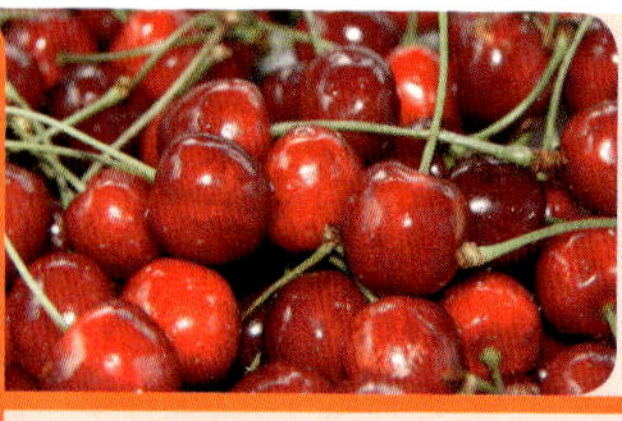

Kirsche

Die Frucht haben wir den Römern zu verdanken, die vor allem die Süßkirsche nach Germanien brachten – die Sauerkirsche folgte später. Seitdem haben Generationen das Klettern auf Bäume gelernt, weil sie zu den Kirschen vordringen wollten. Jahre später saßen sie dann möglicherweise am Sonntagnachmittag in einem Café und verzehrten zum Kaffee eine Schwarzwälder Kirschtorte. Die wichtigste Süßkirschenart ist die Herzkirsche, zu den Sauerkirschen gehören u.a. die Schattenmorelle und die Maraskakirsche.

Beschreibung Kirschen haben ein ganz spezielles Fruchtaroma, das nahezu süchtig macht. Kirschen sind außerordentlich gesund, Saft und Fruchtfleisch sind prallvoll mit wertvollen Nährstoffen.

Herkunft Ursprünglich aus Vorderasien und Südosteuropa stammend, ist die Kirsche inzwischen so populär, dass sie weltweit angebaut wird. Kirschbäume werden kräftig und tragen reichlich Früchte. Aus der ursprünglichen Wildform gingen Dutzende unterschiedlicher Zuchtformen hervor.

Wirkstoffe Kirschen (kurmäßig eine Woche lang 250 Gramm pro Tag verzehren) senken den Harnsäurespiegel und beugen Gicht vor. Pflanzenfarbstoffe in Kirschen bauen Bindegewebe neu auf, indem sie (zusammen mit Vitamin C und Zink) Eiweißbausteine zu Kollagenfasern in einem kräftig-elastischen Geflecht verknüpfen. Außerdem neutralisieren sie zellschädigende freie Radikale und vernichten schädliche Enzyme, die Bindegewebe anfressen und dadurch für welke, alte Haut verantwortlich sind. Anthozyane lindern Entzündungen, indem sie Hormonstoffe wie Histamin oder Prostaglandin vermindern. Gebündelt machen diese Eigenschaften die Kirsche zur idealen Naturmedizin gegen Entzündungen, Parodontose und Arthritis.
Kirschen enthalten sehr viel Vitamin C (für Immunsystem, mentale Frische) und Folsäure (wichtig für Gehirn und Nerven, Blutbildung und Wachstum). Kirschen bieten viel Kalzium (für Knochen, Zähne, Nervenfunktion), Eisen (für Blutbildung, Zellatmung) und Kalium (für Zellversorgung, wirkt entwässernd).

Einkauf Süß- oder Sauerkirschen reifen zwischen Juni und August und gelangen unmittelbar nach der Ernte in den Handel. Besonders süß sind die dunklen Früchte. Reife Kirschen sind sehr empfindlich, weil die dünnen Schalen mit saftigem Fruchtfleisch vollgepumpt sind. Bereits ein starker Regenguss kann Kirschen platzen lassen.
Zugreifen sollten Sie bevorzugt bei heimischer Ware, die weitgehend schadstofffrei ist. Am besten kaufen Sie sie im Bioladen oder direkt beim Obstbauern. Importware wächst häufig auf verseuchten Böden, die mit Giften gegen Unkraut, Insekten und andere Schädlinge belastet wurden. Sie wird manchmal mit Schellack, Wachsen oder Harzen kosmetisch verschönt und poliert, mit Pilz- und Schimmelhemmern besprüht.

Heilen mit Kirschen

- Schützen das Bindegewebe vor enzymatischem Abbau
- Wirken verjüngend, fördern eine schöne Haut
- Wirken entzündungshemmend
- Helfen bei Parodontose
- Lindern rheumatische Gelenkerkrankungen und Gicht
- Unterstützen Maßnahmen zur Gewichtsabnahme

Verarbeitung Kirschen gut waschen, abtropfen lassen und trocknen, dann entsteinen. Rasch verarbeiten und verzehren, weil die Lagerfähigkeit begrenzt ist.

Warnhinweis Kirschkerne enthalten Blausäure bzw. Substanzen, die im Darm durch Enzyme aufgespalten werden und sodann dieses Blausäuregift freisetzen. Aber ein oder zwei verschluckte Kirschkerne sind kein Problem – auch nicht für Kinder.

Info **Vielseitige Kirsche** Es gibt unzählige Möglichkeiten, Kirschen auf den Speiseplan zu bringen. Besonders beliebt sind alle Arten von Aufläufen mit Kirschen, aber auch in Kuchen oder Torten, in Milchreis oder in Kaiserschmarrn schmecken die roten Früchte köstlich. Gekocht werden Kirschen außerdem für kalte Suppen, rote Grütze, Kompott, Kirschsauce und Marmelade. Heiß oder flambiert reicht man Kirschen gerne zu Eis oder Pudding.

Kirschen – Liebesgabe der Natur

- Wo immer Kirschen in der Erntezeit auftauchen – sie lassen den Konsumenten das Wasser im Mund zusammenlaufen: auf Kuchen und in Torten, in Desserts, Speiseeis, Fruchtjoghurts, Säften oder ganz einfach pur vom Stiel gezupft.
- Finden Sie Ihr ganz persönliches Lieblingsrezept für Kirschen: mit Quark, Joghurt, zu Pfannkuchen, als Kuchen, als Eis oder als besonders leckerer Kirschauflauf. Oder Sie kochen die Früchte als Vorrat für den vitaminarmen Winter ein.

Ihre persönliche Kirschkur

- Eine Kirschkur reguliert die Verdauung, beseitigt Verstopfungen und wirkt chelatierend (entgiftend). Essen Sie dazu eine Woche lang täglich ein halbes Pfund Kirschen – roh oder auch in Desserts oder anderen Zusammenstellungen.
- Die Biostoffe der Kirschen binden Schadstoffe, die dann ausgeschieden werden können. Kirschen helfen auch gut beim Abspecken, weil die Inhaltsstoffe der Kirschen Fettsubstanzen neutralisieren, die dann nicht mehr durch die Darmschleimhaut ins Blut gelangen können.

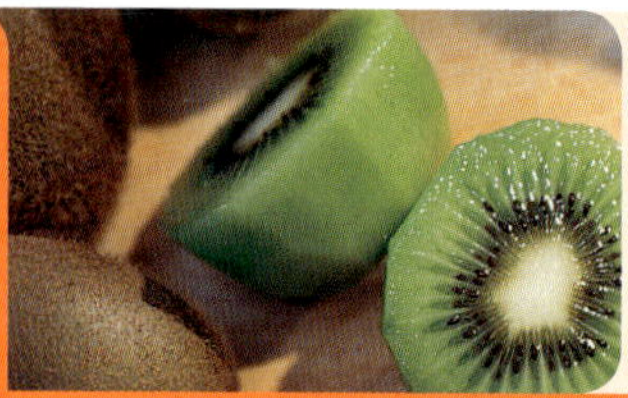

Kiwi

Auf der Nordinsel Neuseelands, in der Bay of Plenty, hat man der Kiwi ein Denkmal errichtet. Von den großen Plantagen dieser Gartenlandschaft aus hat sie ihren Siegeszug angetreten. Zwar kam die Chinesische Stachelbeere schon 1906 nach Neuseeland, doch dauerte es bis in die späten 1960-er Jahre, bis die Nachfrage den Farmern diesen Boom einbrachte. Inzwischen haben die Neuseeländer ihre Monopolstellung im Kiwianbau aufgeben müssen; dadurch ist auch der Preis der Kiwis bei uns deutlich gesunken.

Beschreibung In den 1970-er Jahren wussten nur wenige, was »Kiwi« bedeutet. In den 1980-ern galt die saftige Südfrucht als rare Exotin im Obstsalat der Kenner. Inzwischen ist die Kiwi eine der beliebtesten Ganzjahresfrüchte. Äußerlich unscheinbar, entfaltet sie innen ihre grüne Saftpracht.

Herkunft Die Kiwi stammt aus China und ist auch als Chinesische Stachelbeere bekannt. Der Kletterstrauch wanderte über Kontinente hinweg – zuerst nach Neuseeland und Australien, später nach Kalifornien, Chile, Israel und Südeuropa. Kiwis sind deshalb keine Saisonfrüchte mehr, sondern zu allen Jahreszeiten erhältlich. Die Kiwi lässt sich mit ihrer trockenen, behaarten Schale gut lagern und transportieren. Kiwis werden bei weitem nicht so stark chemisch behandelt wie anderes Obst.

Wirkstoffe Kaum ein anderes Obst enthält mehr Vitamin C als die Kiwi – pro Gramm der Frucht nahezu ein Milligramm Vitamin. Eine einzige Kiwi kann den Tagesbedarf an Vitamin C decken. Dieser Biostoff ist ständig an Stoffwechselvorgängen in allen Körperzellen beteiligt, er ist unerlässlich für die Immunabwehr, gesundes Bindegewebe, für feste Venen und Arterien, für Hormonproduktion und Stimmungslage, Sehkraft, Stressbewältigung und Konzentrationsfähigkeit.

Im grünen Farbstoff der Kiwi steckt auch viel Magnesium. Gerade in Kombination mit Vitamin C stimuliert es dynamische Prozesse im Körper: Es bindet Nervenreizstoffe an Rezeptoren (Landeplätze auf der Membranhaut der Zellen) und sorgt für eine gesunde Herzfunktion. Außerdem aktiviert Magnesium sogenannte G-Proteine, die hormonell gesteuerte Signale des Gehirns in die Zellen tragen und so den Zellstoffwechsel steuern. Dies ist in Stresssituationen wichtig.

Einkauf Sie sollten Kiwifrüchte einzeln abtasten und allzu weiche Früchte liegen lassen. Zu harte Früchte sind hingegen noch unreif: Sie haben wenig Saft und Süße. Wählen Sie also mittelharte Früchte.

Verarbeitung Kiwis können frisch verzehrt werden, sie eignen sich aber ebenso für Obstsalate, Desserts, Fruchtschalen oder Kuchen. Pur werden Kiwis ganz einfach aus der Schale gelöffelt, ansonsten schälen Sie die Frucht und schneiden das Fruchtfleisch in Stücke. Für die leckere Küche empfehlen sich Kiwis ganz besonders, findet sich doch

Heilen mit Kiwis

- Beugen Infektionen vor und kräftigen das Immunsystem
- Beschleunigen den Stoffwechsel und die Hormonproduktion
- Tragen aktiv zum Knochenwachstum bei
- Helfen bei Zahnfleischbluten und Parodontose
- Stimulieren die Muskeltätigkeit, speziell im Herzmuskel
- Festigen Gefäße (Venen) und Bindegewebe

sonst keine Frucht, die ein so leuchtendes Grün auf den Tisch bringt. Mit Kiwis können Sie prima Gerichte verzieren.

Warnhinweis Manche Menschen reagieren allergisch auf Kiwis.

Info **Einfach aus der Schale** Wenn Sie die Frucht nicht aus der Schale löffeln wollen, ziehen Sie die Haut mit einem scharfen Messer ab und schneiden das Fruchtfleisch in Scheiben. Kiwischeiben verzieren Obst- oder Rohkostsalate und Käseplatten. Kiwis schmecken auch im Müsli und als Marmelade, auf Tortenböden und in Mixgetränken.

Kiwi – die ideale Frucht für viele Gelegenheiten

- Stecken Sie einige Kiwis in Ihre Handtasche oder in den Aktenkoffer, und Sie wissen mit Sicherheit: Die erste Pause und der erste Snack liefern Ihnen ausreichend Magnesium und Vitamin C, um mit dem kommenden Stress fertig zu werden. Sie brauchen die Kiwi nur aufzuschneiden und die beiden Hälften mit einem scharfkantigen Löffel auszulösen.
- Eine Kiwi pro Tag sollte für jeden einfach Pflicht sein: Nicht nur Manager und Politiker leiden unter Stress, auch von Hausfrauen, Müttern, Rentnern, Kindern, Schülern und Studenten wird jeden Tag viel verlangt.
- Insbesondere in den nasskalten Monaten von September bis April sind Kiwis beste Vorbeugung gegen Erkältungskrankheiten wie Husten, Schnupfen, Heiserkeit und grippale Infekte.
- Für Sport und Fitness sind Kiwis ideale Energiequellen. Zwar liefert das darin enthaltene Vitamin C nicht unmittelbare Kraftreserven, aber es macht kraftspendende Stoffwechselvorgänge mit anderen Nährstoffen erst möglich. Vor allem die Muskelarbeit, speziell im Herzen, wird massiv unterstützt.
- Wenn Sie häufig Probleme mit schwachem Bindegewebe haben, sich den Knöchel verstauchen oder unter Zerrungen leiden, dann sind Kiwis mit ihrem extrem hohen Vitamin-C-Gehalt für Sie allererste Wahl zur Festigung des Bindegewebes.

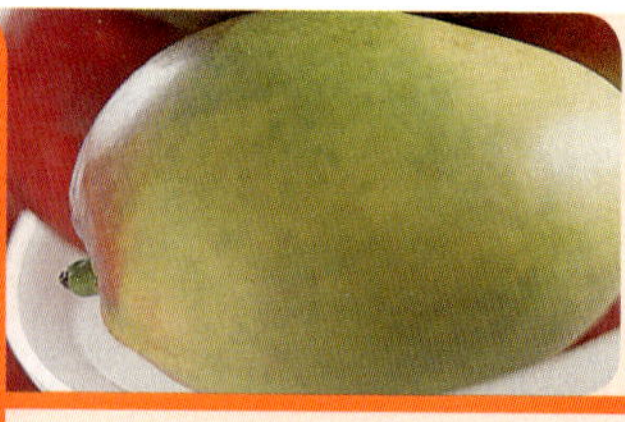

Mango

So auffällig wie der Mangobaum, der zur gleichen Zeit verschiedenfarbige Blätter trägt, so unverwechselbar ist auch der Geschmack der Mangofrucht, die in Indien schon seit über 4000 Jahren angebaut wird. Wegen ihres großen, fest sitzenden Kerns sind Mangos nicht leicht zuzubereiten, aber die Mühe lohnt sich: Die tropische Frucht mit ihrem köstlichen Aroma bringt den gesamten Stoffwechsel auf Trab und lässt sich ausgesprochen vielfältig in der Küche einsetzen.

Beschreibung Bei dieser subtropischen Steinfrucht mit ihrem unvergleichlichen Aroma gerät man schnell ins Schwärmen: süß, saftig und aufregend lecker. Der Mangobaum kann 25 Meter hoch werden, er gräbt seine Wurzeln tief in den Boden und löst hier wichtige Mineralien. Viel Sonnenschein lässt die bis zu zwei Kilogramm schweren Früchte wachsen.

Herkunft Der Mangobaum stammt aus Ostindien. Inzwischen wird das üppige Obst nahezu überall angebaut, wo es heiß und feucht ist: in Brasilien, Pakistan, Mexiko, Afrika oder auf Madagaskar. Mangos können klein wie ein Pfirsich oder groß wie eine Melone sein. Die Farbe schwankt zwischen Grün, Gelb, Orange und Rot. Auch im Geschmack bieten sich immer neue Nuancen. Im Handel werden frische Mangos ganzjährig aus Kenia, Mexiko oder Brasilien angeboten.

Wirkstoffe Mangos enthalten viel Karotene, Vitamin E und Vitamin C. Vitamin E schützt die ölig-feuchten Membranhüllen der Körperzellen, Vitamin C stärkt das Zellinnere. Vitamin A ist Schutzstoff für die Schleimhäute. Außerdem fungiert Vitamin A als Transkriptionsfaktor der Gene (steuert die Befehlsübertragung der Gene) und stimuliert so den gesamten Stoffwechsel. Dies wirkt vitalisierend, befreiend, auch euphorisierend.
Mangos sind sehr reich an B-Vitaminen, speziell an B6, das für die Eiweißsynthese unerlässlich ist. Ohne Vitamin B6 wird Eiweiß im Organismus zu schädlichem Müll. Das Fleisch der Mango enthält viel Niazin (Vitamin B3, für Zellatmung, Nerven, Schlaf) und Pantothensäure (Vitamin B5, für Energieproduktion, Haarfarbe, Stressabwehr).
Mangos bieten auch reichlich Mineralien und Spurenelemente: Kupfer (für hübsch gebräunte Haut, Zellenergie, Hormone), Magnesium (für Herz und Muskeln), Mangan (für Haut- und Haarpigmente, für Sexualdrüsen und Schilddrüse). Enorm ist der Kaliumreichtum dieser Frucht (wirkt entwässernd, entfettend) sowie ihr hoher Zinkanteil (für Drüsen, Libido und Orgasmusfähigkeit, festes Bindegewebe, Sehkraft und kräftiges Haar).

Einkauf Mangos sollen nicht zu fest, aber auch nicht zu weich sein. Prüfen Sie durch behutsames Abtasten die Härte der Früchte. Denn: Die Farbe der Mangos gibt Ihnen kaum Aufschluss über deren Aroma und Süße.

Heilen mit Mangos

- Beugen Infektionen und Erkältungskrankheiten vor
- Halten die Schleimhäute gesund
- Wirken stimulierend und belebend auf die Gene im Zellkern
- Kurbeln die Eiweißbiosynthese im Körper an
- Beruhigen die Nerven, liefern Kraft in Stresssituationen
- Bringen Farbe in Haut und Haare
- Aktivieren die Hormone für Libido und Orgasmusfähigkeit
- Helfen bei Sehschwäche und Nachtblindheit

Verarbeitung Die Schale der Mango wird nicht mitgegessen. Die Frucht wird aufgeschnitten, der Kern herausgelöst, und das saftige Fleisch am besten mit einem Löffel herausgeschabt. Sie können Mangos aber auch schälen und das Fruchtfleisch in Stücke schneiden. Vorher sollten Sie die Frucht etwas kühlen, damit der von Fettsäuren stammende ölige Geschmack abgemildert wird. Mango eignet sich für Desserts, Säfte, Marmeladen, Kuchen oder als Beilage zu exotischen Reisgerichten.

Warnhinweis Keiner.

Info Stresserscheinungen vorbeugen Mangofrüchte sind reich an Vitaminen der B-Gruppe, vor allem an B6. Wenn Vitamin B6 fehlt, kann es zu Kreislaufstörungen und Konzentrationsschwäche kommen. Gerade Stress ist ein Vitamin-B6-Räuber, weshalb man bei besonderer oder regelmäßiger Anspannung auf eine ausreichende Zufuhr dieses Vitamins achten sollte. Eine Mango, roh oder als erfrischendes Dessert genossen, macht fit für neue Aufgaben.

Mango – subtropischer Leckerbissen

- Mango ist die beste Einstiegsfrucht in die Zauberwelt subtropischer Obstsorten. Das leckere Fruchtfleisch verführt auch den letzten Obstmuffel. Schließen Sie die Augen und träumen Sie beim Mangogenuss von exotischen Ländern.
- Schon 200 Gramm frisches Fruchtfleisch der Mango stimulieren sehr rasch Ihren gesamten Stoffwechsel.
- Mango panzert Ihre Körperzellen gegen freie Radikale und andere zellschädigende Substanzen.
- Wenn Sie schlecht einschlafen können, dann hilft Ihnen vielleicht die Mango: Mischen Sie etwas zerkleinerte Mango und eine zerdrückte Banane in einen Becher Joghurt. Schon ein kleines Schälchen davon, am Abend gegessen, verhilft Ihnen zu einem sanften Schlummer.
- Das Vitamin C der Mango festigt Ihr Bindegewebe und Ihr Zahnfleisch und bringt Ihr Immunsystem in Form.
- Schließlich können Sie den Kern der Mango einpflanzen und erhalten einen hübschen Pflanzentrieb.

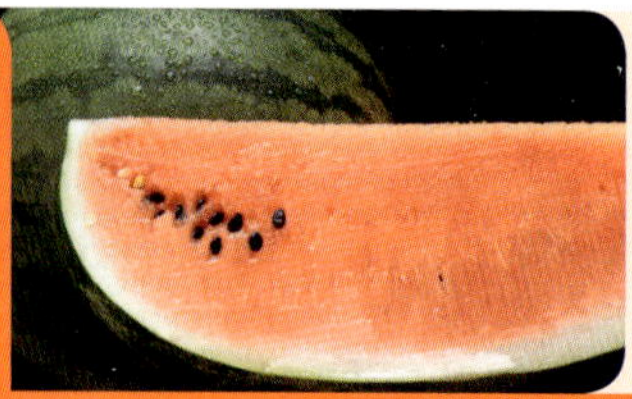

Melone

Am größten werden die Wassermelonen, man isst sie am besten leicht gekühlt. Für eine größere Gesellschaft kann man sie halbieren, aushöhlen und als fertig zubereiteten Fruchtsalat in der Schale anrichten. Beim Erfinden von Frucht- oder Rohkostsalaten mit Melonen sind der Fantasie keine Grenzen gesetzt. Die Kerne können übrigens geröstet und als Knabberei genossen werden. Die gelbe Honigmelone wird gerne mit Parmaschinken als Vorspeise gereicht; sie schmeckt aber genauso zu Käse oder Rohkost.

Beschreibung Weil das saftige rote Fruchtfleisch einer Wassermelone fast nur nach Wasser schmeckt, glauben viele Menschen, Melonen seien gerade gut genug gegen den Durst, viel an Biostoffen könne da jedoch nicht enthalten sein. Ein gewaltiger Irrtum! Die zum Teil riesige Frucht enthält enorm viele Vitamine und Mineralien.

Herkunft Die Melone wächst am liebsten in warmen, aber nicht zu heißen Regionen, z. B. in süd- und südosteuropäischen Ländern, in Israel und in Nordafrika. Die Melonen vom Obstladen um die Ecke stammen hauptsächlich aus dem Mittelmeerraum. Von Melonen gibt es zahlreiche Sorten: Honig-, Netz-, Wasser- oder Kantalupemelonen.

Wirkstoffe Das gelbe bis intensiv rote Fruchtfleisch der Melone enthält viele Karotene, die in unserem Stoffwechsel zum wichtigen Vitamin A umgebaut werden. Vitamin A stimuliert die menschlichen Gene und damit auch die Intelligenz. Karotene kurbeln den Bau der Konnexinmoleküle an. Aus diesen entstehen winzige Kanälchen, durch die die Nährstoffe aus dem Blut in die Gehirn- und Nervenzellen wechseln.

Melonen bieten außerordentlich viel Pyridoxin (Vitamin B6). Dieses Vitamin fungiert als Schere, mit der die Eiweißmoleküle in eine verwertbare Form zurechtgeschnitten werden. So sorgt Pyridoxin täglich für die Eiweißsynthese im Körper. Melonen enthalten auch sehr viel Niazin (Vitamin B3, für Zellatmung), Folsäure (für Wachstum, Blutbildung, schönes Haar), Eisen (für Blutbildung, Sauerstoffversorgung der Zellen) und Mangan (für Gehirn und Nerven, für guten Sex und Farbe im Haar). Gewaltig sind die Konzentrationen von Vitamin C in Melonen (wichtig für Immunsystem, Stimmungslage, Konzentrationsfähigkeit).

Eine Verjüngungskur für den Darm: Schon zehn Minuten nach dem Verzehr einer Melone geschieht im Darm Aufregendes. Wie eine Millionenschar emsiger Heinzelmännchen wandeln Gallensalze und Enzyme die Karotene in Vitamin A um. Diese neuen Moleküle schlängeln sich behend durch die Darmwand und streben über das Blut zur Leber und den Zellen, um ihr Verjüngungswerk zu verrichten: in Knochen und Zähnen, Augen, Haut, Haaren und Nägeln. Besonders intensiv schützen die Vitamin-A-Moleküle die Schleimhäute im Körper gegen freie Radikale, Viren, Bakterien und zahlreiche andere Bedrohungen.

Heilen mit Melonen

- Wirken vitalisierend und verjüngend
- Verschönern Haut und Haar, kräftigen Knochen und Zähne
- Verbessern die Eiweißverwertung
- Kurbeln die Zellatmung an, stärken die Blutbildung
- Schützen die Schleimhäute im ganzen Körper
- Aktivieren die Sexualhormone und sorgen für mehr Libido

Einkauf Wassermelonen können Sie hauptsächlich im Sommer kaufen. Importe sind selten, ebenso einheimische Treibhausmelonen. Wassermelonen sind groß und grün. Aufgeschnitten leuchtet das Fruchtfleisch herrlich rot. Diese Melonen sind vor allem gekühlt ein großartiger Durstlöscher im Sommer. Das Fruchtfleisch der Zuckermelonen ist weicher und geschlossener. Dazu gehören die ovalen bis rundlichen Honigmelonen mit ihrem süßen Fruchtfleisch von Gelb über Orange bis Grün. Netzmelonen haben ihren Namen vom Muster auf ihrer Schale. Die tennisballrunden Kantalupemelonen oder israelische Ogenmelonen machen Sie endgültig zum Melonenfan.

Verarbeitung Die Melone aufschneiden und in Stücke teilen. Melonen können Sie gekühlt einige Zeit lagern.

Warnhinweis Keiner.

Melonen gegen den Durst und für die Gesundheit

- Melonen sind ein Geschenk der Natur – saftig und durstlöschend wie Limonade und süß wie ein Schokoladenriegel, dabei aber viel gesünder als diese Industrieprodukte.
- Jede Melone ist ein kleines Stück Urlaub in traumhaften Melonenländern wie auf Sizilien, Kreta, Malaga, an der Côte d'Azur oder an den herrlichen Mittelmeerstränden Israels.
- Anstelle von Vitamin-C-Präparaten aus der Apotheke können Sie mit Melonen vor allem im Sommer Ihre persönliche Vitamin-C-Versorgung sicherstellen – lecker, durstlöschend und gesund. Und Melonen sind ideale Früchte für Kinder im Schwimmbad oder am Strand.

Info Exoten Interessante Melonenarten sind die Kantalupe-, die Charentais- und die Netzmelone. Halbieren Sie eine dieser kleineren Melonen, entfernen Sie die Kerne und füllen Sie die Melone mit Johannisbeersaft auf. Dieses erfrischende Dessert schließt nicht nur auf exotische Weise ein Menü ab, sondern regt auch die Lebensgeister an.

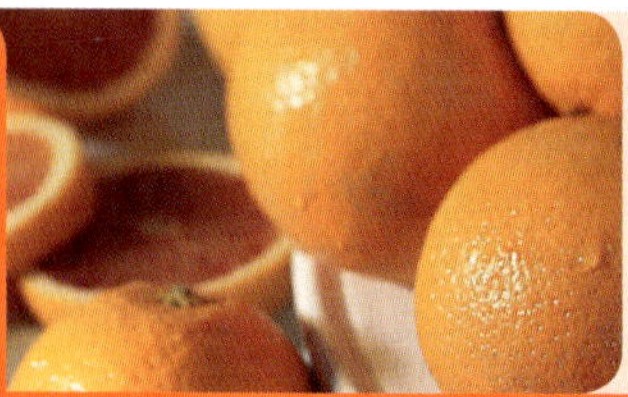

Orange

Nicht nur im Winter leuchten die Orangen oder Apfelsinen aus jeder Obstabteilung; dabei sind sie doch erst im Zeitalter der großen Entdeckungsfahrten zu uns nach Europa gekommen. Orangensaft ist neben Apfelsaft der beliebteste Saft bei uns, auch wenn sich nur wenige die Mühe machen, ihn frisch zu pressen. Mühe kann auch die Weiterbehandlung der Apfelsinen bei besonders feinen Desserts machen: Für Souffléorangen und Orangen in Sirup müssen die Früchte vorsichtig ausgehöhlt werden.

Beschreibung Hierzulande sind Orangen (auch Apfelsinen genannt) ein typisches Winterobst, in den Herkunftsländern symbolisieren sie den Sommer. Die Orange ist die typische Südfrucht für die kühlen Klimazonen. Die allseits beliebten Früchte sind wundervoll süß und saftig.

Herkunft Die Zitrus- und Beerenfrucht des Orangenstrauchs stammt aus den warmen Gegenden Asiens und Südchina. Ihr Siegeszug rund um den Globus war nicht aufzuhalten. Orangen gibt es als Sonnenfrucht auf allen klimatisch dafür günstigen Kontinenten und auch in Südafrika, Australien oder den Mittelmeerländern.
Züchter haben zahlreiche Sorten hervorgebracht, wie die Blut-, Blond- oder Navelorangen. Leider sieht man der schönen Schale ihre Gift- und Schadstoffe nicht an. Orangen werden mitunter auf verseuchten Böden »totgespritzt«, damit den herrlichen Früchten nur ja keine Käfer, Insekten oder andere Schädlinge nahe kommen.

Wirkstoffe Legendär ist der Reichtum der Orange an Vitamin C, ohne das es kein Leben gäbe. Vitamin C, der Hauptmotor des Zelllebens, ist in jeder Sekunde an Billiarden chemischer Stoffwechselreaktionen beteiligt. Vitamin C macht vital, geistig rege und schlank, es aktiviert Drüsen und damit nicht zuletzt das Sexleben. Eine 180 Gramm schwere Orange enthält rund 70 Milligramm Vitamin C. Dies entspricht einem ganzen Tagesbedarf, wenn Sie nicht gerade besonders unter Stress stehen. Orangen sind das ideale Obst für Kinder, Jugendliche und besonders auch für ältere Menschen. Orangen enthalten viele B-Vitamine, darunter sehr reichlich das Schönheitsvitamin Biotin (für Haut und Haar). Außerdem enorm viel Pantothensäure (für Zellenergie, farbkräftiges Haar) und Folsäure (für Blutbildung, Wachstum, Magensäure).
Mit seinem hohen Anteil von rund 50 Milligramm Kalzium pro Orange ist jedes Orangenscheibchen Stärkungsfutter für Knochen und Zähne: Eine einzige Orange kann Zahnfleischbluten stoppen! Außerdem enthalten Orangen viel Magnesium (für Herz, Muskeltätigkeit), und sie gehören zu den besten Lieferanten des seltenen Spurenelements Selen, eines der tüchtigsten Helfer des Immunsystems.

Einkauf Qualitätsnormen schreiben die Einteilung nach Güteklassen vor, z. B. nach Mindestsaftgehalt, Größe

Heilen mit Orangen

- Kurbeln den Zellstoffwechsel an und vitalisieren
- Regen den Geist an, beseitigen Konzentrationsmängel
- Aktivieren alle Körperdrüsen, stärken Libido und Potenz
- Kräftigen das Immunsystem und die Blutbildung
- Verschönern das Haar und kräftigen das Bindegewebe
- Stoppen Zahnfleischbluten und beugen Nasenbluten vor
- Unterstützen Diäten zum Abspecken

(Orangen mit zu kleinem Querdurchmesser sind nicht zugelassen). Schalen und Fruchtfleisch sind oft mit Pestiziden, Herbiziden, Insektiziden und chemischen Düngemitteln belastet. Deshalb sollten Sie am besten im Bioladen die teureren Orangen kaufen.

Verarbeitung Die kräftige Schale schützt das Fruchtfleisch lange Zeit vor Austrocknung und Verlust der Nährstoffe. Deshalb sollten Sie aufgeschnittene Orangen nicht liegen lassen, sondern schnell verzehren, weil sonst viel Vitamin C durch Lichteinwirkung verloren geht. Das Fruchtfleisch enthält viele Bioflavonoide (Pflanzenschutzstoffe), die das Vitamin C vor Oxidation schützen und seine Wirksamkeit bis zum 20fachen erhöhen. Es ist viel gesünder, Orangen samt Fruchtfleisch zu essen, als nur den ausgepressten Saft zu trinken.

Warnhinweis Die Schalen enthalten Giftstoffe! Deshalb nicht raspeln und nicht essen.

Info Orangen & Co. Orangen passen sehr gut in Salat mit Chicorée oder Staudensellerie sowie zu Äpfeln, Kiwis, Bananen und Mandeln. Sie lassen sich zu einer leckeren Fruchtcreme oder in Fruchtquark verarbeiten. Vor allem Kumquats eignen sich zum Einlegen in Sirup oder als Pickles. Schließlich werden verschiedene Parfaits mit Orangen hergestellt – und die klassische Orangenmarmelade gewinnt immer mehr Freunde auch außerhalb Englands, des Herkunftslandes dieser Frühstückskreation.

Orangen gegen Müdigkeit und für Fitness

- Chronische Müdigkeit entsteht oft durch Vitamin-C-Mangel. Gene im Zellkern drosseln dann den Stoffwechsel auf 70 Prozent oder noch weniger. Die Folge sind Leistungsschwäche und Konzentrationsmangel. Eine einzige Orange kann hier überraschend belebend wirken.
- Mit ihrem hohen Kaliumanteil wirken Orangen entwässernd und lipolytisch (fettfreisetzend auf Speckpolster).
- Drüsen wie Hypophyse (Hirnanhangsdrüse) oder Nebennierenmark haben die höchsten Vitamin-C-Konzentrationen im Körper. Darum ist eine gute Vitamin-C-Versorgung oberstes Gebot.

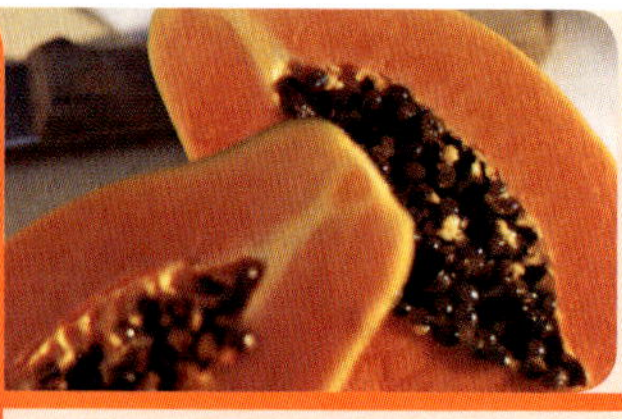

Papaya

Die Frucht des Melonenbaums stammt zwar aus der Neuen Welt, wird aber inzwischen auch überall in den Tropen angebaut. Dort bekommt man im Urlaub oft eine Scheibe Papaya mit anderen Früchten zum Frühstück. Papaya lässt sich immer mit etwas Zitronensaft oder Limettensaft verfeinern; auf diese Weise oder zusammen mit Hüttenkäse ergibt sie auch eine delikate Vorspeise. In Obstsalaten kann sie gut mit säuerlichen Früchten kombiniert werden, wie etwa Orangen, Grapefruits oder Johannisbeeren.

Beschreibung Diese süß-aromatische Süd- und Beerenfrucht zählt zu den Exoten aus warmen Ländern. Früher waren Papayas sehr selten, heute sind sie überall preiswert erhältlich. Per Luftfracht werden sie aus subtropischen Klimazonen eingeflogen. Wie die Ananas das Enzym Bromelain, besitzt auch die Papaya einen starken Eiweißspalter – Papain.

Herkunft Die länglich-ovale, gelbgrüne bis gelbe oder orangefarbene Papaya wächst bis zu 2,5 Kilogramm schwer an kräftigen Stauden. Papayas gedeihen in feuchtwarmen Gebieten Mittel- oder Südamerikas, aber auch in Afrika oder asiatischen Ländern wie Thailand, Indien, Indonesien. Aus Kenia, Thailand, Costa Rica, Senegal, Kolumbien oder Jamaika stammen die Früchte in den Regalen der Obsthändler. Der Lufttransport verteuert das Obst zwar etwas, vermeidet aber lange Transportzeiten wie bei so manchem Obst aus Sizilien oder Marokko. Der Vitaminverlust hält sich dabei in Grenzen.

Wirkstoffe Papayaenzyme entstehen im Milchsaft und in unreifen Früchten und sind ein Gemisch mehrerer Enzyme: Papain, Chymopapain und Papayalysozym. Die dünnschalige Papaya braucht diese Enzyme zur Abwehr von Insekten in der Reifezeit. Ohne diese Killerenzyme wäre die Papaya im subtropischen Dschungelkampf nicht überlebensfähig. Manche Früchte wehren sich mit dicker Schale, wie beispielsweise die Melone oder die Ananas, die Papaya kämpft mit chemischen Waffen von innen heraus.

Die Frucht ist darüber hinaus enorm reich an Provitamin A (für Schutz der Schleimhäute, Sehkraft, Zellvitalität), Pantothensäure (Vitamin B5, für Zellenergie, farbkräftiges Haar) und Vitamin C (für Immunsystem, positive Seelenlage). Papayaenzyme sind eine echte Naturdroge. Papain spaltet Nahrungseiweiß in Aminosäuren (kleinste Eiweißbausteine) auf. Die Genforschung hat den zentralen Stellenwert des Eiweißstoffwechsels neu erkannt: Alles, was im Körper geschieht und was die körperliche und mentale Gesundheit bestimmt, geschieht durch Eiweiß. Alle anderen Nährstoffe, wie Fettsäuren, Vitamine, Spurenelemente usw., sind lediglich Hilfsmittel des Eiweißstoffwechsels.

Bei vielen Menschen ist jedoch der Eiweißstatus katastrophal: Ein Mangel an Magensäure (wichtig für Eiweißvorverdauung) und an proteolytischen (eiweißspaltenden) Enzymen der Bauchspeicheldrüse führt oft schon etwa ab dem

Heilen mit Papayas

- Verbessern den Eiweißstatus in allen Körperzellen
- Wirken vitalisierend, machen fit, frisch und stark
- Heilen Eiweißmangelkrankheiten
- Aktivieren die Muskelbildung, kräftigen Herz und Kreislauf
- Sorgen für die Hormone, für mehr Libido und Lebensfreude
- Stärken Immunsystem und Schleimhäute

35. Lebensjahr zu einer miserablen Eiweißverwertung. Die Folge: Unverdautes Eiweiß fault im Darm; dieser Eiweißmüll verursacht schließlich Verdauungsstörungen, Hautbeschwerden und Allergien. Und genau hier helfen die Enzyme der Papaya.

Einkauf Papayas gibt es mittlerweile auch bei uns das ganze Jahr über im Obsthandel.

Verarbeitung Am besten schneiden Sie die Papaya einfach auf und löffeln das Fruchtfleisch heraus. Oder Sie entfernen die Schale und schneiden die Frucht in Stücke, beispielsweise für einen Obstsalat, für Desserts oder Säfte. Die vielen schwarzen Samenkerne sollten Sie nicht mitessen. Papayas können nicht zu lange gelagert werden. Am besten geht es noch im dunklen Gemüsefach des Kühlschranks. Nach dem Aufschneiden sollten Sie die Frucht schnell verzehren.

Warnhinweis Keiner.

Info **Gesunde Verdauung** Isst man eine Papaya zum Dessert oder als Beilage, sorgt man gleichzeitig dafür, dass auch die anderen Nahrungsbestandteile für den Körper verträglicher gemacht werden. Denn das Papain sorgt u. a. für die Bildung von Verdauungsenzymen.

Ihre individuelle Kur mit Papayas

- Eine Woche lang täglich eine Papaya – und Ihre Körperzellen erhalten über das Blut eine große Menge an wertvollem und lebenswichtigem Eiweiß.
- So wie Regen aus einer vertrockneten Landschaft eine blühende Gegend macht, so beleben Papayaenzyme ausgetrocknete Körperzellen.
- Sie werden es schon am dritten Morgen Ihrer Kur bemerken: Sie klettern viel frischer, vitaler und besser gelaunt aus Ihrem Bett als sonst.
- Wie Sie die Papayas zubereiten und essen, bleibt ganz Ihrer Fantasie überlassen.

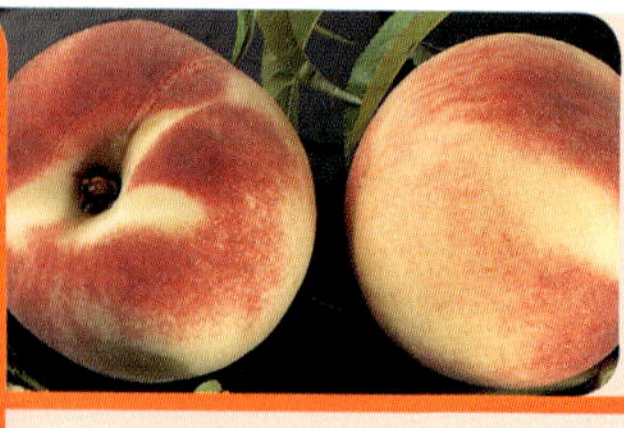

Pfirsich

Auch der Pfirsich wurde erst von den Römern, die ihn ihrerseits durch die Perser kennengelernt hatten, in unsere Breiten gebracht. Schon damals wurden verschiedene Pfirsichsorten kultiviert; bis heute unterscheiden sie sich hauptsächlich darin, ob der Kern mehr oder weniger leicht herauszulösen ist. Früchte mit glatter Haut heißen Nektarinen. Bei allen Pfirsicharten kann man die Haut mitessen (nach dem Waschen), bei angestoßenen Exemplaren oder für feine Desserts sollte man die Früchte schälen.

Beschreibung Der Pfirsich ist nicht nur schön, er fühlt sich auch weich und samtig an – so richtig zum Hineinbeißen. Es ist erstaunlich, wie viele Vitamine und Biostoffe der Pfirsich in sich trägt.

Herkunft Der Pfirsich stammt aus China, ist heute aber in der Mittelmeerregion heimisch. Das Obst wächst auch in anderen mildwarmen Regionen wie Südafrika, Neuseeland oder den USA. Die meisten Pfirsiche werden aus Italien, Griechenland und Spanien importiert, im Winter aus Übersee. Es gibt Sorten mit gelbgrüner, gelber oder flammend roter Schale, alle samtartig behaart. Unbehaarte heißen Nektarinen (leicht löslicher Kern) oder Brugnolen (schwer löslicher Kern).

Wirkstoffe Gelb, Orange, Rot – die Farben deuten auf viele Karotene (Pflanzenfarbstoffe) in der Schale und im Fruchtfleisch hin. Der Pfirsich benötigt Karotene gegen Insekten, Bakterien, Pilze und andere natürliche Feinde. Die feinen Borsten machen den Insekten das Leben zusätzlich schwer. Xantophylle (gelbe Farbstoffe) schützen vor der massiven Lichteinwirkung durch die Sonne. Ohne Farbschutz entstünden aus Sonnenlicht zellschädigende freie Sauerstoffradikale. Wenn Karotene, Xantophylle und andere Pflanzenschutzstoffe in den menschlichen Stoffwechsel gelangen, verrichten sie weiterhin ihre gewohnten Zellschutzaufgaben. Dies macht den Pfirsich so wertvoll.
Der Pfirsich ist typisches Stressobst, panzert die Körperzellen, macht Sie dadurch fit, frisch und vital. Der hohe Anteil an Niazin (Vitamin B3) in Verbindung mit Magnesium, Selen und Zink verbessert Ihre Stimmungslage und befreit von ängstlicher Unruhe und Nervosität.

Einkauf Pfirsiche haben nicht immer die gleiche Qualität – sie entwickeln ihre typische aromatische Süße und ihren Saftreichtum erst in den letzten Reifetagen. Deshalb sollten Sie zu Ware greifen, die noch am Baum gereift und frisch gepflückt ist. Weither importierte Pfirsiche werden oft in unreifem Zustand geerntet und künstlich nachgereift. Deshalb entwickeln sie weniger Vitamine; die Konzentrationen an wichtigen Spurenelementen wie Zink oder Selen sind jedoch annähernd gleich wie bei ausgereiften Früchten.
Pfirsiche, die im Umfeld viel befahrener Straßen oder Autobahnen gedeihen, sind häufig mit Schwermetallen belastet, Importware dafür mit

Heilen mit Pfirsichen

- Kräftigen das Immunsystem, wehren freie Radikale ab
- Stärken Bindegewebe, Gefäße, Herz und Kreislauf
- Machen Sie widerstandsfähiger gegen Stress
- Helfen gegen nervöse Unruhe, Gereiztheit, Angstgefühle
- Beschleunigen die Darmpassage, lösen Verstopfungen
- Wirken entwässernd, helfen beim Abspecken

chemischen Unkraut- und Insektenvernichtungsmitteln sowie mit Giftdünger und Antischimmelschadstoffen.
In jedem Fall sollten Sie die Pfirsiche gründlich mit heißem und kaltem Wasser waschen. Die besten, allerdings auch teuersten Pfirsiche gibt es beim Biobauern und im Naturkostladen.

Verarbeitung Pfirsiche sind nur kurze Zeit lagerfähig, daher sollten Sie sie schnell verzehren. Die Früchte gründlich waschen und besonders die Giftstoffe aus dem feinen Flaum herausspülen. Bei reichlichem Verzehr von Importware (z.B. durch Kinder) sollten Sie die Schale abziehen. Dies geht ganz einfach, wenn Sie den Pfirsich zuvor kurz mit kochendem Wasser überbrühen.

Warnhinweis Die Kerne der Pfirsiche enthalten Blausäure bzw. Substanzen, aus denen im Organismus Blausäure entsteht. Für kleine Kinder sollten Sie deshalb unbedingt die manchmal splitternden Pfirsichkerne sorgfältig entfernen.

Info Variationen des Pfirsichs Pfirsiche passen in alle Obstsalate, ins Müsli, Kompott und in Milchreis; vor allem aber kann man herrliche Nachspeisen, wie Pfirsich Melba, daraus herstellen. Dafür werden die Pfirsichschnitze kurz in Zucker pochiert, geeist und nach dem jeweiligen Rezept weiterverarbeitet. Aus Pfirsichen können Sie auch Eis, ein Chutney oder Pickles herstellen. Pfirsichsaft mit Prosecco ist ein beliebter Aperitif.

Schönheit und Verjüngung durch Pfirsiche

- In der Natur gilt: Je schöner und farbenkräftiger, praller und voller eine Frucht ist, desto jünger ist sie. Alle jungen Gemüse und Reifefrüchte enthalten verjüngende Inhaltsstoffe wie Karotene, Nukleinsäuren und Vitamin C. Davon können Sie gar nicht genug essen. Schon Tage nach der Ernte beginnt – meist unter dem Einfluss freier Radikale – der Wirkstoffverfall. Alte, welkende Pfirsiche können auch keinen Alterungsprozess mehr stoppen.
- Machen Sie also Ihre ganz persönliche Schönheits- und Verjüngungskur – mit leckeren Pfirsichen. Die können Sie pur essen oder in zahlreichen Dessertvariationen auf den Tisch bringen.

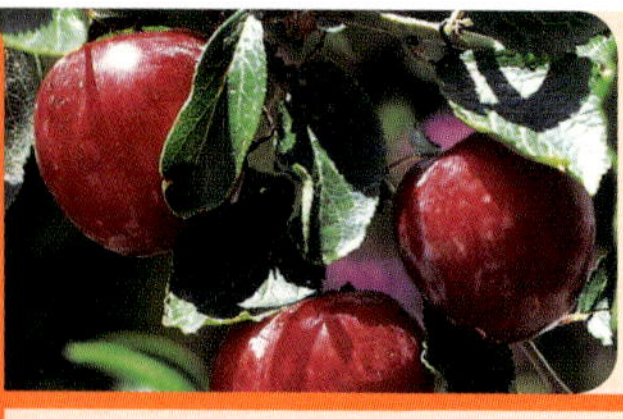

Pflaume

Die Pflaume wurde bereits in der gesamten antiken Welt kultiviert, als Heilmittel betrachtete man aber nur das Harz des Pflaumenbaums. Von den bekannteren Unterarten der Pflaume kam zuerst die Zwetsche zu uns, Mirabellen und Renekloden folgten später. Vor allem die kleineren Früchte sollte man gleich roh verspeisen; die größeren eignen sich mehr für Kompott, Mus oder Marmelade. Getrocknete Pflaumen können ins Müsli geschnitten oder mit ein paar Nüssen als Snack genossen werden.

Beschreibung Kinder gucken oft sehnsüchtig nach oben zu den blauen Pflaumen (auch Zwetschen oder Zwetschgen): Da reift etwas Leckeres heran. Die rundlichovalen Früchte sind im letzten Reifestadium so prall, dass sie ihren Saft harzartig austreiben. Dann muss rasch geerntet werden, denn sonst fällt das Steinobst ab und wird nahezu wertlos.

Herkunft Pflaumen stammen aus dem Vorderen Orient und aus südeuropäischen Ländern. Sie wurden in Mitteleuropa bald heimisch und zum Stolz zahlreicher Kleingärtner und Obstbaumbesitzer. Je länger die blaue Steinfrucht am Baum bleibt, desto mehr Vitamine entwickelt sie.

Wirkstoffe Bei einzelnen Vitaminen hat die Pflaume keine Rekorde zu melden. Aber das Gesamtangebot macht's! Außer Vitamin B12 und Biotin enthält diese Steinfrucht sämtliche B-Vitamine. Eine Pflaume ist eine Vitamin-B-Pille aus der preiswerten Apotheke Natur. Das Tolle an dieser Kombination: Isolierte B-Vitamine bewirken wenig. Erst in Gesellschaft »explodiert« ihre Stoffwechselpotenz. Pflaumen sind der beste Stimulator für den Kohlenhydratstoffwechsel, für gute Nerven, mentale Frische, Antriebs- und Leistungskraft, Stressfähigkeit.
Pflaumen enthalten außerdem die Spurenelemente Kupfer und Zink: Zu viel Kupfer bewirkt nervöse Unruhe, Gereiztheit und Depressionen. Hier helfen Pflaumen, die richtige Balance wiederzufinden. Beträchtlich ist der Anteil an mehrfach ungesättigten Fettsäuren in der ölhaltigen Schale. Sie verhindern ein Austrocknen der Zellmembranen und blockieren das Eindringen von Bakterien. Der hohe Anteil an Ballaststoffen entschlackt den Darm und hilft bei Verstopfung.

Einkauf Inlandsfrüchte im Spätsommer sind reicher an Fruktose (Fruchtzucker) und Vitaminen. Importware ist häufig behandelt mit Pestiziden, Insektiziden oder Herbiziden sowie anderen Reifehilfsmitteln. Nicht selten werden Pflaumen mit Harzen und Wachsen verschönt und poliert, damit sie im Supermarktregal recht verlockend glänzen. Und sie werden oft unausgereift geerntet. Dadurch faulen sie weniger schnell bei wochenlangem Lagern und Transport, entwickeln aber weniger Sonnenvitamine. Die besten Pflaumen gibt es immer beim Biobauern und im Bioangebot des Supermarkts.

Heilen mit Pflaumen

- Optimieren den Kohlenhydratstoffwechsel
- Helfen bei nervöser Unruhe und Konzentrationsproblemen
- Machen widerstandsfähiger gegen Stress
- Stärken den Membranschutz aller Körperzellen
- Reinigen den Darm und helfen gegen Verstopfung
- Stärken Herz und Immunsystem

Verarbeitung Wachsartigen Reif sowie mögliche Gift- und Schadstoffe sollten Sie gründlich, möglichst zwischen Daumen und Zeigefinger, auswaschen und abrubbeln. Auch ein Küchen- oder Baumwolltuch leistet hier gute Hilfe. Waschen Sie mit heißem und kaltem Wasser.

Warnhinweis Pflaumensteine enthalten Stoffe, die im Organismus durch Einwirkung von Enzymen giftige Blausäure freisetzen. Deshalb sollten Sie für Kinder die Steine vorher entfernen. Ein versehentlich verschluckter Stein ist aber meist kein Problem.

Info Internationale Pflaume Backpflaumen sind besonders in Frankreich beliebt, dort hält man jene aus Agen für die besten. In der bayerischen und österreichischen Küche sind die Pflaumen durch Zwetschgendatschi (einen Pflaumenkuchen) und durch Powidldatscherl vertreten.

Gesundkuren mit Pflaumen

- Pflaumen sind ideal, um mit ihrer Hilfe eine Diät durchzuführen. Auf natürliche und leichte Weise können Sie hier das eine oder andere Kilogramm Übergewicht verlieren.
- Die Früchte wirken entwässernd. (Füllige Menschen haben oft einen Liter und mehr Wasser im Körper eingelagert.)
- Pflaumen binden im Darm überflüssige Fettstoffe, die dann nicht mehr in die Speckpolster an Bauch, Hüften, Po und Oberschenkeln gelangen.
- Pflaumen unterbinden die dick machende Umwandlung von Kohlenhydraten in Triglyzeride (Fettmoleküle).
- Auch ohne Übergewicht können Sie die gesunden Pflaumen in Ihren täglichen Speiseplan gut einbauen. Ein ideales Beispiel für eine leckere und leichte Mahlzeit sind Vollwertpfannkuchen mit Pflaumenmus. Das gibt beispielsweise Schulkindern vor wichtigen Prüfungen und auch Erwachsenen vor einem anstrengenden Arbeitstag einen starken Kick.
- Eine einwöchige Pflaumenkur mit täglich 200 Gramm Pflaumen vertreibt nervöse Unruhe und depressive Verstimmungen.

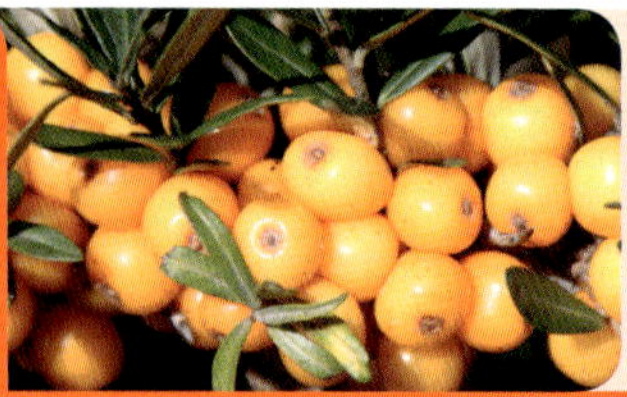

Sanddorn

Die alten Chinesen und Assyrer waren stets sehr erfindungsreich, wenn es darum ging, Pflanzen für allerlei Zwecke zu nutzen. So wurde das Ölweidengewächs Sanddorn beispielsweise schon früh für die Befestigung von Flussläufen und Bachdämmen eingesetzt. Doch gleichzeitig entdeckte man bereits die außergewöhnlichen natürlichen Heilkräfte der Sanddornbeeren, mit ihrem unvergleichlichen Reichtum an Karotenen und Vitamin C.

Beschreibung Bei keiner anderen Frucht besteht eine solch vollendete Identität zwischen Lebensmittel und Arzneimittel wie bei diesen gelben bis gelbroten oder roten Steinfrüchten. Sanddorn wird auch als Weidendorn bezeichnet und gehört zur Familie der Ölweidengewächse. Er gedeiht selbst unter unwirtlichen Bedingungen, deshalb reichert er im Lauf der Reifezeit besonders viele Inhaltsstoffe an, die er seinen Samen später fürs Überleben in der Wintererde mitgibt.

Herkunft Sanddorn war seit jeher in kargen, oft hoch gelegenen Regionen Asiens und Europas zu Hause, so z. B. in Nepal oder im Alpenraum. China ist weltweit größter Sanddornproduzent, doch auch bei uns wird die Frucht seit einigen Jahrzehnten beliebter und immer häufiger in unterschiedlichen Zuchtformen angebaut. Er wächst auf niedrigen, dornenbewehrten Sträuchern oder Bäumen. Die Blätter leuchten auf der Unterseite silbern, die Blüten sind klein und von wunderschöner gelber bis orangefarbener Leuchtkraft.

Wirkstoffe Die etwa erbsengroßen, gold- bis goldgelben Früchte zählen zum Kostbarsten, das die Natur an heilenden Produkten hervorbringt. Unvorstellbar hoch ist der Anteil an Vitamin C, der durch den Reichtum an Bioflavonoiden, also an Pflanzenschutzstoffen, im Fruchtfleisch noch einmal bis etwa zur 20fachen Wertigkeit erhöht wird. Jede einzelne dieser oval-runden Beeren ist ein echtes Arzneimittel aus der Apotheke der Natur, desinfiziert Mund- und Rachenraum, sorgt für mehr Magensäure (wichtig für die Eiweiß-, Kalzium- und Eisenverwertung), aktiviert den Immunschutz, panzert Zellen gegen Viren, Bakterien, freie Radikale und andere krankheitserregende Faktoren. Sanddorn ist auch reich an Karotenen bzw. Vitamin A (wichtig für die Sehkraft und für den Schutz der Schleimhäute).

Einkauf Abgesehen von Sanddorntee oder -saft ist das Angebot in den Regalen von Supermarkt und Naturkostladen meist begrenzt. Eine reichhaltige Auswahl findet man besonders im Internet.

Verarbeitung Sanddornbeeren zu sammeln kann ähnlicher Familienspaß sein wie die Suche nach Hagebutten. Die gepflückten Beeren (sie wachsen gerne an Bachläufen oder im Gestrüpp höher gelegener Gebiete) werden kurz gebrüht und dann mit

Heilen mit Sanddorn

- Panzert den Immunschutz aller Körperzellen
- Schützt vor allem Schleimhäute gegen Krankheitserreger
- Tötet Bakterien, Pilze und andere pathogene Mikroben
- Wirkt verjüngend auf Bindegewebe, Hormonproduktion und Zellteilung
- Wirkt gegen Infektionen von Nieren, Blase und ableitenden Harnwegen
- Stimuliert die Synthese von Glückshormonen im Nervengewebe

Honig, Ahornsirup oder Zucker gesüßt. Dementsprechend kann man mit etwas Fantasie selbst einen Saft oder Sirup herstellen und im Kühlschrank aufbewahren. In rohem Zustand ist Sanddorn nicht gerade eine Delikatesse, er schmeckt wegen seiner hohen Konzentrationen an Gerbstoffen recht bitter und sauer – was andererseits natürlich auch auf seinen Reichtum an therapeutisch nutzbaren Inhaltsstoffen hinweist.

Warnhinweis Sanddorntee kann – je nach Konzentration und Menge – eine leicht berauschende Wirkung haben, ist deshalb für Kinder weniger geeignet.

Info Konzentrierte Heilkraft Sanddornprodukte sind nicht gerade billig, aber eben hochkonzentrierte Wirkstoffe. Deshalb wird der Saft oder Sirup auch nur in Teelöffelquantitäten eingenommen, etwa wenn man in den nasskalten Monaten zwischen November und Februar etwas für die Vorbeugung gegen Infektionskrankheiten, grippale Infekte und Erkältungen tun möchte – allemal besser als chemisch-synthetisch hergestellte Vitamin-C-Säurepulver aus der Apotheke. Denn nirgendwo repräsentiert sich schließlich der Reichtum der Natur an Heilstoffen so sehr wie im Sanddorn.

Köstlich und gesund – Sanddornbowle

- 1 Liter Sanddornsaft
- 200 Gramm Honig
- Einige Gewürznelken
- 1/2 Liter feiner Kräutertee
- 50 Gramm Rum
- Und so wird´s gemacht: Sanddornsaft, Honig und Gewürznelken in einem Glasgefäß ansetzen und einige Zeit ziehen lassen. Danach mit dem Kräutertee aufgießen. Rum hinzugeben, alles gründlich miteinander verrühren und im Kühlschrank kalt stellen.

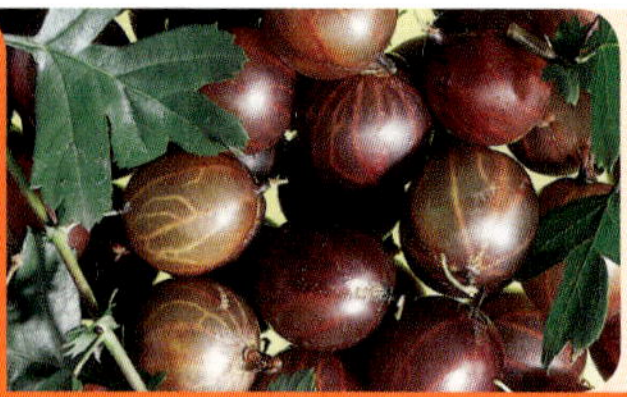

Stachelbeere

Die Stachelbeere war schon lange als Wildpflanze bei uns heimisch, erst durch lange Kultivierung und die Züchtung größerer Beeren gewann sie aber an Bedeutung. Sie wird entweder roh verzehrt oder mit etwas Wasser zu Püree gedünstet, das man z. B. zu gegrillten Makrelen oder zu gebackenem Camembert reichen kann. Gedünstete Stachelbeeren lassen sich zu Quark, Frischkäse oder Joghurt servieren. Als Kompott schmecken Stachelbeeren besonders gut, wenn sie mit frischem Ingwer verfeinert wurden.

Beschreibung Neben Rhabarber und Johannisbeeren zählen Stachelbeeren wohl zu den sauersten Naturprodukten – dagegen sind Zitronen der reinste Honig. Die behaarten Strauchbeeren an Trieben mit spitzen Dornen sind ein typisches Marmeladenobst, können aber genauso gut pur gegessen werden, vor allem, wenn sie ihre gelbrote Reifefarbe erlangt haben.

Herkunft Stachelbeeren stammen aus der Wiege vieler Obstsorten, dem Vorderen Orient, aus Südeuropa und den Mittelmeerländern. Die Reifezeit der Stachelbeere ist kurz, Importware nur kurze Zeit im Angebot. Heimische Stachelbeeren gibt es auf Märkten oder im Bioladen.

Wirkstoffe Je weiter die Stachelbeere heranreift, desto fester schließt sich die harte Schale um die Samen. Stachelbeeren werden deshalb oft in noch grünem Zustand verwertet, wenn die Schale noch weicher ist. Das ist schade, denn seinen Wirkstoffreichtum entfaltet das Obst erst spät. Stachelbeeren sind reich an Silizium (für Bindegewebe, entgiftet Schwermetalle) und an Ballaststoffen (reinigen den Darm). Das Fruchtfleisch der Stachelbeere enthält viel Provitamin A (schützt Schleimhäute, panzert Körperzellen), Pyridoxin (Vitamin B6, für Eiweißstoffwechsel, Nerven, Herz, Haarwuchs), Biotin (für gesunde Haut, fülliges Haar) und vor allem Vitamin C (für Immunsystem, Hirn- und Nerventätigkeit). Stachelbeeren ziehen auch viel Mangan und Magnesium aus dem Boden in ihr Fruchtfleisch (wichtig für Zellkraft, Muskeln, Herz), außerdem das harntreibende Kalium und Zink (für Bindegewebe, Hormonproduktion). Selbst die knackig-harte Schale ist reich an wertvollen, mehrfach ungesättigten Fettsäuren, die die im Fruchtfleisch enthaltenen Karotene besser verwertbar machen.

Einkauf Stachelbeeren erhalten Sie selten in Supermärkten. Besser gehen Sie in einen großen Fruchtmarkt, ein spezielles Frucht- und Gemüsegeschäft (oft von Griechen oder Türken betrieben) oder gleich in den Bioladen.
Noch grüne, nicht ganz reife Stachelbeeren eignen sich wegen der weicheren Schalen besser für die Herstellung von Marmeladen. Allerdings: Sie können auch die reifen und wirkstoffreichen Beeren kaufen und vor der Zubereitung aufschneiden oder anstechen.

Heilen mit Stachelbeeren

- Entgiften speziell das Gehirn von Schwermetallen
- Reinigen und entschlacken den Darm
- Wirken entwässernd und harntreibend
- Verbessern die Eiweißverwertung
- Fördern den Haarwuchs sowie die Bildung gesunder Haut
- Kräftigen die Gefäße und das Bindegewebe

Verarbeitung Blüten und Stielansätze werden abgetrennt, angefaulte Beeren entfernt, die Beeren gründlich mit heißem und kaltem Wasser gewaschen. Danach können Sie die Früchte für die Marmeladenherstellung mit dem Schneidstab zerkleinern, durch die Fruchtpresse pressen, durch den Fleischwolf drehen oder einfach so zerdrücken. Für Obstsalate oder Desserts sollten Sie die Schalen mit verwenden, reifere Früchte werden am besten halbiert oder geviertelt.

Warnhinweis Keiner.

Info **Gefäßwände stärken** Da uns tierische Nahrung so gut wie gar nicht mit Silizium versorgt, müssen wir den (geringen) Tagesbedarf mit pflanzlicher Kost zu uns nehmen. Besonders wichtig ist das Spurenelement für stabile Zellwände und damit auch für straffes und gesundes Bindegewebe.

Stachelbeeren für Arterien und Venen

- Das Spurenelement Silizium ist in tierischer Nahrung nicht so reich vertreten, Pflanzen nutzen es hingegen reichlich für robuste Gerüstteile wie Schalen oder für feste, steife Kapillaren, über die sie ihre Nahrungssäfte beziehen. Auch der menschliche Organismus verwendet Silizium, um feste und stabile Gefäße zu bauen und zu erhalten. Mit Stachelbeeren erweisen Sie also Ihren Gefäßen einen Dienst.
- Gerade bei schwachen Arterien und Venen, bei Krampfadern und Besenreisern können Stachelbeeren helfend eingreifen. Eine einwöchige Stachelbeerkur kann Sie so vor weiteren Verschlimmerungen bewahren.
- Ihre persönliche Stachelbeerkur muss nicht sauer sein: Kaufen Sie die milderen gelben Stachelbeeren und bereiten Sie einen Obstkuchen daraus zu.
- Für leckeren Stachelbeerkuchen nehmen Sie 250 Gramm Mürbeteig, 1 Kilogramm Stachelbeeren (putzen und vorkochen), verzieren den Kuchen mit Eischnee, Zucker (Ihr persönlicher Geschmack entscheidet) und fein geschnittenen Mandeln. Etwa 30 Minuten backen.

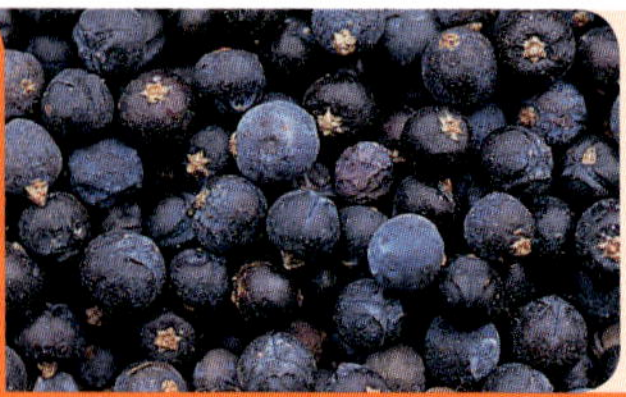

Wacholder

Die Wacholderbeere ist die Frucht des Heidewacholders, der in vielen Regionen Deutschlands wild wächst. Oft deutet das Vorkommen des Wacholderstrauchs inmitten einer gartenartigen Graslandschaft auf die (frühere) Nutzung der Landschaft für die Schafzucht hin, da die Schafherden alle anderen Baum- und Straucharten schon als Keimlinge abweideten und so am Aufkommen hinderten. Nur den Geschmack der jungen Wacholdersträucher mögen sie nicht, weshalb diese ungestört wachsen können.

Beschreibung Wenn im Herbst – meist im goldenen Oktober – Wacholderzeit ist, zieht es viele Sammler hinaus an sonnige Berghänge, auf Waldlichtungen und Heiden, in Haine und Moorgebiete. Nun gibt es die schwarzbraunen bis dunkelvioletten Beeren des Wacholderstrauches. Der süß-aromatische Wacholder nutzt die Gunst der späten Stunde: Wenn andere Früchte längst geerntet und in Einmachgläsern eingeweckt sind, sammelt der Wacholder noch immer kostbare Inhaltsstoffe.

Herkunft Wacholder zählt zu den Zypressengewächsen und ist in südlichen Ländern beheimatet: in Griechenland, Spanien, Südfrankreich und Italien (feinste Qualitäten stammen aus der Toskana). Die Sträucher wachsen jedoch auch in der Lüneburger Heide und in Moorgebieten und brauchen hier freilich im Herbst noch mal reichlich Sonne. Drei Jahre braucht die Beere bis zum Ausreifen, dann kann sie im Idealfall einen Zentimeter dick, kugelrund und sehr saftig sein.

Wirkstoffe Der Wacholder besitzt ätherische Öle, die streng duften und schmecken. Auch zieht er schützende Harze in seine Schale. Diese Abwehrstoffe helfen gegen Infektionen, neutralisieren Gifte, töten Pilze, desinfizieren Schleimhäute und wirken harntreibend. In Nieren, Blase und Harnwegen zerstören sie entzündungsverursachende Bakterien, lindern und heilen Nieren- und Blasenschwäche sowie Beschwerden beim Wasserlassen (z. B. Harntröpfeln oder Harninkontinenz).
Seine dunkle Farbe bezieht Wacholder aus karotenreichen Schutzstoffen: Diese stärken die Schleimhäute, wirken gegen Sehschwäche und aktivieren die Gene in Zellkernen. Kaum eine andere Frucht schafft noch Ende Oktober einen solchen Frischeschub wie der Wacholder.
Wacholder enthält viel bioaktives Vitamin C. Das feine Fruchtfleisch steigert die Vitaminwirkung bis zum 20fachen. Die im Wacholder enthaltenen mehrfach ungesättigten Fettsäuren (in der Schale) stärken Zellwände, regen die Produktion von Steroidhormonen an (entzündungshemmendes Kortisol, Sexualhormone) und halten Cholesterin transportfähig. Dadurch wird dieser lebensnotwendige Fettstoff im Körper nicht ranzig. Die Folge: Im Bindegewebe bilden sich weniger krustenartige Ablagerungen aus ranzigem Cholesterin, unverwertbarem Kalzium und totem Eiweiß (Falten, Runzeln, Krähenfüße), die Tendenz zu arteriosklerotischen Ablagerungen in den Gefäßen (Gefahr der Arteriosklerose) nimmt ab.

Heilen mit Wacholderbeeren

- Wirken entgiftend, töten Darmpilze, binden Fett im Darm
- Wirken wasser- und harntreibend, damit entschwemmend
- Heilen Entzündungen in Nieren, Blase und Harnwegen
- Aktivieren den Zellstoffwechsel, kurbeln die Hormonbildung an
- Beugen Arteriosklerose, Falten- und Runzelbildung vor
- Kräftigen das Immunsystem, schützen die Schleimhäute

Einkauf Importierten Wacholder gibt es schon im September, ab Oktober kommen dann die begehrten heimischen Früchte. Das Sammeln, häufig eine mühselige Pirsch durch struppiges Unterholz, ist aufwändig und beschwerlich, aber ein typischer Freizeitspaß des modernen Büromenschen. Auch die Wacholderblätter wehren sich – mit ihren nadelspitzen Blättern. Verständlich, dass Wacholder beim Obsthändler nicht gerade billig ist.

Verarbeitung Wacholderbeeren können Sie entweder einfach mit dem jeweiligen Gericht kochen oder aber vorher leicht zerdrücken, damit die feste und harzige Schale ihren leckeren Inhalt preisgibt.

Warnhinweis Wacholderbeeren müssen gründlich verlesen (sortiert) werden. Wegen der enthaltenen Reizstoffe sollten Sie Wacholder nicht im Übermaß verzehren. Wenn Sie Wacholder lieben, dann können Sie einzelne Wacholderbeeren über den Tag verteilt einzeln kauen.

Info Beliebte Würze Der Mensch bringt den Wacholderbeeren mit ihrem charakteristischen Aroma mehr Sympathie entgegen als die Schafe: Er nutzt sie als Gewürz und zum Brennen von Alkoholika wie Gin und Genever. Zum Würzen kann man sowohl frische als auch getrocknete Beeren verwenden, man kann sie (z.B. in Sauerkraut oder Tomatensuppe) komplett mitkochen oder im Mörser zerstoßen. Wacholderbeeren verfeinern auch Rahmsaucen (etwa für Pilzgerichte) oder Gemüsegratins.

Würziger Wacholder

- Wem Lebensmittel wie Sauerkraut, Blumenkohl oder andere Kohlsorten für sich allein viel zu langweilig sind, der kann mit Wacholderbeeren Abhilfe schaffen. Einfach mitgekocht, sind sie allerfeinstes Würzmittel.
- Wacholderbeeren als Zugabe zu Mischmarmeladen liefern ein tolles Aroma und lassen die Familie den ganzen Winter über vom herrlich sonnigen Sammelerlebnis träumen.
- Wacholderbeeren sind eine delikate Beilage für Sauerbraten und Fischgerichte sowie zu Wild und anderen dunklen Saucen für Fleischgerichte.

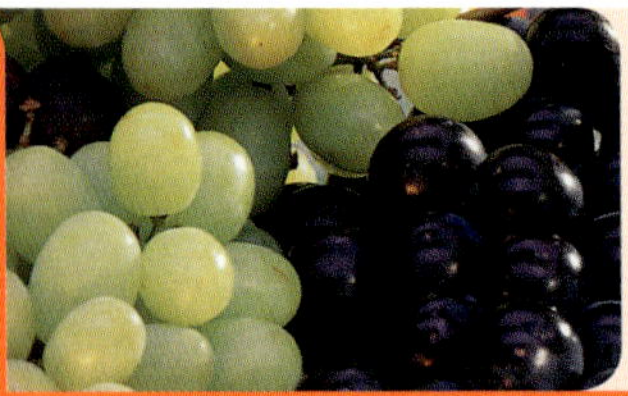

Weintraube

Es wäre natürlich glatt gelogen zu behaupten, der Anbau und die jahrtausendelange Verfeinerung der Weinrebe durch Ägypter, Phöniker, Griechen und Römer in der Antike sowie nahezu alle Völker bis in unsere Tage wäre in erster Linie auf die Heilwirkung des unvergorenen Traubensafts zurückzuführen. Sekt, Weiß- und Rotwein sollen hier auch nicht verteufelt werden; sie haben, in Maßen genossen, ebenfalls ihren Anteil an einer gesunden und ausgewogenen Ernährung.

Beschreibung Die Früchte der Weinrebe sind sonnenhungrig: Im Sommer und Herbst tanken sie Nährstoffe und bilden Vitamine, um ihre Samen zu stärken. Den Menschen bieten Weintrauben wertvolle Biostoffe – nicht nur als Wein.

Herkunft Weintrauben stammen aus dem warmen Süden. Nasskalte Regionen meiden sie. Deshalb kommt das Hauptangebot aus dem Mittelmeerraum, besonders aus Italien, Frankreich und Spanien. Auch in Deutschland gedeihen Weintrauben gut in sonnigen Regionen: in Baden-Württemberg, entlang des Rheins und der Mosel und in Franken. Hier ist aber schon die klimatische Grenze erreicht.

Wirkstoffe Die ballaststoffreichen Schalen der Weintrauben beseitigen Darmträgheit und Verstopfung, wirken gleichzeitig entwässernd, entgiftend und binden Fettstoffe. Trauben sind die ideale Herbstdiät. Sie beschleunigen den Harnfluss durch Nieren, Blase und Harnwege, schwemmen Bakterien aus und lindern so Entzündungen der Nieren und Blase. Weintrauben enthalten alle B-Vitamine außer B12. Die B-Vitamine sind wichtig für den Kohlenhydratstoffwechsel, für gute Nerven und das Gehirn. Fruktose (Fruchtzucker) hebt den Blutzuckerspiegel leicht an. Ein zu niedriger Blutzuckerspiegel ist Hauptursache von Müdigkeit, Nervosität und Konzentrationsmangel. Trauben sind reich an Folsäure (für Blutbildung) und Vitamin C (für das Immunsystem). Auch enthalten Trauben viel Mangan (für Knochen und Schilddrüse, als Nervennahrung) und Magnesium (für Muskel- und Herzfunktion). Der Kaliumgehalt gleicht eine zu salz- bzw. natriumreiche Kost aus.

Einkauf Weintrauben gibt es ab dem Sommer zu kaufen. Haupterntezeit ist August bis Ende Oktober. Je größer Trauben sind, desto saftiger und aromareicher sind sie. Weintrauben sind typische Freilandgewächse. Empfehlenswert sind aber auch die großen blauen Weintrauben aus Treibhäusern. Inlandsware ist weit weniger schadstoffbelastet als Importtrauben aus Südeuropa oder Südafrika. Teurer, aber weitgehend gift- und schadstofffrei sind Trauben aus dem Bioladen oder vom ökologisch arbeitenden Weinbauern.

Verarbeitung Weintrauben können Sie ganz nach Belieben verwenden, als selbst gepressten Saft, im Obstsalat, als Beigabe zu Gerichten oder ganz einfach pur

Heilen mit Weintrauben

- Beseitigen Darmträgheit und Verstopfung
- Reinigen Nieren, Blase und Harnwege
- Lindern das prämenstruelle Syndrom
- Unterstützen Maßnahmen zur Gewichtsreduktion
- Helfen gegen Müdigkeit, Nervosität und Depressionen
- Aktivieren den Kohlenhydratstoffwechsel

gegessen. Wichtig: Weintrauben sollten Sie vor dem Verzehr stets sorgfältig mit heißem und kaltem Wasser waschen.

Warnhinweis Traubenproduzenten in Italien und anderen Südländern haben nur einen Ehrgeiz: dicke, pralle, schöne Früchte. Dafür ist ihnen jedes Mittel recht. Diese Weintrauben gedeihen oft auf belasteten Böden, werden mit Pestiziden und Insektiziden wochen- oder monatelang bespritzt, damit ihnen nur ja kein Insekt zu nahe kommt.
Noch auf dem Transport und im Großmarkt werden Weintrauben mit gesundheitsschädlichen Wachsen und Harzen künstlich verschönt. Deshalb sollten Sie nach Möglichkeit jede einzelne Weinbeere sorgfältig waschen und die Giftstoffe abrubbeln. Oder Sie kaufen einheimische Ware vom biologisch arbeitenden Weingärtner.

Info Auch im Salat Trauben sind höchst vielseitig: Sie bereichern jede Käseplatte, können in viele Salate und Obstsalate einen besonderen Ton hineinbringen und eignen sich gut für Obst- oder Käsekuchen. Rosinen und Sultaninen sind geradezu unentbehrlicher Bestandteil von Müslis oder Studentenfutter.

Abspecken mit Weintrauben

- Im Gegensatz zu anderen Schlankheitskuren ist eine einwöchige Traubenkur im Herbst ideal für alle Dicken und Übergewichtigen. 500 Gramm Weintrauben pro Tag plus 1000 Kilokalorien aus anderer Nahrung – dies ist das ideale Rezept. Sie stellen dabei sicher, dass es zu keinen Nährstoffdefiziten im Körper kommt.
- Positiver Nebeneffekt dieser Traubendiät: Der Darm wird entgiftet, entschlackt und entsäuert. So können Sie gekräftigt in die kalten Wintermonate gehen.
- Weintrauben sind die perfekte Zutat für das Müsli am Morgen: ein paar Löffel geschrotetes Getreide (oder Haferflocken), eine Banane und Weintrauben, so viele Sie wollen. Mit frischer Vollmilch (Rohmilch, sonst 3,8-prozentiger Frischmilch) aufgießen – und Sie haben enorme Energie für den ganzen Tag.

Vergessen Sie auch nicht die Blätter der Weinrebe: Nach kurzem Blanchieren kann man sie mit Reis und Pinienkernen oder mit weichem Ziegenkäse füllen.

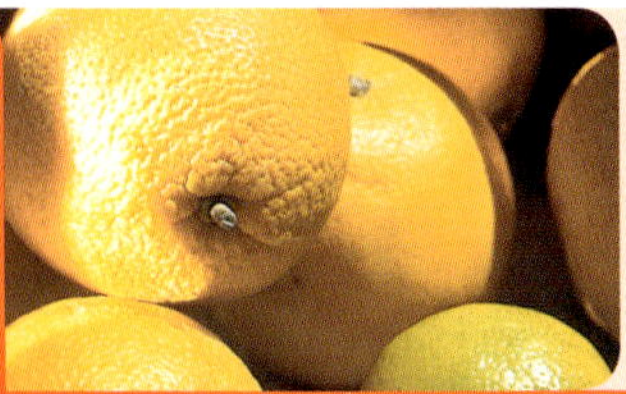

Zitrone

Wenn die Zitrone nicht gewesen wäre, wären viele geografische Rätsel erst spät gelöst worden. Während die Mannschaften der ersten Weltumsegler durch die Vitamin-C-Mangelkrankheit Skorbut stark dezimiert wurden, zwang James Cook seine Besatzung, regelmäßig die sauren Früchte zu verspeisen, und setzte dazu das ebenfalls Vitamin-C-reiche Sauerkraut auf den Speiseplan. Als erster Käpitän konnte er auf drei Weltumsegelungen den Skorbut völlig vermeiden und so den gesamten Pazifik kartografieren.

Beschreibung Die Zitrone wird verwendet als Saft, als Gewürz – und als essbare Frucht für Leute mit Mut zum Sauren. Neuester Geheimtipp von US-Biochemikern: Zitrone in vier Teile schneiden, das Fruchtfleisch herausbeißen und essen. Am Anfang müssen Sie sich überwinden, aber nach ein paar Versuchen haben sich Gaumen und Zunge an den Säureschock gewöhnt, und Zitrone pur schmeckt dann sogar richtig gut. Die Bioflavonoide im Fruchtfleisch schützen das verletzliche Vitamin C vor Oxidation und machen es bis zum 20fachen wirksamer.

Herkunft Zitronen sind typische Südfrüchte. Die schwache Sonne in nördlichen Breiten brächte eine derartig sonnige Frucht gar nicht zustande. Die gelbe Beerenfrucht des Zitronenbaums stammt vermutlich aus Indien oder China. Ganz genau weiß man es nicht. Inzwischen wachsen Zitronen auch im gesamten Mittelmeerraum.

Wirkstoffe Vitamin C (Askorbinsäure) ist der Hauptwirkstoff (gegen Infektionen, für Immunschutz) der Zitrone. Zwar enthält die recht milde Säure keine eiweißspaltenden Substanzen, aber sie stimuliert in der Magenschleimhaut die Produktion von Salzsäure und des eiweißspaltenden Enzyms Pepsin. Dadurch wird die Eiweiß-, Kalzium- und Eisenverwertung wesentlich verbessert. Eiweiß macht vital und stressfähig, Kalzium baut Knochen und Zähne auf und ist das beste natürliche Beruhigungsmittel für die Nerven. Eisen liefert den belebenden Sauerstoff in alle Körperzellen. Vitamin C bringt schon Minuten nach dem Verzehr einen Frischeschub in den Drüsen: Hirnanhangsdrüse und Nebennierenmark haben im Körper die höchsten Vitamin-C-Konzentrationen, sie brauchen den Biostoff für die Synthese von Stress- und Sexualhormonen. Auch die Glücks- und Euphoriehormone Noradrenalin und Beta-Endorphin können nur mit Hilfe von Vitamin C hergestellt werden.

Sie sind dem Menschen voraus: Tiere machen sich ihr Vitamin C im Stoffwechsel selbst – aus Glukose. Menschen müssen es mit der Nahrung zu sich nehmen. Bei massivem Stress benötigen Sie große Mengen Vitamin C – da sind Zitronen das ideale Lebensmittel.

Vitamin C und die begleitenden Bioflavonoide bauen aktiv das Bindegewebe neu auf, lassen Haare und Nägel schneller wachsen, verbessern die Sehkraft und stärken die rund 100 000 Kilometer Blutgefäße im menschlichen Körper, von

- Kräftigen Immunsystem, Bindegewebe, Haare und Nägel
- Verbessern den Eiweißstatus im Körper und vitalisieren
- Verbessern die Eisenverwertung für die Zellatmung
- Aktivieren den Kalziumstoffwechsel für Knochen und Zähne
- Kräftigen die Blutgefäße und stoppen Zahnfleischbluten
- Fördern das Zellwachstum und wirken verjüngend
- Setzen Fett frei und unterstützen Schlankheitskuren
- Stimulieren die Produktion von Magensäure

den großen Schlagadern bis zu den allerfeinsten Arteriolen. Damit beugt die Zitrone Besenreisern, Krampfadern und Hämorrhoidalproblemen vor, beschleunigt die Wundheilung, beseitigt Zahnfleischbluten und wirkt lindernd und heilend bei Parodontose.

Einkauf Zitronen werden bei uns das ganze Jahr über aus verschiedenen Produktionsländern angeboten.

Verarbeitung Sie können Zitronen ganz nach Belieben zu Saft, Obstsalat, Desserts usw. verwenden.

Warnhinweis Zitronen sind meist mit Schad- und Giftstoffen behaftet; deshalb die Schalen nicht abraspeln und als Gewürz verwenden. Weitgehend schadstofffreie Importzitronen gibt es im Bioladen.

Essen Sie sich fit mit Zitronen

- Tipp der US-Biochemiker: Essen Sie über den Tag verteilt einige Zitronenviertel samt Fruchtfleisch.
- Noch ein Tipp aus Kalifornien: Unmittelbar vor dem Sport oder der Gymnastik sollten Sie das Fruchtfleisch einer ganzen Zitrone essen. Bei der nachfolgenden körperlichen Aktivität – ganz gleich, ob Joggen, Aerobic, Radfahren oder Stretching – pumpen sich die Leukozyten (weiße Immunblutkörperchen) mit Vitamin-C-Molekülen voll und machen Sie widerstands- und leistungsfähiger.

Info **Sparsame Zitrone** Wegen ihres intensiv sauren Geschmacks verwendet man Zitronen meist in sehr kleinen Rationen: zum Verfeinern und Abschmecken von Salaten, Obstsalaten, Suppen und Gemüsegerichten. Zitronen werden außerdem für viele Torten und Kuchen, etwa in Form von Zitronenbuttercreme, gebraucht. Zitronenwasser und Zitroneneis runden die Palette ab. Die unbehandelte Zitronenschale liefert außerdem das duftende ätherische Zitronenöl.

Heilendes Gemüse

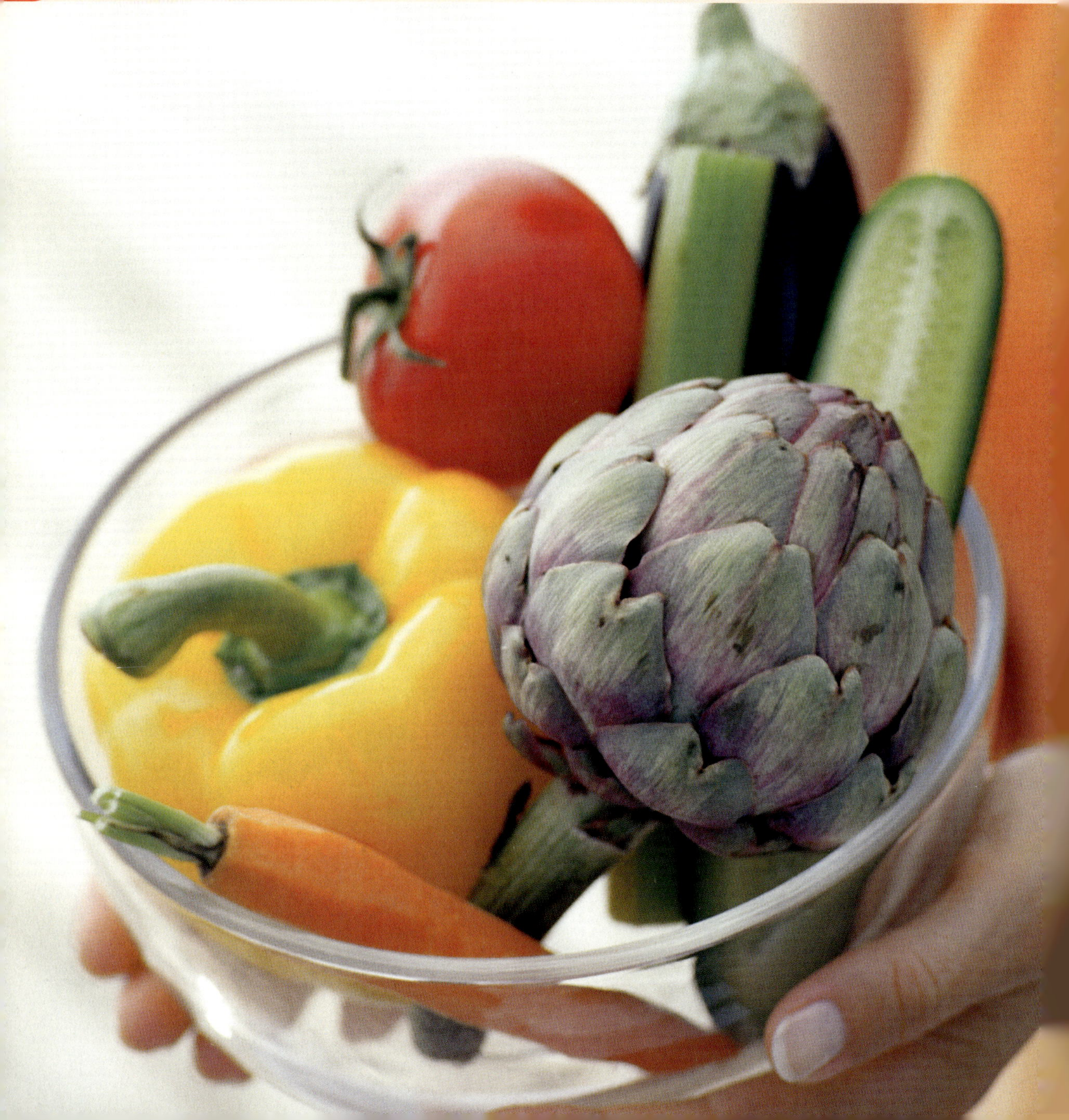

Eigentlich ist gesund zu leben und gesund zu essen unglaublich einfach. Die gut sortierte Auslage eines Gemüsegeschäfts zeigt, wie reichhaltig die Gemüsewelt ist. Schonend gegart und fein mit frischen Kräutern gewürzt, schmeckt jedes Gemüse köstlich. Manche Sorten wie Tomaten, Fenchel oder Blattsalate schmecken auch roh hervorragend. Und neben dem kulinarischen Genuss, der der Seele guttut, bekommt der Körper eine Vielzahl an lebenswichtigen und gesund erhaltenden Stoffen zugeführt. Mineralien, Vitamine und Ballaststoffe sorgen dafür, dass alle unsere Organe vom Herz über den Magen bis hin zur Haut von der pflanzlichen Kost profitieren. Sie werden von innen heraus geschützt und sind so gegen eine Vielzahl von Krankheiten gewappnet.

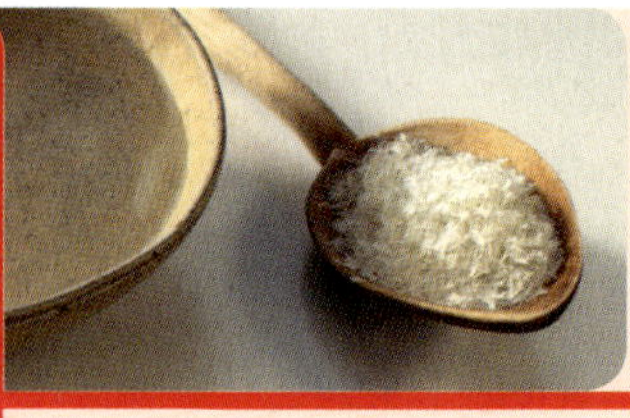

Agar-Agar

Hierzulande sind Algen den Liebhabern der japanischen Küche als leichte Gemüsebeilage oder als Zutat zu Sushi ein Begriff. Im Zuge der Krebsforschung hat man außer dem kulinarischen Wert noch einen anderen, für die Gesundheit des Menschen weit wichtigeren Inhaltsstoff festgestellt. Algen sind reich an Fucoidan, das besonders bei Brustkrebserkrankungen den Krankheitsverlauf abschwächen und einen Ausbruch hemmen oder zumindest verzögern kann.

Beschreibung Diese faszinierende Wasserpflanze wächst in einer Tiefe von bis zu 80 Metern in farbenprächtigen Farnwedeln oder gefiederten Halmen. Agar-Agar entsteht aus dem Pflanzenschleim von Algen, den Agarophyten. Schon vor 2000 Jahren entdeckten die Chinesen und Japaner die heilende Wirkung von Agar-Agar.

Herkunft Agar-Agar wird inzwischen nicht nur in Asien, sondern auch in Spanien, Portugal, Marokko, Korea und in den USA gewonnen. Der Alge wird zuerst das Wasser entzogen; dann wird sie gefriergetrocknet.

Wirkstoffe Agar-Agar ist geruch- und geschmacklos sowie durchsichtig. Es quillt in kaltem Wasser auf und eignet sich deshalb vorzüglich als Geliermittel für Frucht- und Gemüsegelees, Marmeladen, Grütze, Desserts, Puddings, Speiseeis, Tortengüsse und Aspik. Agar-Agar ist traditioneller Speisegelatine aus Tierhäuten oder -knochen weit überlegen, denn es schmilzt nicht so schnell und hat eine festere Struktur. Bereits eine einprozentige Lösung bildet ein festes Gel. Die Pflanze ist enorm reich an Jod, Kalzium, Eisen und zahlreichen anderen Nährstoffen. Agar-Agar ist für den Menschen völlig kalorienfrei, weil es vom Organismus nicht abgebaut werden kann.

Einkauf Agar-Agar gibt es als Pulver und Geliermittel in Reformhäusern und Bioläden. Weitere Handelsbezeichnungen dafür sind: Pflanzengelatine, Ceylontang und Japanische Gelatine. Apotheken bieten Dragees und Emulsionen mit dem Wirkstoff Agar-Agar zur Behandlung von Obstipation (Verstopfung) an.

Verarbeitung Das Agar-Agar-Pulver in einer Flüssigkeit, z. B. Wasser, Fruchtsaft, Brühe oder Suppe, einweichen. Dann langsam zum Kochen bringen. Während das Pulver sich auflöst, ständig umrühren. Die gewünschten Zutaten beigeben. Anschließend bei Zimmertemperatur oder im Kühlschrank abkühlen lassen.
Besonders zu beachten: Agar-Agar eignet sich nicht für die Verarbeitung mit Nahrungsmitteln, die Obst- oder Weinessig enthalten, bzw. mit Lebensmitteln, die reich an pflanzlicher Oxalsäure (Kleesäure) sind. Dazu zählen beispielsweise Spinat, Rhabarber, Mangold, Sauerampfer, Schokolade oder schwarzer Tee.

Heilen mit Agar-Agar

- Hilft als mildes Abführmittel (Laxativum) bei Verstopfung
- Wirkt entzündungshemmend
- Neutralisiert Darmgifte im Nahrungsbrei
- Kräftigt Leber und Lunge
- Hilft bei Hämorrhoidalproblemen
- Unterstützt Maßnahmen zur Gewichtsreduzierung

Warnhinweis Wer unter zeitweiligen oder chronischen Durchfällen leidet bzw. häufig wässrigen Stuhl hat, sollte Agar-Agar nur mit großer Vorsicht verwenden. Die in Apotheken erhältlichen Agar-Agar-Produkte können – wegen ihrer Wirkstoffkombination, z. B. mit Paraffinöl und Darmreizstoffen – zu erheblichen Stuhlproblemen wie starkem Durchfall führen, außerdem zu Hauterscheinungen (Jucken, Brennen), Allergien und Leberstörungen.

Info Heilen mit Algen Jede Algenart wirkt in verschiedenen Bereichen: Wakame gegen Krebs und zur Blutverdünnung, Kombu bei zu hohem Blutdruck, Laminaria bei zu hohem Cholesterinspiegel und Nori gegen die Vermehrung schädlicher Bakterien.

Algen – die unbekannten Lebensmittel

- Vor allem in Japan, China und Korea gelten Grün-, Rot- und Braunalgen als delikates Meeresgemüse und Grundnahrungsmittel.
- Die meisten in Deutschland erhältlichen Speisealgen stammen von der japanischen Insel Hokkaido bzw. aus der Bretagne.
- Neben den zu Geliermitteln verarbeiteten Algen wie Agar-Agar oder Carrageenan (z. B. in Milch- und Schokoladeprodukten) gibt es eine Fülle unterschiedlicher Speisealgen wie Wakame, Dulse, Arame, Nori, Hijiki, Kombu oder Mekabu, die auch hierzulande mehr und mehr Freunde gewinnen. Sie erhalten diese Algensorten meist in Bioläden.
- Algen sind reich an Biostoffen: Wakame und Arame enthalten zehnmal mehr Kalzium als Milch, Hijiki zehnmal mehr Eisen als Rindfleisch. Kombu und Arame können bis zu 500-mal jodreicher sein als Austern und sogar bis zu 1000-mal mehr Jod enthalten als Meeresfisch.
- Diese erstaunlichen Eigenschaften machen Algen zur idealen Zutat auf dem Essteller. Agar-Agar gilt sogar als Verjüngungsstoff für die Lunge und den Magen-Darm-Trakt.

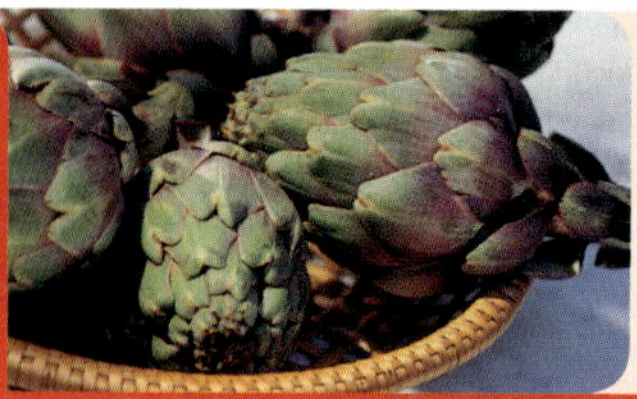

Artischocke

Die sogenannten, in Artischocken enthaltenen Choleretika regen die Leberzellen zur vermehrten Sekretion von Gallensäuren an. Sie aktivieren den Cholesterinausstoß aus der Leber und bremsen die lebereigene Cholesterinsynthese. Auf diese Weise wirken sie fettspiegelsenkend. Übelkeit, Völlegefühl und Blähungen, die oft durch eine zu schwache Lebertätigkeit verursacht werden, lassen sich durch die Artischocke äußerst günstig beeinflussen.

Beschreibung In den mediterranen Ländern, wie z. B. in Südfrankreich, ist ein Gemüsemarkt ohne Artischocken undenkbar. Das Feinste an dieser Gemüsepflanze sind die fleischigen Artischockenböden, die auch bei uns immer mehr Liebhaber gewinnen.

Herkunft In den Mittelmeerländern ist die Artischocke zu Hause, Griechenland, Portugal und Israel zählen zu den Hauptexporteuren. Die distelähnliche Pflanze treibt hübsche Blütenköpfe und eignet sich deshalb auch gut als dekorative Zierpflanze fürs Wohnzimmer. Artischockenpflanzen können bis unter die Zimmerdecke wachsen. Geerntet wird kurz vor der Blüte. Je nach Angebot sind Artischocken unterschiedlich teuer. Kaufen kann man sie – zumindest in speziellen Gemüsefachgeschäften – das ganze Jahr über.

Wirkstoffe Ihre medizinische Bedeutung verdankt die Artischocke in erster Linie ihrem Hauptwirkstoff Cynarin. Kaum eine andere Pflanze enthält so viel von diesem äußerst bioaktiven Bestandteil, der Zellen verjüngt, die Leber schützt und insbesondere auch den Galleabfluss aus der Leber anregt. Der Bitterstoff Cynarin wirkt außerdem cholesterinsenkend und vorbeugend gegen Gallensteine.
Artischocken sind darüber hinaus reich an Vitaminen (Karotene, B-Vitamine, Vitamin C) sowie an Eisen und Magnesium. Alle diese Biostoffe machen die Frucht zum bereits seit vielen Jahrzehnten verwendeten effektiven Naturheilmittel gegen zahllose Befindlichkeitsstörungen und Beschwerden.

Einkauf Es gibt weiße, grüne und violette Artischockenblütenknospen, die allesamt nur kurz lagerfähig sind. Größere Artischocken stammen aus Israel (Jerusalem-Artischocke) oder auch aus der Bretagne, die kleineren aus weiteren südlichen Regionen bzw. Anrainerstaaten des Mittelmeers (z. B. Balkan, Türkei, Spanien).
Sie sollten die Früchte im Regal abgreifen und nur die festen, prallen mitnehmen. Am qualitativ besten sind die großen, runden, grünen Artischocken, Früchte mit bräunlichen oder braunen Blättern sind schon recht betagt. Ausgelöste Artischockenböden- und herzen gibt es auch in Dosen oder Gläsern zu kaufen. Ihr Vitamingehalt ist geringer, die wichtigen Konzentrationen an dem vorbeugenden und heilenden Bitterstoff Cynarin jedoch unverändert.

Heilen mit Artischocken

- Schützen und kräftigen die Leber
- Sorgen für gesunden Galleabfluss
- Beugen Gallensteinen vor
- Wirken verjüngend auf den gesamten Organismus
- Senken den Cholesterinspiegel
- Wirken entwässernd und gegen Gewebsschwellungen
- Regulieren den Blutzuckerspiegel
- Beseitigen verschiedene Verdauungsstörungen
- Wirken entzündungshemmend

Verarbeitung Die Stängel der Artischocke abschneiden, die Knospen mit dem Stielrest nach unten in kochendes Salzwasser legen und zugedeckt garen, bis sich die Blättchen ganz leicht abzupfen lassen. Blätter von außen nach innen abzupfen, in Dressing, Remoulade, Mayonnaise usw. tunken und zwischen den Zähnen abziehen bzw. den dickeren Teil auslutschen. Bodenherz abschneiden, das Heu gründlich entfernen und mit der Sauce verzehren. Artischocken können nach dem Kochen heiß oder kalt (im Kühlschrank aufbewahrt) verzehrt werden.

Warnhinweis Warnhinweise gibt es bei der Artischocke keine, weil die verzehrten Mengen an Gemüsefleisch gering sind. Dementsprechend bleiben die Konzentrationen an dem Bitterstoff Cynarin niedrig. Im Übermaß genossen, können Bitterstoffe toxisch (giftig) wirken – die Gefahr ist aber wegen der großen Menge, die nötig wäre, gering.

Artischocken – Gemüse mit Charme

- Dieses ganz spezielle Blüten- bzw. Knospengemüse macht jedes Essen festlicher und origineller. Dass man dabei ein hochaktives Arzneimittel der Natur verzehrt, ist den meisten gar nicht bewusst.
- Artischocken reichern ihr Fruchtfleisch an den unteren Enden der Blätter und am Boden an. Ihr Reichtum an Biostoffen ist daher nicht über breitflächige Blätter verteilt, sondern in schmackhafter Weise konzentriert.
- Artischocken isst man demnach nicht wie anderes Gemüse mit Messer und Gabel, sondern der Genuss wird gewissermaßen zelebriert: Das Fleisch wird von den Blattschuppen abgestrichen bzw. ausgelutscht.

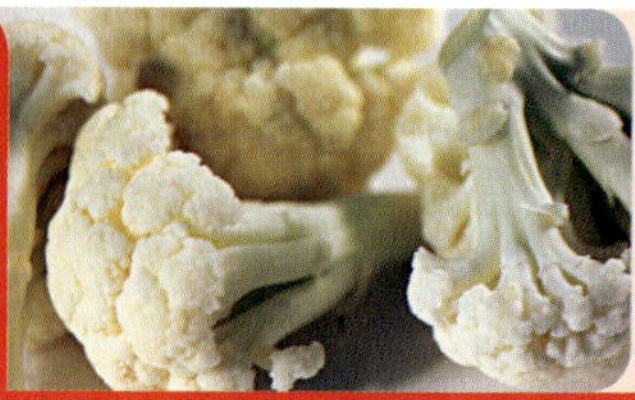

Blumenkohl

Blumenkohl versorgt den menschlichen Organismus nachhaltig mit allen Vitaminen außer B12 und E, mit 14 verschiedenen Mineralien und Spurenelementen und mit 18 verschiedenen Aminosäuren (Eiweißbausteinen). Der Fettanteil ist minimal; deshalb ist der Blumenkohl ein ideales Diätgemüse, insbesondere wenn er nur ganz kurz in Wasser gegart wird. Als Würze empfehlen sich ein wenig Salz und Pfeffer sowie etwas geriebene Muskatnuss.

Beschreibung Wenn auch nicht eine regelmäßige, so doch eine besonders im Winter gern gegessene Beilage auf dem Teller ist der beliebte Blumenkohl, der sich so problemlos zubereiten lässt und der so reich an Nähr- und Sättigungsstoffen ist.

Herkunft Das Kohlgemüse mit seinem dickfleischigen Blütenkopf wächst bei uns in Deutschland ebenso wie in seinen südlichen Hauptexportländern. Es gibt frühe und späte Sorten, die nach bestimmten EU-Qualitätsnormen im Handel angeboten werden.

Wirkstoffe Blumenkohl ist sehr arm an Brennstoffen; 100 Gramm enthalten nur rund 25 Kilokalorien. Sein Wasseranteil und der erhebliche Reichtum an Biostoffen macht ihn aber zu einem der gesündesten Gemüse. Dazu trägt bei, dass sich Blumenkohl vielfältig zubereiten sowie als gesunde Beilage verwenden lässt.
Bemerkenswert ist der hohe Gehalt an Folsäure, einem B-Vitamin, das im Stoffwechsel eng mit Vitamin B12 zusammenwirkt und für Zellwachstum und Blutbildung unerlässlich ist. Getreu überlieferten Essgewohnheiten und Traditionen zufolge verwendeten deshalb unsere Groß- und Urgroßmütter den Blumenkohl als Familiengericht vor allem, weil Kinder und Heranwachsende am Tisch satt werden wollten. Seine heilsame Wirkung auf die Dickdarmschleimhäute ist die beste Vorbeugung gegen Darmkrebs, speziell bei Männern.

Einkauf Blumenkohl mit Augen und Händen prüfen. Wenn er weiß bzw. sehr hell sowie außerdem fest ist, hat er die beste Qualität und enthält dementsprechend am meisten Vitamine. Weiche Konsistenz und ein leicht graugelbes, welkes Erscheinungsbild deuten auf eine längere Lagerungs- und Transportzeit hin.
Der im Spätherbst und Winter erhältliche Blumenkohl kommt aus Südeuropa, seine Erntezeit liegt meist etwas zurück. Er ist oft außerordentlich preisgünstig. Im Sommer wird unser heimischer frischer Blumenkohl angeboten.

Verarbeitung Strunk abschneiden und die unteren grünen Blätter entfernen. Unbehandelter Biogemüsekohl kann mitunter die Heimat von Raupen sein, die den Nährstoffreichtum ebenfalls zu schätzen wissen. Den Blumenkohl wenige Minuten in Salzwasser legen. Etwas zusätzlicher Essig im Wasser ver-

Heilen mit Blumenkohl

- Wirkt entwässernd
- Hilft bei Nieren- und Blasenproblemen
- Unterstützt Maßnahmen zur Gewichtsabnahme
- Hilft beim Aufbau einer üppigen Darmschleimhaut
- Ist wichtig für Zellwachstum und -erneuerung
- Kurbelt die Blutbildung an
- Sorgt für einen hohen Nährstoffgehalt in allen Körperzellen
- Kräftigt das Immunsystem und beugt Infektionen vor
- Wirkt blutdrucksenkend
- Beugt Dickdarmkrankheiten vor

treibt selbst die hartnäckigsten Insekten. Blumenkohl waschen und dämpfen bzw. kurz garen, weil er sonst zu weich wird und seifig schmeckt. Ideal: Im Schnellkochtopf mit Sieb ohne Wasserberührung drei bis vier Minuten dämpfen. Blumenkohl wird am besten nur mit Salz, Pfeffer und Muskatnuss gewürzt, Käse verträgt sich ebenfalls gut mit dem nur leicht charakteristischen Geschmack. Blumenkohlkochwasser nicht wegschütten, denn es enthält viele Spurenelemente. Mit etwas Salz gewürzt und im Kühlschrank gut gekühlt, ist es ein erfrischendes Sommergetränk. Blumenkohl kann heiß als Gemüse gegessen werden, aber auch kalt als Zutat zu Salaten, Rohkosttellern usw.

Warnhinweis Keiner.

Info **Wertvolles Vitamin B5** Das im Blumenkohl enthaltene Vitamin B5 unterstützt den Körper bei der Herstellung von Kortisol. Aus diesem Stoff wiederum baut der Organismus Kortison, das bei der Hemmung von Entzündungen wichtig ist. Vitamin B5 ist übrigens sehr säureempfindlich. Vermeiden Sie daher übermäßig viel Essig und Zitrone am Blumenkohl.

Blumenkohl macht satt und schlank

- Mit Hilfe dieser Gemüseart lassen sich rasch sättigende Mahlzeiten herstellen (z. B. mit Kartoffeln oder Reis).
- Das Minimum an Kohlenhydraten macht den großen Blütenkopf zum idealen Lebensmittel für alle, die – im positiven Sinn – den Gürtel endlich wieder enger schnallen wollen.
- Weil er so schnell zum großen Kopf heranwächst, saugt der Blütenkopf auch so gut wie alles an hochkarätigen Nährstoffen aus dem Boden. Den Reichtum an Vitaminen, Mineralien, Spurenelementen usw. gibt er anschließend großzügig an unsere Körperzellen weiter.

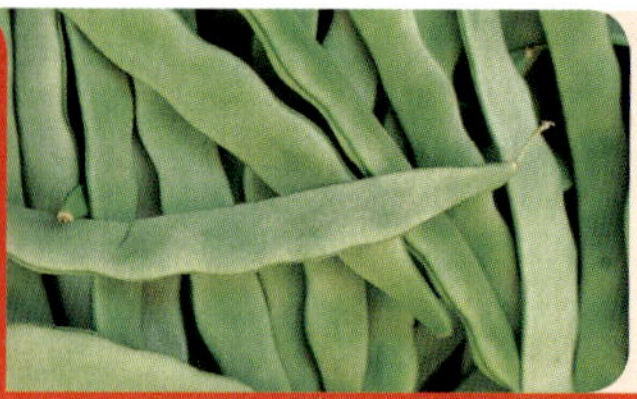

Bohne

Bohnen sind reich an Eisen, Kalzium, Kalium, Vitamin C und B-Vitaminen. Ihr Gehalt an Ballaststoffen macht sie zum Heilmittel für den Darm (Ballaststoffe regulieren die Verdauung, binden Gift- und Fettstoffe). In Asien gelten Bohnen als Vorbeugungs- und Heilmittel gegen Darm- und Kreislaufbeschwerden sowie gegen die Unterfunktion von Milz und Bauchspeicheldrüse. Mit dunklen, braunen oder schwarzen Bohnen werden Nieren- und Blasenprobleme behandelt, mit grünen Bohnen Leberkrankheiten.

Beschreibung Der Reichtum an Nukleinsäuren macht Bohnen zu einem wirksamen Verjüngungsmittel für unsere Körperzellen. Aus diesen proteinähnlichen Substanzen setzen sich nämlich die Zellkerne zusammen. So wie aus einer einzelnen Bohne schnell ein Keim und dann ein Strauch oder ein Busch wächst, regt sich nach einer Bohnenmahlzeit auch das Zellwachstum in unserem Körper.

Herkunft Die Hülsenfrüchte stammen ursprünglich aus Mexiko, Mittel- und Südamerika, wo sie für viele Familien noch immer den Haupteiweißlieferanten aus dem Kochtopf darstellen. Inzwischen werden Bohnen auf der ganzen Welt und natürlich auch bei uns angebaut. Diese weiten Reisen und Anpassungen an andere Klimazonen haben unterschiedliche Sorten hervorgebracht. Es gibt kleine Delikatessbohnen, dickfleischige Brechbohnen und lange grüne Schnittbohnen.

Wirkstoffe Der therapeutische Hauptnutzen der Bohnen liegt in ihrem Reichtum an Nukleinsäuren und Eiweiß. Nukleinsäuren werden in unserem Darm zu sogenannten Nukleotiden gespalten und als solche übers Blut den Zellen zugeführt. Mit diesen Lebensbausteinen reparieren und regenerieren sich Zellen und verjüngen sich dementsprechend.
Eiweiß ist der unerlässliche Rohstoff für den gesamten Zellstoffwechsel. Bei Eiweißmangel drosseln unsere rund 70 Billionen Körperzellen ihre Aktivität von 100 Prozent auf einen entsprechend niedrigeren Wert. Die Folgen: Müdigkeit, Gereiztheit, Unruhe, Konzentrationsschwäche, Nervosität usw. Bohnen enthalten außerdem große Mengen der Spurenelemente Mangan (für das Haarwachstum) und Molybdän (für den Stoffwechsel).

Einkauf Kaum ein anderes Gemüse bzw. eine andere Hülsenfrucht lässt der Kreativität beim Aufstellen des Speiseplans so viel Spielraum wie die Bohne. Ganz klar: Aus unterschiedlichsten Bohnen lassen sich auch die unterschiedlichsten Gerichte zaubern.
So prüfen Sie Stangenbohnen: Wenn sie beim Durchbrechen nicht knacken, sind sie nicht frisch geerntet. Bohnen sind robust, lassen sich im Allgemeinen gut lagern und brauchen beim Einkauf nicht in dem Maß geprüft zu werden wie anderes Gemüse. Selbst ausländische Dosenbohnen, wie beispielsweise die roten Kidneybohnen

Heilen mit Bohnen

- Helfen gegen Leber-, Nieren- und Blasenleiden
- Wirken zellverjüngend
- Kurbeln die Eiweißsynthese in den Körperzellen an
- Wirken vitalisierend
- Helfen bei Verdauungsproblemen
- Wirken entwässernd
- Kräftigen Herz und Kreislauf

aus den USA, sind reich an Eiweiß und Mineralstoffen.

Verarbeitung Die zarten grünen und jungen Brechbohnen eignen sich ausgezeichnet für Salate, Gemüse oder Suppen. Nicht zu lange lagern, denn sonst verlieren sie Vitamine und lassen sich schlechter garen. Sie sind fast durchweg fadenfrei, deshalb brauchen lediglich Schwänzchen und Köpfchen abgeschnitten zu werden. Bohnen waschen, dann im Salzwasser (vielleicht mit etwas Fett) dämpfen oder garen: Garzeit zwischen 10 und 15 Minuten.

Warnhinweis Bohnen können Blähungen und Durchfall verursachen – vor allem bei Menschen, denen Enzyme für das Aufspalten sogenannter Alpha-Galaktoside fehlen. Auf diese unverdauten Zuckerstoffe stürzen sich dann im unteren Darmbereich gasproduzierende Bakterien. Allerdings: Je öfter Bohnen gegessen werden, desto besser werden sie auch verdaut. Dr. Alfred Olson vom landwirtschaftlichen Forschungszentrum in Kalifornien hat einen Weg gefunden, der bei der Zubereitung von Bohnen Blähungen vorbeugt: Trockenbohnen gut spülen, Wasser abtropfen lassen. Mit kochendem Wasser überbrühen und mindestens vier Stunden lang einweichen. Danach Wasser abschütten, abtropfen lassen und neues Wasser zum Kochen zugeben.

Info Wichtig Sojabohnen haben mit Bohnen nur die Artbezeichnung gemeinsam, ihre therapeutische Wirkung ist vielseitiger und andersartig. Siehe auch den Abschnitt »Soja« auf Seite 172f.

Probier's doch mal mit Bohnen

- Ein Spaziergang durch die Welt der Bohnen (z. B. im Supermarkt) lohnt sich. Denn hier erfährt man, welche Vielfalt es an diesen Eiweiß- und Nukleinsäurespendern gibt.
- Die fadenfreien, jungen grünen Brechbohnen gibt es vorwiegend in den Sommermonaten. Neben den dicken Bohnen bzw. Saubohnen gibt es eine Vielzahl getrockneter Bohnen in unterschiedlichen Farben sowie vorgewürzte Dosenbohnen, die sich leicht verarbeiten lassen.

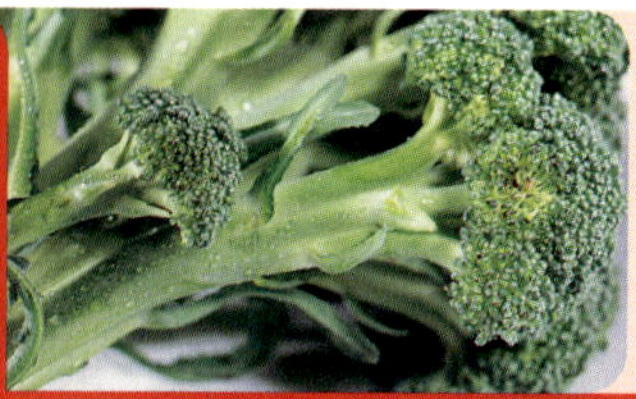

Brokkoli

Grüngemüse wie Brokkoli ist ein wesentlicher Lieferant von Karotenen, aus denen unser Stoffwechsel das wichtige Vitamin A baut. Dieses Vitamin neutralisiert die gefürchteten freien Radikale, die u. a. die sensiblen Schleimhautzellen schädigen und zu den unterschiedlichsten Krankheiten führen können. Die Schleimhäute mit ihren sensiblen sogenannten Epithelzellen sind allererstes und wichtigstes Immunbollwerk gegen bakterien- und virenbedingte Infektionen und brauchen daher auch selbst viel Schutz.

Beschreibung Dieses Grüngemüse ist so etwas wie ein Newcomer oder gar Senkrechtstarter in unseren Küchen. Anders ausgedrückt: Brokkoli wird von Jahr zu Jahr beliebter. Der Grund: Das Gemüse lässt sich gut zubereiten, ist gesund, zudem als gut verwendbare Tiefkühlkost erhältlich und entpuppt sich als ideale Beigabe zu allerlei Gerichten.

Herkunft Brokkoli entstammt der großen Blumenkohlfamilie, nur ist sein Kopf zarter und mit grünen, fein verästelten Trieben versehen. Bei uns wird Brokkoli weniger angebaut, Italien ist bedeutendstes Exportland: Brokkoli braucht Wärme und Sonne. Das Gemüse lässt sich schlecht lange lagern und wird deshalb gerne tiefgefroren.

Wirkstoffe Wie alle grünen Blattgemüse ist Brokkoli ein bedeutender Magnesiumträger und -spender. Der Mineralstoff Magnesium ist in unserem Stoffwechsel unverzichtbar für Muskeltätigkeit, Herzfunktionen, Nervenreizübertragung und Hormonproduktion. Rund 40 Prozent aller Deutschen leiden unter Magnesiummangel mit Symptomen wie Herzrhythmus- oder Verdauungsstörungen, Nervosität, Knochen- und Zahnproblemen oder depressiven Verstimmungen. Der hohe Anteil an Ballaststoffen in Brokkoli beseitigt Darmträgheit, kräftigt den üppigen Zottenbewuchs der Darmschleimhaut und beugt auf diese Weise sogar ernsthaften Darmerkrankungen bis hin zu Krebs vor.

Einkauf Es gibt keine verschiedenen Handelsklassen. Handelsüblicher Brokkoli ist von durchweg guter Qualität. Tiefgefrorenes Gemüse enthält fast alle wichtigen Nährstoffe.

Verarbeitung Die holzigen Stiele werden abgeschnitten – sie können noch für eine Suppe verwendet werden, sind aber längst nicht so schmackhaft wie der Rest (außerdem sollten sie in diesem Fall gut durchpassiert werden, damit keine Fasern zurückbleiben). Den lockeren Brokkolikopf mit seinen vielen Zweigen, Seitentrieben und Blütenknospen waschen und gut abtropfen lassen. Brokkoli sollte nur kurz gegart werden, damit keine wichtigen Vitamine verloren gehen. Erst Stiele und Blattwerk in den Gartopf geben, danach die zarten Knospen. Etwa 15 Minuten lang leicht dämpfen. Tiefgefrorenen Brokkoli auftauen lassen und danach nach Belieben zubereiten.

Heilen mit Brokkoli

- Beugt Infektionen vor
- Verbessert die Verdauung und beseitigt Verstopfungen
- Kurbelt den Stoffwechsel von Kohlenhydraten und Eiweiß an
- Stärkt die Muskelarbeit (wichtig für Sport- und Fitnessfans)
- Regt das Immunsystem an
- Stärkt Herz und Kreislauf
- Hilft gegen nervöse Unruhe, Reizbarkeit und Schlafstörungen
- Wirkt massiv vorbeugend gegen Darmerkrankungen
- Wirkt blutbildend, versorgt die Zellen mit Sauerstoff
- Lindert bei Frauen Menstruationsbeschwerden

Warnhinweis Keiner.

Info Ideale Kombination Um die im Brokkoli reichlich enthaltenen Nährstoffe perfekt zu verwerten, kombiniert man ihn am besten mit biotinhaltigem Gemüse, das man als zweite Beilage oder auch als Vorspeise servieren kann. Dazu gehören Tomaten, Avocados oder Spinat. Gemeinsam mit Vitamin B12 (beispielsweise mit einem Spiegelei) wird so die Eiweißverwertung im Organismus angeregt.

Nährstoffbombe Brokkoli

- Jede Brokkolimahlzeit regt innerhalb von nur einer Stunde den Stoffwechsel in allen Körperzellen an und wirkt auf diese Weise enorm vitalisierend.
- Brokkoli ist das beste Antistressgemüse für alle, die unter Leistungsdruck stehen, Sport treiben oder unter Problemen und Konflikten leiden.
- Brokkoli ist das allerbeste Schutzgemüse für die Schleimhäute. Deren feine Epithelzellen leben nur wenige Tage, werden allerdings durch gesunde Kost schnell aufgebaut. Eine zerstörte oder sogar verhornte Darmschleimhaut wird rasch regeneriert, wenn dreimal pro Woche Brokkoli gegessen wird.
- Das grüne vitalstoffreiche Blattgemüse ist bester Verbündeter für alle Frauen, die während ihrer Regel viel Eisen verlieren.
- Der Vitamin-C-Reichtum von Brokkoli hilft insbesondere während der nasskalten Wintermonate vorbeugend gegen Erkältungskrankheiten wie Husten, Schnupfen oder grippale Infekte.
- Der enorm hohe Gehalt an Kalium in Brokkoli wirkt entwässernd und blutdrucksenkend. Das Gemüse entlastet damit Herz und Kreislauf all derer, die unter den negativen Auswirkungen von mangelnder Bewegung und salzreicher Ernährung zu leiden haben.

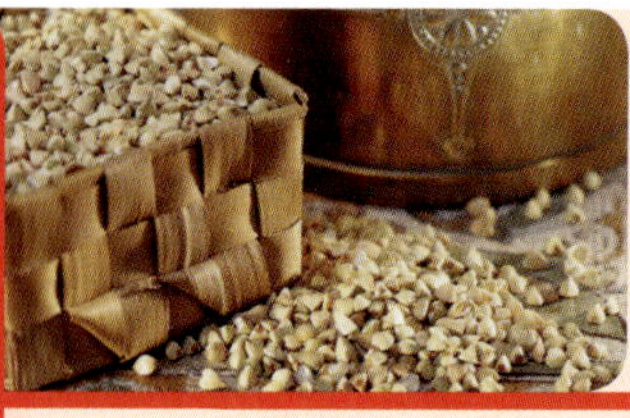

Buchweizen

Ohne Flavonoide (Pflanzenschutzstoffe) wie Rutin werden feinste Adern des Bindegewebes porös, sie weiten sich, und Blutplasma tritt ins angrenzende Gewebe aus. Die Folge: Blutungen oder Schwellungen. Rutin hat darüber hinaus weitere heilende Eigenschaften. In der ganzen Natur, vom kleinsten Insekt bis zu uns Menschen, sind Flavonoide wie Rutin auch Schutzstoffe gegen Bakterien. Sie müssen in den Zellen bereits eingelagert sein, um den Nachschub an Vitamin C vor Oxidation zu schützen.

Beschreibung Dieses getreideähnliche Knöterichgewächs galt in früheren Zeiten als Brot der armen Leute und wächst auch nur auf dürftigen Heide- oder Sandböden. Da muss sich die Pflanze behaupten – und dies tut sie, indem sie sehr spezielle Pflanzenstoffe wie vor allem Rutin in ihren Samen konzentriert. Nachdem Wissenschaftler neuerdings herausgefunden haben, wie segensreich die Buchweizenbestandteile auf unsere Gesundheit wirken, ist dieses Lebensmittel groß im Kommen.

Herkunft Der Buchweizen stammt wahrscheinlich aus Asien und ist u. a. in den weiten Steppengebieten Russlands beliebtes nährstoffreiches Grundnahrungsmittel. Die dreikantigen dunkelbraunen Früchte sind mehlig und gesund. Trotz seiner scheinbaren Robustheit ist Buchweizen sehr sensibel. Ähnlich wie auch Ginseng verträgt er kaum oder keine Chemikalien und lässt sich ertragreich nur auf weitgehend unbelasteten Böden anbauen.

Wirkstoffe Keine andere Bodenfrucht ist so reich an Rutin wie Buchweizen. Dieses Flavonoid schützt bereits in der Pflanze die wasserführenden Kapillaren vor Angriff und Zerstörung z. B. durch freie Radikale. Denselben Schutzmechanismus hat Rutin auch auf Gefäßzellen in unserem Adersystem. Der Pflanzenstoff arbeitet dabei eng mit Vitamin C zusammen. Rutin dichtet Gefäße ab, stoppt Blutungen (z. B. bei Besenreisern, Hämorrhoiden), wirkt vorbeugend und heilend bei Venenbeschwerden und Krampfadern. Auch im Bindegewebe festigt und kräftigt Rutin die allerfeinsten Blutgefäße.

Einkauf Buchweizen in Form von Mehl, Grieß, Schrot bzw. auch in ungeschroteter Form bekommt man am besten im Biohandel oder im Reformhaus.

Verarbeitung Buchweizen lässt sich sehr vielfältig, praktisch wie ein Getreide, verarbeiten. Man kann daraus ein Müsli ebenso zubereiten wie Pfannkuchen, Vollwertbrot oder Nudeln, Suppen, Vorspeisen, Grützen oder schmackhafte Breis zaubern. Am bekanntesten sind wohl dünne Pfannkuchen oder Crêpes, denen Buchweizen einen kräftigen Geschmack verleiht, wenn man etwa ein Viertel des verwendeten Mehls aus Buchweizen nimmt. Gleiches gilt für die kleinen, etwas dicker gebackenen russischen Blini. Buchweizen lässt sich

Heilen mit Buchweizen

- Hilft bei Venenleiden, Krampfadern, Besenreisern
- Wirkt gegen Zahnfleisch- und Nasenbluten
- Kräftigt das Bindegewebe und lindert schmerzende Hämorrhoiden
- Hilft bei Libidomangel oder Impotenz
- Beugt rheumatischen Erkrankungen und Arthritis vor
- Stärkt das Immunsystem
- Wirkt kreislaufregulierend
- Wirkt durchblutungsfördernd

mit süßen Zutaten wie Obst, Honig oder Zucker ebenso verarbeiten wie mit scharfen oder pikanten Kräutergewürzen.

Warnhinweis Buchweizen wirkt bei regelmäßigem Verzehr gefäßdichtend und dabei möglicherweise gefäßverengend. Als Folge davon kann der Blutdruck geringfügig ansteigen. Personen mit erhöhtem oder hohem Blutdruck bzw. mit Neigung zu Bluthochdruck sollten daher nicht täglich Buchweizengerichte essen.

Info Getreide statt Fleisch Getreide und Getreideprodukte sind unsere Hauptstärkelieferanten. Da immerhin 60 Prozent der gesamten Energiezufuhr, die unser Körper benötigt, aus Kohlenhydraten bzw. aus Stärke bestehen sollten, bildet Getreide (neben Kartoffeln) die Basis unserer Ernährung. Wer sich das Fleischessen beispielsweise abgewöhnen oder es reduzieren will, hat mit Getreide einen optimalen Nahrungsersatz, der zudem noch viele essenzielle Nährstoffe liefert.

Armer reicher Buchweizen

- Kaum ein Lebensmittel ist lange so unterschätzt worden wie diese Bodenfrucht. Dabei holt uns die Wurzel des Buchweizens einen besonders kostbaren Nährstoff aus der Erde: Rutin.
- Wenn feinste Blutungen unter der Haut entstehen, platzen auch innere kleinste Gefäße. Da hilft Rutin wie eine »Adernfeuerwehr«: Der Pflanzenschutzstoff dichtet Gefäßwände und Bindegewebe ab.
- Buchweizen ist ein stark basisches Lebensmittel und damit sehr gut zum Entsäuern des Körpers geeignet.
- Buchweizen ist kalorienreich (100 Gramm enthalten rund 350 Kilokalorien), versorgt uns mit B-Vitaminen sowie Kalzium, Phosphaten und Kalium (wichtig für Knochenwachstum). Nicht unbedeutend ist der Gehalt an hochwertigen, mehrfach ungesättigten Fettsäuren.
- Als wichtigster Verbündeter unserer Gefäße hilft Rutin bei allen Gefäßerkrankungen, hohem Blutdruck, Libidomangel, Impotenz, rheumatischen Erkrankungen, Arthritis, Entzündungen aller Art sowie Zahnfleisch- und Nasenbluten.

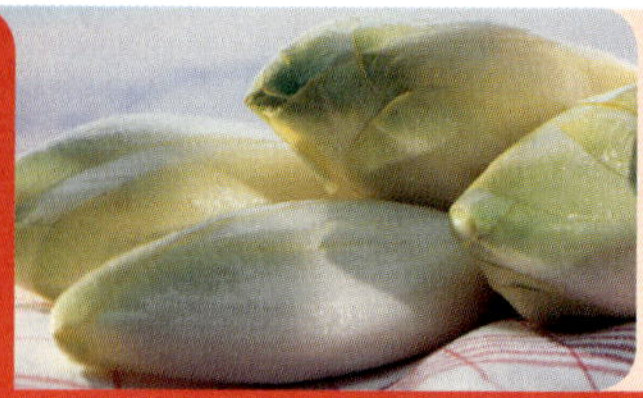

Chicorée

Die Zellwandbestandteile im Chicorée binden Wasser, erhöhen die Kauzeit, regulieren die Verweildauer des Nahrungsbreis im Magen und sorgen für eine raschere Darmpassage. Dadurch verweilen Giftstoffe nicht zu lange im Darm, Verstopfungen werden aufgelöst. Chicorée bindet im Darm fettreiche Substanzen wie Gallensäuren, Nahrungs- bzw. auch körpereigenes Cholesterin, Phospholipide und Glyzerin. Außerdem trägt Chicorée zum Aufbau einer üppigen Darmschleimhaut und einer gesunden Darmflora bei.

Beschreibung Diese Zichorienart wird seit über 100 Jahren auf recht eigenartige Weise gewonnen. Von den Rüben werden die Blätter abgetrennt, danach werden sie ohne Licht kultiviert. Im Dunkeln (meist in beheizten Sand-Torf-Kästen) treiben dann die großen, fleischigen Sprossen während der Wintermonate aus. Da kein Licht einfällt, kann sich in den Pflanzenzellen kein Chlorophyll bilden, also kein Blattgrün. Die Sprossen bleiben weiß und knackig, ihr Geschmack ist fein und zartbitter, der Anbau kompliziert und kostenaufwändig.

Herkunft Chicorée wird vorwiegend aus Holland und Belgien importiert, seinen traditionellen Anbauländern. Die Sprossen gelangen (vorwiegend während der Wintermonate) in verschiedenen Handels- und Qualitätsklassen in unsere Gemüseregale.

Wirkstoffe Die weißen Chicoréesprossen sind außerordentlich ballaststoffreich, der knackige Biss rührt vom Zerbrechen der festen und doch zarten Zellwände her. Weil Chicorée das ganze Jahr über erhältlich ist und sich auch vielseitig zubereiten lässt (z. B. im Obstsalat ebenso wie als Gemüserohkost), sind diese Sprossen das allerbeste Heilgemüse für bestimmte Beschwerden und Krankheiten. Dazu zählen in erster Linie Verdauungs- und Darmbeschwerden (bis hin zu Darmpolypen oder der Neigung zu Dickdarmkrebs) sowie überhöhte Cholesterin- und Fettstoffspiegel mit ihren Risiken bezüglich Bluthochdruck, Arteriosklerose, Herzinfarkt und Schlaganfall.

Einkauf Die Sprossen müssen weiß und von zartgelben Blättern belegt sein. Je grüner die üppigen Sprossentriebe sind, desto bitterer schmecken sie. Prüfen Sie, ob die Chicoréesprossen fest sind; weiche lässt man am besten liegen, sie sind nicht ganz frisch. Auf Handelsklassen achten und nach Möglichkeit nur qualitativ hochwertigen Chicorée mitnehmen. Chicorée sollte nicht Licht oder Sonne ausgesetzt sein und wird deshalb meist von blauem Lichtschutzpapier bedeckt. Ohne diesen Schutz werden Sprossen im Supermarktregal schnell welk.

Verarbeitung Der bittere Keil am Wurzelansatz wird abgeschnitten, die äußersten Blätter werden entfernt. Danach wird die Chicoréesprosse gewaschen oder mit klarem Wasser gespült. Nicht nach dem Zerkleinern waschen, weil sonst wichtige Spuren-

Heilen mit Chicorée

- Senkt den Cholesterin- und Fettstoffspiegel
- Senkt erhöhten Blutdruck
- Beugt Arteriosklerose und Herzbeschwerden vor
- Entgiftet den Darm und beugt Darmerkrankungen vor
- Hilft beim Abspecken
- Befreit von Verdauungsstörungen wie z. B. Verstopfung
- Reguliert den Wasserhaushalt im Körper
- Kräftigt die Darmschleimhaut
- Stabilisiert die Darmflora

elemente und Vitamine ausgeschwemmt werden und nur Ballaststoffe übrig bleiben.
Chicorée lässt sich jetzt nach Belieben verarbeiten und zerkleinern. So z. B. als Bestandteil von Salaten und Rohkosttellern wie auch gekocht als Gemüse oder überbacken. Kochwasser nicht weggießen, sondern wiederverwenden oder gekühlt als gesunden Trunk aufbewahren.
Der Bittergeschmack der Chicoréesprosse wird am besten durch süßliche Zutaten etwas neutralisiert. Dafür eignen sich Orangen-, Kiwi-, Birnen-, Apfel-, aber auch Bananen- oder Avocadostückchen.

Warnhinweis Chicorée entfaltet seine therapeutische Wirkung am ehesten im Verbund mit einer gesunden Mischkost. Nährstoffarme Fehlernährung kann sonst dazu führen, dass ein übermäßiger Chicoréeverzehr auch wichtige Spurenelemente und Mineralien bindet und ausschwemmt. Dazu zählen insbesondere Zink, Eisen und Kalzium.

Info Chicorée selbst ziehen In einem kühlen Keller oder einem abgedeckten Frühbeet kann man Chicorée auch selbst ziehen. Die Wurzeln der Chicoréepflanze Ende Oktober aus dem Garten ausgraben, Blätter abschneiden, bis zu 20 Zentimeter tief senkrecht in Erde stecken (Eimer, Kiste mit Abzugslöchern) und 20 Zentimeter Erde darüber füllen. Gleichmäßig gießen. Nach etwa sechs Wochen kann man die weißgelben Zapfen ernten.

Chicorée macht Nahrung zum Arzneimittel

- Vom ersten Bissen bis hin zur Stuhlentleerung wirken die Bestandteile in diesem Sprossengemüse an unserer Gesundheit mit. Chicorée schickt zwar nicht viele Nährstoffe übers Blut zu den Körperzellen, dafür kümmert er sich in Magen und Darm um bessere Verwertbarkeit der Kost sowie vor allem auch um deren Entgiftung.
- Chicorée ist das ideale Lebensmittel für eine Chelattherapie. Dabei kommt es im Dünndarm zur sogenannten Kationenbindung toxischer (giftiger) Schwermetalle wie z. B. Kadmium, Blei und Quecksilber. Diese Giftstoffe gelangen dann nicht mehr ins Blut, sondern werden ausgeschieden.

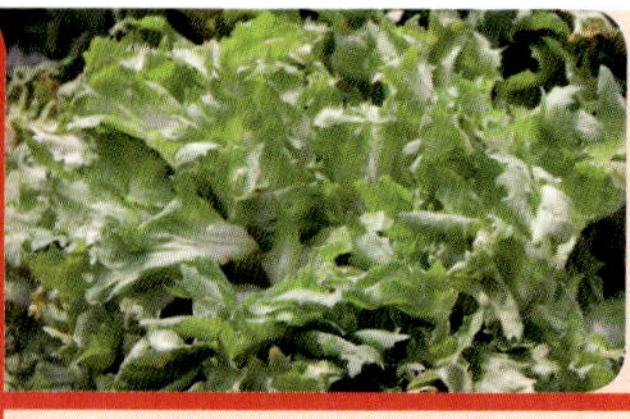

Endivie

Ein knackig-gesunder Salat vor dem Mittagessen gehörte schon seit jeher auf den Speiseplan unserer Großmütter und Urgroßmütter. Dies hatte seinen guten Grund: Angemacht mit Essig, Öl oder Zitronensaft sorgt er für mehr Magensäure und somit für eine bessere Verdauung. Im Garten durfte deshalb die Endivie mit ihrem zart-bitteren Geschmack nicht fehlen – als herzhaftes Lebensmittel und als Arzneimittel aus der Apotheke der Natur.

Beschreibung Seit vielen Jahrzehnten unverzichtbarer Haussalat in vielen Familien, gehört die Endivie gewissermaßen ebenso zum ernährungskulinarischen Kulturgut wie Äpfel, Kartoffeln oder Tomaten. Endivien sind sogenannte Korbblütler, es gibt sie mit krausen, glatten, geschlitzten, breiten oder länglich-schmalen Blättern. Wirkstoffe sind aber im Wesentlichen gleich bzw. ähnlich, der krause Salat schmeckt weniger bitter.

Herkunft Wie zahlreiche andere Salat-, Obst- oder Gemüsesorten stammt auch die Endivie aus südlichen Regionen zwischen Nordafrika, Griechenland und Spanien. Weil die robuste Pflanze auch kaltes Klima gut verkraftet und selbst leichte Fröste unbeschadet übersteht, wurde sie nach und nach auch in nördlicheren, sonnenärmeren Regionen heimisch, wo sie gerade in den Wintermonaten zum verlässlichen Vitaminlieferanten avancierte. Heute ist die Endivie aus unserem Speiseplan nicht mehr wegzudenken.

Wirkstoffe Alles, was in der Pflanzenwelt bitter schmeckt, ist reich an Bitterstoffen bzw. Alkaloiden, die für Bakterien und andere gefräßige Mikroben Gift sind, aber auch Insekten und andere Schädlinge abschrecken. Denselben Nutzen verrichten sie auch in unserer Mundhöhle und unserem Magen: Endivienwirkstoffe töten Pilze und Parasiten, wirken also desinfizierend. Endivien bilden nämlich keine geschlossenen Fruchtköpfe wie etwa Tomaten oder Pflaumen. Sie sind für Kleintiere und Mikroorganismen entsprechend leicht zugänglich, müssen demnach ihr Fruchtfleisch von innen heraus wappnen. Die Salatpflanze aus der Gattung der Wegwarte liefert auch einen Reichtum an Vitamin C (fürs Immunsystem und mentale Frische), Karotene (für den Schutz der Schleimhäute), Kalium (entwässert das Gewebe, wirkt blutdrucksenkend) sowie ein gutes Dutzend potenter Spurenelemente für einen schwungvollen Zellstoffwechsel im gesamten Organismus.

Einkauf Endivien sind ein optimaler Wintersalat, also bestens für die nasskalten Monate geeignet, wenn es unseren Körperzellen ohnehin meist an Biostoffen fehlt. Dementsprechend sind Endivien ideale Vorbeugung gegen Infektions- und Erkältungskrankheiten. Besonders beliebt sind bei uns die krausblättrigen Endivien, die sich besonders für den frischen Verzehr, möglichst bald nach dem

Heilen mit Endivie

- Hilft beim Abschmelzen von Speckpolstern
- Wirkt entwässernd, hilfreich bei Ödemen und Krampfadern
- Tötet Bakterien, Viren, Pilze und andere Parasiten ab
- Wirkt blutdrucksenkend
- Aktiviert und normalisiert die Magen- und Darmtätigkeit
- Sorgt für die wichtige Sekretion von Speichel und Magensäure
- Bringt den Zellstoffwechsel in Schwung, sorgt für mentale und körperliche Frische

Einkauf, eignen. Die sogenannten Eskariolen mit ihren breiten, dicken, glatten Blättern sind nicht so bitter, haltbarer und lassen sich gut in kühlen Räumen über längere Zeit einlagern.

Verarbeitung Die dunkleren grünen Blattspitzen werden abgeschnitten und die Blätter einmal der Länge nach geteilt. Sorgfältig Erdreste und -krümel zwischen den Blättern herauswaschen, Salat gut abtropfen lassen. Endivien nicht zu lange liegen lassen, sonst gehen die Bitterstoffe verloren, die diesen Salat so wertvoll machen.

Warnhinweis Keiner.

Info Gesunder Milchsaft Endivien eignen sich gut als Bestandteil einer Salat- oder Rohkostplatte, sie steuern einen knackig-herzhaften Geschmack bei. Der bittere Geschmack stammt von dem Pflanzenschutzstoff Intybin im Milchsaft, der insbesondere beim Verzehr aus dem Fruchtfleisch austritt und Bakterien in der Mundhöhle angreift. Experten empfehlen, über den Tag verteilt immer wieder mal eines der hellen Blätter zu essen.

Endiviensalat – der Frischekick

- 1 Ei
- 1/2 Kopf Endiviensalat
- 3 EL Pflanzenöl
- 1 EL Essig
- 1 TL Senf
- 1 TL Zucker
- Salz
- 1 TL Salatkräuter
- Und so wird´s gemacht: Ei hart kochen und in kleine Stückchen schneiden. Salat putzen, sorgfältig waschen, abtropfen lassen und klein schneiden. Mit Öl, Essig, Senf, Zucker, Salz und Salatkräutern ein pikantes Dressing anrühren. Eistückchen in diesem Dressing zerquetschen und verrühren. Dressing über den Salat geben und diesen rasch servieren.

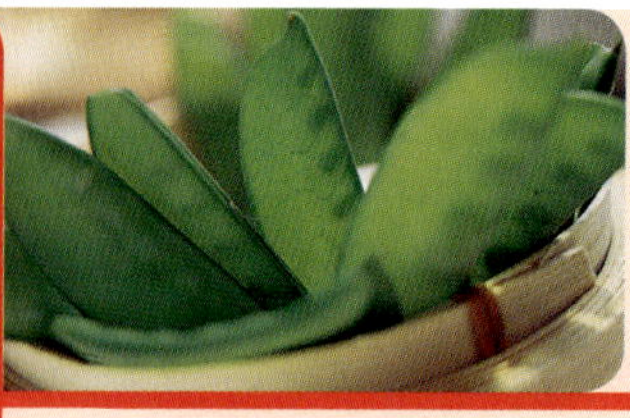

Erbse

Erbsen sind – wie alle Hülsenfrüchte – sehr proteinhaltig. Keimende Erbsen reichern hohe Konzentrationen an Vitamin C an, zum Eigenschutz gegen alle möglichen Parasiten. Der hohe Anteil an Ballaststoffen in Erbsen wirkt entgiftend, senkt den Cholesterin- und Blutfettspiegel und beseitigt Verstopfungen. Erbsen galten im Übrigen bis ins Mittelalter als Zaubermittel gegen allerlei böse Geister und bis in unsere Zeit als Fruchtbarkeitsarznei.

Beschreibung und Herkunft Wahrscheinlich hat die Natur die ersten Erbsen im Orient wachsen lassen, von dort breiteten sich die beliebten grünen Kügelchen schon in vorgeschichtlicher Zeit bis in unsere Gefilde aus. Keine Küche ohne Erbsen – dieser nostalgische Wahlspruch aus Omas Zeiten gilt heute noch. Im Kampf um den Platz im Speiseplan verdrängen Erbsen immer wieder andere Konkurrenten wie z. B. Bohnen oder Linsen. Mit Erbsen lassen sich unterschiedlichste Gerichte zubereiten, die jedem schmecken und außerdem gesund und heilsam sind.

Wirkstoffe Was Erbsen für unsere Gesundheit einzigartig macht, ist ihre Zusammensetzung von Magnesium mit Nukleinsäuren sowie ihr Reichtum an Ballaststoffen. Wie alle Samen, Kerne oder Nüsse strotzen auch Hülsenfrüchte von Nukleinsäuren (eiweißähnlichen Molekülen), in denen die Erbinformationen eingelagert sind. Bis zur Reife teilen sich die Pflanzenzellen explosionsartig und reichern damit die Nukleinsäuren in hoher Konzentration an. Diese Säuren sind die besten natürlichen Verjüngungsmittel, denn auch unsere Körperzellen brauchen sie zur Teilung oder zur Reparatur. Ohne Nahrungszufuhr von Nukleinsäuren bzw. ihren Bausteinen, den Nukleotiden, kann sich unser Gewebe nicht regenerieren.
Es kommt zu Alterungserscheinungen in allen Organen. Nukleotide können nur mit Hilfe von Magnesium aus dem Nahrungsbrei gewonnen werden – der Mineralstoff ist in Erbsen in hoher Konzentration eingelagert. Diese Kombination macht Erbsen ideal für Kinder, Heranwachsende und ältere Menschen.

Einkauf Am besten sind junge grüne Saisonerbsen (im Sommer), sie enthalten die höchsten Nährstoffkonzentrationen. Allerdings ist das Auspalen, also das Herauslösen der Erbsen aus den Schoten, eine zeitraubende Angelegenheit. Vorgekochte Erbsen (z. B. in Dosen) verlieren bis zu 90 Prozent an bestimmten Vitaminen.
Trockenerbsen (Schäl-, Kichererbsen) behalten ihren hohen Anteil an Eiweiß (ein Viertel) sowie sättigenden Kohlenhydraten (die Hälfte). Empfehlenswert sind allenfalls tiefgefrorene Erbsen, die meist sorgfältig sortiert in verschiedenen Größenklassen im Handel sind.

Verarbeitung Frische Erbsen aus den Schoten herauslösen und unverzüglich zubereiten, weil sie schnell

Heilen mit Erbsen

- Wirken verjüngend, fördern das Zellwachstum
- Wirken anabol (muskelaufbauend) bei Sport und Fitness
- Wirken vitalisierend, weil sie den Eiweißstatus anheben
- Aktivieren den Zellstoffwechsel
- Kräftigen die Nerven und vermitteln geistige Frische
- Kräftigen Haare und Bindegewebe
- Verbessern die Sehfähigkeit
- Helfen bei Verstopfung
- Senken Cholesterin- und Blutfettspiegel, wirken entgiftend

austrocknen. Erbsen (auch tiefgefrorene Ware) nur kurz mit wenig Wasser garen, damit nicht zu viele Vitamine verloren gehen. Das wichtige Nervenvitamin Thiamin wird bereits durch Gefrieren abgebaut, durch Lagern oder Erhitzen ganz zerstört.

Warnhinweis Keiner.

Info Nervennahrung Die grünen Hülsenfrüchte enthalten eine hohe Konzentration an Vitamin B1, dem Vitamin für die optimale Versorgung der Nerven. Durch Vitamin B1 wird man belastbarer, und die Stimmungslage bleibt stabil. Auch die anderen B-Vitamine sind (bis auf B6 und B12) in Erbsen enthalten. B-Vitamine sollten wir regelmäßig zu uns nehmen, da sie wasserlöslich sind und schnell wieder vom Körper ausgeschieden werden.

Erbsen – die Familienkost

- Erbsen schmecken gut (leicht süßlich), sättigen, kräftigen und verjüngen Zellen und Gewebe. Deshalb hat diese typische Gartenfrucht an Popularität nichts eingebüßt.
- Kaum ein anderes Gemüse lässt sich vielseitiger zubereiten als diese Hülsenfrucht – als Suppe, Püree, Gemüsebeilage, Erbswurst, Zutat im Rohkostteller usw.
- Wohl kein anderes Gemüse (von Sojabohnen abgesehen) enthält eine so hohe Kombikonzentration von Eiweiß und Nukleinsäuren. Die ist biologisch besonders hochaktiv: Während Nukleinsäuren (bzw. Gene) im Zellkern den Zellstoffwechsel steuern, führen Proteine (Eiweißmoleküle) im großen wässrigen Zellinnern die entsprechenden Befehle aus. Körperliche und mentale Frische und Gesundheit entstehen immer durch das Zusammenwirken dieser Biostoffe.
- Grüne Erbsen enthalten überdurchschnittlich viel Vitamin A, Eisen sowie die B-Vitamine Thiamin (B1), Riboflavin (B2) und Niazin (B3). Thiamin ist der Stoff, der unsere Nerven erst funktionsfähig macht. Riboflavin versorgt uns mit Zellenergie, lässt Haare wachsen und kräftigt unsere Haut. Niazin stärkt Herz und Kreislauf und verbessert unsere Stimmungslage.

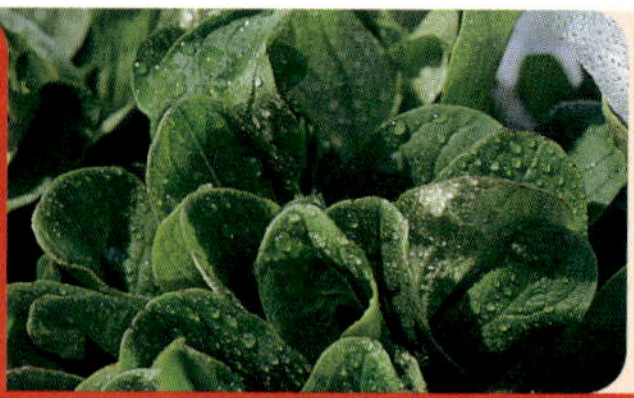

Feldsalat

Wie fast alle grünen Blattgemüse ist Feldsalat reich an Magnesium, dem wichtigsten Mineralstoff gegen Stress. Er aktiviert sogenannte zweite Boten (wissenschaftlich: second messengers) in Körperzellen. Dies sind Moleküle, die bei Stress innerhalb von Sekunden pro Zelle billionenfach produziert werden, den Zellstoffwechsel »explodieren« lassen und die Zelle damit extrem leistungsfähig machen. Das ist wichtig z. B. in Schrecksekunden, bei kreativer Tätigkeit oder beim Sport.

Beschreibung Je grüner eine Pflanze, desto mehr Chlorophyll enthält sie. Diese Farbstoffmoleküle fangen die Photonen (Lichtteilchen) der Sonne ein und stellen daraus chemische Energie her. D. h., aus Wasser und Kohlendioxid werden Kohlenhydrate und Sauerstoff.
Kernatom des Chlorophyllmoleküls ist Magnesium, bedeutendes Heil- und Vorbeugungsmineral in unserem Körper. Keine Esspflanze (von Spinat abgesehen) ist reicher an Magnesium als der frische dunkelgrüne Feldsalat. Biochemiker empfehlen: Ein paar Feldsalatblätter mit ins Büro nehmen und zwischendurch davon essen.

Herkunft Feldsalat (auch Rapunzel oder Ackersalat genannt) ist bei uns heimisch, er wächst im Herbst und sogar im Winter und überbrückt damit gut die an Frischgemüse armen Monate. Von Oktober bis März wird er im Gewächshaus angebaut und in loser Schüttung im Handel angeboten.

Wirkstoffe Bedeutendster Inhaltsstoff ist Magnesium, und zwar in solch hoher Konzentration, dass man Feldsalat getrost ein Arzneimittel aus der Apotheke der Natur nennen kann. Dieses Mineral ist der beste natürliche Kalziumantagonist (Gegenspieler von Kalzium) und verhindert als solcher einen krankhaft übermäßigen Einstrom von Kalzium z. B. in die Herzmuskelzellen. Deshalb sind Salate oder Gemüse wie Feldsalat absolutes Muss im Speiseplan von Personen mit Herzproblemen oder Neigung zu Angina pectoris und Herzinfarkt.

Einkauf Feldsalat wird in zwei Handelsklassen angeboten. Am besten im Bioladen oder beim Biobauern einkaufen, weil Gewächshausware oft chemisch gedüngt oder anderweitig behandelt wurde.

Verarbeitung Faule Teilchen abschneiden, Salat waschen und gut abtropfen lassen bzw. in der Salatzentrifuge trocknen. Blättchen bzw. Röschen zerteilen. Feldsalat nie lange lagern, möglichst am Einkaufstag zubereiten, sonst wird er labbrig und verliert an Frische und Biss.
Feldsalat möglichst immer Vitamin-C-reich zubereiten: Am besten geben Sie dem Dressing etwas Zitronensaft bei.

Warnhinweis Keiner.

Heilen mit Feldsalat

- Kräftigt das Herz und beugt Herzschäden vor
- Aktiviert den Zellstoffwechsel
- Steigert die Stressfähigkeit
- Macht fit im Sport und steigert die Vitalität
- Verbessert die Konzentrationsfähigkeit
- Stärkt das Immunsystem und schützt die Körperzellen
- Kräftigt die Schleimhäute im ganzen Körper
- Fördert die Blutbildung

Info Immer mit Öl Zweimal die Woche eine Portion Feldsalat kann Entzündungskrankheiten der Schleimhäute lindern und den Körper gegen freie Radikale schützen. Das Beta-Karotin, der Radikalefänger, kann allerdings erst wirksam werden, wenn der Salat mit Öl oder anderen Fetten zusammen verzehrt wird.

Eisenspender – und mehr

- Wie auch andere dunkelgrüne Blattgemüse enthält Feldsalat viel von dem Spurenelement Eisen in biologisch optimal verwertbarer Form. Eisen ist Bestandteil der roten Blutkörperchen und transportiert den lebenswichtigen Sauerstoff für die Zellatmung und Energiegewinnung in die Körperzellen.
- Bei einem Mangel an Eisen können im Knochenmark nicht ausreichend rote Blutkörperchen hergestellt werden. Dies wirkt sich vor allem bei Frauen aus, die während der Monatsregel oft mehr als 60 Milliliter Blut verlieren.
- Eisenmangel ist häufig Ursache von Müdigkeit, Mattigkeit oder Konzentrationsmangel, auch bei Schulkindern. Erstes hinweisendes Warnsymptom kann beispielsweise Gesichts- und Hautblässe sein.
- Vegetarier oder Veganer (die auch keine Eier essen) sind besonders auf den Verzehr von Eisen spendenden Grünsalaten oder -gemüse angewiesen (Fleisch und Eier sind für viele Menschen Haupteisenlieferanten). Vitamin C verbessert die Verwertbarkeit von Nahrungseiweiß beträchtlich. Ideal: Feldsalat mit Zitronensaft beträufeln.
- Magnesium ist Bestandteil von rund 300 Enzymen, die praktisch unseren gesamten Stoffwechsel zum Leben erwecken, und stimuliert außerdem die Gene im Zellkern. Die Folge: Vitalität und Konzentrationsfähigkeit.
- Noch ein weiterer wichtiger Basisstoff unserer Gesundheit ist im Feldsalat in reicher Konzentration enthalten: Beta-Karotin, die Vorstufe für die Bildung von Vitamin A, dem »Schutzpatron« unserer Schleimhäute im Immunsystem.

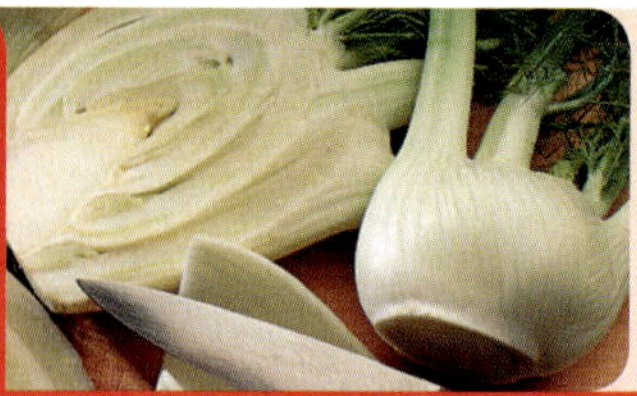

Fenchel

In der Antike und im asiatischen Raum schätzte man den Fenchel aufgrund seines anisartigen Geschmacks und seiner vielseitigen Heilkräfte. Hierzulande machten ihn die Benediktinerinnen bekannt als Naturheiler bei Verdauungsproblemen oder Erkältungsbeschwerden. Die ätherischen Öle Athenol und Fenchem entblähen den Darm und lassen bei Schnupfen und Husten die Schleimhäute schneller abschwellen. Der hohe Vitamin-C-Gehalt der gesunden Knolle bringt außerdem das Immunsystem wieder auf Vordermann.

Beschreibung Schon bei den alten Griechen und Römern wurde fleißig Fenchel angebaut, weil Heilkraft und Gewürzaroma der fleischig-dicken Knolle so legendär waren. Der gute Ruf des Doldengewächses hielt über die Jahrhunderte bis in unsere heutige Zeit an.

Herkunft Der Fenchel stammt aus dem Mittelmeerraum, sein Lieblingsklima ist warm, aber nicht zu heiß. Angebaut wird er vorzugsweise in Griechenland, der Türkei, Italien, Südfrankreich oder auch in nordafrikanischen Ländern, wo Fenchel auch als Feldfrucht kultiviert wird.

Wirkstoffe Der Reichtum an Ballaststoffen macht die Fenchelknolle zum idealen Heilgemüse für alle Menschen, die unter Verdauungsstörungen wie Blähungen, Völlegefühl, Verstopfung usw. leiden. Außerdem binden diese Faserstoffe Gift- und Fettstoffe im Darm, wirken somit sowohl entgiftend als auch cholesterin- und blutfettspiegelsenkend. Darüber hinaus ist Fenchel reich an Kalium (wichtig für Wasserhaushalt und Zellfunktion) und Vitamin C (für Immunsystem, mentale Frische). Schließlich enthält die Knolle noch zwölf wichtige Spurenelemente sowie 14 Aminosäuren (Eiweißbausteine) in idealer Zusammensetzung.
Aus Fenchel wird auch das ätherische Fenchelöl gewonnen (alterprobtes und bewährtes Hausmittel bei Darmstörungen, Husten, Schleim im Nasen-Rachen-Raum). Und aus den Früchten wird auch ein heilsamer Magen- und Darmtee gewonnen, der außerdem mild beruhigend wirkt (ideal für Kinder).

Einkauf Fenchel wird bei uns vorwiegend als Importware zwischen Herbst und Frühling angeboten und zählt deshalb zu den empfehlenswertesten Wintergemüsen. Neuerdings wird Fenchel auch vom Biobauern oder im Naturkostladen angeboten. Dort ist er zwar nicht so preiswert, dafür aber weitgehend oder gänzlich unbehandelt.

Verarbeitung Fenchel waschen, das Grün entfernen, aber nicht wegwerfen. Klein gehackt kann es als würzendes Kraut und zur Garnierung verwendet werden, die man Salaten oder Gemüse beigibt. Die Stängel abtrennen. Fenchel kann roh als Salat oder Rohkost gegessen werden, aber auch gekocht als Gemüse. Für Rohkost wird er sehr dünn aufgeschnitten (am besten in Ringe), beim Gemü-

Heilen mit Fenchel

- Beseitigt Verstopfungen
- Hilft bei Darmstörungen wie Blähungen oder Völlegefühl
- Wirkt cholesterin- und blutfettspiegelsenkend
- Entwässert den Körper und entgiftet den Darm
- Steigert die Zelltätigkeit
- Kräftigt das Immunsystem
- Sorgt für bessere Nerven und gute Stimmungslage
- Entschleimt bei Husten und Schnupfen
- Wirkt auf sanfte Weise beruhigend und entspannend

sekochen wird die Knolle längs aufgeschnitten und geviertelt, eventuell auch in kleinere Stücke geschnitten. In wenig Salzwasser etwa 15 Minuten lang garen.
Fenchel hat zwar einen dominierenden Eigengeschmack, harmoniert jedoch trotzdem ausgezeichnet mit allen anderen Gemüsen und auch mit Gewürzen wie Zitronensaft, Pfeffer, Koriander, Olivenöl, Muskatnuss, Essig oder auch mit saurem Obst wie Orangen oder Äpfeln.

Warnhinweis Wer zu Durchfällen neigt, sollte Fenchel nur sporadisch (etwa zweimal pro Woche) auf den Speiseplan setzen.

Info Wirkung verstärken Schon roh genossen entfaltet der Fenchel einen Großteil seiner Wirkstoffe. Wenn Sie ihn jedoch mit Vitamin-E-haltigem Öl (Sonnenblumen- oder Keimöl) im Salat anmachen, wird aus dem duftenden Gemüse ein richtiger Gesundheitscocktail.

Fenchel wird immer populärer

- In vielen Kochbüchern spielt Fenchel eine untergeordnete Rolle, das Knollengemüse gilt als Mauerblümchen unter den Favoriten. Vor dem stark würzigen und eigentümlichen Geschmack wird sogar gewarnt – und empfohlen werden mitunter nur kleine Portionen: Es könnte ja sein, dass man Fenchel als ungenießbar empfindet.
- Inzwischen mausert sich das Gemüse zum Liebling der Kenner. Der Geschmack gilt als begehrt und veredelt ja auch ganz einfache Lebensmittel wie z. B. die »nackte« Kartoffel: Kartoffeln mit Fenchel sind ein Genuss!
- Für Übergewichtige ist Fenchel das ideale Abspeckgemüse. Er bindet Fett schon im Darm, sodass sich weniger Triglyzeride (Fettmoleküle) in den Speckpolstern um Bauch, Hüften, Po und Oberschenkel einnisten können. Außerdem beseitigt Fenchel auch noch das »nasse Fett« im Bauch, nämlich die oft beträchtlichen Wasseransammlungen rund um den Nabel, die von vielen Molligen fälschlicherweise als Depotfett angesehen werden.

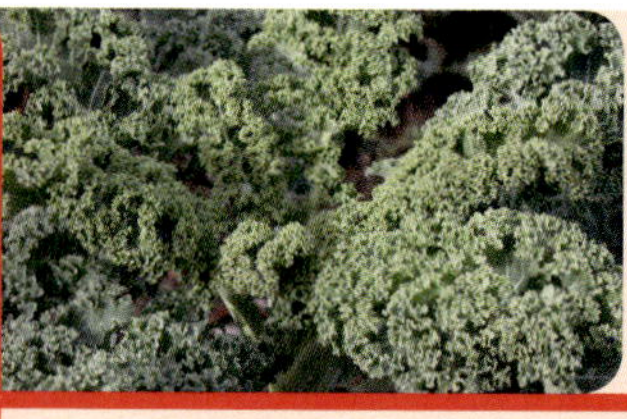

Grünkohl

Grünkohl ist eine der gehaltvollsten Gemüsesorten mit einem großen Reichtum an Vitaminen, Mineralstoffen und Spurenelementen. Er ist das ideale Wintergemüse, das den Körper gegen Erkältungskrankheiten wappnen kann. Allein in einer Portion Grünkohl steckt der empfohlene Tagesbedarf an dem Immunschutzvitamin C. Und er beinhaltet so viel Kalzium wie zwei Gläser Milch. Gerade bei Milchunverträglichkeiten oder Milcheiweißallergie ist Grünkohl der ideale Nahrungsersatz.

Beschreibung Es ist doch recht seltsam: Je schlichter und ärmlich-biederer ein Gemüse ist, desto mehr wird darüber die Nase gerümpft. Dabei steckt der wahre Reichtum der Natur gerade in den billigsten Lebensmitteln. Und dazu zählt der Grünkohl, weil er so schnell so groß wird und weil ihn nur wenige Leute so richtig schätzen.

Herkunft Der Grünkohl (auch als Kraus- oder Winterkohl bekannt) kommt vermutlich aus dem Mittelmeerraum. Inzwischen wird er auch bei uns angebaut. Er ist äußerst robust und widerstandsfähig gegen Kälte, überwintert sogar auf dem Feld und schmeckt eigentlich erst nach dem ersten Frost so richtig gut. Weil die kräftig gekräuselten Kohlblätter lange Wetter und Witterung trotzen, müssen sie auch – ähnlich wie wir Menschen – durch Mineralstoffe und Vitamine geschützt werden. Die steckt die Natur in den Grünkohl, um diesem Gemüse beim Überleben zu helfen. Und diese Wirkstoffe gelangen in unseren Darm und helfen hier unserem Stoffwechsel. Das Beispiel »Grünkohl« macht deutlich, was Molekularbiologen und Genforscher erklären: So sehr unterschiedlich sind Mensch, Tier und Pflanze eigentlich gar nicht.

Wirkstoffe Wenn auch manche Gemüse- und Obstsorten geradezu strotzen von großem Reichtum an speziellen Vitaminen oder Spurenelementen – in einem ist Grünkohl allen überlegen: im Gesamtreichtum. Grünkohl ist ein so tolles Lebensmittel, dass man es eigentlich täglich auf dem Tisch haben sollte (große Teile der russischen Landbevölkerung verdanken übrigens ihrem täglichen Grünkohl Gesundheit und Robustheit).
Der Grünkohl ist selbst recht egoistisch: Er saugt so ziemlich alles aus dem Erdreich, was an Biostoffen verwertbar ist. Dabei ist er arm an Kalorien, Eiweiß oder Kohlenhydraten (weil natürlich viel Wasser in ihm steckt). Aber allein die Konzentration an Karotenen bzw. Vitamin A schlägt schon alle Rekorde: viermal mehr als Brokkoli, sechsmal mehr als Erbsen, 40-mal mehr als Sellerie. Vitamin A ist wichtigster Immunschutzfaktor für Schleimhäute, sogenannter Transkriptionsfaktor für alle genetischen Impulse, die vital, optimistisch und dynamisch machen. Grünkohl enthält alle B-Vitamine (außer B12), dabei enorm viel Biotin (das Schönheitsvitamin für Haut und Haare). Außerdem enthält er respektable Mengen an Vitamin C (100 Gramm Grünkohl decken den Tagesbedarf, es sei denn, man steckt von früh bis spät im Stress). Und noch ein Rekord:

Heilen mit Grünkohl

- Entgiftet den Darm und beseitigt Verstopfung
- Baut zerstörte Darmschleimhäute schnell wieder auf
- Kräftigt sämtliche Schleimhäute im Körper
- Schützt die Körperzellen vor freien Radikalen
- Wirkt vitalisierend und verbessert die Stimmungslage
- Stoppt stressbedingte Alterungsprozesse
- Senkt die Cholesterin- und Fettkonzentrationen im Blut

Kaum ein Gemüse enthält mehr Vitamin E, den potenten Zellschutzstoff gegen freie Radikale. Damit wird Grünkohl endgültig zu dem Gemüse, das den Alterungsprozess stoppt und jung macht. Grünkohl ist reich an Ballaststoffen, die mit allen Darmproblemen aufräumen.

Einkauf Nichts ist problemloser, als Grünkohl einzukaufen. Achten Sie darauf, dass er knackig ist und keine gelben Blätter hat. Weil Grünkohl bei uns heimisch ist, muss er auch nicht gespritzt werden, um auf wochen- oder monatelanges Lagern und lange Transportwege vorbereitet zu werden.
Grünkohl gibt es etwa von August bis März als frische Ernteware, ansonsten als ebenfalls empfehlenswertes Lebensmittel tiefgefroren aus der Kühltruhe.

Verarbeitung Problemlos in jeder Form von Gemüse (40 bis 50 Minuten Kochzeit).

Warnhinweis Keiner.

Unser Tipp Grünkohl ist relativ nitratreich. Deshalb gilt für ihn dasselbe wie für Spinat oder auch Kohlrabi:
Er sollte nicht für eine zweite Mahlzeit aufgewärmt werden.

Grünkohl – der Biofavorit

- Man braucht ein paar Tage, um mit Zunge und Gaumen den ganz speziellen feinen Eigengeschmack aufzuspüren und lieben zu lernen, den die Gourmets der kostspieligen Drei-Sterne-Küche auch erst in jüngerer Zeit entdeckt haben.
- Eine einzige Grünkohlmahlzeit nährt den Bauch mit Ballaststoffen, Eiweiß, Kohlenhydraten und vielen Vitaminen und Spurenelementen. Das Tolle dabei: Während Fast Food den Darm im Eiltempo verlässt, haftet der volle Grünkohlnahrungsbrei im Verdauungsprozess lange an den Darmwänden und päppelt sie hoch: das beste Mittel für eine kerngesunde Darmflora.

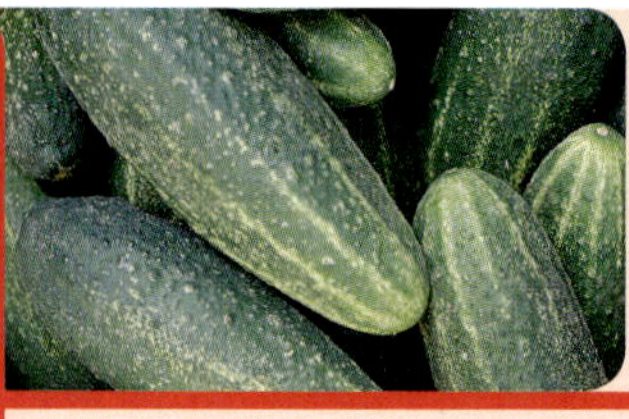

Gurke

Überraschend ist der hohe Anteil an Vitamin E, der in der Gurkenschale steckt (zum Schutz gegen Sonneneinstrahlung und freie Radikale). Der Reichtum an Silizium (Kieselsäure), dem nach Sauerstoff in der Natur am weitesten verbreiteten Element, kräftigt Haut, Haare und Bindegewebe. Gurkensaft lindert und heilt Sonnenbrand. Auch äußerlich angewendet sind Gurken ein Schutz- und Heilfaktor für die Haut und ein beliebtes Schönheitsmittelchen.

Beschreibung Dieses grüne Fruchtgemüse enthält viel Wasser, kaum Kalorien und einiges an Biostoffen für die Schönheit. Gurken zählen zu den wenigen Gemüsesorten, die sowohl innerlich als auch äußerlich gesund bzw. schön machen. Es gibt sie in den unterschiedlichsten Arten.

Herkunft Ganz genau weiß man es nicht, aber Experten meinen, die Gurke (auch Kukumber genannt) stamme aus Ostindien. Dort erscheint sie nämlich schon in uralten Schriften aus dem 3. Jahrtausend v. Chr. Rund 500 Jahre v. Chr. bauten dann Griechen und später auch die alten Römer die Gurke an. Weil die Gurke viel Wärme braucht und frostempfindlich ist (sie keimt erst bei ca. 10 °C), wurde sie bei uns erst zögernd im späten Mittelalter heimisch. Inzwischen ist sie aus unseren Mischsalattellern nicht mehr wegzudenken. Gurken werden heute in der ganzen Welt angebaut und exportiert.

Wirkstoffe Wichtiger Bestandteil ist Erepsin, ein Enzym, das Eiweiß spaltet und Bakterien sowie Würmer im Darm tötet, außerdem darmreinigend wirkt. Dazu trägt der Wasserreichtum bei (Gurken bestehen bis zu 95 Prozent aus Wasser), in dem die Wirkstoffe in physiologisch idealer Form aufgelöst sind. Außerdem ist die Verweildauer im Magen sehr kurz, Gurken erreichen sehr schnell ihren Hauptwirkungsort, die Darmschleimhäute.
Wer etwas Gewicht verlieren will, findet in Gurken hilfreiche Verbündete: In 100 Gramm sind nur rund 14 Kilokalorien enthalten.

Einkauf Salatgurken liefert der Frischmarkt das ganze Jahr über. Heimisches Gemüse liegt von März bis Dezember in den Steigen, ansonsten wird Importware angeboten. Die Sortenvielfalt ist erheblich, sie reicht von Delikatess- über Senfgurken bis hin zu Zuckergurken.
Im Gemüsefach des Kühlschranks halten sich Gurken ca. drei Wochen lang. Treibhausgurken sind weitgehend frei von Bitterstoffen, was nicht nur von Vorteil ist, da diese Bestandteile auch einen therapeutischen, darmreinigenden Effekt haben.

Verarbeitung Freilandgurken enthalten im Allgemeinen mehr Bitterstoffe als Treibhausgurken. Die Gurke wird gut gewaschen, unversehrte, fäulnisfreie Schalen können mitgegessen werden. Das Schälen ge-

Heilen mit Gurken

- Verbessern die Eiweißverwertung
- Wirken darmreinigend, abführend und entgiftend
- Wirken gewichtssenkend
- Lindern Nieren- und Blasenbeschwerden
- Stärken das Bindegewebe
- Kräftigen das Immunsystem und die Darmschleimhaut
- Wirken kräftigend und verschönernd auf Haut und Haare
- Lindern Augenbeschwerden
- Helfen bei Sonnenbrand

schieht von der Blüte in Richtung Stiel. Gurken eventuell entkernen. Gurkensalat sollten Sie rasch nach dem Schälen und Zubereiten servieren, da er schnell Wasser zieht.

Warnhinweis Gurken sollten sehr gut gekaut werden, sonst können sich Darmbeschwerden einstellen. Wer unter Durchfall oder wässrigem Stuhl leidet, sollte Gurken nicht im Übermaß verzehren. Ebenso wie manche Kohlsorten können Gurken bei entsprechend disponierten Personen unangenehme Blähungen hervorrufen. Ein hoher Anteil an Ballaststoffen bleibt dann unverdaut, was zu einer entsprechenden Reaktion der Darmflora führt.

Info Schlank und rank Mit Gurken lässt sich hervorragend eine Frühjahrsdiät starten, nach der einem die Sommergarderobe vom Vorjahr wieder passt und man auch in Badehose oder Bikini eine richtig gute Figur macht. Essen Sie einmal pro Tag einen Salat mit Gurke und nehmen Sie als Zwischenmahlzeit Gurke pur zu sich. Gurkenscheiben mit etwas Salz und Magerquark als Unterlage sind auch ein prima Brotaufstrich. Schon nach fünf Tagen werden Sie sich deutlich leichter fühlen.

Gurken – auch als Kosmetika

- Gurken helfen bei Blasen- und Nierenbeschwerden, bei Magenentzündungen – und sie wirken entgiftend. Aber auch in der Schönheitspflege sind sie vielseitig einsetzbar.
- Je wässriger ein Gemüse oder eine Obstart ist, desto besser eignet sie sich zum Abspecken. So können Gurken (z. B. als Salat, Gemüse) bei einem Minimum an Kalorien sättigen und Zellen mit Vitaminen und Spurenelementen versorgen. Der Trick dabei: Den nötigen Fettbedarf holt sich der Stoffwechsel aus Speckpolstern an Bauch und Hüften.
- Beim Auflegen von kühlfeuchten Gurkenscheiben auf Haut oder Augen sorgt ein osmotischer (flüssigkeitsbedingter) Ausgleich mit den Hautzellen für mehr Hautfeuchtigkeit und auch für das Einströmen heilender Nährstoffe.
- Das Einnehmen von Gurkensaft hilft gegen Schwellungen von Händen oder Füßen.

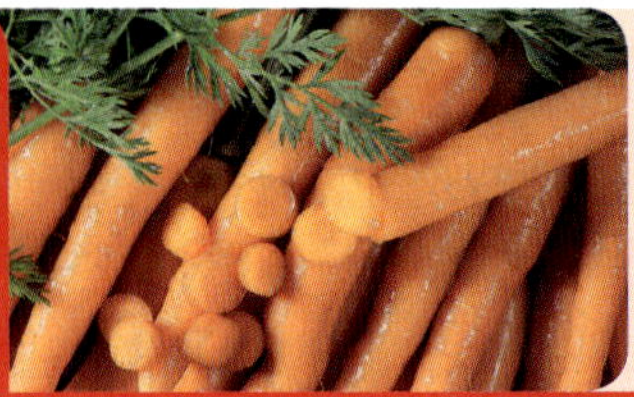

Karotte

Legendär ist ihr Gehalt an Beta-Karotin, der Vorstufe von Vitamin A. Karotten beheben aber auch Selenmangel. Das seltene und sehr kostbare Spurenelement (unser Stoffwechsel braucht davon täglich nur 80 millionstel Gramm) ist in unseren Ackerböden und -früchten nur spärlich vertreten, deshalb leiden wir fast alle unter Selenmangel – besonders, wenn wir unter Stress stehen. Selen ist auch unersetzlich für Herzfunktion und Kreislauf, Sehschärfe sowie die Zeugungsfähigkeit des Mannes.

Beschreibung Was wäre das Leben ohne die Karotte oder gelbe Rübe! Schon als Baby werden wir in Form von süßem Karottenmus mit ihr aufs Innigste vertraut gemacht. In der Kindheit bekamen wir sie gewaschen, geputzt und roh als Zwischenmahlzeit in die Hand gedrückt. Und später war die Karotte von der Gemüsetafel nicht wegzudenken, solo gekocht oder als Farbtupfer im Grüngemüse.

Herkunft Mohrrüben oder Karotten sind ein Wurzelgemüse, dem es in unseren mitunter rauen Wetterlagen ausgesprochen gut gefällt. Das sieht man der Karotte auch an, und man merkt es, wenn man in sie hineinbeißt: sehr zellulosehaltig, die Nährstoffe fest darin verpackt, um sie ja nicht preiszugeben. Nur deshalb können die widerstandsfähigen Karotten praktisch das ganze Jahr über angebaut werden.

Wirkstoffe Den wichtigsten erkennt man an der Farbe Orange: Der Pflanzenfarbstoff Beta-Karotin ist die Vorstufe für das lebenswichtige Vitamin A. Feldhasen beispielsweise sind ganz scharf auf Karotten, um sich in manchmal grimmiger Kälte effektiv gegen Infektionen und andere Krankheiten zu schützen.
Und noch einen Trumpf hat die Karotte zu bieten: ihren enormen Reichtum an Selen, dem wichtigsten Spurenelement im Immunsystem. Das Mineral ist Kern eines Enzyms (Glutathion-Peroxidase), das auch unsere Körperzellen unerbittlich gegen Feinde schützt.

Einkauf Karotten sollten fest und von schöner oranger Farbe ohne braune Stellen sein. Frühsorten mit Laub als Bundkarotten sind weniger lange lagerfähig. Karotten gibt es ganzjährig, weil sie in Kühlräumen nahezu unbegrenzt haltbar sind.

Verarbeitung Das Problem: Die Karotte gibt ihren Reichtum speziell an Karotenen und Selen nicht freiwillig her; die harten, zellulosehaltigen Karottenzellen wollen gekocht sein, am besten mit der Zutat von ein wenig Fett oder Öl. Die wichtigen Karotene sind fettlöslich, können ohne Fett auch nicht aus dem Darm ins Blut und zu den Zellen gelangen.

Warnhinweis Keiner.

Heilen mit Karotten

- Wehren freie Radikale und andere Schädlinge ab
- Kräftigen alle Schleimhäute im Körper
- Aktivieren den Zellstoffwechsel
- Wirken verjüngend und stoppen Alterungsprozesse
- Lassen Haare und Nägel wachsen
- Sorgen für schöne Haut
- Stärken die Immunkräfte
- Verbessern das Sehvermögen, helfen bei Nachtblindheit
- Stärken Herz und Kreislauf
- Aktivieren die Spermienbildung, erhöhen die Zeugungsfähigkeit des Mannes

Info Biostoffe ergänzen Um das Beta-Karotin der Karotte in Vitamin A umzubauen, benötigt unser Organismus ausreichend Vitamin E, Eisen, Zink und Schilddrüsenhormone. Insofern sollte man Karotten immer mit Gemüsesorten kombinieren, die reich an Zink oder Eisen sind, oder sie mit Vitamin-E-haltigem (Keim-)Öl servieren.

Überlebenskünstler gelbe Rübe

- Kein anderes Gemüse ist uns Mitteleuropäern im wahrsten Sinne des Wortes so ähnlich wie die Mohrrübe: wetterfest, auf Eigentum bedacht (Karotten geben ihren Nährstoffreichtum nur äußerst widerstrebend preis), dann auch wieder großzügig – bei entsprechender Behandlung verschenken Karotten ihren gesamten wertvollen Nährstoffbesitz.
- Beta-Karotin ist eine der Wunderwaffen unseres Immunsystems. Es macht die Schleimhäute im ganzen Körper unbezwingbar für Bakterien oder Viren und ist sogenannter Transkriptionsfaktor für Gene im Zellkern. Die können den Zellstoffwechsel nur dann ankurbeln (und uns frisch und fit machen), wenn das Karottenvitamin die Weichen stellt.
- Karotten halten den Vitamin-A-Weltrekord: In 100 Gramm sind sage und schreibe 28 000 Internationale Einheiten (IE) Vitamin A enthalten, 1000-mal mehr als z. B. in Rüben oder Artischocken, 2000-mal mehr als in Blumenkohl. Da darf dieses ansonsten so bescheidene Gemüse wirklich stolz darauf sein.
  Zum Vergleich: Eine Möhre enthält ebenso viel Vitamin A wie eine ganze dicke Vitamin-A-Pille aus der Apotheke. Dabei ist das Karottenvitamin (in Form von Karotenen) viel gesünder. Für Vitamin-A-Pillen gelten strenge Gegenanzeigen: Schwangere Frauen dürfen pro Tag nicht mehr als 10 000 Internationale Einheiten Retinol (Vitamin A) einnehmen – wegen der Gefahr von Missbildungen beim Embryo. Karotten dürfen sie essen, so viel sie wollen – davon bekommt man im schlimmsten Fall gelbe Handflächen.

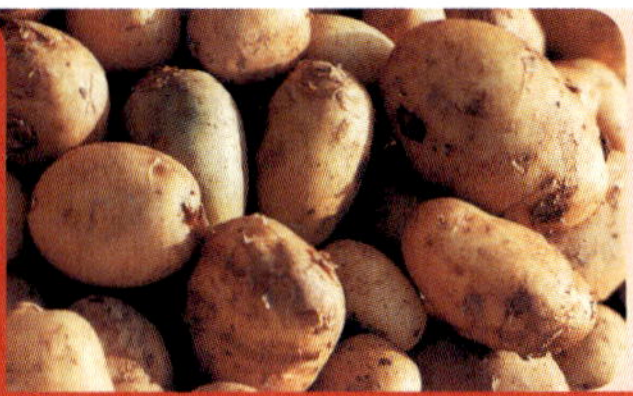

Kartoffel

Kalorienarm, nährstoff- und stärkereich ist die Kartoffel – und zudem eines der vielseitigsten Lebensmittel. Ihr hochwertiges pflanzliches Eiweiß ist in Kombination mit tierischem Eiweiß aus Quark, Eiern oder Käse der beste Fleischersatz. Nur erhöht die gesunde Knolle im Gegensatz zu vielen Fleischsorten die Blutfettwerte nicht. Die meisten Vitamine und Mineralstoffe der Kartoffel stecken direkt unter der Schale. Biokartoffeln sollte man daher ungeschält essen.

Beschreibung Die gute alte Kartoffel ist praktisch das Kernstück unserer gesamten Ernährung. Außen braun und innen weiß oder gelb, liefert sie unseren Körperzellen viel von dem, was diese an Biostoffen benötigen.

Herkunft Die Geburtsregion der Kartoffel sind die Hochanden in Südamerika. Bei den alten Inkas war die Kartoffel Hauptnahrungsmittel, und noch knapp 100 Jahre nach der Entdeckung Amerikas wussten unsere Vorfahren noch gar nicht, dass es so eine sinnvolle Bodenfrucht überhaupt gibt. Erst kamen Kartoffeln nach Spanien, viel später auch nach Deutschland – und da auch nur in die Fürsten- und Adelshäuser. Preußenkönig Friedrich der Große machte die Kartoffel schließlich zur Volksnahrung. Inzwischen werden Kartoffeln in aller Welt geerntet; Hauptanbauland nach Russland und Polen ist Deutschland.

Wirkstoffe In der Kartoffel tummeln sich (bis auf Selen) nahezu alle wichtigen Mineralien und Spurenelemente. Das stärkehaltige Fruchtfleisch ist reich an Magnesium, Kalium, Phosphaten, und es enthält eine gute Portion Natrium sowie Kalzium. Diese Mineralien stehen dabei in idealer Relation und gleichen z. B. eine für uns typische zu salz-, zucker- und fettreiche Kost aus. Gerade Kinder und Jugendliche sollten mehrmals wöchentlich Kartoffeln essen. Kalium wirkt entwässernd und ausschwemmend und ist für die Zellversorgung mit anderen Nährstoffen wichtig. Magnesium ist Lebensspender in allen Zellen, Kalzium und Phosphate sind Bestandteil der Knochensubstanz. Erstaunlich ist die hohe Konzentration von Vitamin C in Kartoffeln: 20 Milligramm finden sich in 100 Gramm des Gemüses. In der Schale stecken B-Vitamine und Spurenelemente, sehr viel Niazin (für den Stoffwechsel von Kohlenhydraten, Eiweiß und Fett), Folsäure (für Nerven, Blutbildung, Wachstum) sowie Zink (für Bindegewebe und Hormonproduktion). Kartoffeln wirken dabei sättigend (in 100 Gramm stecken rund 80 Kilokalorien), und sie sind reich an Ballaststoffen (wirken darmregulierend und helfen bei Verstopfung). Die enthaltenen hochwertigen Kohlenhydrate sind komplexer Natur, sie werden im Darm in einem stundenlangen Prozess gespalten und dem Blut zugeführt. Auf diese Weise versorgen sie Nerven und Gehirn mit dem Brennstoff Glukose und sie heben den Blutzuckerspiegel. Dies macht munter, verscheucht Müdigkeit und Konzentrationsmangel.

Heilen mit Kartoffeln

- Regulieren den Wasserhaushalt im Körper
- Stimulieren den Transport aller Nährstoffe in die Zellen
- Bauen Knochensubstanz auf
- Kräftigen die Muskeln
- Stärken Herz und Kreislauf
- Aktivieren den gesamten Stoffwechsel
- Stimulieren das Wachstum (wichtig für Kinder)
- Kräftigen das Bindegewebe
- Regen die Hormonproduktion an
- Regulieren die Verdauung
- Sorgen für mentale Frische, verscheuchen Müdigkeit

Einkauf Sie sollten besser immer zu kleineren Kartoffeln greifen, die großen sind oft intensiv behandelt (erhöhter Nitratgehalt sowie Kadmium- und Bleibelastung). Der Grund: Große Kartoffeln lassen sich leichter ernten und verarbeiten. Beim Großanbau werden nach der Ernte Strunk- und Wurzelreste im Ackerboden chemisch zersetzt, schädliche Insektizide, Pestizide und Herbizide verseuchen die Böden dann endgültig. Die Kartoffel saugt diese Gifte leider auf und gibt sie an uns weiter. Deshalb gilt grundsätzlich: Kartoffeln sollte man möglichst beim Biobauern oder im Bioladen kaufen.

Verarbeitung Biokartoffeln am besten mit der sehr nährstoffreichen Schale verarbeiten bzw. essen. Ansonsten die Pelle unbedingt vor oder nach dem Kochen entfernen. Beim Einkellern sollten spät reifende Sorten verwendet werden, die weniger empfindlich gegenüber Schimmelpilzen sind.

Warnhinweis Unreife Kartoffeln bzw. grüne Teile von Kartoffeln enthalten das Pflanzengift Solanin, das Kopf- und Halsschmerzen, Bauchschmerzen, Durchfall und ernsthafte Erkrankungen auslösen kann. Essen Sie daher nur reife Knollen bzw. entfernen Sie grüne Stellen großzügig.

Info Blutdruck senken Wer an zu hohem Blutdruck leidet, sollte mehr Kartoffeln essen. Diese können nicht nur helfen, Medikamente einzusparen, sondern unterstützen auch die Behandlung von Bluthochdruck. Das hierfür verantwortliche Kalium ist außerdem ein ausgezeichnetes Regulativ für den Wasserhaushalt in unserem Körper. Auch Zucker- und Harnsäurestoffwechsel werden durch die Inhaltsstoffe Molybdän und Chrom positiv beeinflusst.

Vielseitige Kartoffel

- Sie lässt sich ideal zu Gemüse, Salat, Pell- oder Salzkartoffeln, zu Pommes frites oder Chips (kalorienreich!) verarbeiten.
- Sie ist bedeutendster Lieferant von Stärke, dem Hauptreservestoff des Kohlenhydratstoffwechsels, und damit eines der wichtigsten Grundnahrungsmittel überhaupt.

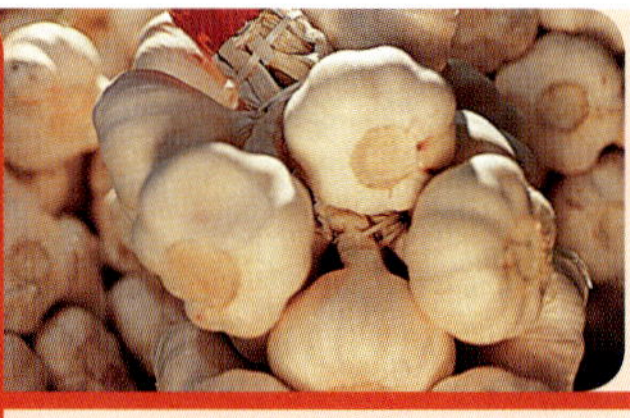

Knoblauch

Auf einem ägyptischen Papyrus aus dem 15. Jahrhundert v. Chr., einem der ersten medizinischen Ratgeber, werden 22 Knoblauchrezepte gegen Beschwerden wie Kopf- oder Rachenschmerzen und körperliche Schwäche empfohlen. Der griechische Arzt Hippokrates (ca. 460–370 v. Chr.) verschrieb Knoblauch gegen Verstopfung, Wasseransammlungen und Gebärmuttertumoren. Der römische Geschichtsschreiber Plinius d. Ä. (1. Jahrhundert n. Chr.) empfahl Knoblauch sogar gegen 61 verschiedene Beschwerden.

Beschreibung Den Knoblauchfan erkennt man oft auf Anhieb – am typischen Geruch des Atems und der Ausdünstung. Dies kommt daher, dass das zwiebelartige Lauchgewächs eine intensive Mischung aus Wirkstoffen enthält. Sie gelangt rasch ins Blut, wird teilweise über die Lunge oder über die Haut abgeatmet. In der Natur gilt: Alles, was scharf schmeckt und intensiv riecht, ist gut, zumindest reich an Wirkstoffen.

Herkunft Knoblauch findet seit Tausenden von Jahren als Naturheilmittel Anwendung – gegen Hämorrhoidalleiden, rheumatische Erkrankungen, Asthma und viele andere Gebrechen. Der bei uns erhältliche Knoblauch stammt vorwiegend aus südeuropäischen Ländern, insbesondere aus Italien.

Wirkstoffe Zwischen 0,1 und 0,3 Prozent des scharfen Zwiebelfleisches bestehen aus einem Lauchöl mit dem Wirkstoff Allizin. Dieser ist es auch, der dann im Lauf des Stoffwechsels in unserem Körper zur oft lästigen Geruchsbildung führt. Bei diesem Abbau über Stoffwechselstufen bilden sich stets neue Wirkstoffe gegen unterschiedliche Beschwerden. Allizin tötet Bakterien und Pilze und senkt Cholesterin- und Blutfettspiegel. Die aus Allizin abgebauten Ajoene und Sulfide verhindern eine Blutverklumpung, die weiteren Stufenprodukte verlängern die Gerinnungszeit und wirken durchblutungsfördernd.

Einkauf Am besten, wirkstoffreichsten sind die frischen Knoblauchzwiebeln bzw. -zehen. Man erkennt sie daran, dass sie sich fest und prall anfühlen.

Verarbeitung Knoblauchzehen entweder durch die Presse drücken oder in kleine Würfelchen schneiden. Ansonsten nach Belieben verarbeiten.
Wenn die Schale sich nicht lösen will: Etwas Salz auf eine Unterlage streuen, den Knoblauch darauflegen und mit der Breitseite der Messerklinge leicht quetschen, bis die Schale aufplatzt.

Warnhinweis Vorsicht bei übermäßigem Dauerverzehr. Dann kann Knoblauch bei entsprechend disponierten Personen Magen- und Leberbeschwerden bzw. zu niedrigen Blutdruck verursachen. Wer Knoblauchzehen gerne roh und in großer Menge isst, sollte Weizen- oder Gerstenprodukte dazu essen, die neutralisierend wirken.

Heilen mit Knoblauch

- Verbessert die Durchblutung
- Senkt den Blutfettspiegel und beugt Arteriosklerose vor
- Hilft bei Venenleiden und Krampfadern
- Lindert Hämorrhoidalbeschwerden
- Stärkt Herz und Kreislauf
- Tötet Darmbakterien und -pilze
- Unterstützt Maßnahmen zur Gewichtsreduktion
- Wirkt blutdrucksenkend
- Erhöht die Konzentrationsfähigkeit
- Hilft bei Darmkollern, Verstopfung und Blähungen
- Bremst Alterungsprozesse

Info Vorsichtig dosieren Roher Knoblauch gibt auch in kleinen Dosen schon jede Menge Geschmack. Von französischen Gourmetköchen erzählt man sich die Anekdote, sie würden in die Knoblauchzehe beißen und dann einmal in die Salatschüssel hauchen, das genüge bereits…
Auch wenn Sie natürlich nicht so vorsichtig sein müssen – dosieren Sie Knoblauch erst einmal ganz behutsam!

Süchtig nach Knoblauch

- Viele Menschen kommen von dieser Knolle nicht mehr los, der Geruch nach frisch verarbeitetem Knoblauch zieht sie unwiderstehlich in griechische, türkische oder französische Restaurants, die der Wunderzehe Knoblauch viele kulinarische Köstlichkeiten verdanken. Auch zu Hause bei uns wird zunehmend mit Knoblauch gekocht. Die Gewürzzwiebel eignet sich für Fisch, Fleisch, Geflügel- oder Lammgerichte ebenso wie für Salate, Gemüse oder Vorspeisen aller Art.
- Allizin im Blutkreislauf – das bringt den Stoffwechsel auf Touren, belebt, verjüngt, entschlackt und entgiftet. Freilich: Knoblauchgestank kann manchmal an die Grenze zum Unerträglichen gehen. Deshalb ist es am besten, der Rest der Familie isst auch Knoblauch – dann merkt man ihn nämlich kaum. Wird Knoblauch sehr heiß verarbeitet (z. B. in der Pfanne), wird sein Geruch neutraler. Am intensivsten wirken sich frisch gepresste oder nur grob geteilte Zehen im Salat aus. Auch der Gebrauch von Knoblauchpillen führt zu einer steten feinen Ausdünstung – auch wenn »geruchsfrei« auf der Packung steht.
- Andere Wirkstoffe in Knoblauch haben einen günstigen, lindernden oder heilenden Einfluss auf Verdauungsstörungen wie z. B. Blähungen, Darmkollern, Darmkrämpfe oder Verstopfung.
- Knoblauch erhöht den Blutfluss in die Haut und trägt somit zu einer besseren Gesichtsfarbe bei.

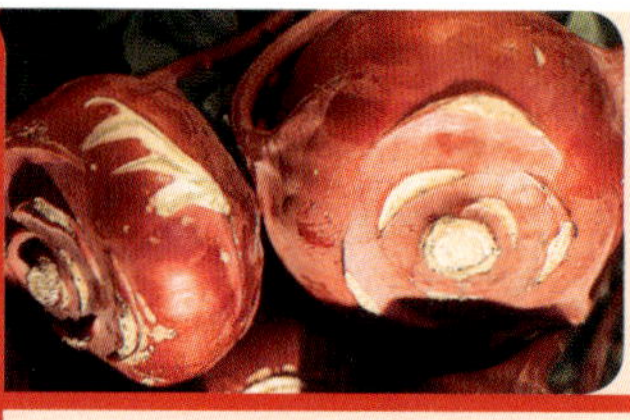

Kohlrabi

Der weiße oder blaue Kohlrabi ist so zart, dass er gerne auch roh verzehrt wird. Am besten schmeckt die Rübenart von Mai bis Spätsommer. In dieser Zeit stammt sie ausschließlich aus heimischem Freilandanbau. Kohlrabi ist äußerst kalorienarm und eignet sich daher gut zur Ergänzung einer Diät. Als gesunde Zugaben hat er Selen und viel Vitamin C zu bieten. Wenn man Kohlrabi mit Vitamin-E-haltigem Öl serviert, schützt das Selen die Blutfette vor freien Radikalen und beugt so Arteriosklerose vor.

Beschreibung Sein feiner, durch Senföle bestimmter Geschmack und sein Gehalt an wertvollen Nährstoffen machen dieses Kohlgemüse zum Dauergast nicht nur in Omas Garten, sondern auch auf unserem modernen Speiseplan. Kohlrabi wird das ganze Jahr über angebaut, sowohl auf dem Feld als auch im Gewächshaus.
Nachdem er lange Jahre in der Gourmetszene eher herablassend behandelt wurde, erlebte er in den letzten Jahren eine feierliche Wiedergeburt – gerade in den noblen Esstempeln.

Herkunft Wie alle anderen Kohlgemüse hat auch der Kohlrabi seinen Wohnsitz schon seit Jahrhunderten in Mitteleuropa. Er mag unser Klima, speziell im Frühjahr und im Herbst. Der Vorteil: kurze Transportwege und immer frische Ware in den Regalen.

Wirkstoffe Kohlrabi ist sehr reich an bestimmten B-Vitaminen, so z. B. an B6 (wichtig für Trillionen Eiweißbiosynthesen pro Tag), Biotin (für gesunde Haut und schönes Haar), Niazin (B3, für den Energiestoffwechsel) und Pantothensäure (B5, für Vitalität, Zellenergie sowie Farbbildung in Haut und Haaren). Enorm hoch ist die Konzentration von Vitamin C; eine 120 Gramm schwere Sprossknolle kann bereits den Tagesbedarf decken. Vitamin C wird in jeder Sekunde von den rund 70 Billionen Körperzellen als Katalysator benötigt. Es sorgt für einen gesunden Hormonspiegel und ein starkes Immunsystem.

Einkauf Kohlrabis können holzig sein. Von ihnen muss man sehr viel wegschneiden. Meist sind die dicken Sprossen verdächtig, deshalb lieber zu kleineren Kohlrabis greifen. Kohlrabi ist wasserreich, nach langen Dürrewochen (z. B. im Sommer) verliert er an Qualität. Die feinsten Knollen kauft man im Frühsommer, also noch vor der Hitzezeit.

Verarbeitung Die Kohlart ist gut lagerfähig und hält sich im Gemüsefach des Kühlschranks über längere Zeit. Die kleinen, feinen Blättchen werden abgetrennt und klein gehackt als Grünkraut dem Gericht (z. B. dem Kohlrabigemüse) wieder beigegeben. Knollen schälen, dabei an der Wurzel beginnen, von der oft viel abgetrennt werden muss. Danach waschen, halbieren und in Scheiben schneiden. Kohlrabi in wenig Wasser und etwas Fett nicht zu lange dünsten (etwa 10 Minuten).

Heilen mit Kohlrabi

- Kurbelt den Zellstoffwechsel und die Blutbildung an
- Kräftigt Haut und Haare
- Sorgt für mehr Energie und Vitalität
- Kräftigt das Immunsystem, beugt Infektionen vor
- Sorgt für mentale Frische und Konzentrationsfähigkeit
- Stimuliert Sauerstoffversorgung und Zellatmung
- Wirkt kräftigend auf das Herz
- Verbessert die Stimmungslage, hilft, Stress besser zu bewältigen
- Wirkt entwässernd
- Unterstützt Maßnahmen zur Gewichtsreduktion

Warnhinweis Kohlrabi ist nitrathaltig. Gekochten Kohlrabi nicht mehr aufwärmen!

Info Selen kann noch mehr Auch bei der Vorbeugung und der Therapie von Tumorerkrankungen kann Selen ein wichtiger Helfer und Unterstützer sein. Das Mineral kann nämlich freie Radikale abfangen und außerdem verhindern, dass Schwermetalle aus dem Magen-Darm-Trakt im Körper resorbiert werden.

Mit Kohlrabi durch die Woche

- Eine Kur während Werktagen und am Wochenende mit der leckeren Kohlsorte kann den Stoffwechsel mächtig aufbauen. Der Vorteil: Kohlrabi kann bei jeder Mahlzeit unterschiedlich schmecken, je nachdem, wie er zubereitet wird – geraspelt als Rohkost, gepresst als Saft, gedämpft als Gemüse, einer von vielen im Gemüsetopf.
- Das feinwürzige Senfölaroma im Kohlrabi kann richtig süchtig machen. Es gibt diesem Gemüse einen eindringlichen Eigengeschmack, deshalb ist jede Kohlrabimahlzeit ein Erlebnis für sich. Senföle entstammen schwefel- und stickstoffreichen Verbindungen, sie sind auch in anderen Kohlsorten, Kresse, Senf oder Radieschen enthalten.
- Während seiner Wachstums- und Reifezeit sammelt der kleine Kohl unermüdlich Mineralstoffe und Spurenelemente – und wird so zu einer Art Kombipräparat für Mineralien aus der Apotheke der Natur. Bedeutend ist der Anteil an Eisen (für Blutbildung, Sauerstoffversorgung der Zellen), Magnesium (für Muskeltätigkeit, Herzfunktion) sowie Mangan (für Stimmungslage, Stressbewältigung). Wie alle Kohlsorten enthält Kohlrabi viel Kalium, einen wichtigen Balancestoff gegen unsere oft übersäuerte, zucker- und mehlreiche Alltagskost. Während Natrium (im Kochsalz) Wasser im Körper bindet, wirkt Kalium auf natürliche Weise entwässernd.

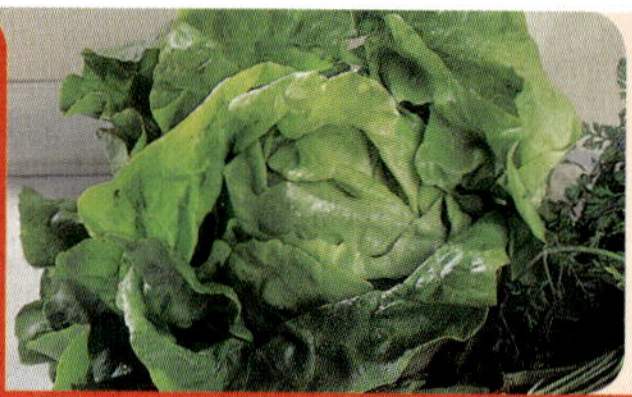

Kopfsalat

Was Kopfsalat (und natürlich auch andere Grünpflanzen) für uns so wichtig macht: Magnesium kann das Spurenelement Mangan in unserem Stoffwechsel ersetzen, falls dieses fehlen sollte. Wenn die Magnesiumversorgung über unser Blut nur einen Tag lang absinkt, können bedeutende Biosynthesen in den Körperzellen nicht mehr stattfinden. Die möglichen unangenehmen Folgen: Nervosität, Müdigkeit, Antriebsschwäche und Konzentrationsmangel.

Beschreibung Der Kopfsalat ist bescheiden und drängt sich nie als Hauptspeise in den Vordergrund. Aber präsent ist er trotzdem ständig, wenn auch mitunter nur als Bodenblatt für den Salatteller.

Herkunft Kopfsalat ist ein typisch europäisches Heimatkraut, eine einjährige Pflanze mit mehr oder weniger geschlossenem Fruchtkopf. Unser Salat stammt vom Freiland oder im Winter aus Gewächshäusern. Es gibt unterschiedliche Sorten: den grünen Salat, der leicht bitter schmeckt, die rötlichen, weicheren Arten ohne bitteren Geschmack oder den festen, weißgrünen, knackigen Eissalat.

Wirkstoffe Vom gesundheitlichen Wert unterscheidet sich der rote Blattsalat vom grünen dadurch, dass er bedeutende Mengen an Karotenen in seinen Blättern sammelt; bis zu 3000 Internationale Einheiten (IE) pro 100 Gramm, was mehr als der Hälfte des Tagesbedarfs entspricht. Die Karotene verleihen den Blättern ihre rote Farbe. Grünsalat hingegen ist reicher an Magnesium, dem Kernatom des Pflanzenfarbstoffs Chlorophyll. Während Karotene alle Tiere und Pflanzen und natürlich auch uns Menschen vor zellschädigenden Substanzen wie z. B. freien Radikalen schützen, spielt Magnesium bei der Nervenreizübertragung vor allem im Muskelgewebe eine Rolle.

Einkauf Es gibt ihn das ganze Jahr über in unterschiedlichen Sorten wie z. B. auch Eisberg- oder Bataviasalat. In den Sommermonaten kommt der Kopfsalat frisch vom Feld, in den nasskalten Monaten zwischen Herbst und Frühjahr aus dem Treibhaus. Mit den Händen prüfen: Je kompakter der Salatkopf ist, desto besser ist seine Qualität.

Verarbeitung Salat putzen, gesunde Blätter abtrennen und der Länge nach teilen. Gründlich waschen und spülen, Blätter dabei im Wasser schwenken. Danach gut abtropfen lassen und zum Trocknen ausschütteln. Rasch verwenden, damit nicht zu viele Vitamine verloren gehen.

Warnhinweis Zu stark chemisch gedüngter Kopfsalat reichert Nitrat an, das im Körper zu Nitrit abgebaut wird und mit Aminosäuren (Eiweißbausteinen) gefährlich-giftige Nitrosamine bilden kann. Deshalb am besten grünen Salat im Bioladen oder beim Biobauern kaufen.

Heilen mit Kopfsalat

- Stärkt das Immunsystem
- Panzert Zellen gegen Zellschädlinge wie freie Radikale
- Erhöht die Muskelleistung, kräftigt das Herz
- Hilft bei Müdigkeit und Antriebsschwäche
- Wirkt nervenstärkend, verbessert die Konzentrationsfähigkeit
- Erhöht die Sauerstoffzufuhr in den Körperzellen
- Verbessert die Eiweißverwertung

Info Gemüse im Trend Wer viel pflanzliche Kost isst, bleibt schlank oder wird es nach der Umstellung auf eine vollwertige oder vegetarische Ernährung. Gemüse und Salate mögen zwar mengenmäßig auf dem Teller nach mehr aussehen, doch haben sie nur einen Bruchteil der Kalorien, die viele Lebensmittel tierischer Herkunft besitzen (die überdies auch noch schwerer verdaulich sind). Vegetarier nehmen im Durchschnitt 1000 Kilokalorien weniger als Fleischesser zu sich, und das ohne lästiges Kalorienzählen. Umschwenken auf die grüne Küche lohnt sich also.

Kopfsalat – der Rohkostfavorit

- Ob bunter Salatteller oder leckere Rohkostplatte – der gute Kopfsalat sollte dabei sein. Nicht umsonst haben schon unsere Groß- und Urgroßmütter jeder Hauptmahlzeit auch einen Salatteller zur Seite gestellt.
- Kopfsalat enthält viel Wasser, bringt nach dem Kauen und der Zersetzung in Magen und Darm eine Menge Ballaststoffe hervor. Diese sorgen für eine raschere Darmbewegung und beseitigen so Darmträgheit oder Verstopfung. Sie saugen aber auch Gift- und Fettstoffe auf und helfen beim Abspecken.
- Der rotblättrige Kopfsalat ist reich an Folsäure, einem typischen Rohkostvitamin: Es wird durch Hitze oder sogar durch längeres Lagern bei Zimmertemperatur zerstört. Das B-Vitamin ist sogenannter Kohlenstoffträger bei der Produktion des Häms, des Farbstoffanteils im Blut, und damit der Herstellung roter Blutkörperchen. Grünpflanzen wie dem Kopfsalat verdanken Wildtiere, dass sie stets ausreichend rote Blutkörperchen und dementsprechend eine optimale Sauerstoffversorgung der Zellen haben. Und noch etwas anderes ist für unsere Gesundheit wichtig: Folsäure stimuliert die Produktion von Magensäure, ohne die Eiweiß im Magen nicht vorverdaut werden kann. Jedes Salatblatt sorgt somit dafür, dass Eiweiß in unserem Körper besser verwertet wird.

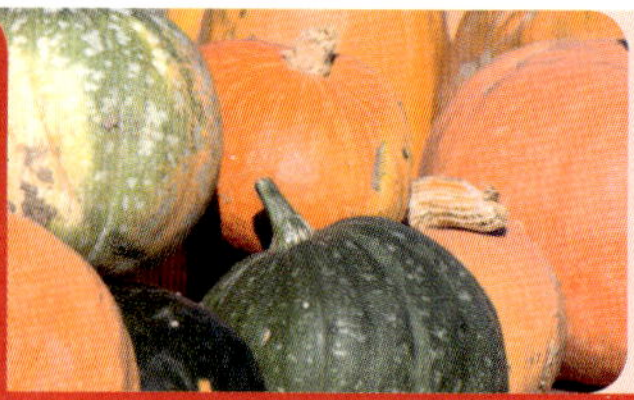

Kürbis

Es gibt wohl so viele Arten, Kürbis zuzubereiten, wie es Länder gibt, in denen er wächst. Schließlich umfasst der Begriff »Kürbis« eigentlich eine ganze Familie von Gewächsen – vom Riesenkürbis (Cucurbita Maximus) bis zu den kleinen (Pâtissons) und natürlich die Zucchini. Die wichtigste Unterscheidung betrifft die Dicke der Haut oder Schale: Sommerkürbisse haben eine dünnere Haut, die meist mitgegessen wird. Sie sind auch schneller gar als die Winterkürbisse, deren harte Schale und feste Kerne nicht mitgekocht werden.

Beschreibung Mit dem Fleisch und dem Saft dieses großen und sehr schweren Gurkengewächses können Sie erfolgreiche Diäten starten und Speckpolster einschrumpfen. Und die Kürbiskerne verzögern außerdem menschliche Alterungsprozesse. Wissenschaftler haben nachgewiesen, dass in dem runden Fruchtgemüse mehr steckt, als man vielleicht erwartet.

Herkunft Vor einigen hundert Jahren gab es nur in Mittelamerika den Kürbis. Von dort kam er über Nordamerika nach Europa, wo er als Garten- oder Speisekürbis von vielen Klein- und Schrebergärtnern angepflanzt wurde. Geerntet wird im Herbst, ab September. Für den Export eignen sich die Früchte mit 30 oder mehr Kilogramm wegen der hohen Transportkosten wenig. Kürbiskerne hingegen oder das aus ihnen gewonnene wertvolle Kürbiskernöl stammt häufig aus osteuropäischen Ländern wie Russland, der Slowakei, Ungarn oder Rumänien.

Wirkstoffe Das Fruchtfleisch ist außerordentlich reich an Wasser und Ballaststoffen und wirkt verdauungsfördernd. Dabei werden Toxine (Gifte) ebenso gebunden und ausgeschieden wie Gallenstoffe und Fettsubstanzen. Enzyme im Nahrungsbrei entlasten die Bauchspeicheldrüse, die weniger Lipasen (fettspaltende Enzyme) bereitstellen muss.
Der Kürbissaft ist der beste Gemüsetrank: Alle Vitamine und Mineralien wie Kupfer, Eisen, Magnesium oder Kalium sind optimal aufeinander abgestimmt – in einem für den Stoffwechsel hervorragenden physiologischen Verhältnis. Kürbis wirkt ausschwemmend, wasserregulierend und abspeckend. Die gelbe Farbe stammt von den Karotenen, der Lieblingsspeise des Immunsystems. Einen noch größeren Reichtum liefern die Kürbiskerne – jeder einzelne ist ein kleiner Bioschatz. Sie bestehen bis zu 45 Prozent aus hochwertigen ungesättigten Fettsäuren, wie sie der Stoffwechsel für Zellatmung, Zellwandbau, Cholesterintransport, Drüsentätigkeit, für Haut und Schleimhäute benötigt.
Kürbiskerne helfen indirekt dem Vitamin D beim Kalziumstoffwechsel, und sie helfen auch beim Umbau der im Kürbis enthaltenen Karotene in das bioaktiv verwertbare Vitamin A. Darüber hinaus sind Kürbiskerne »aufgeladen« mit Nukleinsäuren, den Jungmachern der Natur. Diese eiweißähnlichen Moleküle verjüngen und reparieren Körperzellen und sorgen für gesundes Wachstum.

Heilen mit Kürbis

- Fördert die Verdauung und entgiftet den Darm
- Senkt den Blutfettspiegel, entlastet die Bauchspeicheldrüse
- Hilft beim Abbauen von Speckpolstern
- Wirkt harntreibend, hilft bei Nieren- und Prostataleiden
- Kräftigt das Immunsystem
- Stärkt die Schutzhülle der Nerven, wirkt so beruhigend
- Versorgt den Körper mit Vitamin A

Einkauf Die derbe, harte und ungenießbare Schale des Kürbisses soll einen unversehrten Eindruck machen. Kleinere Kugelgewächse enthalten relativ mehr wichtige Biostoffe. In vielen Obst- und Gemüseläden erhalten Sie Kürbis auch in Stücken – frisch abgeschnitten vom ganzen Kürbis. Bevorzugen Sie hier ausländische Obstläden, wo oft mehr Kürbis verkauft wird. Sehr wahrscheinlich sind die Kürbisse hier frischer.

Verarbeitung Das Fruchtfleisch aus der Schale herausschneiden, die Schale wegwerfen – am besten auf den Kompost. Die glitschigen, flachen Kerne werden aus dem Kerngeflecht herausgewaschen und getrocknet.

Warnhinweis Keiner.

Info **Kürbis voller Ideen** Die Gerichtevielfalt ist enorm groß – man kann mit dem Kürbisfruchtfleisch beispielsweise cremige Suppen kochen, Ravioli füllen, indische Currys oder Eintöpfe herstellen, es mexikanisch mit Chili zubereiten, als Püree mit Knoblauch oder Ingwer abschmecken, als Auflauf mit Kokosraspeln oder als Gratin mit Zwiebeln im Ofen zubereiten.

Kürbiskerne – der Snack für zwischendurch

- Wer fit, schlank und jung sein oder wieder werden will, sollte es mit Kürbiskernen versuchen. Die flachen kleinen Kerne enthalten alle Spurenelemente (außer Mangan und Selen), außerdem viele Vitamine sowie eine enorm hohe Konzentration an bioaktiven Phosphaten, die zur Gewinnung der Zell- und Körperenergie benötigt werden.
- Eine Handvoll Kerne im Auto, am Schreibtisch, zu Hause am Vormittag oder abends vorm Fernseher ist auch aus einem weiteren Grund höchst empfehlenswert: Die kleinen Kerne strotzen vor Eiweiß, vor hochkarätigen Fettsäuren sowie vor verjüngenden Nukleinsäuren.
- Kürbiskerne machen genauso satt wie ein normaler Schokoriegel, sind aber – ein Biochemiker hat es ausgerechnet – exakt 14470-mal gesünder.

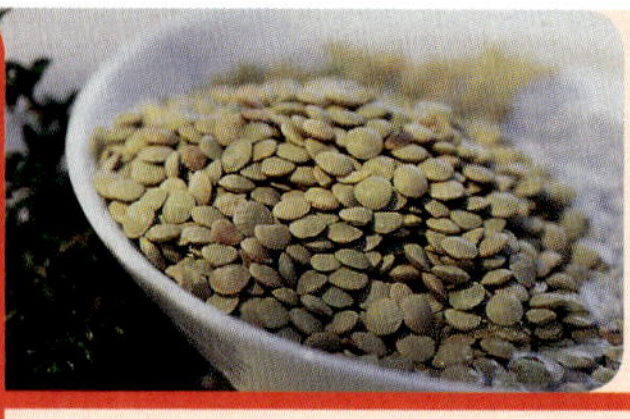

Linsen

Linsen sind ein vielseitiges Gemüse, das bei uns vor allem zu deftigen Gerichten wie Eintöpfen verarbeitet wird. Ganz wichtig ist der hohe Anteil des Spurenelements Zink (100 Gramm enthalten ein Milligramm) in den Linsen. Wir leiden fast alle an einem Defizit dieses Nährstoffs, des Enzymspenders bei der Produktion von Hormonen, beim Bau eines festen Bindegewebes, für Libido und Potenz und nicht zuletzt für die Ausprägung unserer Gene in den Zellkernen.

Beschreibung Es ist schon seltsam: Immer dann, wenn Not herrscht, das Haushaltsgeld knapp wird, der Gürtel enger geschnallt werden muss, naht die große Zeit der ansonsten gering geschätzten Lebensmittel. Dazu gehören auch die kleinen, unscheinbaren Linsen. Freilich: Unter Kennern sind Linsen längst keine Mauerblümchen mehr, sondern willkommener Ersatz für viele andere, weniger wertvolle Lebensmittel.

Herkunft Woher die Linsen ursprünglich eigentlich kommen – niemand weiß es so recht. Das spielt auch keine Rolle: Sie werden heute in der ganzen Welt angebaut. Leider haben wir sie ein wenig aus unseren Gärten verdrängt – und so müssen wir sie (gewissermaßen zur Strafe) heute als Importware kaufen (z. B. aus der Türkei oder Chile). Weil Linsen weltweit angebaut werden, gibt es sie verständlicherweise in unterschiedlichen Sorten: weich oder fest kochende, klein- oder großkörnige, grüne, gelbe oder rote Linsen.

Wirkstoffe Der Eiweißanteil kann sich sehen lassen: satte 25 bis sogar 30 Prozent an allerbesten essenziellen Aminosäuren, also viel bioaktiv verwertbares Eiweiß. Damit bieten sich Linsen (neben Sojabohnen und Bohnen) als gute Alternative zu Fleischgerichten an. Außerdem sind die Hülsenfrüchte reich an Kohlenhydraten (Anteil ca. 50 Prozent), sie sättigen also stark. Die enthaltenen Kohlenhydrate sind komplexer Natur (im Gegensatz zu Nudeln, poliertem Reis und hellen Mehlprodukten), die im Darm nur langsam zersetzt werden, sodass die enthaltene Glukose im steten Strom dem Blut und den Zellen zugeführt wird. Das bedeutet eine gleichmäßige Blutzucker- und Glukoseversorgung für Zellen über Stunden hinweg, insbesondere für Gehirn und Nerven, die kontinuierlich mit Kohlenhydraten versorgt werden müssen, um leistungsfähig zu bleiben.
Linsen gehören außerdem zu den besten Eisenlieferanten: wichtig vor allem für Frauen, die während der Monatsregel viel Blut und damit auch Eisen verlieren. Außerdem enthalten Linsen neben dem knochenkräftigenden Kalzium viel Kalium, das einer Fehlernährung mit zu viel Salz, Fleisch oder Wurst gegensteuert, dabei entwässernd wirkt und Bemühungen ums Abspecken unterstützt.

Einkauf Je kleiner Linsen sind, desto mehr entwickeln sie ihren feinen Eigengeschmack, denn das Aroma

Heilen mit Linsen

- Vitalisieren durch Eiweiß und sättigen ohne viele Kalorien
- Regulieren den Blutzuckerspiegel und helfen somit gegen Müdigkeit und Leistungsschwäche
- Liefern Eisen für die Blutbildung und für die Sauerstoffversorgung der Zellen
- Kräftigen die Nerven und die Gehirnleistung
- Wirken entwässernd
- Helfen bei Nieren- und Blasenbeschwerden
- Stimulieren die Hormonproduktion
- Helfen bei der Verjüngung des Bindegewebes
- Aktivieren Libido, Orgasmusfähigkeit und Potenz
- Machen Gene im Zellkern aktionsfähig, sorgen so für Vitalität und geistige Frische

steuern vorwiegend die Schalen bei. Im Handel gibt es unterschiedliche Sorten dieser Hülsenfrucht.

Verarbeitung Linsen sortieren, über Nacht in kaltem Wasser einweichen, damit die zellulosefesten Pflanzengerüste weich werden und ihre Nährstoffe preisgeben sowie kochfähig werden.

Warnhinweis Keiner.

Unser Tipp Linsen kann man auch mit kaltem Wasser aufsetzen und dann zum Kochen bringen. Wenn man sie trocken ins kochende Wasser gibt, bleiben sie hart und ungenießbar.

Probier's doch mal mit Linsen

- Mit etwas Essig zubereitet, sind Linsen ein Gericht, das Geschmack auf mehr macht. Eine Hülsenfrucht, die für viele Köche und Köchinnen neu ist – und die damit neue Speiseplanperspektiven eröffnet.
- Vor allem für Vegetarier oder solche, die gerade im Begriff sind, welche zu werden, sind Linsen der allerbeste Eiweißlieferant. 100 Gramm Linsen liefern dem Körper weit mehr an rasch verwertbaren Aminosäuren als 100 Gramm Schweineschnitzel oder andere Fleischsorten.
- Zudem sättigen Linsen schnell und ohne viele Kalorien. Sie helfen damit Menschen, die Übergewicht verlieren wollen, ohne dabei den Körper mit dem diätüblichen Defizit an Nährstoffen auszuzehren.

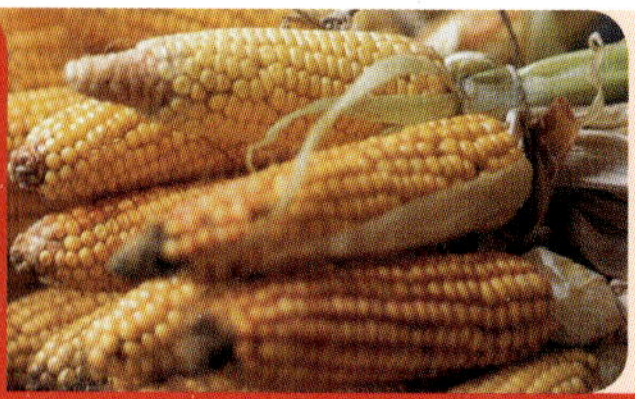

Mais

Mais macht auf kerngesunde Weise satt. Auf ein Gramm kommt eine knappe Kilokalorie Brennwert, was an dem hohen Anteil an Kohlenhydraten liegt: 20 Prozent – das ist für ein so saft- und wasserreiches Maiskügelchen enorm viel. Das Korn der Indianer ist gemahlen nicht nur eine wertvolle Getreidegrundlage für spezielle Brotsorten, sondern auch ein leckeres Gemüse – als Beilage in Salaten oder im Sommer als ganzer Maiskolben vom Grill.

Beschreibung Sie haben schon halbe Kontinente und ganze Generationen ernährt – die kleinen weißen oder gelben Biokugeln, die auf kräftigen Kolben reifen. In Italien macht man Polenta daraus, in Mexiko Tortillas und in Amerika Whisky. Bei uns wird viel Mais an Masttiere verfüttert.

Herkunft Der Mais stammt aus Amerika, genauer gesagt aus dem peruanischen Hochland der Anden, wo er aus wild wachsenden Spelzformen entstanden ist. Als aber herauskam, welche Qualitäten in den großen Pflanzen stecken, baute man ihn bald in der ganzen Welt an. Heute wird Mais auch überall in Europa geerntet, oft mehrere Jahre lang hintereinander auf demselben Boden, obwohl er dem Acker viele Nährstoffe entzieht. Die USA sind größter Maisproduzent der Welt, in Europa wird Mais vor allem in südöstlichen oder südlichen Ländern angebaut.

Wirkstoffe Das Beste der Maispflanze ist ihr überaus hoher Gehalt an dem Nervenvitamin Thiamin (Bl), da kommt kaum ein anderes Gemüse oder Getreide mit: bis zu 150 Mikrogramm in 100 Gramm Mais. Patienten von Nervenärzten haben häufig zu wenig Thiamin im Blut, das im Stoffwechsel Kohlenhydrate zu Glukosemolekülen abbaut. Und die sind die einzige Energienahrung, die Gehirn- und Nervenzellen annehmen. Ohne Glukosenachschub werden wir schon am Vormittag müde, zerfahren, lustlos, auch gereizt. Damit Thiamin die mentale Vitalenergie herstellen kann, braucht es Mangan – und auch das ist im Mais hoch konzentriert. Mais ist demnach bestes natürliches Beruhigungsmittel, vitalisiert dabei Konzentrationsfähigkeit und Intellekt.

Und der Mais packt noch andere Trümpfe aus: mehr Biotin (für schöne Haut, kräftiges Haar) als andere Lebensmittel, mehr Niazin (Vitamin B3, für Zellenergie, Stimmungslage), mehr Pantothensäure (Vitamin B5, für Vitalität, Stressabwehr) – und wesentlich mehr Folsäure (für Wachstum, Blut, wirkt verjüngend). Von Bedeutung sind noch die hohen Konzentrationen an Eisen (für Blutbildung, Zellatmung), Magnesium (für Muskeltätigkeit, Herz), Selen (für Immunschutz) und Zink (für Bindegewebe, Hormonproduktion, Libido, Orgasmusfähigkeit und Potenz).

Einkauf Frischen Körnermais gibt es oft erst spät im Jahr, im Oktober oder November. In wärmeren Gegenden kann der sehr frostempfindliche Mais früher aus-

Heilen mit Mais

- Kräftigt die Nerven und wirkt vitalisierend
- Verbessert die Konzentrationsfähigkeit
- Liefert Nährstoffe für Haut und Haar
- Macht widerstandsfähiger in Stresssituationen
- Verbessert die Stimmungslage
- Wirkt verjüngend
- Stimuliert das Zellwachstum, steigert die Zellatmung
- Kurbelt die Blutbildung an
- Kräftigt Muskeln und Herz, baut Bindegewebe auf
- Stärkt das Immunsystem
- Hilft bei Libidomangel und Impotenz

gesät werden, dann gibt es bereits im Spätsommer die herrlichen Maiskolben, die man in Butter rösten kann. Empfehlenswert ist auch Mais in Dosen oder als Tiefkühlware sowie Maismehl oder -grieß (Polenta).

Verarbeitung Mais muss reif sein, deshalb Körner zwischen Daumen und Zeigefinger pressen: Wenn sie sich prall anfüllen und milchiger Saft herausspritzt, ist der Mais reif und süß. Maiskolben werden vor dem Zubereiten geputzt. Etwas Salz und Pfeffer sind das ideale Gewürz.

Warnhinweis Keiner.

Info Blutdrucksenkender Tee Ein Tee aus Maisgriffeln hilft dabei, den Blutdruck und Blutzuckerspiegel zu senken. Die Maisgriffel enthalten ätherisches Öl, Tannin, die Vitamine C und K und andere wichtige Biostoffe. Den Tee stellt man aus 50 Gramm Griffeln und einem Liter Wasser her. Zehn Minuten lang auskochen und zwei bis drei Tassen pro Tag davon trinken. Maisgriffel erhalten Sie in vielen Apotheken.

Mais für Jung und Alt

- Schulkinder und Heranwachsende haben (weil sie wachsen und so viel Energie verbrauchen) einen wesentlich erhöhten Bedarf an Nährstoffen wie Vitaminen oder Spurenelementen. Da ist Mais optimales Grundnahrungsmittel, das nicht nur satt macht, sondern schon 40 Minuten nach dem Verzehr Körperzellen kräftigt und Gehirn und Nerven stimuliert.
- Die hohen Konzentrationen von mehrfach ungesättigten Fettsäuren im Maisöl aktivieren die Geschlechtsdrüsen und machen u. a. die Zellwände und die in den Zellen eingeschlossenen sogenannten Mitochondrien gesund, in denen die lebenswichtige Zellenergie entsteht.

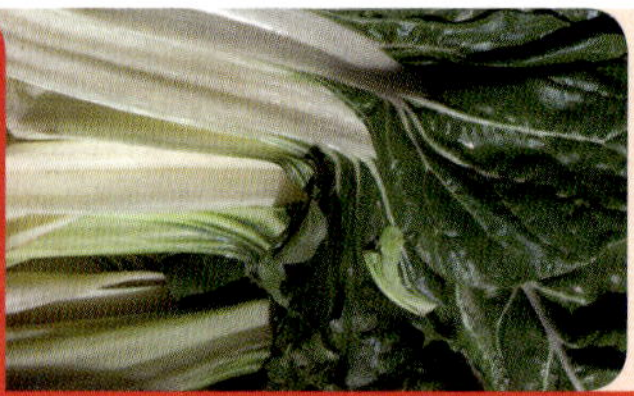

Mangold

Je dunkler das Grün eines Gemüses, desto mehr Beta-Karotin enthält es, das Provitamin A. Dieser Biostoff macht uns auf besondere Weise vital und froh: Während nämlich nahezu alle anderen Nährstoffe nur über Rezeptoren (Landeplätze) in die Körperzelle gelangen, schlüpft das fettlösliche Vitamin A von allein und ohne Widerstand in die Zelle hinein – und dann auch noch gleich durch die Schutzmembran des Zellkerns. Dort weckt es die müden Lebensgeister auf.

Beschreibung Seit immer mehr Menschen darauf verzichten, Fleisch als den Mittelpunkt jeder Mahlzeit zu betrachten, läuft die Gemüseoffensive auf vollen Touren. Dabei drängen zusehends mehr Sorten in die Regale der Gemüsehändler, die man vor etlichen Jahren noch nicht mal aus dem Lexikon kannte. Eine davon ist Mangold, das schon fast vergessene Gänsefußgewächs – eine willkommene Alternative zu Spinat, Wirsing oder anderen grünen Blattgemüsen.

Herkunft Mangold ist ein Stängel- und Blattgemüse, mit dem Spinat verwandt und von diesem im Lauf der Jahrhunderte im Anbau auf unseren Feldern verbannt, weil er weniger ergiebig und kälteempfindlicher ist. Bekannt war Mangold schon bei den alten Römern, ausgebreitet hat er sich vornehmlich bis Norditalien, in die Schweiz und nach Frankreich.

Wirkstoffe Mangold ist reich an Ballaststoffen, den besten Freunden unserer Darmschleimhäute und Darmflora. Diese Faserstoffe aus Zellulose binden Wasser (und damit auch Fett- und Giftstoffe), beschleunigen die Darmpassage des Nahrungsbreis und beseitigen auf diese Weise Verstopfungen und andere Verdauungsbeschwerden nach dem Motto: Je kürzer Nahrung im Darm verweilt, desto weniger kann sie zu gären und zu faulen anfangen. Hohe Konzentrationen an Kalzium (für Knochen, Zähne), Eisen (für Blutbildung, Zellatmung), Magnesium (für Muskelfunktion, Herz) und Vitamin C (für Immunschutz, körperliche und geistige Frische) machen Mangold darüber hinaus sehr wertvoll.

Einkauf Frischen Mangold gibt es bei uns vorwiegend im Frühsommer, zwischen Mai und Juli. In dieser Zeit sollten Sie schnell zugreifen, da er nicht gerade flächendeckend angeboten wird. Der Blatt- oder Schnittmangold mit seinen dünneren Blättern ist etwas beliebter als der Stielmangold; dieser hat jedoch den Vorteil, dass auch seine Stängel gut verwertbar sind – sie können wie Spargel zubereitet, also auch blanchiert und dann abgekühlt als Salat gereicht werden.

Verarbeitung Die Stiele putzen, von Blattresten und Flecken reinigen sowie das holzige Stielende abtrennen. Waschen, dann in ganzer Länge oder geschnitten wie Spargel garen. Eventuell dem Kochwasser ein wenig Milch zugeben. Das Blattgrün wird

Heilen mit Mangold

- Belebt Gehirn und Nerven, wirkt vitalisierend
- Hilft bei Nervosität, Konzentrationsmangel und Müdigkeit
- Beseitigt Verdauungsstörungen und entgiftet den Darm
- Wirkt blutfettspiegelsenkend
- Kräftigt Immunsystem, Herz und Muskulatur
- Schützt alle Schleimhäute im Körper
- Festigt Knochen und Zähne
- Kurbelt die Blutbildung und Zellatmung an
- Aktiviert die Hormonbildung
- Verhilft zu mentaler Frische

ähnlich wie Spinat zubereitet und harmoniert im Geschmack gut mit Käse (z.B. mit Parmesan bestreut oder mit Emmentaler oder Mozzarella überbacken).

Warnhinweis Mangold ist – je nach Herkunft – möglicherweise noch reicher an Oxalsäure (Kleesäure) als Spinat. Diese Pflanzensäure bildet im Darm mit Kalzium unlösliche Verbindungen und vermindert auf diese Weise die Bioverwertbarkeit dieses wichtigen Knochenminerals. Dies allerdings nur, wenn der Verzehr übermäßig ist. Die ideale Mangoldportion pro Person: 150 bis 200 Gramm.

Unser Tipp Mangold sollte zusammen mit Vitamin-C-reichem Zitronensaft oder mit Paprikaschoten serviert werden. So kann die Bildung von Nitrosaminen verhindert werden, die Krebs erregend wirken.

Mangold sorgt für Abwechslung

- Das Blattgemüse ist vielseitig. Die dicken hellen Stiele können wie Spargel zubereitet werden, die Blätter samt den Stielen wie Spinat.
- Mangold ist das Gemüse für leichte, vitamin- und mineralstoffreiche Mahlzeiten, ideal für ältere und alte Menschen.
- Mangold ist reich an komplexen Kohlenhydraten, also ein exzellenter Glukoselieferant speziell für Gehirn- und Nervenzellen. Während die schnelllösliche Zuckerglukose z.B. aus hellen Mehlprodukten oder Süßem praktisch schon wieder abgebaut ist, wenn man den letzten Pizzabissen mit einem Schluck süßem Cola hinuntergespült hat, wirkt die Mangoldmahlzeit lange nach: 250 Gramm Mangold, mittags um 12 Uhr verzehrt, helfen einem noch nachmittags um 17 Uhr über das häufige »Müdigkeitsloch«.
- Die im Mangold reichlich enthaltenen Karotene bzw. das Provitamin A sind unverzichtbar als Schutzfaktor für alle Schleimhäute in unserem Körper.

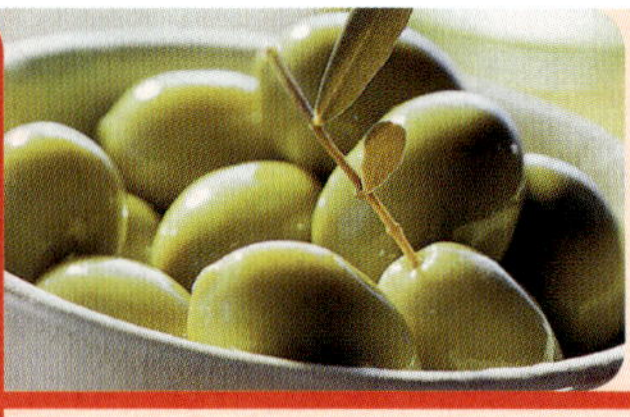

Olive

Oliven – diese mediterranen Früchte der knorrigen silbrigen Olivenbäume, passen zu jedem Salat, gehören auf jede kalte Platte, werden oft zum Aperitif gereicht. Die größten schwarzen Früchte kommen aus Griechenland, und zwar aus der Gegend um Kalamata auf dem Peloponnes. Oliven verfeinern – ganz oder das Fruchtfleisch in Streifen geschnitten – Tomaten- oder Sahnesaucen. Zu Paste verarbeitet ergeben sie einen köstlichen Brotaufstrich.

Beschreibung Jede einzelne Olive ist ein Kombipräparat aus feinsten Wirkstoffen wie mehrfach ungesättigten Omega-Fettsäuren, Vitaminen und Spurenelementen. Außer in Samen, Kernen und Keimlingen findet sich kein solcher Reichtum an hochkarätigen Inhaltsstoffen wie in der kleinen Olive.

Herkunft Oliven gibt es weltweit in warmen, sonnigen und frostfreien Ländern. Wir brauchen nicht weit zu fahren, um in ein typisches Olivengebiet zu reisen: die Toskana. Im gesamten Mittelmeerraum werden Oliven angebaut, ebenso in Nordafrika.

Wirkstoffe Die besondere Bedeutung der Olive stammt von ihrem Ölreichtum, genauer gesagt: ihrer bioaktiv wertvollen Mischung verschiedener Arten von Fettsäuren. Die etwa zwei Zentimeter großen Früchte produzieren im Zeitraum von Wachstum und Reife bis zu 25 Prozent Öl.
Daher rührt der relativ hohe Kalorienwert der Olive, rund 73 Prozent aller Brennwerte in der Frucht stammen von Fettsäuren. Der Vorteil: Schon wenige Oliven stillen den Hunger, Oliven im Salat oder z. B. in einem Gemüseauflauf reduzieren die Nahrungsgesamtaufnahme. Obwohl Oliven sehr fett sind, helfen sie beim Abspecken. Wo immer Fette in der Natur vorkommen, ist auch das Vitamin E anwesend, als Schutz- und Immunfaktor gegen freie Radikale, die die höchst sensiblen essenziellen Fettsäuren oft zerstören. Das Vitamin schützt auch unsere Zellen, vor allem aber alle Drüsen, so besonders die Thymusdrüse, das »Hauptquartier« unserer Jugendlichkeit. Ohne Vitamin E schrumpft dieses kleine, hinter dem Brustbein gelegene Organ – und wir werden schneller alt.

Einkauf Erhältlich sind grüne und schwarze Speiseoliven unterschiedlicher Größe, teils in Öl eingelegt. Empfehlenswert sind auch Oliven in Salzwasser oder Essiglake.

Verarbeitung Ganz egal, ob im Salat, pur gegessen oder im Gemüse, kalt oder warm: Oliven sind immer gesund. Allerdings: Oliven können selbst im Kühlschrank schimmeln. Lagern Sie also nur so viele ein, wie Sie in absehbarer Zeit verbrauchen.

Warnhinweis Keiner.

Heilen mit Oliven

- Kräftigen das Herz
- Lindern entzündungsbedingte Schmerzen
- Unterstützen Maßnahmen zur Gewichtsabnahme
- Stoppen vorzeitige Alterungsprozesse, wirken verjüngend
- Kräftigen das Immunsystem
- Schützen alle hormonproduzierenden Drüsen

Info Kochen mit Olivenöl Das feinste Olivenöl stammt aus Italien – je nach Anbaugebiet schmeckt es mild bis fruchtig-säuerlich. Sie sollten nur kaltgepresstes Öl benutzen. Olivenöl ist hoch erhitzbar, deshalb auch zum Braten gut geeignet. Wegen seines feinen Eigengeschmacks sollte man es aber vorzugsweise für Salate und Rohkost verwenden.

Fettsäuren – das körpereigene Schmerzmittel

- Das aus Oliven kaltgepresste Öl besteht zu 20 Prozent aus gesättigten und zu 80 Prozent aus ungesättigten Fettsäuren. Etwa den zehnten Teil davon wiederum bilden die kostbarsten Fettsäuren – die essenziellen, lebensnotwendigen –, die unser Organismus nicht selbst herstellen kann, die wir also unbedingt mit der Nahrung aufnehmen müssen. Genau diese Fettsäuren machen Oliven so wertvoll.
- Essenzielle Fettsäuren sind enorm wichtig für die Schutzmembran aller unserer Körperzellen und vor allem für die Schutzhäutchen der sogenannten Mitochondrien in den Zellen; dies sind die mikroskopisch winzigen Brennkammern, in denen Körperenergie erzeugt wird (eine gesunde Herzmuskelzelle hat rund 1000 davon). Fehlen diese Fettsäuren in der Kost, reduziert sich die Anzahl der Mitochondrien, und es kommt innerhalb weniger Tage zu einem Leistungsabfall.
- Eine besondere Rolle spielen essenzielle Fettsäuren bei der Produktion sogenannter Prostaglandine. Diese Gewebshormone sind für Entzündungen, Schwellungen, Juckreiz, Kopf- und Nervenschmerzen, Allergien usw. verantwortlich. Unterschiedliche essenzielle Fettsäuren erzeugen dabei verschiedene Prostagladintypen. So führt z. B. die im Fleisch enthaltene Arachidonsäure (Prostaglandin E2) weit häufiger zu lästigen und schmerzhaften Nebenwirkungen. Unsere Schmerzmittel wirken im Allgemeinen aber lediglich als Prostaglandinsynthesehemmer, sie unterbinden also die schmerzhafte Prostaglandin-E2-Produktion. Die Umstellung auf Oliven oder andere fettreiche Pflanzen stimuliert das Gewebe zur Produktion von Prostaglandin E1, das lindernd und heilend auf Entzündungen und Schmerzen wirkt.

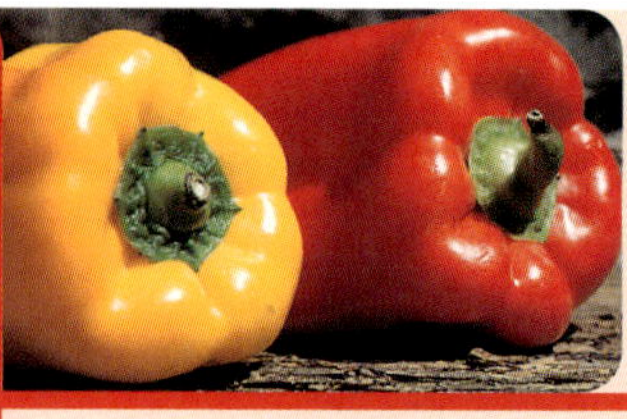

Paprika

Paprikaschoten mit ihren vielen Antioxidanzien wird eine lebensverlängernde Wirkung nachgesagt. Und sie bieten Hilfe für das Immunsystem: Capsaicin und verwandte Wirkstoffe in den Kernen und Scheidewänden der Paprikas kräftigen – zusammen mit dem ebenfalls reichlich in Paprika enthaltenen Vitamin C – die Infektionsabwehr. Außerdem befreien sie von Magenbeschwerden und Darmstörungen, indem sie u.a. den Bakterienbefall an Schleimhäuten verhindern oder mildern.

Beschreibung Heißblütig und leidenschaftlich – die Paprika macht dem eingeschlafenen Stoffwechsel Beine. Extra zu diesem Zweck enthält sie eine Reihe hochkarätiger, zündender Wirkstoffe. Paprika ist ein Heilgemüse erster Güte. So mancher mit Befindlichkeitsstörungen und Beschwerden behaftete Zeitgenosse könnte sich die Wege zum Arzt sparen – würde er nur öfter mal Paprika auf den Teller bringen.

Herkunft Die leuchtend grünen, roten oder gelben Paprikas lieben die Tropen mit ihrem feuchtwarmen Klima, denn in Süd- und Mittelamerika stand einst ihre Wiege. Inzwischen wachsen sie auch im gesamten Mittelmeerraum, in Nordafrika oder Asien.

Wirkstoffe Der wichtigste Wirkstoff in dieser auch als spanischer Pfeffer bezeichneten Hohlfrucht ist Capsaicin, seit ewigen Zeiten Heilmittel bei Durchblutungsstörungen. Die Substanz verhindert die Blutgerinnung, macht Blut dünnflüssiger, befreit somit von Symptomen wie kalten Händen oder Füßen, Schwindelgefühlen, Kreislaufschwäche usw. Capsaicin wirkt auch vorbeugend gegen Migräneanfälle.

Darüber hinaus enthalten Paprikas als Pflanzenfarbstoffe reichlich Karotene (Provitamin A, für Schleimhautschutz, gesunde Augen und Zellvitalität), Vitamin B6 (für Eiweißstoffwechsel), und vor allem sind sie eine der Vitamin-C-reichsten Gemüsesorten. Vitamin C brauchen unsere Zellen den ganzen Tag (praktisch in jeder Sekunde) für unzählige chemische Stoffwechselreaktionen. Der Biostoff ist für das Immunsystem ebenso unerlässlich wie für die lebensspendenden Impulse unserer Drüsen (diese haben im Körper die höchsten Gewebekonzentrationen an Vitamin C). Nicht zuletzt ist Paprika reich an dem Spurenelement Zink (wichtig für Bindegewebe, Sexualität, Hormonproduktion und Gehirn).

Einkauf Importierte Paprikas gibt es bei uns das ganze Jahr über. Grüne Paprikas sind meist nicht ganz reif. Die höchsten Vitaminkonzentrationen (C und A) haben die roten Früchte. Es gibt verschiedene Handelsklassen, nach Größe und Sorte geordnet. Am besten schmecken die dicken, drallen Früchte. Die Paprikas in unseren Gemüseregalen stammen vorwiegend aus südlichen Balkanländern, Italien oder Spanien. Gemessen an Wirkstoffreichtum und Geschmackskraft zählt die Paprika zu den attraktivsten Gemüsen überhaupt.

Heilen mit Paprika

- Hilft bei Durchblutungsstörungen
- Lindert Venenleiden, Krampfadern und Hämorrhoidalprobleme
- Kräftigt Herz und Kreislauf
- Wirkt vorbeugend gegen Migräne
- Stärkt die Schleimhäute im Körper
- Verbessert die Sehkraft
- Aktiviert den Zell- und Eiweißstoffwechsel
- Festigt das Bindegewebe
- Erhöht die Drüsenaktivität für mehr Dynamik und Libido
- Verbessert die Konzentrationsfähigkeit

Verarbeitung Paprikaschoten waschen, Stielansätze abtrennen, am Stielende großzügig aufschneiden und den gesamten Kernbereich herausschneiden und -schaben. Schoten nach Belieben in Ringe, Streifen oder kleine Stücke portionieren.

Warnhinweis Übermäßiger Verzehr von Paprikaschoten kann wegen der gerinnungshemmenden Inhaltsstoffe eine vorhandene Blutungsneigung verstärken (beispielsweise Nasenbluten) sowie die Wundheilung verzögern. Auch bei schon vorhandener Magenschleimhautreizung oder -entzündung können Paprikawirkstoffe die Symptome noch verstärken.

Unser Tipp Isst man Paprika roh oder als Zutat im Salat, sollte die Schote erst ganz kurz vor dem Servieren zerschnitten und immer mit etwas hochwertigem Pflanzenöl angerichtet werden. So nimmt unser Organismus das wertvolle Beta-Karotin optimal auf.

Paprika – die bunte Mischung

- Paprikas bringen nicht nur Feuer ins Essen, sondern auch Farbe – mit ihren grünen, roten oder gelben Schoten. Ganz egal, ob sie im Gemüsetopf mitgegart werden oder als Streifen den Salat- oder Rohkostteller veredeln.
- Träger Blutfluss führt zu verzögerter Nährstoffzufuhr zu den Zellen. Eine einzige Paprikamahlzeit – allerdings eine reichliche – kann da schon Abhilfe schaffen und neuen Elan ins Zellgeschehen bringen.
- Der Gehalt an den Immunschutzvitaminen A und C schützt Zellen (und damit den gesamten Körper) gegen Infektionen aller Art. Testen Sie deshalb Paprika doch auch einmal als schmackhaftes Gemüse für Kinder.

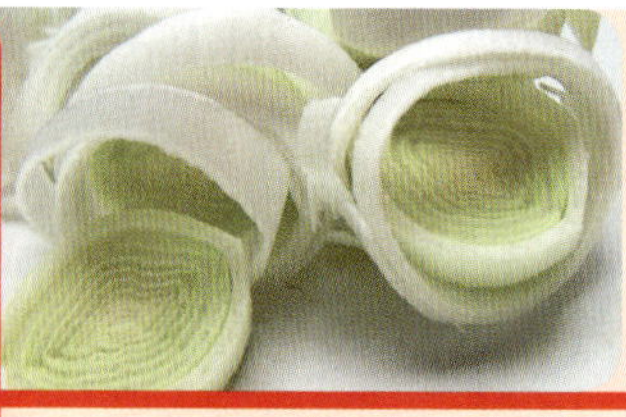

Porree

Porree gehört mit seinen lang gezogenen, schlauchförmigen Blättern und den kugeligen Blüten zu den Liliengewächsen. Er wird auch Lauch genannt und oft als Würzgemüse verwendet, als schärfende Zutat zu Salaten, Suppen und Saucen. Er hat aber alle Eigenschaften, um selbst Mittelpunkt auf dem Teller zu sein. Das Gemüse ist alles andere als langweilig; zusammen mit ganz schlichten Pellkartoffeln z. B. entsteht ein geradezu delikates Gericht.

Beschreibung Viele Menschen kennen das Gemüse besser unter der Bezeichnung Lauch. Porree enthält – ähnlich wie Zwiebeln, Bärlauch und Knoblauch – schwefelhaltige Aromastoffe, die ihm seine scharfe, typische Würze verleihen. Deshalb wird Porree auch gern, zusammen mit anderen Gemüsesorten wie Sellerie oder Karotten, als Suppengemüse verwendet.

Herkunft Das Lauchgewächs hat seinen Ursprung in südlichen Ländern, hat aber nach und nach auch unsere Regionen erobert, wo es im großen Stil auf dem freien Feld oder im Treibhaus angebaut wird. Es gibt sowohl Inlands- als auch Importware, nach Handelsklassen und Größe sortiert und gebündelt.
Porree mag den frühen Sommer. Der in diesem Zeitraum gereifte Lauch entwickelt das feinste Aroma und die zartesten Blätter. Wie seine Schwester Zwiebel und sein Bruder Knoblauch wächst Porree aus einer zwiebelähnlichen Wurzel. Der Vorteil gegenüber seinen Geschwistern, vor allem der Zwiebel: Die Würz- und Aromastoffe stecken vorwiegend in den Schaftblättern und machen aus dem Lauch ein vollständig nutzbares, herzhaftes Gemüse.

Wirkstoffe Das Lauchöl enthält Allizin, einen geruchs- und geschmacksbildenden Schwefelstoff mit vorzüglichen vorbeugenden, lindernden und heilenden Eigenschaften. Kaum verzehrt, räumt Porree in Magen und Darm schon mal gehörig mit Beschwerden verursachenden Bakterien und Pilzen auf. Magen und oberer Dünndarm werden nämlich nur zu gern zum Tummelplatz von Bakterien- und Pilzkolonien, die sich billionenfach vermehren, wenn die Nahrung nur aus Currywurst mit Pommes, Schwarzwälder Kirschtorte und Cola besteht. Die kleinen Darmfeinde verursachen dann Blähungen, Darmkollern oder Durchfall. Ebenso wie Knoblauch und Zwiebeln wirkt auch Porree lipidsenkend. Eine Wochenkur (täglich 200 Gramm Lauch) kann den Cholesterin- und Fettspiegel im Blut erheblich absenken. Außerdem ist der Lauch ein ausgezeichnetes Vorbeugungs- und Linderungsmittel bei Venenbeschwerden wie z. B. Krampfadern. Dies liegt an den fibrinolytischen Eigenschaften seiner Wirkstoffe: Sie wirken einer Blutverdickung entgegen, machen das Blut dünnflüssiger, sodass es sich weniger stark in Auswölbungen und Taschen der oft recht ausgeleierten Venengefäße sammelt. Kaum ein Gemüse ist so wirksam gegen altersbedingte Gefäßveränderungen wie Porree. Das

Heilen mit Porree

- Fördert die Durchblutung
- Reinigt Magen und Darm von Bakterien und Pilzen
- Hilft gegen Blähungen und Durchfall
- Kurbelt die Darmpassage an, hilft gegen Verstopfung
- Senkt den Cholesterin- und Blutfettspiegel
- Hilft bei Venenbeschwerden wie z. B. Krampfadern
- Beugt Hämorrhoidalproblemen vor
- Unterstützt den Aufbau von neuem, jungem Bindegewebe

Lauchgewächs zieht aber auch Spurenelemente aus dem Boden, insbesondere Zink (für Bindegewebe, Gefäßwände, Hormonproduktion, Libido), Mangan (für Gesamtstoffwechsel, Sexualität, Haar- und Hautfarbe) und Selen (für Immunabwehr).

Einkauf Lauch oder Porree soll geschlossene Blätter haben und von fester Konsistenz sein. Winterporree enthält weniger Aroma als Frühsommerware, ist aber trotzdem höchst empfehlenswert.

Verarbeitung Die langen Blätter aufschlitzen, dann den Porree gründlich waschen und spülen. Von den grünen, nährstoffreichen Blättern möglichst viele verwenden, lediglich faulende Blätter abtrennen. Porree nicht ganz zerteilen, sondern möglichst geschlossen in den Kochtopf geben bzw. lediglich in längere Stücke oder schmalere Ringe schneiden. Zuerst die grünen Lauchteile in den Topf geben, danach das weiße, in der Erde gebleichte Wurzelstück.

Warnhinweis Keiner.

Lauch im Bauch

- Ja, das reimt sich auch im Darm zusammen. Während nämlich viele andere Gemüse wie z. B. Karotten oder Kohl vorwiegend reine Nährstoffspender sind, ist der Lauch darüber hinaus noch eine natürliche Waffe gegen Bakterien und Pilze.
- Kinder, Jugendliche und junge Menschen entwickeln noch mehr körpereigene Abwehrstoffe gegen Bakterien (sie produzieren z. B. mehr Magensäure). Porree oder Lauch ist das ideale Darmgesundungsgemüse für ältere und alte Menschen und ein vernünftiger Ersatz für teure und unsinnige Darmpillen.

Info Kontra Blasenleiden Frauen, die häufiger an Blasenentzündungen zu leiden haben, sind gut beraten, wenn sie ab und zu Lauch essen. Das Senföl Allizin wird über die Nieren in die Harnblase ausgeschieden. Hier kann es dann seine antibakterielle Wirkung entfalten.

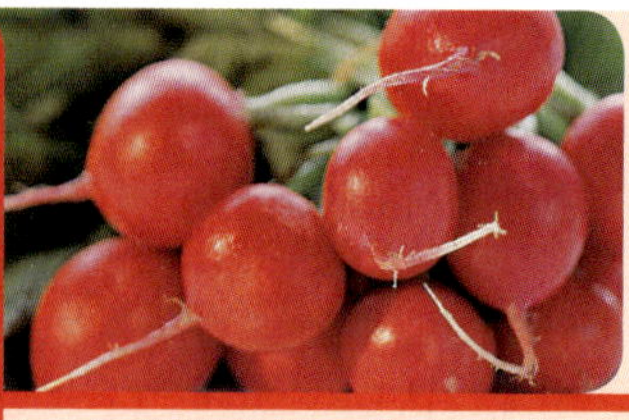

Radieschen

Radieschen sind reich an Ballaststoffen, die die Darmpassage des Nahrungsbreis beschleunigen. Dadurch werden Gift- und Schadstoffe rascher ausgeschieden, Verstopfung und Darmträgheit beseitigt. Bemerkenswert ist der Reichtum von Radieschen an Folsäure (wichtig für Blutbildung, Wachstum, Gehirn und Nerven) und Vitamin C (für Immunabwehr und mentale Gesundheit). Darüber hinaus sind Radieschen selenreich (unerlässlich für das Immunsystem), das unsere Körperzellen vor freien Radikalen schützt.

Beschreibung Radieschen leuchten auf dem Teller und machen für ihre Größe mächtig was her. Dass sie brennend scharf und würzig schmecken können, sieht man ihnen jedenfalls nicht an. Der Name stammt vom lateinischen »radix« (die Wurzel). Radieschen sind Miniwurzeln, vollgesogen mit hochkarätigen lindernden und heilenden Wirkstoffen.

Herkunft Radieschen gibt es weltweit in gemäßigten, nicht zu heißen Klimazonen. Die weißen oder roten Würzelchen mit ihrem weißen, scharfen Fleisch gibt es das ganze Jahr über, teils als Importware (z. B. aus Holland und Belgien), teils aus freiem Feldanbau oder aus Gewächshäusern. Die recht robusten Radieschen zählen bei uns zu den beliebtesten Gartenfrüchten.

Wirkstoffe Wenn Radieschen unter der Erde heranwachsen und reifen, sammeln sie wertvolle Spurenelemente und reichern u. a. Vitamine an. Auf diese sind so manche Erdkäfer, Bakterien usw. richtig scharf. Damit Radieschen nicht schon angeknabbert und aufgefressen werden, wenn sie vielleicht gerade erst stecknadelkopfgroß sind, entwickeln sie eine mächtige Abwehrwaffe: Senföle. Dieses natürliche Abschreckungsgift schlägt nahezu alle gierigen Feinde in die Flucht. Wenn wir nun ein Radieschen essen, bleiben die darin enthaltenen Senföle ihrer Aufgabe treu: Schon auf der Zunge, der Gaumenschleimhaut, in Magen und Darm gehen sie auf die Jagd nach Bakterien und Pilzen und vernichten sie. Diese antibakterielle und antimykotische Wirkung spüren wir an dem Brennen, das diese Senföle auslösen. Bakterienbefall kann Blähungen und Durchfall auslösen, Darmpilze (z. B. Candida) können hartnäckig sein, sie verursachen leichtere Befindlichkeitsstörungen (Darmreizungen) oder im chronischen Verlauf sehr schwere Darmerkrankungen. Radieschen wirken darüber hinaus schleimauflösend, reinigen Nasen- und Rachenraum, wirken desinfizierend auf die Schleimhäute und beugen verschiedenen Infektionen vor. In der Volksheilkunde gelten Radieschen seit alters als vorbeugend gegen die Bildung von Gallen-, Nieren- und Blasensteinen.

Einkauf Im Angebot sind nach Größen bemessene Handelsklassen. Radieschen werden das ganze Jahr über ohne oder mit Laub (gebündelt) angeboten. Radieschen müssen fest (zwischen Daumen und

Heilen mit Radieschen

- Töten Magen- und Darmbakterien sowie -pilze
- Wirken desinfizierend auf die Schleimhäute
- Helfen bei Blähungen, Durchfall und Verstopfung
- Wirken vorbeugend gegen Gallen-, Nieren- und Blasensteine
- Senken den Cholesterin- und Blutfettspiegel
- Aktivieren Nerven und Gehirn
- Wirken schleimlösend, z. B. bei Schnupfen und Husten
- Liefern Nährstoffe für Blutbildung und Zellwachstum

Zeigefinger prüfen) und rot sein. Sie brauchen während der Wachstums- und Reifezeit Feuchtigkeit, sonst werden sie holzig und verlieren ihren typischen scharfen Geschmack. Radieschen sind häufig schadstoffbelastet, deshalb nach Möglichkeit beim Biobauern oder im Bioladen einkaufen.

Verarbeitung Blätter und Wurzelenden abtrennen, gründlich waschen. Aufgeschnitten oder gespalten nicht lange liegen lassen, weil sonst Vitamine und Aroma verloren gehen.

Warnhinweis Radieschen zählen – je nach Anbaugebiet – zu den am höchsten mit Nitrat belasteten Bodenfrüchten überhaupt. Die Salze der Salpetersäure gelangen aus stickstoffhaltigen Düngemitteln in die Pflanze. Bereits die Bakterien im Speichel und im Magensaft wandeln Nitrat in Nitrit um, das mit Eiweißbausteinen (Aminosäuren) giftige Nitrosamine (wirken Krebs erregend) bildet. Deshalb sollte man Radieschen unter fließendem Wasser sehr gründlich waschen und abrubbeln. Bei erhöhtem Verzehr (ab 100 Gramm pro Tag) sollten Sie ausschließlich biologisch angebaute Ware verwenden.

Alle Tage Radieschen

- Man sollte Radieschen stets daheim haben und immer wieder als Snack einzeln essen. Nicht zu viel und nicht zu wenig: Schon sechs Radieschen am Tag genügen, um die Bakterienbesiedelung der Schleimhäute von Mund, Rachen, Speiseröhre, Magen und oberem Dünndarm zu normalisieren.
- Die beim Knacken und Knabbern ausdünstenden Heilöle desinfizieren gleichzeitig die Schleimhäute von Nase und Nebenhöhlen. Tipp von Sportexperten: während Sport und Gymnastik (Joggen, Stretching, Aerobic, Radfahren usw.) Radieschen essen.

Info **Vielseitige Wurzeln** Roh im Mund geknackt oder in Scheibchen geschnitten und z. B. auf dem Rohkostteller angeboten, zeigen die Radieschen, was in ihnen steckt. Und das ist nicht nur Schärfe: Sie wirken verdauungsfördernd, entgiften den Darm, kräftigen das Immunsystem und entschleimen die Atemwege.

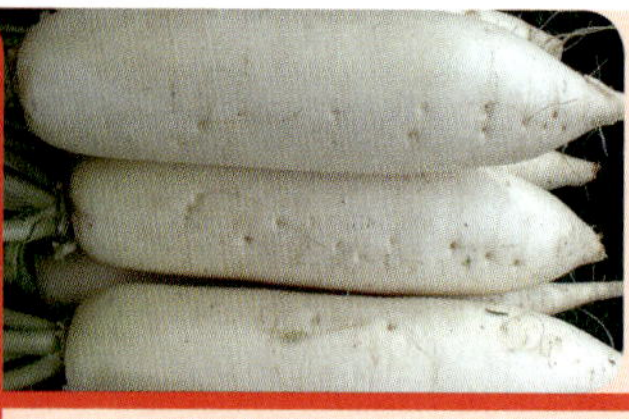

Rettich

Rettich ist ein altes Hausmittel gegen Erkältungen. Er wirkt durchblutungsfördernd, desinfiziert und schützt die Schleimhäute in Mund und Speiseröhre. Vor allem wirkt er schleimlösend und entzündungshemmend auf die Schleimhäute in Nase, Nebenhöhlen und Rachen. Als Rohkost ist er als Zutat im Salat verwendbar oder als Solist: Dazu schneidet man ihn in feine Scheiben und salzt ihn kräftig. Wenn er »weint« und Wasser austritt, ist er servierfertig und weniger scharf.

Beschreibung Rettiche mit ihren hohen Anteilen an heilenden Ölen sowie an Mineralien und Spurenelementen halfen früher armen Bauern über ertraglose Winter – genauso wie Kartoffeln und eingelegte Eier. Dass beispielsweise in den Bergregionen Bayerns und Tirols der »Radi« gern zum Bier gegessen wird, hat seinen Ursprung in dieser Gesundheitstradition.

Herkunft Der Rettich stammt aus den Ländern des Nahen Ostens, eroberte dann rasch den Mittelmeerraum und wird heute auch bei uns angebaut und reichlich geerntet, und zwar auf dem freien Feld ebenso wie im Treibhaus. Seine Bescheidenheit und Robustheit machen ihn auch zum Favoriten von Schreber- und Kleingärtnern. Den Rettich gibt es noch im späten Herbst, er ist zudem gut lagerfähig. Die verschiedenen Zucht- und Kulturtypen unterscheiden sich in Form und Farbe.

Wirkstoffe Die schwefelhaltigen Senföle verleihen dem Rettich nicht nur seinen scharfen Geschmack, sondern auch seine Heilwirkung. Sie wirken antibakteriell und antimykotisch, befreien Magen- und Darmschleimhäute von pathologischem Bakterien- oder Pilzbefall. Dadurch können chronische Blähungen oder auch Durchfall beseitigt werden. Dies gilt insbesondere für Menschen, die zu wenig bakterientötende Magensäure produzieren. Dazu zählt ein hoher Prozentsatz aller Erwachsenen über 35 Jahre. Denn die Salzsäureproduktion in den Magenschleimhäuten lässt mit zunehmendem Alter nach. Ursache: eine oft katastrophale Fehlernährung. Zwei- oder dreimal Rettich pro Woche sorgt für eine physiologisch gesunde Darmbesiedelung.

Einkauf Je nach Größe gibt es unterschiedliche Handelsklassen. Rettiche im Frühjahr und Sommer haben hellere, weiße oder rote Schalen. Das Frühangebot kommt aus Gewächshäusern, ist dementsprechend teurer, allerdings auch saftiger. Winterrettiche sind dunkler – im Extremfall fast schwarz –, reicher an Schärfe und heilenden Inhaltsstoffen. Leider sind sie dann auch weniger flüssigkeitshaltig und eignen sich nicht so gut zur Herstellung von Saft, der gerade im Winter als Heilmittel gegen Erkältung gute Dienste tut.

Verarbeitung Das Rettichgrün abtrennen, Wurzelenden entfernen. Schale mit dem Schaber entfernen oder mit

Heilen mit Rettich

- Hilft gegen Blähungen und Durchfall
- Tötet Darmbakterien und -pilze
- Beschleunigt die Darmpassage, beseitigt Verstopfungen
- Wirkt cholesterin- und blutfettspiegelsenkend
- Wirkt vorbeugend gegen Gallen-, Nieren- und Blasensteine
- Hilft bei Nieren- und Blasenentzündungen
- Beugt Harninkontinenz vor
- Hilft gegen Beschwerden beim Wasserlassen

dem Kartoffelschäler schälen. Bei Rettichen aus biologischem Anbau kann die Schale mitgegessen werden. Nach Belieben aufschneiden, z. B. spiralförmig, oder grob raffeln. Leicht gesalzen »weinen« sie und treiben Saft.

Warnhinweis Rettiche können leider – je nach Anbaugebiet – stark nitrathaltig sein und damit im Körper eine giftige, eventuell Krebs fördernde Nitritbildung begünstigen. Bei ausgiebigem Verzehr sollten Sie im Bioladen oder im Bioangebot des Supermarkts kaufen.

Info Abnehmen mit Rettich Rettich wirkt durchblutungsfördernd, und sein erheblicher Anteil an Ballaststoffen bindet Gifte und Fettsubstanzen. Das macht ihn zum idealen Lebensmittel für das Abspecken. Bereits ein einziger Rettich beschleunigt die Darmpassage und kann Verstopfungen nachhaltig beseitigen.

Rettich hält jung

- Die scharfwürzigen Wurzelrüben sind ideale Heilkost für ältere und alte Menschen, die zunehmend weniger Abwehrstoffe gegen eine schädliche Darmbesiedelung durch Pilze, Viren und Bakterien produzieren – die erste bedrohliche Entwicklungsstufe von Befindlichkeitsstörungen und Beschwerden, später von ernst zu nehmenden Krankheiten.
- Gesunde, gift- und befallfreie Darmschleimhäute sind das wichtigste Immunorgan und Bollwerk gegen Krankheiten aller Art. Rettichinhaltsstoffe wirken darüber hinaus entzündungshemmend und heilend in Blut und ausscheidenden Organen.
- Der hohe Kaliumgehalt in Verbindung mit durchblutungsfördernden Inhaltsstoffen wirkt entwässernd und harntreibend. Er beugt Nieren- und Blasensteinen vor und laut Volksmund auch der Bildung von Gallensteinen. Scharf ätzende Wirkstoffe neutralisieren noch in den Schleimhäuten von Nieren, Blase sowie Harnleitern eine krankhafte Bakterienpopulation, lindern und heilen somit Entzündungen, befreien bei entsprechender Disposition von Beschwerden beim Wasserlassen (z. B. Harntröpfeln) und beginnender Harninkontinenz.

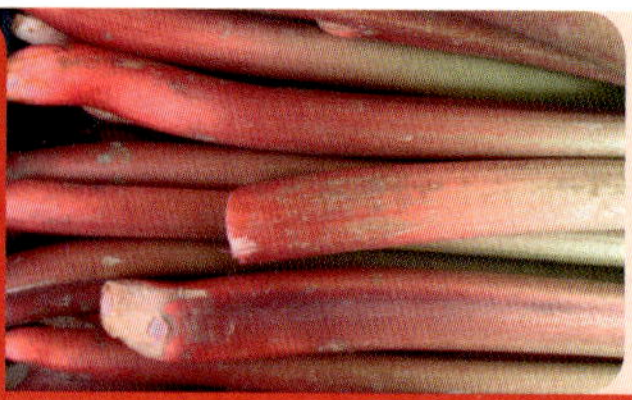

Rhabarber

Es ist etwas in Vergessenheit geraten, wie viel Wissen wir Europäer dem Orient zu verdanken haben. Durch die unseligen Kreuzzüge entdeckte der christliche Norden nicht nur verloren gegangene griechische und lateinische Autoren wieder, er geriet auch in Kontakt mit der überlegenen arabischen Heilkunst. Ein bei den Arabern hoch geschätztes Arzneimittel war Rhabarber; sie verbreiteten ihn im ganzen Mittelmeerraum. Noch wirkungsvoller als der Gartenrhabarber ist der arzneiliche Rhabarber.

Beschreibung Je milder und sanfter eine Frucht schmeckt, desto weniger muss sie sich beim Heranreifen vor Bakterien oder Insekten schützen. Ist die Frucht jedoch bedroht, wehrt sie sich mit scharfen, ätzenden und sauren Inhaltsstoffen – und gerade diese wirken vorbeugend und heilend. Typisches Beispiel einer wehrhaften Frucht ist der Rhabarber mit seinem enormen Gehalt an Apfel- und Zitronensäure.

Herkunft Der Rhabarber stammt aus Asien. Die grünen bis grünroten oder roten steifen Blattstiele des Knöterichgewächses wurden hierzulande spät populär, denn lange galt Rhabarber als Armeleuteessen. Zu Unrecht: Rhabarber zählt zum Gesündesten, was hierzulande wächst.

Wirkstoffe Obwohl dieses Obstgemüse sehr sauer schmeckt, enthält es relativ wenig Vitamin C, den typischen Sauermacher. Dafür sind umso mehr B-Vitamine enthalten: Niazin (Vitamin B3, für Zellenergie, Kreislauf, Stimmungslage), Pantothensäure (Vitamin B5, für Vitalität, Stressabwehr, gesunde Haut, farbkräftiges Haar) und Folsäure (für Blutbildung, Zellwachstum, Gehirn und Nerven). Rhabarber ist unglaublich reich an Kalzium (80 Milligramm auf 100 Gramm Rhabarber), dem besten natürlichen Beruhigungsmittel für die Nerven. Kalzium ist auch knochenbildend. Deswegen ist Rhabarber für Frauen nach der Menopause ideal. Rhabarber enthält viel Magnesium und Mangan (beide wichtig für Muskelfunktionen). Der Kaliumreichtum von Rhabarber wirkt entwässernd, sorgt für einen optimalen Nährstofftransfer vom Blut in die Körperzellen (vor allem bei Menschen, die sich von Kantinenkost ernähren). Rhabarber ist bester Ballaststofflieferant, wirkt entgiftend, entfettend und beseitigt Darmträgheit und Verstopfung.

Einkauf Frühen Rhabarber mit weichen, zarten und milden Stielen aus Gewächshäusern gibt es schon im Januar bis März. Freiluftrhabarber mit kräftigeren Stielen wird bis Juli geerntet. Der grünfleischige Rhabarber ist größer und preiswerter als der etwas weniger saure dunkelrote Blutrhabarber.

Verarbeitung Rhabarber sollten Sie gründlich waschen, die zähe Haut abziehen, dann in zwei bis drei Zentimeter lange Stücke schneiden und weich kochen. Sie können auch etwas Zucker oder Honig

Heilen mit Rhabarber

- Verbessert den Nährstofftransport in die Zellen
- Entgiftet den Darm und hilft bei Verstopfung
- Aktiviert die Zellenergie und Vitalität, beruhigt die Nerven
- Steigert die Muskelfunktionen
- Verjüngt die Haut, kräftigt und färbt das Haar
- Bindet Fettstoffe und hilft beim Abspecken

hinzufügen. Verwenden Sie ausschließlich die Stiele und nicht die Blätter des Rhabarbers: Diese enthalten Oxalsäure (siehe Warnhinweis).

Warnhinweis Rhabarber zählt zu den oxalatreichsten Bodenfrüchten, die Oxalsäure (Kleesäure) steckt allerdings vorwiegend in den Blättern. Die Pflanzensäure bindet u. a. Kalzium im Darm. Der Kalziumverlust wird allerdings wettgemacht durch eine optimierte Kalziumverwertung bei hohem Magensäuregehalt. Trotzdem: Rhabarber ist nichts für alle Tage. Empfehlenswert: ein- bis zweimal pro Woche essen. Auch bei Problemen mit der Magensäure oder bei gereizter Magenschleimhaut sollten Sie Rhabarber nicht übermäßig verzehren; auch nicht bei Neigung zu Durchfall.

Info Kochen mit Rhabarber Rhabarber eignet sich für Streuselgebäck, für Kompotte, Milchreis oder Grießbrei sowie für Marmelade. Ungewöhnlicher ist die Kombination von Rhabarber mit Spargel, Rucola und Zuckerschoten für einen pikanten Salat. Auch hierfür müssen die giftigen Blätter und die zähe Haut des Rhabarbers entfernt, die Stangen in Stücke geteilt und blanchiert werden. Zu Rhabarber passen Orangen, Ingwer und Zimt gut.

Körperzellen lieben Rhabarber

- So unterscheiden sich die Geschmäcker: Unsere Mundschleimhäute mögen Rhabarber überhaupt nicht, sie empfinden ihn als schrecklich sauer. Die Folge: Wir verziehen beim Verzehr das Gesicht. Dafür sind die rund 70 Billionen Körperzellen ganz begeistert von den vielen Wirkstoffen des Rhabarbers. Für Ihre Gesundheit müssen Sie Ihrem Körper eben manchmal auch Saures geben.
- Rhabarber zählt zu den schlimmsten Feinden von Magen- und Darmbakterien: Der saure Rhabarber räumt unerbittlich mit ihnen auf. Dank seiner vielen Ballaststoffe schwemmt Rhabarber außerdem Gifte und unnütze Fette in den abführenden Dickdarm. Der will das alles möglichst schnell loswerden – und verzichtet dafür auf Verstopfungen.
- Bei nervöser Unruhe und bei depressiven Verstimmungen erreichen Sie mit Rhabarber dank des extrem hohen Anteils von Kalzium schnell Besserung – natürlicher und preiswerter als mit allen pharmazeutischen Präparaten.

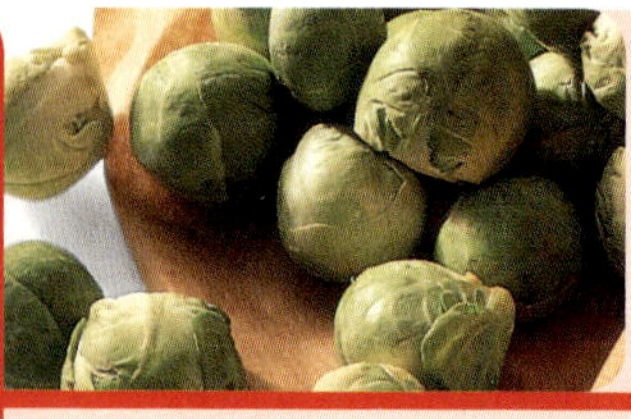

Rosenkohl

Folsäure ist insbesondere für Kinder wichtig, weil sie für die Blutbildung und für das Zellwachstum unverzichtbar ist. Das B-Vitamin ist am Zusammenbau der Nukleinsäuren in unseren Zellkernen beteiligt und damit an einer verjüngenden Gewebeneubildung auch bei älteren oder alten Menschen. Darüber hinaus ist Folsäure das Gute-Laune-Vitamin, weil es die Produktion wichtiger Hormone und Neurotransmitter (Nervenreizstoffe) wie z. B. Noradrenalin ankurbelt.

Beschreibung Der Name sagt es schon: Wie zarte grüne Blumen unter den oft grobschlächtigen Kohlsorten wirken die kleinen, zierlichen Knollen des Rosenkohls. Der lässt sich so auch wunderbar portionieren, abzählen und als Beigabe zu allerlei Gerichten verwenden. Selbst auf dem Tellerrand vermittelt er der Mahlzeit etwas Elegantes, Dekoratives. Doch Attraktivität ist beileibe nicht die einzige Qualität dieses Minikohls. Rosenkohl ist ein exzellenter Nährstofflieferant – und schmeckt dabei noch ausgesprochen gut.

Herkunft Rosenkohl werden die Kohlsprossen bzw. Seitenknospen einer speziellen Kohlart genannt. Wegen seines insgesamt geringeren Wasseranteils konzentriert sich ein feinerer, würziger Kohlgeschmack. Den Nährstoffreichtum spürt man geradezu auf der Zunge. Rosenkohl wird bei uns im Freien bzw. auch im Gewächshaus angebaut. Auch Importware in Steigen oder Netzen, eingeteilt in verschiedene Qualitätsklassen, befindet sich im Handel.

Wirkstoffe Die hohen Konzentrationen von Thiamin (Vitamin B1) und Folsäure machen Rosenkohl zum Idealgemüse für alle Menschen, die unter chronischer Nervenschwäche mit Müdigkeit und Konzentrationsmangel leiden und denen es an Lebenskraft und Vitalität fehlt. Thiamin bildet gemeinsam mit dem Spurenelement Mangan und bestimmten Proteinen im Stoffwechsel lebenswichtige Enzyme, vor allem für die Glukoseversorgung von Nerven und Gehirn. Gut, dass Rosenkohl auch außerordentlich reich an Mangan ist.

Thiaminmangel ist häufig Ursache schlechter schulischer Leistungen von Kindern. Schuld daran ist auch die Tatsache, dass Thiamin im Körper nicht gebunden werden kann, also ständig mit der Nahrung neu zugeführt werden muss. Eine einseitige Kost aus Hamburgern, Pizza oder Kantinenessen samt süßen Getränken enthält kaum Thiamin und noch weniger Mangan. Rosenkohl kann hier für Ersatz sorgen.

Rosenkohl enthält auch viel Kalium, das entwässernd wirkt und als Gegenspieler von Natrium den Nährstofftransfer aus dem Blut in die Körperzellen verbessert.

Darüber hinaus entsäuert und entschlackt Rosenkohl. Sein Reichtum an Ballaststoffen wirkt darmregulierend und beseitigt Verstopfungen. Der hohe Vitamin-C-Gehalt kräftigt das Immunsystem.

Heilen mit Rosenkohl

- Hilft gegen Müdigkeit und Antriebsarmut
- Sorgt für geistige Frische
- Aktiviert die Blutbildung und damit die Sauerstoffversorgung der Körperzellen
- Kurbelt das Zellwachstum an, sorgt für starkes Bindegewebe
- Verbessert die Stimmungslage
- Bringt Glanz ins Haar und macht die Haut geschmeidig
- Wirkt entwässernd und hilft beim Abspecken
- Beseitigt Verstopfung
- Sorgt für mehr Vitalität und Lebenskraft
- Kräftigt das Immunsystem

Einkauf Rosenkohl gibt es den ganzen Winter über, von Oktober bis Ende März. Je grüner die kleinen Röschen, desto frischer und nährstoffreicher. Tiefgefrorene Ware enthält wenig Thiamin (Vitamin B1), das weder Frost noch Hitze verträgt.

Verarbeitung Fleckige, faulende Blättchen abschneiden, dann gut waschen und spülen. Auf keinen Fall zu lange garen, sonst wird das äußerst verletzliche Thiamin zerstört. Rosenkohl muss knackig bleiben und darf nicht zu weich oder gar matschig gekocht werden.

Warnhinweis Keiner.

Info Trinken Sie genug? Wer sich vegetarisch oder vollwertig (also mit ein bis zwei kleinen Fleischportionen pro Woche) ernährt, sollte immer darauf achten, dass er genügend Flüssigkeit zu sich nimmt. Gemüse und Obst machen, über den Tag gegessen, etwa einen Liter aus. Zusätzlich sollte man noch einen halben bis ganzen Liter Wasser, Tee oder ungesüßten Fruchtsaft trinken.

Rosenkohl ist Nervenfutter

- Wer unter Stress und Leistungsdruck steht sowie Konflikten und Problemen ausgesetzt ist, braucht unbedingt Nervennahrung (jeder Ärger frisst wichtige Nährstoffe aus dem Blut).
- Dieser Nährstoffschub kann ausschließlich aus Gemüse und Obst erfolgen. Vom Arzt verordnete Pillen sind niemals dauerhafter Ersatz. Jedes Rosenkohlbällchen ist Beruhigungs- und Konzentrationsdroge und allerbeste Stresskost.
- Die im Rosenkohl reichlich enthaltene Folsäure ist notwendig, um die schwefelhaltige und vitalisierende Aminosäure Methionin in unserer Nahrung zu verwerten. Dieser Eiweißbaustein sorgt für Glanz im Haar, feste Fingernägel, gesunde Haut, Leistungsfähigkeit und Energie.

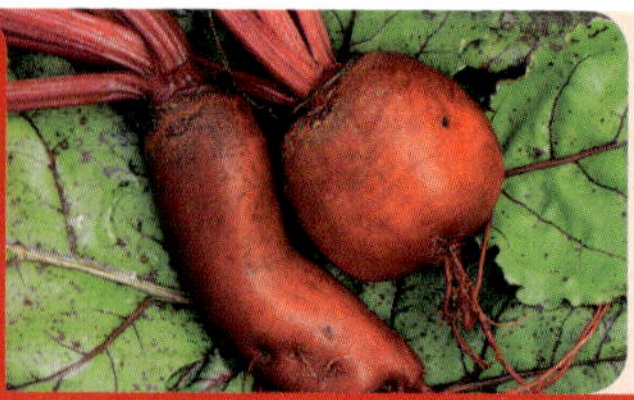

Rote Rübe

Rote Rübe oder Rote Bete– Glücklichmacher aus dem Garten. Sie enthält alles, was unsere Körperzellen für eine Verjüngungskur benötigen. Ein Folsäureschub durch Rote Rüben stimuliert beispielsweise die Produktion von Hormonen und Nervenreizstoffen wie z.B. Dopamin und Noradrenalin, die für unser mentales Wohlbefinden sorgen. Neurobiologen haben herausgefunden: Ohne Folsäure sind Glücksgefühl, Optimismus und Euphorie nicht möglich.

Beschreibung Es gibt Gemüsesorten, die der Roten Rübe oder Roten Bete (auch Rote Beete oder Rahne genannt) bezüglich Vornehmheit und Geschmack überlegen sind. Aber in einem Punkt ist diese Wurzelrübe unschlagbar: Sie ist mit der beste Jungmacher unter allen Boden- oder Baumfrüchten. Unter Kennern gilt die Rote Rübe schon lange als Geheimtipp.

Herkunft Rüben sind robust, widerstandsfähig, deshalb seit alters auf unseren Böden zu Hause. Sie werden in Mieten und Kellern gelagert und sind zwischen Oktober und Ende März im Handel.

Wirkstoffe Rote Rüben sind recht eigensinnig, wenn es darum geht, dem Erdboden beim Wachsen und Reifen Nährstoffe zu entziehen. Sie entwickeln dabei ihren ganz eigenen Geschmack, vor allem für Silizium. Silizium kommt zwar überall auf unserem Planeten in Massen vor (etwa als Bestandteil von Quarzsand), unser Körper kann es aber nur in ganz bestimmter Form nutzen. Die Rote Rübe bietet es in einer Kombination mit anderen Nährstoffen feil, die einzigartig ist. Silizium aus Fleisch z.B. bringt unserer Gesundheit nichts, das aus der Rübe aber kräftigt Bindegewebe und Haut, Gefäßwände und Knochen, und es entgiftet unser Gehirn von Metallen (wie z.B. Aluminium). Der zweite Vorteil der Roten Rübe ist ihr extremer Reichtum an Folsäure, pro Gramm Gewicht ca. ein Mikrogramm – gemeinsam mit dem Spargel hält sie damit den Weltrekord. Dieses B-Vitamin bastelt die Nukleinsäuren in Zellkernen zusammen – die erste Voraussetzung für Zellteilung und Gewebewachstum. Eine Rote-Rüben-Mahlzeit aktiviert bereits eine Stunde nach dem Verzehr den Neuaufbau von Bindegewebe. Das Vitamin sorgt daneben für die Produktion von Magensäure (für bessere Eiweißverwertung) und ist am Bau der roten Blutkörperchen beteiligt, die den lebensnotwendigen Sauerstoff in der Lunge binden und zu allen Zellen tragen.
Was ganz wichtig ist: Ein Defizit an Folsäure ist die am weitesten verbreitete Vitaminmangelerscheinung. Und noch eine bedeutende Aufgabe hat Folsäure in unserem Stoffwechsel: Sie aktiviert die schwefelhaltige Aminosäure (Eiweißbaustein) Methionin, einen potenten Energie- und Fitnessspender. Methionin trägt darüber hinaus den Schwefel (und damit Glanz, Geschmeidigkeit, Festigkeit) in Haut, Haare und Nägel. Rote Rüben sind kaliumreich (das Mineral entwässert und entsäuert) und enthalten

Heilen mit Roten Rüben

- Bauen das Bindegewebe auf
- Festigen die Haut, stärken die Gefäßwände, kräftigen die Knochen
- Neutralisieren und entfernen Giftstoffe, speziell im Gehirn
- Fördern das Zellwachstum und reparieren Zellkerne
- Sorgen für mehr Magensäure und damit für eine bessere Eiweißverwertung
- Aktivieren die Produktion roter Blutkörperchen und damit die Zellversorgung mit Sauerstoff
- Schaffen eine gute Stimmungslage
- Bringen Glanz und Geschmeidigkeit in Haut, Haare und Nägel
- Wirken entwässernd, entsäuernd
- Entgiften den Darm, beseitigen Verstopfungen

reichlich Ballaststoffe (wirken darmregulierend, entgiftend sowie entfettend). Der rote, tintenähnliche Farbstoff Betanin wird übrigens von unserem Stoffwechsel kaum genutzt und über den Urin rasch ausgeschieden.

Einkauf Bei der Auswahl sollten Sie vorzugsweise zu kleineren Rüben greifen, weil diese viel rascher gar gekocht sind.

Verarbeitung Rote Rüben nur kurz dämpfen, nicht zu lange kochen, weil sonst bis zu 80 Prozent der äußerst hitzeempfindlichen Folsäuremoleküle zerstört werden. Ideal: Rote Rüben in Salat oder Rohkost. Die Rüben werden gewaschen und im Schnellkochtopf ca. eine Viertelstunde mit wenig Wasser gedämpft. Stiele nicht abtrennen und Rüben zum Garprüfen nicht anstechen, weil sie sonst Saft verlieren.

Warnhinweis Keiner.

Info Mut und Kraft Neben der positiven Wirkung auf den Körper, die wissenschaftlich nachweisbar ist, heißt es im Volksmund, dass Schwache durch eine Mahlzeit mit Roten Rüben an Kraft gewinnen und Schüchterne plötzlich mutig werden.

Jugend fast zum Nulltarif

- Rote Rüben sind außerordentlich preiswert, mit ihnen lässt sich (z. B. in Kombination mit Hirse) ein Mittagessen mit dem vielleicht günstigsten Preis-Nährstoff-Verhältnis zubereiten.
- Aber auch als Salat oder Rohkost sind Rote Rüben eine Jungkur fast zum Nulltarif. Die zellvitalisierende Kombination von Folsäure mit Silizium gibt es nirgendwo sonst besser und billiger.

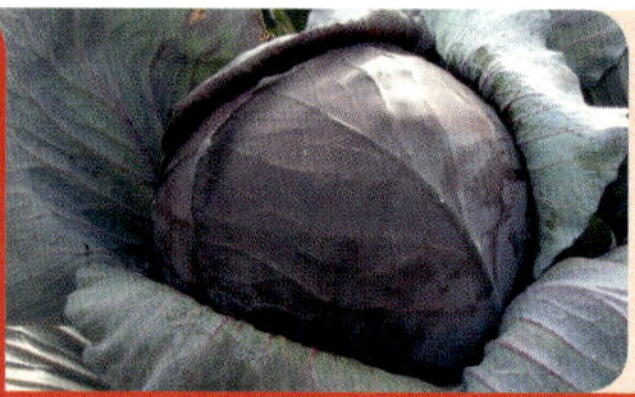

Rotkohl

Das Spurenelement Selen hat es in sich. Es ist Bestandteil eines Immunenzyms, ohne das unsere Zellen nicht lebensfähig wären. Weil Gletscherwasser nach der Eiszeit unsere Böden ausgewaschen und Tausende von Ernten danach der Scholle viel an wertvollen Nährstoffen entzogen haben, kommt dem Rotkohl als Selenlieferanten große Bedeutung zu. 100 Gramm Rotkohl enthalten je nach Anbaugebiet bis zu fünf Mikrogramm optimal verwertbares Selen (Pflanzenselen ist dem Selen im Fleisch weit überlegen).

Beschreibung Rotkohl zieht enorme Mengen des Immunstoffes Selen über sein Kapillarsystem aus dem Boden – mehr als irgendeine andere Nutzpflanze. Aus welchem Grund? Ganz sicher, um seine wasserhaltigen Pflanzenzellen vor freien Radikalen zu schützen; zumindest kann man das nach dem heutigen Stand der Forschung annehmen. Selen ist jedoch bei weitem nicht der einzige Schatz, den uns der rotblättrige Kopfkohl bietet.

Herkunft Rotkohl wächst bei uns traditionell gut und reichlich, wird aber auch aus östlichen Nachbarländern eingeführt. Sogenannter Dauerrotkohl wird eingelagert, bleibt bis April im Handel, ansonsten gibt es Früh- und Herbstware. Rotkohl ist praktisch das ganze Jahr über erhältlich und immer preiswert.

Wirkstoffe Das im Rotkohl enthaltene Selen hat eine enorme Bandbreite an therapeutischer Wirkung in unserem Körper: Es wirkt blutdrucksenkend, hilft, die Muskeln (speziell den Herzmuskel) mit Sauerstoff zu versorgen sowie bei der Produktion von Antikörpern gegen Krankheitserreger, wirkt entgiftend gegen Schwermetalle, beugt Unfruchtbarkeit vor (der männliche Hoden enthält extrem viel Selen). Das selenabhängige Enzym Deiodinase aktiviert unsere Schilddrüse, wirkt somit belebend, vitalisierend. Vor allem schützt Selen unsere Thymusdrüse, das Hauptquartier unseres Immunsystems und unserer Jugendlichkeit.
Rotkohl besteht allerdings nicht nur aus Selen. Er ist reich an Niazin (Vitamin B3, für Zellenergie, Stimmungslage und Gesamtstoffwechsel), Folsäure (für Blutbildung, Hormone und Zellwachstum), Vitamin C (für Immunsystem und mentale Gesundheit) und Zink (für Bindegewebe, Gehirnleistung und Libido).
Ein Extrageschenk macht der Rotkohl unseren Darmschleimhäuten durch seine Fülle an Ballaststoffen. Diese saugen sich mit Verdauungssäften voll, wirken somit entgiftend und entfettend, beschleunigen die Darmpassage des Nahrungsbreis und beseitigen auf diese Weise Darmträgheit und Verstopfung. Unter dem Einfluss von Gemüsekost wie Rotkohl bauen sich geschädigte Schleimhautschichten in den Darmwänden innerhalb kurzer Zeit (fünf Tage bis drei Wochen) zu einer üppigen »Verdauungsfabrik« auf.

Einkauf Rotkohl (auch Blaukraut genannt) ist ein ideales Wintergemüse. Je kleiner und geschlossener die roten

Heilen mit Rotkohl

- Kräftigt das Immunsystem
- Wirkt blutdrucksenkend
- Beseitigt Verstopfung und Darmträgheit
- Entgiftet den Darminhalt
- Wirkt entwässernd und unterstützt Schlankheitskuren
- Baut Darmschleimhäute und Darmflora auf
- Fördert die Spermienbildung
- Liefert Nährstoffe für Libido und Potenz
- Aktiviert die Schilddrüse und schützt die Thymusdrüse
- Kurbelt die Zellenergie an
- Aktiviert das Zellwachstum und wirkt dadurch verjüngend
- Steuert Nährstoffe für eine bessere Stimmungslage bei
- Hilft beim Bau neuen Bindegewebes
- Wirkt belebend auf das Gehirn

Köpfe sind, desto besser ist ihr Aroma – und desto nährstoffreicher sind sie, weil sie langsamer gewachsen sind (und nicht extrem mit Düngemitteln behandelt wurden).

Verarbeitung Faulige äußere Blätter abtrennen, dann sorgfältig waschen. Strunk herausschneiden und raspeln, Kohlblätter mit dem Messer grob in Streifen und Stücke schneiden. Je kürzer die Garzeit (maximal eine halbe Stunde), desto knackiger bleibt der Kohl. Kochwasser nicht wegschütten, es enthält Selen und andere Spurenelemente. Im Kühlschrank aufbewahrt und leicht gesalzen, ist es ein bekömmlicher Trunk.

Warnhinweis Keiner.

Info Gesunder Darm Ist der Darm gesund und funktioniert einwandfrei, fühlt man sich besser und unbeschwerter. Die Naturmedizin misst der Verdauung bei der Vorbeugung und Behandlung von Krankheiten eine große Bedeutung zu. Immerhin ist sie unser wichtigstes Entschlackungs- und Entgiftungssystem. Man kann mit vielerlei Gemüsesorten etwas für eine gesunde Darmflora tun. Rotkohl, roh oder als Gemüsegericht, gehört unbedingt dazu.

Rotkohl macht immun

- Dass schon unsere Vorfahren und Urahnen die nasskalten Wintermonate gesund überstanden haben, verdanken sie zum Teil dem Blaukraut bzw. Rotkohl.
- Eine einwöchige Kur mit dem Kopfkohl verbessert den meist sehr dürftigen Selenstatus im Körper, panzert unsere Zellen und sorgt über eine verbesserte Schilddrüsenleistung für mehr Dynamik und weniger Bauchspeck.

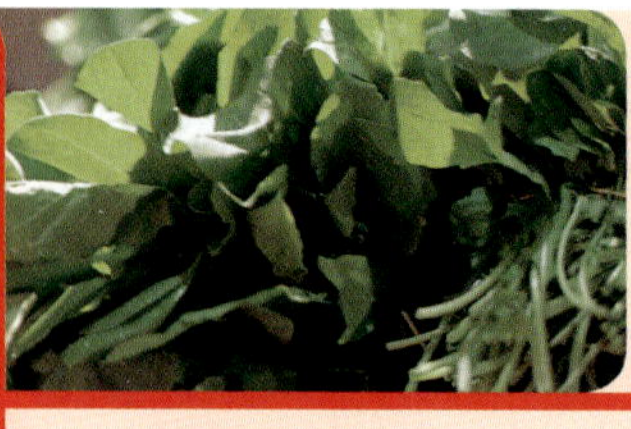

Rucola

Klassiker unter unseren Gartensalatsorten waren seit jeher der Kopf-, Feld- und Endiviensalat, außerdem noch der herzhafte Chicorée. Doch auch in der Gestaltung des Speiseplans gibt es modische Veränderungen. Und so schaffte es Rucola nach und nach aus dem Süden über die Alpen auch in unsere Küchen. Heute ist diese an kerngesunden Bitterstoffen überreiche Salatsorte aus den Regalen von Supermärkten und Naturkostläden nicht mehr wegzudenken.

Beschreibung So richtig trendy wurde diese Salatart, nachdem sie in italienischen Restaurants immer häufiger auf der Speisekarte zu finden war. Inzwischen ist der Rucolasalat in den Gemüseregalen der Supermärkte eine Selbstverständlichkeit. Das Blattgemüse mit seinem herzhaften Geschmack wird von Jahr zu Jahr beliebter. Mit seinem beeindruckenden Reichtum an Biostoffen trägt es auf diese Weise gewissermaßen zur Volksgesundheit bei. Kaum ein Mensch weiß übrigens, dass Rucola unter der wortverwandten Bezeichnung Rauke auch bei uns schon einmal ein populärer Blattsalat war, ehe er wieder in Vergessenheit geriet.

Herkunft Dieses Kohlgewächs war schon bei den alten Griechen und Römern beliebt, im Mittelmeerraum wurde Rucola immer schon gerne angebaut. Die Salatpflanze mit dem bitteren Geschmack braucht viel Sonne und Wasser, in feuchten Böden gedeiht sie nicht so gut. Verständlich, dass Länder wie Griechenland, Italien oder Spanien ihre eigentliche Heimat sind. Mit viel Liebe kann man Rucola aber auch bei uns anbauen, so beispielsweise sogar auf Balkonen oder in Kleingärten. Wichtig dabei ist aber: Der Boden muss trocken sein.

Wirkstoffe Wie alle grünen Salat- oder Gemüsepflanzen zählt Rucola zum Gesündesten, das die Natur hervorbringt. Kernelement im grünen Farbstoff Chlorophyll ist Magnesium, das vielleicht wichtigste Leben spendende Mineral, das an rund 100 Enzymreaktionen im Körper beteiligt ist. Es sorgt für Zellenergie und vor allem für die nächtliche Regenerierung und Verjüngung unserer rund 70 Billionen Körperzellen. Rucola ist also ein echter Jungmacher. Die Rauke ist darüber hinaus reich an Karotenen, aus denen unser Stoffwechsel Vitamin A herstellt, einen Immunstoff, der vor allem alle unsere Schleimhäute schützt. Rucola enthält hohe Konzentrationen an allen anderen Vitaminen sowie an 14 Spurenelementen, insbesondere Eisen, Mangan, Selen, Zink und Kupfer. Was diese Salatpflanze ganz besonders gesund macht, ist ihr Reichtum an Alkaloiden, an pflanzlichen Bitterstoffen, wie sie auch in der Pharmazie Verwendung finden. Sie vermitteln Rucola seinen feinen Bittergeschmack, wirken im Körper antibakteriell und antimykotisch (gegen Pilzbefall).

Einkauf Am besten junge Blätter aussuchen, denn sie haben einen fein-aromatischen Geschmack und

Heilen mit Rucola

- Belebt den Stoffwechsel
- Verjüngt Zellen und Gewebe
- Schützt die Schleimhäute
- Bringt den Kohlenhydratstoffwechsel in Schwung
- Sorgt für gute Nerven und mentale Frische
- Wirkt entwässernd
- Wirkt lipolytisch, also fettschmelzend
- Tötet schädliche Bakterien und Pilze im Körper

eignen sich gut auch als Beimischung zu anderen Salatsorten. Ältere Rucolablätter schmecken oft sehr bitter und scharf.

Verarbeitung Rucola muss vor dem Blühen abgeerntet werden, weil die Blätter sonst zu viele Bitterstoffe ziehen und nicht mehr so gut schmecken. Die jungen Blätter eignen sich gut für Rohkostplatten und Salate. Je älter die Blätter sind, desto schärfer ist ihr Geschmack, und sie eignen sich dann ideal zum Würzen, z.B. als Garnierung für Suppen, Saucen, Nudel- oder Reisgerichte. Ähnlich wie Radieschen, Rettich, Kresse oder andere scharf schmeckende Bodenfrüchte bezieht auch Rucola seinen intensiven Geschmack aus Senfölen und anderen Pflanzenschutzstoffen.

Warnhinweis Untersuchungen von Gesundheitsbehörden haben ergeben, dass Rucola bei unsachgemäßer Düngung in besonders hohem Maß Nitrate anreichern kann, die möglicherweise krebserregend sind. Deshalb sollte man diese Kreuzblütengewächse nicht täglich auf den Tisch bringen.

Info **Besonders scharf – die Würzrauke** Die Würzrauke, auch als Wilde Rauke bekannt, ist eine mehrjährige Pflanze. Weil sie sich anhaltender gegen Bakterien, Parasiten oder auch Würmer und Insekten wehren muss, enthält sie mehr Bitterstoffe und schmeckt daher würziger. Die typische im Handel befindliche Rucolapflanze hingegen ist einjährig und milder im Geschmack.

Rucola selbst anbauen

- Da kann man bei Einladungen schon mal Eindruck machen, mit selbst gezogenem Rucolasalat, der möglicherweise sogar besonders würzig schmeckt.
- Rucola wird zwischen April und August in großzügigen Reihen mit etwa 20 Zentimetern Abstand ausgesät, danach nur dünn mit Erde bedeckt und ordentlich mit Wasser angegossen. Danach brauchen die Kreuzblütengewächse Sonne und Wärme. Auch im Gewächshaus gedeiht Rucola gut. Geerntet werden kann oft schon nach sechs Wochen.

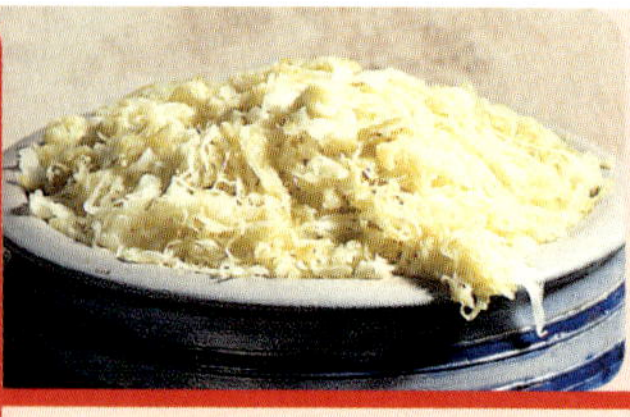

Sauerkraut

Die vielen Millionen Menschen der indischen Landbevölkerung (die sich vorwiegend oder komplett vegetarisch ernähren) decken ihren Vitamin-B12-Bedarf durch winzige Käfer und Insekten, die im Getreidekorn stecken und die reich an Kobalamin sind. Bei uns wird leider Getreide mit Insektiziden totgespritzt, es gibt darin keine Kobalamin liefernden Insekten mehr. Ein weiterer Grund, hin und wieder Sauerkraut auf den Speiseplan zu setzen. Doch das Kraut bietet natürlich noch viel mehr.

Beschreibung Dieses mit Zusatz von Salz aus fein geschnittenem Weißkohl hergestellte Lebensmittel ist seit alters beliebte Beigabe zu Fleisch, weil es allzu hohe Fettanteile neutralisiert. Damit allein tut man dem Sauerkraut freilich Unrecht. Denn auch ganz für sich ist es ein kerngesundes Lebensmittel, das noch dazu herzhaft schmeckt. Ähnlich wie Biojoghurt hat Sauerkraut eine ganz spezielle, wertvolle Eigenschaft: Durch Fermentation entsteht das hochaktive Kobalamin (Vitamin B12), das normalerweise in pflanzlicher Kost nicht enthalten ist (Algen bilden unter Umständen eine Ausnahme). Sauerkraut ist deshalb für Veganer (die auch auf Eier verzichten) ein unverzichtbares Lebensmittel.

Herkunft Sauerkraut ist ein traditionell vorbereitetes Gericht, das vor allem in armen, ländlichen Gebieten zu den bedeutendsten Nährstofflieferanten in kalten, langen Wintern zählt. Mit Hilfe von Sauerkraut brachten die Großmütter und Mütter unserer Vorfahren ihre Familien gesund und fit über die oft langen nasskalten Monate. Hergestellt wird Sauerkraut aus dem nährstoffhaltigen Weißkohl, einem bis in den April hinein lagerfähigen Kopfkohl.

Wirkstoffe Ganz bedeutend ist der Anteil an Vitamin B12, von dem die Körperzellen eines Menschen in einem ganzen Leben nicht mehr benötigen, als ein Linsenkorn wiegt. Vitamin B12 ist absolut unverzichtbar für geistige Frische, Stimmungslage, Stressfähigkeit, Gehirn- und Nervensystem, den Eisenstoffwechsel, den Bau roter Blutkörperchen (und damit für die Sauerstoffversorgung aller Zellen), für Zellwachstum, Knochenbau, Fettverwertung und Muskeln (speziell auch für den stets sehr strapazierten Herzmuskel).
Darüber hinaus ist Sauerkraut ein wahrer Schatz an Pyridoxin (Vitamin B6), ohne das Eiweiß, der lebensnotwendigste Nährstoff überhaupt, unverwertbar bleibt. Sauerkraut ist auch ein Niazinspender (Vitamin B3, für Zellenergie, Gesamtstoffwechsel, Hirnstoffwechsel, positive Stimmungslage), enthält außerdem enorm viel Pantothensäure (Vitamin B5, für Zellenergie und farbkräftiges Haar). Außerdem ist Sauerkraut reich an Vitamin C (für Immunsystem und Hormonproduktion), und nicht zuletzt enthält es viel Kalium (wirkt entwässernd und entsäuernd), Eisen (für Blutbildung und Zellatmung), Magnesium (für Muskelkraft und Herz) und Zink (für Bindegewebe, Libido, Hirnleistung). Wichtig: Wir sind nur dann gesund, wenn wir unseren Zellen

Heilen mit Sauerkraut

- Wirkt mental erfrischend und euphorisierend
- Macht widerstandsfähig in Stresssituationen
- Aktiviert den Gehirn- und Nervenstoffwechsel
- Kurbelt den Eisenstoffwechsel an
- Hilft beim Bau roter Blutkörperchen
- Stimuliert das Zellwachstum und wirkt verjüngend
- Reguliert den Fettstoffwechsel und senkt die Cholesterinwerte
- Hilft beim Knochenbau
- Kräftigt die Muskeln (speziell den Herzmuskel)
- Wirkt vitalisierend durch eine bessere Eiweißverwertung
- Kräftigt das Immunsystem und erhöht die Muskelleistung
- Trägt zum Neuaufbau verbrauchten Bindegewebes bei

alle diese Biostoffe in ausreichender Menge zuführen. Dies kann stets nur über eine vollwertige Nahrung geschehen. Sauerkraut kann hier einen bedeutenden Beitrag leisten.

Einkauf Problemlos, weil Sauerkraut beispielsweise als Dosenware ganzjährig erhältlich ist. Besser ist natürlich frisches Kraut.

Verarbeitung Ganz nach Belieben, z. B. aus Dosenware. Sauerkraut nach Möglichkeit nicht erhitzen, sondern roh verzehren, sonst verliert es einen Teil seiner Vitamine.

Warnhinweis Nicht zu salzreiche Kost essen, weil Sauerkraut selbst sehr natriumreich (kochsalzreich) ist.

Info **Nicht wässern** Sauerkraut sollten Sie vor dem Zubereiten nicht wässern, auch wenn ihm dies seine Schärfe nimmt. Denn durch das Wässern gehen eine große Menge Biostoffe verloren. Verzichten Sie lieber auf ein salzhaltiges Stück Fleisch als Beigabe. Am gesündesten ist das Sauerkraut, wenn Sie es roh verzehren. Wer es aber lieber gekocht mag, sollte es nicht länger als 25 Minuten köcheln lassen. Sonst wird das Kraut zu weich und gehaltlos.

Öfter mal Sauerkraut

- Dieses Lebensmittel ist vielleicht das einzige, bei dem der Mensch die Natur verbessert hat. Ähnlich wie unsere Darmflora aus bestimmten Nahrungsmitteln (Joghurt oder Algen) durch Fermentation das kostbare Vitamin B12 herstellen kann (das sonst ausschließlich in tierischer Nahrung enthalten ist), entwickelt das Kraut durch Lagerung und Gärungseinflüsse das komplizierte und unverzichtbare Kobalaminmolekül, das sich in aufwendiger Struktur um ein Kobaltatom zusammenfügt. Kompliment an die Chinesen: Sie haben das Sauerkraut »erfunden«.

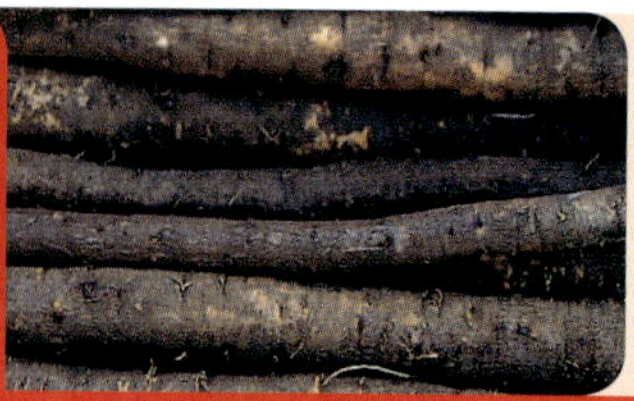

Schwarzwurzel

Lange Zeit war die Schwarzwurzel lediglich als wildwachsende Heilpflanze bekannt. Man setzte sie gegen Schlangenbisse und sogar gegen die Pest ein. Der Anbau als Gemüse begann erst um 1700. Die Schwarzwurzel ist zweijährig; im ersten Jahr bildet sie die Wurzel, im zweiten Jahr die Blüten. Da ausschließlich die Wurzel essbar ist, wird sie nur einjährig kultiviert. Die Ernte beginnt im Oktober und dauert bis ins Frühjahr hinein, weil die Wurzeln frosthart sind.

Beschreibung Diese braun- bis schwarzrindige Pfahlwurzel sieht nicht gerade sehr hübsch und verlockend aus, wenn sie im Gemüseregal liegt. Sie war deshalb viele Jahrzehnte lang ein Stiefkind, wenn es um die Gestaltung eines gesunden Speiseplans ging. Inzwischen aber gewinnt dieses spargelähnliche Wintergemüse immer mehr Fans. Dazu tragen vor allem der hohe Nährwert und der Reichtum an kostbaren Inhaltsstoffen der Schwarzwurzel bei.

Herkunft Die Schwarzwurzel (sie wird auch als Skorzonenwurzel oder als Winterspargel bezeichnet) stammt ursprünglich aus Nordafrika und Südspanien, sie breitete sich dann aber nach Europa aus und eroberte als Grundnahrungsmittel in unterschiedlichen Zuchtformen ihren Marktanteil auch bei uns. Bedeutende Anbauländer sind neben Spanien und Portugal Belgien, Frankreich und die Niederlande.

Wirkstoffe Dass ein ursprünglich weitgehend unbekanntes Gemüse wie die Schwarzwurzel heute fester Bestandteil im Sortiment von Naturkostläden und Supermärkten ist, hängt mit ihrem unglaublichen Reichtum an Biostoffen zusammen. Kaum zu glauben, was so alles in dieser recht unscheinbaren stangen- oder walzenförmigen Bodenfrucht steckt: nahezu 80 Prozent nährstoffgesättigtes Wasser, das unseren Stoffwechsel so richtig schön in Schwung bringt, außerdem reichlich Eiweiß, Kalzium, Kalium, Phosphor sowie die lebensnotwendigen Spurenelemente Mangan, Eisen, Zink und Selen.
Schwarzwurzeln enthalten (von Vitamin B12 abgesehen) den gesamten Vitamin-B-Komplex sowie Vitamin C und Vitamin K, das für die Blutgerinnung und Wundheilung unverzichtbar ist. Ein besonderer Schatz ist der Reichtum an Inulin, einem fruchtzuckerähnlichen Kohlenhydrat, das die Darmflora regeneriert und verjüngt und den Blutzucker nicht anhebt. Schwarzwurzeln sind deshalb für Diabetiker sehr gut geeignet.

Einkauf Sie sollten nach Möglichkeit üppig-dicke, gerade gewachsene Schwarzwurzeln aus dem Gemüseregal wählen. Verdrehte, verwachsene Früchte oder solche, die Verletzungen aufweisen, besser liegen lassen. Das Fruchtfleisch sollte hell bis weiß sein. Schwarzwurzeln dürfen nach der Ernte nicht zu lange gelagert werden, weil sie sonst austreiben.

Heilen mit Schwarzwurzel

- Ideales Lebensmittel für eine Schlankheitskur
- Aktiviert den Zellstoffwechsel
- Der hohe Phosphor- und Kalziumanteil baut Knochen auf
- B-Vitamine sorgen für mentale Leistungsfähigkeit
- Wirkt entwässernd und entsäuernd

Verarbeitung Ähnlich wie Spargel – doch Vorsicht: Der im Fruchtfleisch reich enthaltene Milchsaft ist extrem klebrig und kann auch hartnäckige Flecken auf Kleidungsstücken verursachen. Beim Schälen oder Schneiden am besten Gummihandschuhe tragen. Vorher unter fließendem Wasser mit einer Bürste abrubbeln. Man kann Schwarzwurzeln aber auch etwa 20 Minuten lang in Essigwasser abkochen, dann lässt sich ihre Haut problemlos abziehen.

Warnhinweis Sehr große Portionen können Blähungen auslösen.

Info **Im Kühlschrank lagern** Schwarzwurzeln, die nicht sofort auf den Tisch kommen, kann man – mit Erde bedeckt – im Garten lagern. Oder aber auch im Gemüsefach des Kühlschranks. Dort bleiben sie einige Tage lang frisch. Nach etwa einer Woche oxidieren Bestandteile in dem verletzlichen Fruchtfleisch; Schwarzwurzeln können dann holzig und faserig werden.

Schwarzwurzeln satt

- Dieses Wurzelgemüse eignet sich sehr gut als Beigabe zu Fleisch- oder Fischgerichten oder ganz einfach auch als Zutat zu einer leckeren vegetarischen Mahlzeit mit Kartoffeln oder Reis.
- Es ist zwar leicht verdaulich, aber auch ballaststoffreich, größere Mengen können deshalb zu Blähungen führen, weil die Inulinbestandteile im Dickdarm von Bakterien gespalten werden, wobei kurzkettige Fettsäuren und Gase entstehen. Anders als etwa Kartoffeln ist es deshalb kein Lebensmittel für jeden Tag.

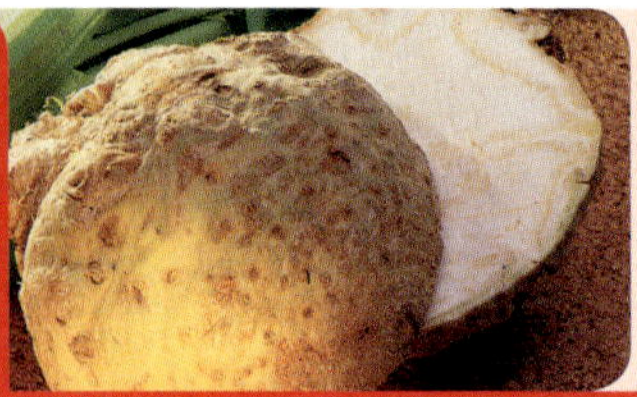

Sellerie

Ätherische Öle, wie sie z. B. in Fenchel oder Sellerie stark konzentriert sind, haben viele gesunde Eigenschaften: Sie wirken schleimlösend (bei Husten oder Schnupfen), abführend (bei Darmträgheit oder Verstopfung), galletreibend, entwässernd – und sie stimulieren eine gesteigerte Salzsäureproduktion im Magensaft (wichtig für die Eiweißvorverdauung und damit Eiweißverwertung). Allen diesen Eigenschaften verdankt der Sellerie seine traditionelle Bedeutung als Volksheilmittel.

Beschreibung Ob gekocht oder im Salat, im Suppengemüse oder auf der Rohkostplatte – diese Gemüsepflanze hat ihren Platz in unserer Küche sicher. Dies liegt vor allem an ihrem delikaten Aroma, mit dem sie Mahlzeiten veredelt und geschmacksärmere Gemüsearten aufwertet. In Rohkost harmoniert Sellerie sogar mit Obst (z. B. Äpfeln). Der typische Geschmack kommt nicht von ungefähr, er ist Produkt einer ganzen Palette hochwirksamer Inhaltsstoffe.

Herkunft Sellerie ist ein Heimatgemüse, wird aber auch in benachbarten Ländern angebaut und von dort importiert. Ursprünglich ein Wildgemüse, ließ sich der Sellerie gut kultivieren. Er ist robust, verträgt auch raues Klima und ist dementsprechend ganzjährig erhältlich (als Freiland- oder Treibhausgemüse). Es gibt unterschiedliche Sorten wie Knollen-, Schnitt- oder Stielsellerie.

Wirkstoffe Bedeutend ist der hohe Anteil an ätherischen Ölen, der dem Sellerie sein Geschmacks- und Geruchsaroma vermittelt. Diese sogenannten Terpene reichert das Knollengemüse an, um während des Wachstums Bakterien, Pilze und andere natürliche Feinde zu verscheuchen. Die ätherischen Sellerieöle sind scharf, wirken auch in unseren Schleimhäuten (in Mund, Rachen und Magen) und im Darm lange Zeit antibakteriell und antimykotisch (pilztötend). Selbst beim Ausscheiden über Nieren, Blase und Harnleiter desinfizieren sie die Schleimhäute, helfen somit bei Entzündungen der Harnwege und Beschwerden beim Wasserlassen (Harntröpfeln), beugen (insbesondere bei Frauen) einem Bakterienbefall der Harnwege vor.
Der komplette B-Komplex im Sellerie ist der Antreiber im Kohlenhydratstoffwechsel, pumpt Energie in unsere Körperzellen und damit in unseren Gesamtorganismus. Er ist gleichzeitig die Basisnahrung für unsere Nerven und unser Gehirn – nervöse Störungen wie Unruhe, Gereiztheit oder depressive Verstimmungen haben ihre Ursache häufig allein im Vitamin-B-Mangel. Darüber hinaus helfen die vielen B-Vitamine im Sellerie gegen Darmtätigkeit, sie machen und halten unsere Haut, Haare, Augen und Leber rundum gesund.

Einkauf Am besten zu frischem, einzeln angebotenem Knollensellerie greifen. Junge Pflanzen tragen Laub für Suppengemüse.

Heilen mit Sellerie

- Tötet Bakterien und Pilze in Magen und Darm, heilt Verdauungsstörungen wie Blähungen oder Durchfall
- Verbessert die Darmperistaltik (Darmbewegung), befreit von Darmträgheit und Verstopfung
- Desinfiziert und entgiftet die Schleimhäute im Mund- und Rachenraum
- Stimuliert die Magenschleimhäute zur Produktion von mehr Magensäure (Voraussetzung für bessere Eiweißverwertung)
- Wirkt antibakteriell in Nieren, Blase und ableitenden Harnwegen, heilt Entzündungen und Blasenschwäche
- Wirkt schleimlösend bei Husten, Schnupfen und Erkältung
- Wirkt entwässernd, hilft beim Abspecken
- Aktiviert den Kohlenhydratstoffwechsel
- Kräftigt Nerven und Gehirn, lindert nervöse Störungen
- Liefert wichtige Nährstoffe für gesunde Haut, Augen und Haare

Verarbeitung Knollen gut waschen und die braune Schicht abschälen. Danach nach Belieben roh oder gekocht verarbeiten – von fein geraspelten Streifen im Salat bis hin zur dicken Scheibe im Backteig oder in einer Panade.

Warnhinweis Keiner.

Info Harntreibende Wirkung Der frische Saft aus den Selleriewurzeln, das Kraut, die Früchte und sogar das ätherische Öl, das aus Sellerie gewonnen wird, wirken stark wassertreibend. Wer reichlich Sellerie in Form von Gemüse oder Salat zu sich nimmt, verliert auf sanfte Art mehrere »Pfunde« Wasser. Auch für Menschen, die an Blasen- oder Nierensteinen leiden, ist Sellerie als harntreibendes Mittel sehr wirksam.

Sellerie – das Vitamin-B-Paket

- Sellerie enthält außer Vitamin B12 sämtliche B-Vitamine in ausgewogener Konzentration: von keinem extrem viel, aber alle in feiner Abstimmung untereinander; so, als wollte der Sellerie einen Heilkomplex extra für Menschen kombinieren (B-Vitamine bewirken am allermeisten im Verbund ihrer eigenen Familie, fehlen einzelne B-Vitamine wie z. B. B2 oder B6, sinkt auch der Bionutzen aller anderen B-Vitamine ab).
- Vitamin B ist vor allem nötig für Schulkinder, die viel Konzentration aufbringen müssen, stressgeplagte Hausfrauen, Büro- und andere Arbeitsmenschen, die von früh bis spät gute Nerven brauchen, und nicht zuletzt für alle Sport- und Fitnessfans, die sich mehr Energie und Kondition wünschen.

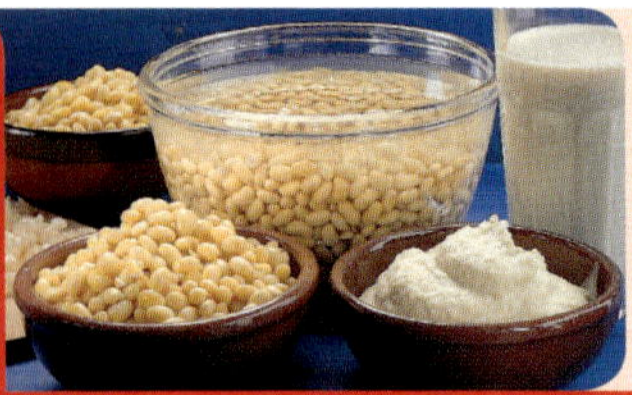

Soja

Soja hat als Eiweißspender Fleisch gegenüber einen Vorteil: Seine Aminosäuren, die kleinsten Eiweißbausteine, lassen sich enzymatisch viel leichter aus dem Nahrungsbrei herausspalten. Mit anderen Worten: Sojaeiweiß ist optimal verwertbar, insbesondere für Menschen, die wenig Magensäure produzieren. Dazu zählen Menschen mit Fehlernährungsbeschwerden sowie vorzeitigen Alterserscheinungen. Ihnen kann eine Umstellung auf Sojakost mentale Frische und ein jugendlicheres Erscheinungsbild geben.

Beschreibung Soja ist die einzige Nährpflanze, die tierisches Eiweiß praktisch vollkommen ersetzt. Zu ihren Inhaltsstoffen zählen typische Aminosäuren (Eiweißbausteine), die normalerweise nur im Fleisch vorkommen. In Verbindung mit Vitaminpflanzen (z. B. Obst) und Mineralienspendern (z. B. Getreide oder Gemüse) sorgt der Eiweißlieferant Soja für sehr gesunde Mahlzeiten.

Herkunft Die Heimat der Hülsenfrucht liegt in Asien. Der Reichtum von Sojabohnen hat sich indes weltweit rasch herumgesprochen; inzwischen stammen unsere Importbohnen vorwiegend aus den USA bzw. aus Mexiko oder Südamerika. So nach und nach kommt auch der Anbau in europäischen Ländern ins Rollen.

Wirkstoffe Bei Eiweißmangel drosseln die Gene in den Zellkernen den Zellstoffwechsel (weil ja Baumaterial für wichtige Zellproteine fehlt). Die Folge: Müdigkeit, Lustlosigkeit, Nervosität, Angstgefühle – alles eine Schutzmaßnahme der Natur, die uns in einem geschwächten Zustand passiv macht, uns vor allzu großen und möglicherweise gefährlichen Herausforderungen bewahren will. Soja (als Bohnen, Milch, Mehl oder Tofu) kann da neuen Elan bringen. Auch die Öle und Fette in Soja zählen zum Feinsten: Das Öl ist lezithinreich und enthält viel Vitamin E. Die wichtigen Wirkstoffe Phosphatidylcholin und Inositol wirken nervenberuhigend, steigern die Konzentrationsfähigkeit (Phosphatidylcholin ist Rohmaterial für den Bau des Nervenreizstoffes Azetylcholin, der uns konzentrationsstark macht), stimulieren außerdem den Vagusverdauungsnerv zur Produktion von mehr Magensäure. Vitamin E schützt Zellen und Drüsen, wirkt entzündungshemmend, sorgt für mehr Sehschärfe und Libido und wirkt insgesamt verjüngend. Sojabohnen sättigen wegen ihrer hohen Kalorienbrennwerte. Sie enthalten überdurchschnittlich viel Eisen (für Blutbildung und Wachstum) und Kalium (wirkt entwässernd und entsäuernd).

Einkauf Sojabohnen können weißlich gelb, rot oder dunkelbraun bis schwarz sein. Je nach Herkunft schwankt ihr Eiweiß- und Ölanteil (ca. 20 Prozent Öl, ca. 40 Prozent Eiweiß). Ausgezeichnet und leicht zu verarbeiten sind Sojaprodukte wie Tofu, Tempeh, Miso usw. Diese Erzeugnisse gibt es im Bioladen und immer öfter auch im Supermarkt.

Heilen mit Soja

- Aktiviert den Eiweißstoffwechsel
- Baut neues Bindegewebe auf
- Kurbelt das Zellwachstum an, wirkt verjüngend
- Hilft bei Konzentrationsmangel oder Gedächtnisschwäche
- Sorgt für mehr Magensäure und damit für eine bessere Eiweiß-, Kalzium- und Eisenverwertung
- Hilft gegen Müdigkeit, Antriebsarmut, Lustlosigkeit
- Lindert Nervosität und Angstgefühle
- Wirkt nervenberuhigend
- Entwässert, hilft beim Abspecken
- Wirkt entfettend, vor allem auf die Leber
- Wirkt entzündungshemmend
- Hilft bei Sehschwäche
- Beugt Libidomangel vor

Verarbeitung Sojabohnen über Nacht einweichen, gut kochen, da sonst das Verdauungsenzym Trypsin (aus der Bauchspeicheldrüse) durch Sojabestandteile neutralisiert wird.

Warnhinweis Keiner.

Info So ist Soja gesund Die Inhaltsstoffe der Sojabohne sind noch wertvoller als die der Kartoffel. Trotzdem will die Sojabohne behandelt werden, bevor man sie verzehrt. Roh enthält sie allerlei gesundheitsschädliche Stoffe, die die Eiweißverdauung behindern und Blutverklumpungen verursachen können. Sojamilch, Sojasauce und Tofu aus dem Reformhaus sind bereits zubereitet und können so – am besten zusammen mit anderem Gemüse – ihre Biostoffe entfalten.

Sag ja zu Soja

- Die meisten Menschen leiden unter einem katastrophalen Eiweißdefizit. Davon erfahren sie aber nur in den seltensten Fällen, weil der normale Bluttest im Labor nur Aufschlüsse über die momentane Situation gibt. Je nach Ernährung und Stress schwankt die Eiweißversorgung der Zellen von Minute zu Minute.
- Soja (oder Tofu) ist ideal, um den Eiweißstatus auf Normalniveau anzuheben. Es lohnt sich: Man fühlt sich schon morgens frischer, unternehmungslustiger, wird vormittags oder nachmittags nicht mehr so schnell müde. Die Stimmungslage verbessert sich, auch die körperliche Fitness nimmt zu.
- In China ist Soja seit nahezu 5000 Jahren bekannt, gilt dort als »das Fleisch Asiens«. Ackerland, mit Soja bepflanzt, bringt 20mal mehr Eiweiß hervor, als wenn man es – durch Futterpflanzen – zur Produktion von Fleisch nutzen würde.

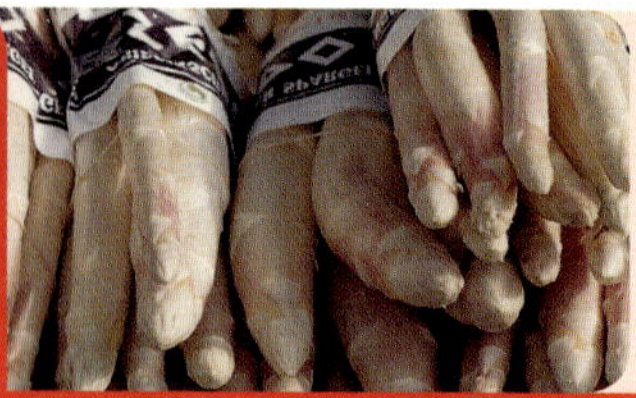

Spargel

Eine Delikatesse im Frühjahr sind grüner und weißer Spargel. Die langen Stangen sind reich an Vitamin C (für Immunsystem und Gehirnkraft) und überreich an Vitamin E. Das hilft bei Sehschwäche, früh alternder Haut, Herzproblemen, Entzündungserscheinungen, schlecht heilenden Wunden sowie Libidomangel und ist allerbester Zellschutz gegen altmachende freie Radikale. Eine Portion Spargel deckt bereits den Tagesbedarf an Vitamin E.

Beschreibung Es gibt die sehnsüchtig erwartete Erdbeerzeit, die Kirschenzeit, die Zeit der süßen, vollreifen Weintrauben im Herbst – und es gibt die unvergleichliche Spargelzeit von April bis Juni. Wer die nicht nutzt, ist selbst schuld: Obwohl der Anbau sehr arbeitsaufwendig ist, ist Spargel längst nicht mehr nur ein Lebensmittel für Großverdiener.

Herkunft Frühspargel kommt aus sonnigen Gegenden wie z. B. Griechenland. Einige Wochen später wird er auch bei uns reichlich geerntet. Er braucht einen leichten Boden und mag die schwere, nasse Scholle nicht so gern. In der Pfalz, an der Bergstraße, aber auch in vielen anderen Regionen wie am Niederrhein, den Flachfeldern Niedersachsens oder in Franken fühlt er sich so richtig wohl (der Schwetzinger Spargel ist längst eine kulinarische Berühmtheit). Spargel ist ein junges Sprossengemüse, kommt trocken und gebündelt in den Handel – sortiert nach Klassen (z. B. weißer, violetter und grüner Spargel).

Wirkstoffe Der unterirdische Wurzelstock zieht enorme Mengen an Wirkstoffen aus dem Boden. In der Hauptsache ist das viel Provitamin A (für Schleimhäute, Sehkraft und Zellschutz), außerdem wahre Schätze an Vitamin B: sehr viel Thiamin (B1, für Nerven), Riboflavin (B2, für Gesamtstoffwechsel, Zellenergie, Haut, Haare, Augen), fast schon atemberaubend viel Pyridoxin (B6, für vitalisierende, mental belebende Eiweißbiosynthesen), Biotin (Schönheitsvitamin für geschmeidige Haut, fülliges Haar), Niazin (B3, für Zellenergie, Lebensfreude, Schlaf) und Pantothensäure (für Vitalität, Farbkraft im Haar). Den Weltrekord hält Spargel in Sachen Folsäure: Ein Gramm Gemüse enthält mehr als ein Mikrogramm (millionstel Gramm) des kostbaren Biostoffs (für Zellverjüngung, Blutbildung und Hormonproduktion). Bereits 100 Gramm Spargel decken den Tagesbedarf dieses Vitamins. Folsäuremangel ist der am weitesten verbreitete Vitaminmangel und verantwortlich für Müdigkeit, nervöse Unruhe, Verzagtheit, Konzentrationsmangel, früh ergrautes Haar. Außerdem enthält das Gemüse sehr viel Kalium (wirkt entwässernd, entsäuernd), Ballaststoffe (gegen Darmträgheit und Verstopfung, für gesunde Darmschleimhäute) und nicht zuletzt mehr von dem kostbaren und raren Spurenelement Zink als die meisten anderen pflanzlichen Lebensmittel. Zink ist unverzichtbarer Teil von mehr als 300 Vitalenzymen, kräftigt Binde-

Heilen mit Spargel

- Hilft bei Sehschwäche und Nachtblindheit
- Kräftigt alle Schleimhäute im Körper
- Stärkt die Nerven
- Aktiviert den Kohlenhydrat-, Eiweiß- und Fettstoffwechsel
- Wirkt belebend und verjüngend auf Haut, Haare und Bindegewebe
- Aktiviert Glückshormone, hilft bei Schlafstörungen
- Wirkt zellverjüngend
- Kurbelt die Blutbildung und die Sauerstoffversorgung an
- Hilft bei Gedächtnisschwäche, Konzentrationsmangel
- Stärkt das Immunsystem und beugt Entzündungen vor
- Hilft bei Libidomangel
- Entwässert und entsäuert den Körper, hilft beim Abspecken
- Wirkt gegen Darmträgheit, Verstopfung

gewebe und Gefäße und aktiviert die Hirntätigkeit; Zinkmangel ist häufig die alleinige Ursache von Libidomangel, Orgasmusunfähigkeit oder Impotenz. Alle diese Mangelerscheinungen entstehen einzig und allein durch eine gemüse- und obstarme Kost!

Einkauf Der grüne Frühspargel (aus Griechenland, Italien, Frankreich, Spanien) enthält etwas mehr Vitamine als die anderen Sorten. Am besten sind die dicken Spargelstangen der Klasse »extra«.

Verarbeitung Spargel waschen und von der Spitze zum Ende sehr fein abschälen. Den holzigen Teil am dicken Ende abtrennen. Etwa 20 Minuten in Salzwasser garen.

Warnhinweis Spargel sollte wegen seines hohen Nitratgehalts (350 Milligramm in 500 Gramm) nicht aufgewärmt werden.

Info Nur mit Weißwein Trinken Sie zum Spargel nur Weißwein oder ein anderes Getränk Ihrer Wahl, jedoch keinen Rotwein. Dieser macht das im Spargel enthaltene Vitamin B1 unbrauchbar, wodurch es vom Organismus nicht verwertet werden kann. Gerade Menschen, die viel Stress ausgesetzt sind, brauchen jedoch regelmäßig Vitamin B1.

Freu dich auf Spargel!

- **Unbedingt die Fitnesskur während der Spargelzeit mitmachen. Spargel belebt Stoffwechsel und Organismus. Allein der Folsäureschub kann nach einer Woche (täglich 200 Gramm Spargel) erfrischend und belebend wirken.**
- **Spargel zählt zu den besten Verjüngungslebensmitteln der Natur und bringt Frühling und Frühsommer direkt in die Körperzellen (besonders wichtig für ältere Menschen).**

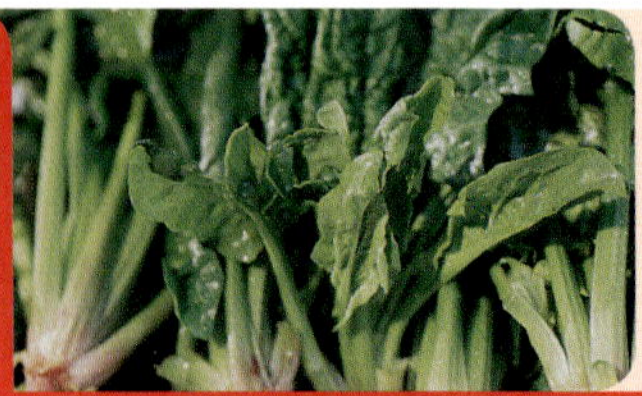

Spinat

Der hohe Magnesiumanteil (50 Gramm Spinat decken den Tagesbedarf) sorgt im Darm für die Resorption von Nukleotiden, winzigen Baustoffen, die unsere Körperzellen täglich für Reparatur, Erneuerung und Verjüngung benötigen. Magnesium ist darüber hinaus das Mineral, das die Muskeln funktionieren lässt und das Herz stärkt. Auch Mangan steckt reichlich im Spinat – unverzichtbar für den Gesamtstoffwechsel, für Blut, Knochen, Gehirn, Nerven, Sexualität, Haut- und Haarfarbe sowie die Schilddrüse.

Beschreibung Das Grüne im Spinat stammt von dem Pflanzenfarbstoff Chlorophyll mit seinem Kernatom Magnesium: ein Wunder der Natur. Acht Minuten, nachdem Photone (Lichtquanten) die Sonne verlassen haben, verwandelt das Blattgrün die Lichtenergie in gesunde Kohlenhydrate. Diesen enorm belebenden Prozess setzt Spinat in unserem Stoffwechsel (wenn auch auf andere Weise, z.B. als Blutbildner) fort.

Herkunft Spinat zählt zu den typischen heimischen Gemüsesorten, ist ein traditionell beliebtes Kleingärtnergemüse und kann noch im einsetzenden Winter aus Beeten geerntet werden. Er wird aber auch als Importware aus vielen Ländern angeboten. Der Vorteil: Spinat gibt es das ganze Jahr über, auch tiefgefrorene Ware ist empfehlenswert.

Wirkstoffe Das Grün im Spinat stammt von einem Karoten, dem Provitamin A. Schon vor Millionen Jahren hat es die Natur so eingerichtet, dass diese Karotene Schleimhäute schützen, Voraussetzung für Lebensfähigkeit. Die freien Radikale, die Leben und Sterben auf der Erde regulieren, vernichten alles Alte, Schwache – und dies entsteht primär durch ungeschützte Schleimhäute. Spinat enthält eine im wahrsten Sinne des Wortes kerngesunde Mischung an B-Vitaminen (wichtig für Kohlenhydratstoffwechsel, gute Nerven, leistungsfähiges Gehirn). Bedeutend ist dabei der Anteil an Biotin (für schöne Haut, Haare, Nägel, Blutzuckerspiegel, Funktion der Muskelzellen), außerdem an Niazin (B3, für Zellenergie, Herz, Schlaf). Auch enthält das Grüngemüse viel Vitamin C (für Immunsystem, gesunde Hormone) und Vitamin E (für Sehkraft, Herz, Sexualität, geistige Frische). Spinat ist potenter Kalziumspender (für Knochenbildung, Zähne, Nerven), enthält in ausgewogener Form Kupfer (für Glückshormone, Hautbräune, Haarfarbe) sowie Eisen (für Blutbildung, Zellatmung). Nicht zuletzt ist Spinat reich an Kalium (entwässert, wirkt einer zu salzreichen Kost entsäuernd entgegen). Und Spinat enthält Ballaststoffe, die den Darm reinigen und entgiften, Darmträgheit und Verstopfung beseitigen.

Einkauf Vorzugsweise zu zartblättrigem, jungem Spinat (oft als Gärtnerspinat bezeichnet) greifen, der sich auch gut für Rohkostteller eignet. Er macht nebenbei deutlich weniger Arbeit beim Waschen als die runzlige Variante, in deren Blättern sich häufig viel Erde versteckt.

Heilen mit Spinat

- Schützt alle Schleimhäute im Körper
- Aktiviert den Kohlenhydratstoffwechsel
- Wirkt nervenberuhigend
- Stärkt das Gehirn
- Sorgt für schöne Haut, Haare und Nägel
- Hebt den Blutzuckerspiegel, vertreibt Müdigkeit, Lustlosigkeit
- Sorgt für eine heitere Stimmungslage
- Unterstützt die Muskel- und Herzfunktion
- Kräftigt das Immunsystem
- Kurbelt den Bau wichtiger Hormone an
- Hilft bei Sehschwäche und Nachtblindheit
- Wirkt stimulierend auf Libido, Orgasmusfähigkeit, Potenz
- Aktiviert die Knochenbildung
- Stärkt die Zähne
- Wirkt blutbildend und sorgt damit für die Zellatmung
- Entwässert den Körper und hilft bei Schlankheitskuren
- Beseitigt Darmträgheit und hartnäckige Verstopfung

Verarbeitung Wurzeln und Stiele abtrennen, danach gründlich waschen und abspülen. Mit wenig Wasser nur kurz garen.

Warnhinweis Spinat (wenn nicht vom Biobauern) kann durch chemische Düngung nitratreich sein, daraus können im Körper gesundheitsschädliche Nitrite entstehen. Der hohe Anteil an Oxalsäure (Kleesäure) hemmt die wichtige Kalziumresorption im Darm. Deshalb Spinat nicht häufiger als zwei- bis dreimal pro Woche auf den Tisch bringen.

Info **Weniger ist mehr** Spinat beinhaltet derartig hohe Konzentrationen an wertvollen Spurenelementen und Mineralien, dass man lieber kleinere Portionen zu sich nehmen sollte statt eines Riesentellers voll mit der Gesundheitsbombe. Ansonsten beginnen einzelne Biostoffe miteinander darum zu kämpfen, wer vom Körper verwertet werden soll. So kann es passieren, dass anstatt der Vielzahl an Mineralien nur ein oder zwei von der Darmschleimhaut aufgenommen werden. Wenn man Spinat mit Öl zubereitet, funktioniert die Verdauung etwas langsamer und begünstigt so die Aufnahme aller Biostoffe.

Spinat – der Muntermacher

- Spinat ist das ideale Gemüse für alle stressgeplagten Menschen (ob im Büro oder im Haushalt). Er räumt rasch auf mit so manchem Nährstoffdefizit.
- Spinat ist das beste Geschenk der Natur für Kinder und Heranwachsende, die Blut, Sauerstoff und viele neue Körperzellen brauchen. Außerdem ist er hervorragend geeignet für ältere und alte Menschen, die mit den Wirkstoffen die biologische Uhr ganz gehörig bremsen können.

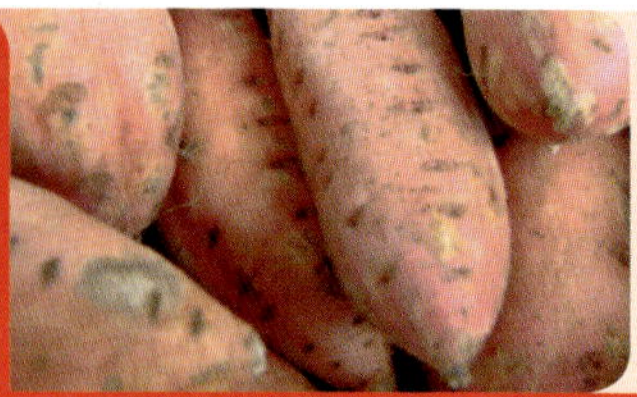

Süßkartoffel

Besonders beliebt war diese Yamknolle überall dort, wo die Menschen sehr arm waren, so beispielsweise bei den Sklavenarbeitern auf den endlosen Baumwollfeldern in den Südstaaten der USA. Die nutzten den Sättigungswert dieses billigen Lebensmittels und vor allem auch seine Heilkräfte. Die Süßkartoffel wirkt vorbeugend gegen Infektionen und andere Beschwerden – und schmeckt außerdem gut. Die »Arme-Leute-Knolle« entwickelt sich bei uns nun mehr und mehr zur beliebten Alternative für die heimische Kartoffel.

Beschreibung Mit der zunehmenden Vielfalt unterschiedlicher und teilweise auch exotischer Lebensmittel auf unserem Speiseplan gesellt sich ein weiterer Favorit zum Angebot in Bioläden und Supermärkten: die Süßkartoffel.
In den USA, wo sie besonders populär ist, wird sie auch als Yam bezeichnet. Anders als ihr Name es vermuten lässt, ist die Süßkartoffel nur sehr entfernt mit unserer heimischen Kartoffel verwandt.

Herkunft In den Tropen und Südtropen des amerikanischen Kontinents wurde und wird die Süßkartoffel schon seit mehr als 5000 Jahren kultiviert. Als ihre ursprüngliche Heimat gilt die Karibik, möglicherweise aber auch Polynesien.
Die Frucht braucht viel Sonne, warme Temperaturen, hohe Luftfeuchtigkeit und reichlich Wasser. Frost verträgt sie überhaupt nicht. Sie wird vorwiegend in den südlichen Staaten der USA angebaut (North Carolina, Mississippi), inzwischen ist aber auch China weltweit bedeutendes Anbaugebiet. Dort wachsen rund 80 Prozent der jährlichen Süßkartoffelernte. Bei uns ist die Knolle übrigens auch unter der Bezeichnung Batate bekannt.

Wirkstoffe Die etwa 10 bis 15 Zentimeter lange Wurzelknolle ist außerordentlich reich an sättigender Stärke, liefert dabei aber gleichzeitig nahezu alle B-Vitamine (außer B12) für einen gesunden Blutzuckerspiegel und Zellstoffwechsel. Besonders der hohe Anteil an Vitamin B6 sorgt für eine optimale Eiweißverwertung, Vitamin C für Immunschutz und belebende Enzymreaktionen im Organismus. Weil Süßkartoffeln auch viel Vitamin A bzw. deren Provitamin, die Karotene, enthalten, zählen sie als Lieferant von Schutzstoffen zu den besten Verbündeten unserer Schleimhäute. Der Reichtum an Ballaststoffen sorgt für eine geregelte Verdauung, das hoch konzentrierte Kalzium für den Aufbau von Knochen und Zähnen. In einer vergleichenden US-Studie erhielt die Süßkartoffel mit die höchste Bewertung für die Summe von Nährwert und Biostoffen.

Einkauf Am besten nach rotfleischigen Sorten Ausschau halten, sie schmecken besonders fein-süßlich, lassen sich auch in der Küche gut verarbeiten.

Verarbeitung Süßkartoffeln lassen sich ähnlich wie Kartoffeln backen oder braten. Sie sind etwas mehlig,

Heilen mit Süßkartoffeln

- Helfen gegen Blähungen, Durchfall und Verstopfung
- Schützen Schleimhäute vor Infektionen
- Liefern Vitamin A für die Augen (wichtig bei Bildschirmarbeit)
- Wirken belebend auf den Gesamtstoffwechsel
- Eignen sich trotz ihrer Süße für Diabetiker
- Wirken regulierend auf den Blutzuckerspiegel

schmecken süßlich und wegen ihres Milchsafts mitunter schleimig, was kein Nachteil ist. Eine echte Alternative als Abwechslung für einen mitunter eintönigen Speiseplan. In Naturkostläden und Supermärkten werden Süßkartoffeln jetzt immer häufiger angeboten.

Warnhinweis Keiner.

Info Mal ausprobieren Mit braunem Rohzucker kristallisierte Süßkartoffeln sind eine sehr leckere Beigabe zum Mittagessen und beispielsweise sehr beliebt bei US-amerikanischen Thanksgiving-Tafeln. Statt braunem Zucker kann man die Süßkartoffeln auch mit Ahornsirup, Melasse oder Honig zubereiten.

Vielseitige Süßkartoffel

- Die Blätter und Triebe kann man zwar auch essen, doch die stärkereiche Knolle ist der wichtigste Bestandteil dieser erstaunlichen Pflanze. Man kann sie kochen oder ähnlich Bratkartoffeln oder Pommes frites auf den Tisch bringen. Süßkartoffeln können weich und herrlich süß sein, ihre Farbe wechselt je nach Anbaugebiet von hellgelb bis dunkelorange, die wegen des höheren Anteils an Pflanzenfarbstoffen auch mehr Karotene anreichern. Bataten oder Süßkartoffeln kann man also ebenso mit Salz würzen wie auch in Form einer Süßspeise auf den Tisch bringen, z. B. als süße Kartoffelpastete, einem traditionellen Lieblingsgericht in den US-Südstaaten.
- Ganz einfach Süßkartoffeln nach Belieben in Scheiben, Streifen oder Stücke schneiden und in Wasser dünsten oder kochen. Danach abkühlen lassen und mit pikanten Dips servieren.

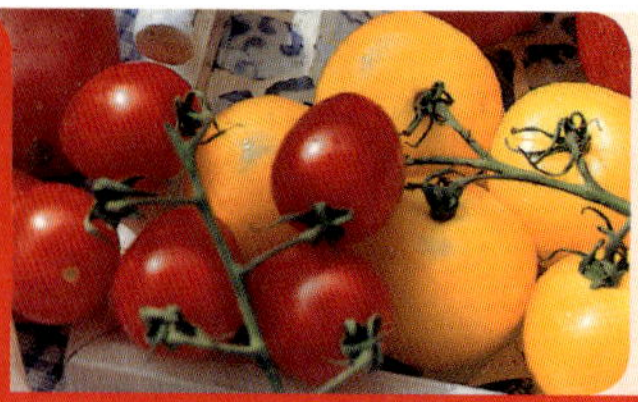

Tomate

Tomaten enthalten außer den zellschützenden Lykopenen sehr viel Biotin (B-Vitamin für Haut, Haare, Nägel und Blutzuckerspiegel), Niazin (Vitamin B3, für gute Stimmungslage und Schlaf), Folsäure (für Lebensfreude, Blutbildung, Zellwachstum), Vitamin C (für das Immunsystem) und Vitamin E (für Immunschutz und Herz). Sie sind reich an Kalium (sorgt für den Nährstofftransport in die Zellen, wirkt entwässernd, harntreibend), Zink (für Bindegewebe und Hormonbildung) und an Ballaststoffen (aktivieren die Verdauung).

Beschreibung Das knallrote, saftige Fruchtgemüse zählt zum Gelungensten unter allen Bodenfrüchten. Tomaten schmecken faszinierend gut, und sie geben einen speziellen Immun- und Stoffwechselmechanismus aus ihren eigenen Pflanzenzellen an uns weiter: Lykopene, den Panzer für Körperzellen gegen freie Radikale und andere gesundheitsbedrohende Schädlinge.

Herkunft Große, pralle Saftfrüchte oder -gemüse haben ihre Heimat nahezu immer in sehr warmen und regenreichen, meist subtropischen Regionen. Sie sind dann irgendwann von unseren europäischen Urahnen entdeckt und auf unseren Böden kultiviert worden. Typisches Beispiel: die Tomate. Zu Hause in Zentral- und Südamerika, gedeiht sie heute besonders in südeuropäischen Ländern, aus denen sie das ganze Jahr über zu uns importiert wird. Die Tomate wächst aber auch bei uns, am liebsten an sonnigen, wettergeschützten Plätzen.

Wirkstoffe Eines hat die Tomate mit uns Menschen gemeinsam: 70 Prozent ihrer Zellschutzstoffe sind Lykopene, eine bestimmte (und bei uns die häufigste) Art von Karotenen. Diese Lykopene schützen und stabilisieren die ölig-feuchten Schutzmembranen unserer Körperzellen, aber ebenso die unzähligen in der Zelle eingelagerten sogenannten Organellen, wie z. B. die Mitochondrien, in denen Fett und Glukose zu Zellenergie verbrannt wird, oder die Lysosomen, in denen Zellmaterial verarbeitet oder auch abgebaut wird. Genau diese Funktionen üben Lykopene schon in der Tomate aus. Ohne diese Schutzstoffe lässt zunächst die Sehschärfe nach (erstes Warnzeichen), danach veröden die Schleimhäute im ganzen Körper, sie verlieren damit ihre Schutzfunktion gegen Viren-, Pilz- oder Bakterienbefall. Beschwerden, aber auch schwerste Krankheiten (z. B. Krebs) können die Folge sein.

Einkauf Tomaten aus Freiland- oder Treibhausanbau gibt es das ganze Jahr über in guter Qualität. Überreif welken sie schnell und sind nicht lange haltbar.

Verarbeitung Importtomaten überbrühen, Haut abziehen (ist fast immer mit Pestiziden und anderen chemischen Gift- und Schadstoffen belastet). Bei Biotomaten darf und soll man die siliziumreiche Schale mitessen. Vorher allerdings gut waschen.

Heilen mit Tomaten

- Stärken die innere Zellstruktur, fördern den Zellstoffwechsel
- Schützen und kräftigen die Schleimhäute im ganzen Körper
- Beugen Infektionen vor, wirken lindernd und heilend
- Helfen beim Aufbau gesunder Haut
- Heben den Blutzuckerspiegel, beleben Gehirn und Nerven
- Heben die Stimmungslage und wirken schlaffördernd
- Wirken zellverjüngend
- Kräftigen das Herz
- Wirken entwässernd und harntreibend
- Helfen beim Bau von neuem Bindegewebe
- Kurbeln die Hormonbildung an
- Beseitigen Verdauungsstörungen wie Verstopfung

Ansonsten nach Belieben zu Gemüse, Salat, Rohkost usw. verarbeiten. Je reifer Tomaten sind, desto mehr Tyramin entwickelt sich aus der in Tomaten enthaltenen Aminosäure Tyrosin. Tyramin ist ein Abbaustoff, der den Blutzuckerspiegel anhebt und stimmungsaufhellend wirkt. Am besten fast schon überreife Tomaten roh essen.

Warnhinweis Keiner.

Info Krebsvorbeugung Wer regelmäßig Tomaten auf seinem Speiseplan hat, sorgt nicht nur vor gegen Herz- und Kreislaufbeschwerden, sondern auch gegen Krebs. Denn die Tomate ist reich an sogenannten Antioxidanzien, die die Körperzellen gegen den Angriff freier Radikale schützen. Zu dieser gesunden Mischung gehören Beta-Karotin und Vitamin C. Zur besseren Aufnahme der Karotene sollte man Tomaten immer zusammen mit etwas Keimöl essen.

Zellschutz aus der Tomate

- Die zellschützenden Lykopene verleihen der Tomate ihr wunderschönes Rot. Ganz klar: Im noch unreifen, teilweise grünen Zustand ist die Beerenfrucht noch relativ arm an diesen Zellstoffen. Sie braucht sie ja auch erst, wenn sie voll, prall und drall im Saft steht.
- Die in Tomaten enthaltenen Lykopene, Karotene und andere kostbare Substanzen sind fettlöslich. Die Tomate braucht sie, gibt sie aber ungern her. Lykopene sind deshalb tief in zellulosehaltigen Faserzellen eingelagert und werden erst durch Hitzebehandlung zusammen mit etwas Fett oder Öl befreit. Ideal: ein Kilogramm Tomaten in kleine Stücke schneiden, zusammen mit einem Esslöffel Öl in einem Topf bei kleiner Hitze etwa zehn Minuten schmoren lassen.

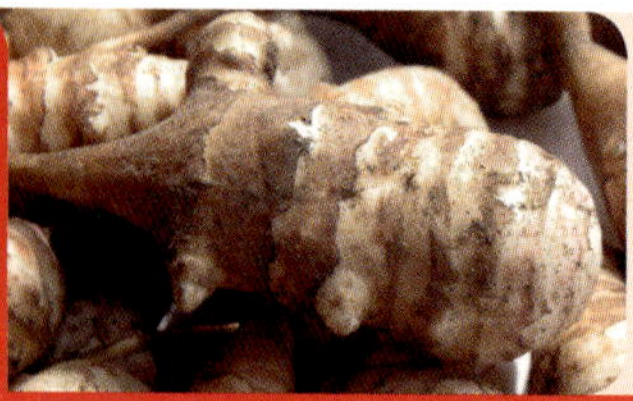

Topinambur

Die essbaren Knollen dieser Sonnenblumenart sind in ihrem Geschmack gewöhnungsbedürftig und auf Anhieb sicherlich nicht jedermanns Geschmack. Doch wer entdeckt, welch köstliche Gerichte sich aus Topinambur zaubern lassen, hat rasch einen neuen Favoriten bei der Gestaltung seines Speiseplans. Inzwischen greifen sogar mehr und mehr berühmte Sterneköche nach der Knolle und nutzen ihr einzigartiges Aroma für ganz neue Gourmetköstlichkeiten.

Beschreibung Diese erstaunliche Pflanze wächst bis zu drei Meter hoch – kein Wunder, sie gehört schließlich zur Familie der Sonnenblumengewächse. Sie treibt große Blätter und hübsche gelbe Blüten aus, ist neben ihrem beträchtlichen Nährwert also auch eine schöne Gartenpflanze. Früher galten Topinamburen als Nahrungsmittel für arme Menschen, die sich nicht mal Kartoffeln leisten konnten. Inzwischen weiß man mehr über ihren enormen Reichtum an Nährstoffen. Deshalb findet man Topinamburen auch immer häufiger im Lebensmittelangebot.

Herkunft Die Heimat der Topinambur ist Mittel- und Nordamerika, die dort lebenden Indianer haben sie schon früh als Nahrungspflanze kultiviert. Im 17. Jahrhundert fand die Pflanze schließlich ihren Weg nach Europa, wo sie sich aber gegen die zunehmend beliebte Kartoffel kaum behaupten konnte. Später war sie dann fast ganz vergessen, ehe sie in den letzten beiden Jahrzehnten bei uns immer mehr Freunde gewann.

Wirkstoffe Ähnlich wie die Schwarzwurzel synthetisiert die Topinambur ein spezielles Kohlenhydrat, Inulin, das nicht blutzuckersteigernd wirkt und deshalb für Diabetiker sehr gut geeignet ist. Darüber hinaus sind Topinamburen eine wahre Apotheke der Natur, mit einem kolossalen Reichtum an B-Vitaminen, knochenbildendem Kalzium, Eisen (für Blut und Sauerstoffversorgung), Vitamin C sowie bestens verwertbarem Eiweiß. Der hohe Anteil von fast 80 Prozent Wasser führt schon eine halbe Stunde nach dem Verzehr zu einem Frischeschub ins Gewebe, verbunden mit einem Anstieg der Stoffwechselrate.

Einkauf Die Topinamburknollen gewinnen erst allmählich an Popularität und sind deshalb nicht überall erhältlich. Am ehesten bekommt man sie in Bioläden oder im Bioangebot von Supermärkten.

Verarbeitung Topinamburen waschen und säubern. Leider sind die Knollen meist nicht so einheitlich rund wie Kartoffeln und deshalb schwer zu schälen. Da hilft ein kurzes Aufkochen vorher.
Beim Zubereiten von Rohkostplatten oder Salaten können Topinamburen aber durchaus auch ungeschält verwendet werden. Sie haben einen feinen süßlichen und mitunter nussigen Geschmack.

Heilen mit Topinambur

- Hilft gegen chronische Müdigkeit
- Hebt die Stimmungslage, macht mental fit
- Enthält Aufbaustoffe für Knochen und Zähne
- Bewirkt eine bessere Sauerstoffversorgung der Zellen
- Reguliert die Darmtätigkeit, beugt Verdauungsproblemen vor
- Wirkt entwässernd, z. B. bei Ödemen

Warnhinweis Reichhaltiger Verzehr von Topinambur kann zu lästigen Blähungen führen.

Info Suppe oder Snack Man kann aus Topinamburen – ähnlich wie aus Kartoffeln – eine leckere Suppe zubereiten. Aber sie lassen sich auch in Stifte schneiden, die man in der Pfanne in einem guten Pflanzenöl herausbacken und pikant würzen kann. Kalt gegessen sind sie ein gesunder Snack, der mit einem verführerischen Dip oder Dressing noch besser schmeckt. Zu Topinambur passen frische Kräuter wie Petersilie, Majoran, Estragon und Minze. Auch Würzmittel wie Muskatnuss, Senf, Zitronensaft und Meerrettich verfeinern den nussartigen Geschmack.

Topinambur – Liebe auf den zweiten Biss

- Dieses Gewächs hat einen sehr eigentümlichen, unverwechselbaren Geschmack, der für viele gewohnheitsbedürftig ist. Es dauert deshalb einige Zeit, bis man gewissermaßen zum Topinamburfan wird.
- Die Pflanze wird auch als Erdbirne oder Rosserdapfel bezeichnet, weil sie früher vorwiegend an Pferde verfüttert wurde. Im Badischen wird aus ihr der Rossler destilliert, ein Schnaps mit einem ebenfalls gewöhnungsbedürftigen Geschmack.
- Die Knolle schmeckt süßlich, sie wird als Beilage gekocht, kann aber auch roh gegessen werden. Sie eignet sich vor allem zur Abwechslung im Speiseplan, bei dem die Beilagen meist von Kartoffeln, Reis oder Nudeln beherrscht werden.

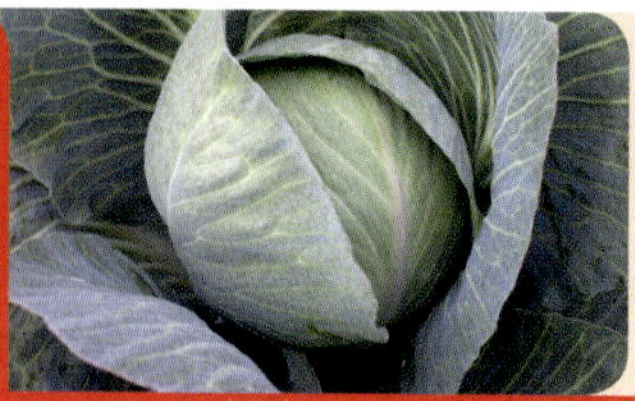

Weißkohl

Weißkohl enthält viel Folsäure – wichtig für Gestresste, die häufig unter einem Mangel an diesem B-Vitamin leiden, weil diese für den Bau von Stresshormonen benötigt wird. Wer seelisch oft angeschlagen ist, sollte es mal mit Weißkohl oder Wirsing versuchen. Zum Bau positiv aggressiver Stresshormone trägt auch die hohe Konzentration von Vitamin C bei. »Stressdrüsen« wie die Hypophyse (Hirnanhangsdrüse) oder das Nebennierenmark haben die höchsten Vitamin-C-Konzentrationen im Körper.

Beschreibung Dieses Gemüse sieht robust und etwas aufgebläht aus, hat aber einen sehr zarten, subtilen Eigengeschmack. Der Kopfkohl, wie das Weißkraut auch genannt wird, treibt seinen Wurzelstrunk sehr tief in den Erdboden, um ihm Mineralien, Eiweiß und andere Biostoffe zu entziehen. Mit krausen Blättern kennt man ihn als Wirsing.
Er ist ein ausgezeichneter Sattmacher und Kraftspender und lässt sich äußerst vielseitig zubereiten.

Herkunft Der Weißkohl hat seine Heimat überall dort, wo es nicht allzu heiß ist, aber schon mal ordentlich regnet. Dementsprechend fühlt er sich auf unseren Feldern und in unseren Gärten wohl, gedeiht aber ebenso gut in Treibhäusern. Importiert wird er aus dem nahen Ausland. Die Blätter sind glatt und fest schützend um den runden Kopf geschlossen. Weißkohl bzw. auch Wirsing gibt es das ganze Jahr über, Haupterntezeit jedoch ist der Herbst.

Wirkstoffe Mit seinem Wassergehalt und Ballaststoffreichtum füllt der Weißkohl und macht satt, ohne dem Körper viele Brennstoffe zu servieren. 100 Gramm enthalten rund 22 Kilokalorien – damit kann Weißkohl zum Favoriten für all diejenigen werden, die von ihrem Übergewicht herunterkommen wollen, ohne hungern zu müssen. Von Vitamin B12 abgesehen, enthält der grüne Kopfkohl alle B-Vitamine in gleichmäßiger Abstimmung und ist daher ideale Beigabe zu Kohlenhydratreichem wie Kartoffeln oder Reis. Da strömt – im Gegensatz zu hellen Teigwaren oder Süßem – die Glukose in einem über Stunden währenden Prozess aus dem Darm ins Blut zu den Körperzellen. Und dort, wo Glukose gebraucht wird, nämlich in Gehirn- und Nervenzellen, wird der Weißkohl besonders geschätzt: Er wirkt nervenberuhigend, aktiviert die Gehirnleistung, vertreibt Unruhe und nervöse Symptome. Als Abendmahlzeit sorgt er – im Gegensatz zu Eiweißreichem – für einen Tryptophanschub über die Blut-Hirn-Schranke. Aus dieser Aminosäure (Eiweißbaustein) stellen Gehirnzellen den Nervenreizstoff Serotonin her, aus dem in der Zirbeldrüse wiederum das Schlafhormon Melatonin entsteht.
Weißkohl oder Wirsing enthält außerdem noch viel Mangan (für Schilddrüsenhormone, sexuelle Aktivität, Pigmentbildung in Haut und Haaren) sowie das seltene Spurenelement Selen (bedeutendstes Immunmineral in allen Körperzellen).

Heilen mit Weißkohl

- Aktiviert den Kohlenhydratstoffwechsel
- Belebt Nerven und Gehirn, verbessert die Stimmungslage und stärkt die Konzentrationsfähigkeit
- Wirkt nervenberuhigend und entspannend
- Wirkt schlafstimulierend, macht stressfähiger
- Kräftigt das Immunsystem
- Regt die Blutbildung an, aktiviert die Zellatmung
- Sorgt für Vitalität und Leistungsfähigkeit
- Stimuliert die Farbgebung in Haut und Haaren
- Kurbelt das Zellwachstum an
- Hilft bei Libidomangel
- Unterstützt Schlankheitskuren

Um uns in jeder Stunde und Minute mit Leben zu erfüllen, brauchen unsere Zellkerne das Spurenelement Zink, das im Weißkohl ebenfalls reichlich enthalten ist.

Einkauf Der Sommerkohl ist farbkräftiger, lockerer und enthält etwas mehr Vitamine, ist aber auch teurer. Sauerkraut wird aus Weißkohl hergestellt, durch natürliche Milchsäuregärung unter Zusatz von Salz. Wirsing ist ein Kopfkohl mit gekraust gewellten Blättern.

Verarbeitung Faule Blätter sorgfältig abtrennen, den Kohl waschen, mit einem großen Messer um den Strunk herum klein schneiden.

Warnhinweis Weißkohl oder Wirsing ist häufig mit Pestiziden belastet. Deshalb kräftig waschen und gut abspülen, danach abtropfen lassen.

Unser Tipp Menschen, die unter Magengeschwüren leiden, finden im Weißkohl einen besonders wirksamen Helfer. Täglich ein Liter Weißkrautsaft, über den Tag verteilt getrunken, hilft dabei, Geschwüre in zwei bis drei Wochen abheilen zu lassen.

Warum die Zellen Weißkohl mögen

- In den Chromosomen unserer Zellkerne (die die Erbanlagen enthalten) sitzen die Gene, die den Zellstoffwechsel steuern, aktivieren und beleben. Dies können sie aber nur, wenn ihnen übers Blut das Spurenelement Zink zugeführt wird. Sogenannte Zinkfinger in Zellkernen bilden nämlich die Klammer, über die alle Vitalimpulse und Lebensfreude in die Körperzellen abgeleitet werden. Das Zink aus dem Kohl zählt zu der bioaktiv bestverwertbaren Form und ist deshalb ein bedeutender Fitmacher.

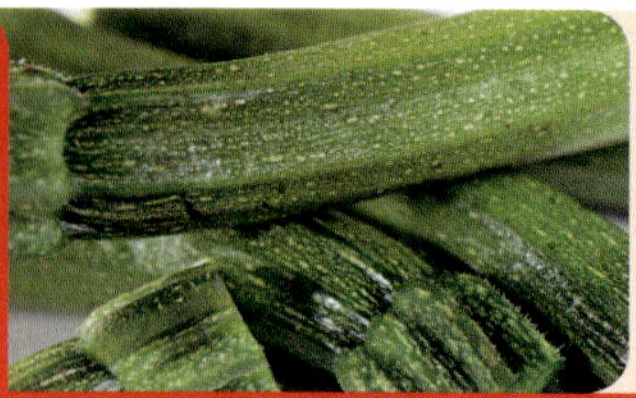

Zucchini

Ebenso wie sein großer Verwandter, der Gemüsekürbis, ist die Zucchini ideal zum Entschlacken. Mit wenig Kalorien und einem vergleichsweise hohen Nährstoffgehalt ist sie ein wunderbarer Begleiter bei Diäten. Um das fettlösliche Provitamin A optimal für den Körper umzusetzen, garen Sie die Zucchini beim Dünsten mit etwas Öl. Zum Würzen nehmen Sie frische Kräuter (Estragon, Oregano oder Zitronenmelisse), die der Verdauung und der Darmflora guttun und das feine Aroma des Schlankmachers unterstützen.

Beschreibung Zu beneiden sind sie manchmal schon, die Südländer am sonnigen Mittelmeer: Der Wetterbericht macht mehr Spaß, und die Boden- und Baumfrüchte werden groß, drall und saftig, so wie die Zucchini. Dieser Gemüsekürbis ist bei uns inzwischen so beliebt, dass er auch im heimischen Anbau kultiviert wird.

Herkunft Heimat der Zucchini ist das gesamte Gebiet von Griechenland, Türkei, Zypern, Nordafrika, Spanien, Italien, Frankreich, also der ganze sonnige Mittelmeerraum. Das schlanke, dunkelgrüne Gewächs wird bis zwei Kilogramm schwer und ist appetitlicher Bestandteil von Salat, Rohkost oder sehr schmackhaft als Kochgemüse.

Wirkstoffe Die Schale ist reich an Karotenen und Magnesium. Diese Kombination ist ideal als Impulsgeber für den Zellstoffwechsel.
Das enthaltene Provitamin A zählt zu den »schnellsten« Biostoffen, aus dem Blut erreicht es unverzüglich die Körperzellen und dringt – weil es fettlöslich ist – durch die ölig-feuchte Membran in den Zellkern ein, das eigentliche Hauptquartier unserer körperlichen und geistigen Gesundheit. Hier wirkt es als sogenannter Transkriptionsfaktor der Gene, d. h., es veranlasst diese zum Ankurbeln des gesamten Zellstoffwechsels. Diese vitalisierende Eigenschaft haben sonst nur das Schilddrüsenhormon Thyroxin sowie die Vitamin D und E (die übrigens ebenfalls in der Zucchinischale enthalten sind). Deshalb aktivieren Zucchini Stressfähigkeit, körperliche und psychische Leistungskraft, Nerven, Gehirn und vor allem die Eiweißsynthese in jeder einzelnen Zelle. Wissenschaftlich sieht das so aus: Die Anzahl der sogenannten Ribosomen (winzig kleine Eiweißfabriken) wird erhöht (Optimum pro Zelle: 200 000), außerdem steigt die Anzahl der Mitochondrien, der Energiebrennkammern der Zelle (Optimum: 1000 pro Zelle). So entstehen kräftige Zellen (z. B. im Herzen). Das unterstützende Mineral Magnesium spielt dabei ebenfalls eine große Rolle.

Einkauf Lieber zu kleinen, festen und kräftig weiß-grün gesprenkelten Zucchini greifen als zu den großen wasserhaltigen.

Verarbeitung Stiele und faulige Stellen entfernen, Zucchini waschen, der Länge nach aufschneiden und in

Heilen mit Zucchini

- Aktivieren den Zellstoffwechsel
- Machen ohne Nährstoffverlust schlank
- Erhöhen Gehirnleistung und Konzentrationsfähigkeit
- Wirken beruhigend und dabei trotzdem stimulierend auf die Nerven
- Erhöhen den Eiweißstatus und verbessern so die gesamte Leistungsfähigkeit
- Kräftigen Muskeln und Herz
- Wirken entwässernd, ausschwemmend und entsäuernd
- Entgiften den Darm und binden Fettstoffe
- Beseitigen Darmträgheit und hartnäckige Verstopfung
- Stärken das Immunsystem
- Kräftigen alle Schleimhäute im Körper

Scheiben oder kleine Stücke schneiden. Nur kurz in wenig Wasser garen. Auf den mildaromatischen Geschmack muss der Gaumen erst kommen. Deshalb nicht zu stark würzen.

Warnhinweis Chemische Rückstände von Schadstoffen (durch Düngen oder Insektenschutz) auf der Schale gründlich abwaschen.

Info Eine perfekte Nährstoffkombination Verarbeiten Sie Zucchini vorzugsweise mit anderen Gemüsen wie beispielsweise roten Paprikaschoten, Tomaten, Zwiebeln und Knoblauch zu köstlichen Gemüsegerichten oder Salaten. Die Biostoffe der einzelnen Sorten ergänzen sich geradezu ideal, schmecken vorzüglich und machen fit und gut gelaunt.

Zucchini – Freund der Zellen und des Darms

- Zu den wichtigsten brandneuen Erkenntnissen der Vitaminforschung gehört, dass fettlösliche Vitamine – wie die in der Zucchini – einen direkt stimulierenden Einfluss auf unsere Vitalgene in Zellkernen haben, die eigentlichen Muntermacher. Ohne sie drosseln Zellen ihren Stoffwechsel stark ab. Die Folge: Müdigkeit, nervöse Unruhe, Konzentrationsmangel, allgemeine Leistungsschwäche.
- Zucchini entwässern, entsäuern, helfen beim Schlankwerden, entgiften den Darm, erhöhen die Darmbewegung, beseitigen auf diese Weise Darmträgheit und Verstopfung. Darmschleimhäute mögen nichts lieber als Zucchini. Das Vitamin A stärkt und schützt sie (vor Bakterien, Viren und freien Radikalen), baut, im Zusammenwirken mit anderen Nährstoffen, eine üppige Verdauungslandschaft sowie eine kerngesunde Darmflora auf. Darmschleimhäute sind allererstes und wichtigstes Immunbollwerk des Menschen gegen Krankheiten und damit bedeutendster Garant unserer Gesundheit.

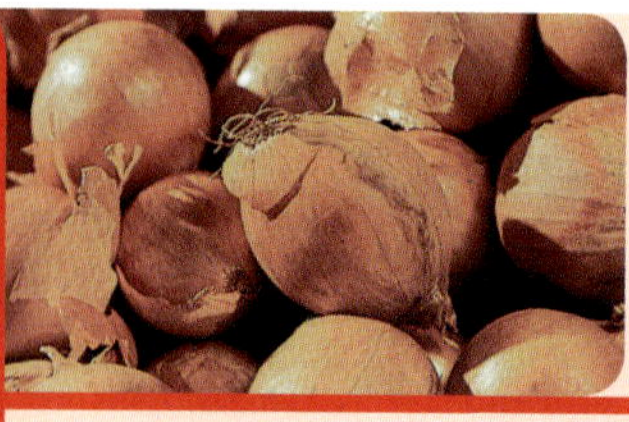

Zwiebel

In Sachen Heilkunde war der Orient Europa weit voraus, während dieses noch im finstersten Mittelalter steckte – auch was den medizinischen Fortschritt betraf. In Asien florierte eine umfassende Naturheilkunde, die u. a. die Zwiebel als Blutreiniger und als wirkungsvolles Hustenmittel einsetzte. Die Römer brachten die Zwiebel von ihren Eroberungszügen mit, und so gelangte sie schließlich auch in unsere Breiten. Die Zwiebel besitzt ähnliche Heilkräfte wie der Knoblauch und ist genauso vielseitig einsetzbar.

Beschreibung Seit Tausenden von Jahren ist die Zwiebel ein bewährtes Volksheilmittel gegen zahlreiche Befindlichkeitsstörungen, Beschwerden und Krankheiten. Dass schon beim Schneiden der Zwiebel die Augen tränen, ist Beweis ihrer Omnipotenz: Sind die brennenden Augen erst wieder mit dem Taschentuch getrocknet, existieren auf den Hornhäuten auch kaum noch Bakterien. Die vernichtet die Zwiebel auch in anderen Schleimhäuten – und macht uns so gesund und widerstandsfähig.

Herkunft Zwiebeln waren überall beliebt und begehrt, wo Heilkulturen entstanden: in China, Indien oder im Vorderen Orient. Von dort aus breiteten sie sich konsequent aus – natürlich auch in unsere Gärten und Treibhäuser. Zwiebeln haben dabei einen Vorteil: Sie entwickeln beim Wachsen eine enorme Fülle an Abwehrstoffen (z. B. gegen Insekten und Bakterien), sodass sie chemisch weit weniger behandelt werden müssen als andere, verletzlichere Bodenfrüchte.

Wirkstoffe Jede Zwiebel ist eine kleine Fabrik für Allizin und andere schwefelhaltige Verbindungen, die vor allem an Schleimhäuten stark antibakteriell wirken, Infektionen vorbeugen und die feinen, sensiblen Epithelzellen schützen (die äußerste Schicht der Schleimhäute). Beim Schneiden werden auf diese Weise durch Inhalation bereits die Schleimhäute in Nasen-, Mund- und Rachenraum desinfiziert. Diese Wirkstoffe bauen sich nicht so rasch ab. Noch im Bereich von Nieren, Blase und ableitenden Harnwegen wirken sie entzündungshemmend und heilend. Ätherische Öle, bestimmte Eiweißstoffe und Flavonoide (Pflanzenschutzstoffe) wirken darüber hinaus blutdruck- und blutfettspiegelsenkend. Zwiebeln sind demnach das beste Heilmittel bei erhöhtem Blutdruck oder bei erhöhten Blutfettwerten.
Vor allem ältere und alte Menschen profitieren von diesen bioaktiven Inhaltsstoffen. Zwiebeln regen außerdem den Appetit an, beugen krankhaften Gefäßveränderungen (insbesondere der Venen) vor, helfen bei Durchblutungsstörungen, Venenleiden, schmerzenden Hämorrhoiden usw. Darüber hinaus sind Zwiebeln reich an Folsäure (für Stimmungslage, Blutbildung und verjüngendes Zellwachstum) sowie Vitamin C (für Immunsystem, mentale Frische und Hormonbildung). Zwiebeln sind sehr eisenreich, kurbeln die Blutbildung und den lebensnotwendigen Sauerstofftransport in die Körperzellen an – und zwar

Heilen mit Zwiebeln

- Beugen Infektionen vor
- Desinfizieren Nasen-, Mund- und Rachenraum
- Kräftigen die Schleimhäute in Magen und Darm
- Helfen bei Nieren- und Blasenbeschwerden
- Senken den Blutdruck und die Blutfettwerte
- Helfen bei Durchblutungsstörungen,
- Wirken appetitanregend
- Beugen Gefäßkrankheiten vor, lindern Venenbeschwerden
- Verbessern die Stimmungslage
- Kräftigen das Immunsystem
- Kurbeln die Blutbildung an
- Regen die Produktion von wichtigen Stresshormonen an
- Stimulieren die Libido
- Kräftigen Herz und Kreislauf und beugen Arteriosklerose vor

schneller als andere eisenreiche Lebensmittel. Zwiebeln holen zudem viel Zink aus dem Boden und bringen das rare Spurenelement flink in unsere Körperzellen (wichtig für Bindegewebe, Libido, Gehirn und Gefäßwände).

Einkauf Besonders empfehlenswert sind große, saftige Zwiebeln, beispielsweise aus Spanien, Griechenland oder Südfrankreich.

Verarbeitung Zwiebeln abziehen, in Ringe oder Stücke schneiden. Je roher sie gegessen werden, desto spontaner entfalten sie ihre kostbaren Inhaltsstoffe.

Warnhinweis Keiner.

Unser Tipp Lebensrettend kann eine frische Zwiebel beispielsweise bei einem Bienen- oder Wespenstich in die Mundschleimhaut wirken. Wird sofort nach dem Stich eine Zwiebel gekaut, kann eine zu große Schwellung mit Erstickungsgefahr bis zum Eintreffen des Arztes verhindert werden.

Runter mit dem Blutdruck

- Nichts hilft besser gegen hohen Blutdruck als Zwiebeln, das wussten schon die alten Ägypter, Griechen und Römer. Ein kleiner Zwiebelsalat (aus einer Zwiebel, mit Essig und Öl) gilt unter modernen Stoffwechselexperten als ideales Heilmittel: essen, danach fünf Minuten schweißtreibendes Training wie Joggen, Radfahren, Jazztanz oder Stretching. Da purzeln die bedrohlichen Werte nach unten. Tipp für Blutdruckgefährdete: eine Messmanschette kaufen (gibt es preisgünstig in der Apotheke), mehrmals täglich selbst den Blutdruck messen und den heilenden Einfluss von Zwiebeln registrieren.

Die häufigsten

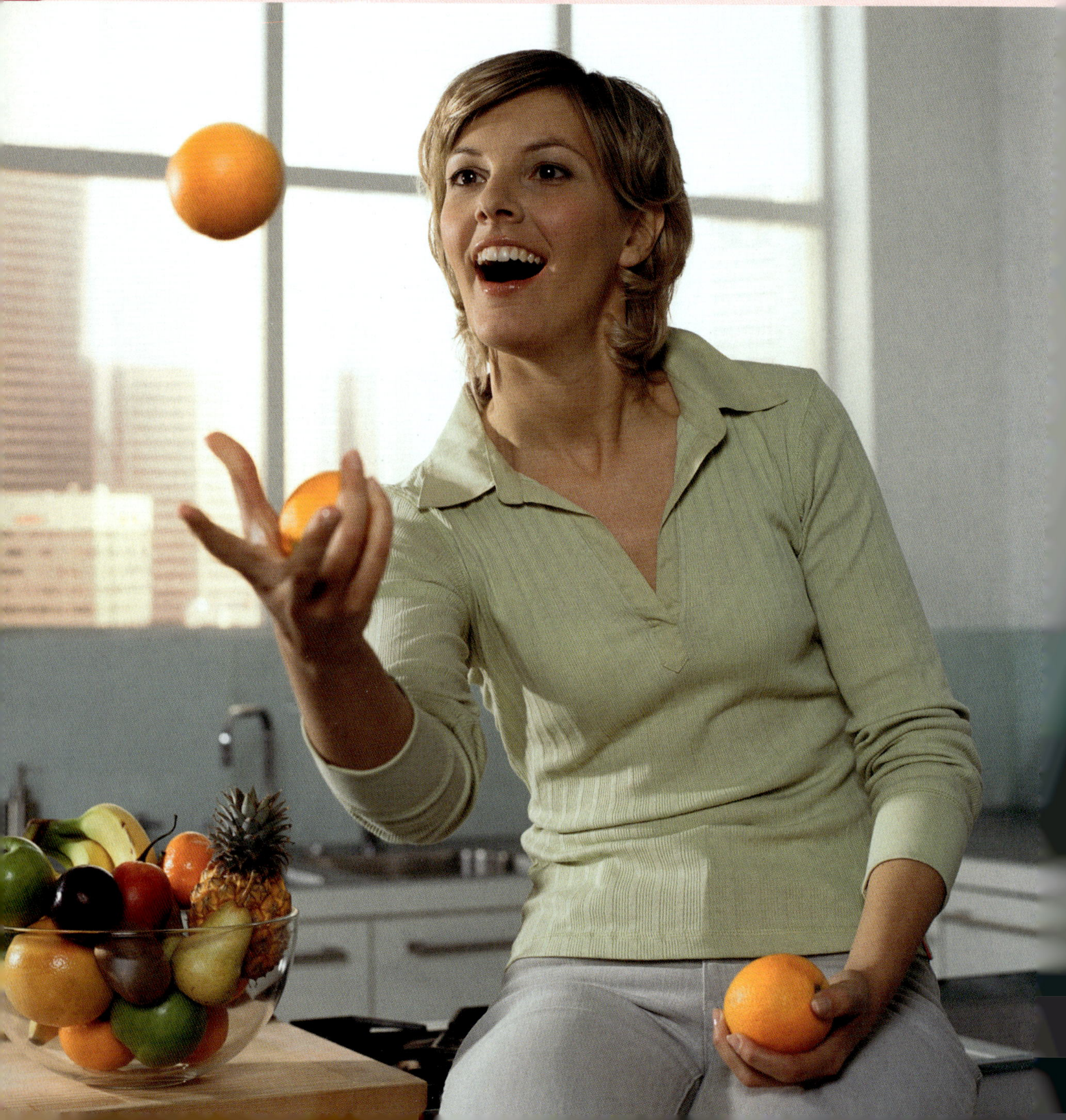

Krankheiten

Krankheiten und Beschwerden sind immer Ausdruck eines Ungleichgewichts. Ein Problem, das dieses Ungleichgewicht verursacht, stellt unsere tägliche Nahrung dar, die der Körper, egal, ob sie ihm schadet oder nicht, aufnehmen muss. Eine Ernährungsumstellung hin zu mehr pflanzlicher Nahrung aus Gemüse und Obst harmonisiert schon binnen kurzer Zeit unsere Körperfunktionen, und manches Zipperlein oder auch manche beschwerlichere Störung kann gelindert oder bei entsprechender Auswahl der richtigen Obst- und Gemüsesorten sogar geheilt werden. Denn gegen fast jede Krankheit ist das passende Obst, Gemüse oder Kraut gewachsen.

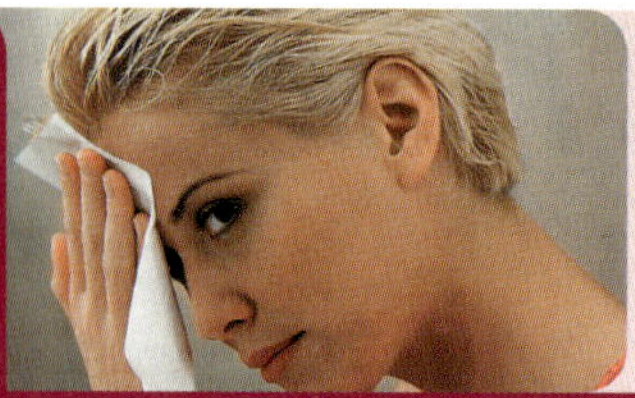

Akne

Nicht nur Jugendliche in der Pubertät, auch Erwachsene können unter hormonell bedingter Akne leiden. Genaue Ursachen der Akne sind unbekannt. Begünstigt wird sie durch die hormonelle Umstellung bei Heranwachsenden, vegetative Störungen, Magen-Darm-Störungen, falsche Ernährung, erbbedingte Faktoren, Stress, Arzneimittelmissbrauch oder den Umgang mit bestimmten Substanzen wie beispielsweise Teer, Öl, Brom, Jod und Chlor.

Beschreibung Ein besonders bei Heranwachsenden verbreiteter entzündlicher Hautzustand.

Ursachen Verstopfte Talgdrüsen in der Haut, häufig mit der Folge von bakteriellen Entzündungen.

Behandlung Fettige Haut gründlich, mehrere Minuten lang mit alkalifreier Seife waschen und gut, aber sanft spülen. Die von Akne betroffenen Hautpartien nicht reiben oder massieren, da dies eine Ausbreitung der Infektion begünstigt. Hautstellen nicht quetschen, drücken oder kratzen. Vor dem Ausquetschen von Mitessern Hände sorgfältig reinigen. Vor und nach dieser Behandlung die betroffenen Stellen mit Alkohol reinigen.

Heilen mit Obst und Gemüse

- Vitamin A hemmt die Talgproduktion und Hyperkeratose (übermäßiger Hautverhornung) von Haarbalg und Haut. Der Speiseplan sollte deshalb täglich karotenreiche Kost enthalten, wie Karotten, Kürbis, Papayas, Grünkohl, Brokkoli, Kopfsalat, Avocados, Aprikosen, Pfirsiche, Spargel, Melonen sowie grüne Bohnen und Erbsen.
- Insbesondere männliche Aknepatienten haben oft deutlich verringerte Konzentrationen des Immunenzyms Glutathion-Peroxidase. Selenreiches Gemüse wie Pilze, Spargel oder Knoblauch kann bei Akne Linderung schaffen.
- Ballaststoffreiches Obst und Gemüse wie Äpfel, Auberginen, Avocados, Feigen, Pflaumen, Quitten, Rosinen, Stachelbeeren, Rhabarber, alle Kohlsorten, Karotten, Sellerie, Spargel und ganz speziell Topinamburen binden im Darm Giftstoffe, die Akne begünstigen.

Infos Stress beim Erwachsenwerden Akne tritt sehr oft als äußerst unangenehme Begleiterscheinung der Pubertät auf. Den betroffenen Jugendlichen bereitet das Erwachsenwerden, also die geschlechtsspezifische Veränderung ihrer Verhaltensweisen, neue tatsächliche oder vermeintliche Anforderungen, schon genug Probleme – und Stress begünstigt Hautprobleme jeder Art. Die Kosmetikwerbung behauptet nun, an Akne brauche niemand zu leiden, wenn er sich nur mit dem Produkt XYZ pflegt, und so fühlt sich der junge

Symptome bei Akne

- Mitesser, Pickel
- Pusteln, Papeln
- Grind, Hauterosionen
- Pigmentierte Narben
- Betroffene Regionen: Gesicht, Brust und Gesäß

Patient zusätzlich stigmatisiert: Neuer Stress entsteht, weil er einen Anspruch nicht erfüllt. Also beizeiten zum Hautarzt, um den Befall wenigstens auf ein unauffälliges Maß einzudämmen! Pickel nur vorsichtig ausdrücken, gleich mit Rasierwasser desinfizieren!

Was sind Topinamburen? Der Topinambur oder die Topinambure ist eine Sonnenblumenart, die kartoffelähnliche Knollen bildet (daher auch Erdbirne, Erdartischocke oder Rosskartoffel genannt). Sie enthalten wenig Kalorien, dafür aber das Kohlenhydrat Inulin, was sie vor allem in der Diätküche und für Diabetiker interessant macht. Wenn Sie die Schale nicht mitessen wollen, sollten Sie die Knollen nach dem Kochen abschrecken, dann schälen und danach wieder kurz erhitzen.

Unser Tipp Eine verstärkte Aknesymptomatik bei Frauen in den Tagen vor der Monatsregel kann ihre Ursache in einem Mangel an Vitamin B6 haben. Helfen können beispielseise Sojabohnen, Avocados und Bananen.

Achten Sie auf Ihre Ernährung und versuchen Sie mit einem speziellen Tagebuch herauszufinden, welche Lebensmittel möglicherweise stärkere Symptome von Akne hervorrufen.

Rezept

Topinamburen mit Kräuterhollandaise

Zutaten für 4 Personen

125 g Butter | 1 kg Topinamburen | Kerbel, Petersilie, Schnittlauch | 150 g Sahnejoghurt 1 Ei | Salz | Cayennepfeffer | 1 TL Senf 1 TL Zitronensaft

1 Butter vorsichtig zum Schmelzen bringen. Topinamburen mit der Schale in reichlich Salzwasser garen; die Garzeit hängt von der Knollengröße ab.

2 Die Kräuter fein wiegen, etwas Kerbel und Petersilie zurückbehalten.

3 Den Joghurtbecher im Wasserbad vorsichtig erhitzen. Ei, Salz, Cayennepfeffer, Senf und Zitronensaft im heißen Wasserbad vermischen.

4 Die flüssige Butter langsam hinzufügen und alles zu einer dicklichen Masse verquirlen, jedoch nicht zum Kochen bringen.

5 Den lauwarmen Joghurt und die gehackten Kräuter vorsichtig unter die Sauce heben.

6 Die Topinamburen auf die Teller geben und mit der Kräuterhollandaise überziehen. Dazu können Sie einen Salat oder auch Rohkostgemüse reichen.

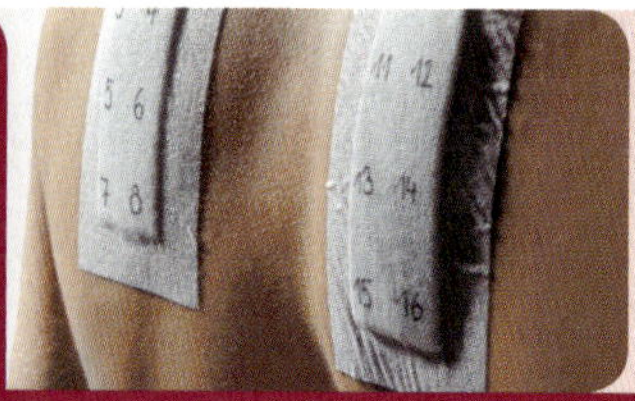

Allergien

Ein Allergietest kann genau aufzeigen, gegen welche Reizstoffe man überempfindlich reagiert. Allergen wirken beispielsweise Substanzen in Kosmetika, Seifen, Ameisenbissen, Bienen- und Wespenstichen. Allergieverursacher können auch Metalle oder bestimmte Prostaglandintypen sein (Gewebshormone); deshalb sollte man versuchsweise umsteigen von Fleisch oder Geflügel auf Kaltwasserfisch wie Makrele, Kabeljau, Lachs, Heilbutt, Dorsch usw.

Beschreibung Überempfindlichkeitsreaktionen des Immunsystems gegenüber körperfremden, häufig unschädlichen Substanzen, sogenannten Allergenen.

Ursachen Pollenflug im Frühjahr, Enzymmangel und dadurch verursachte ungenügende Eiweißspaltung im Darm, inhalierter Hausstaub bzw. Reizproteine, Kontakt mit allergenen Substanzen usw. Unverträglichkeit von bestimmten Lebensmitteln wie Milch, Erdbeeren, Äpfeln, Bananen, Eiern usw. sowie Arzneimittelmissbrauch.

Behandlung Umstellung auf eine gesunde Ernährung. Nach Möglichkeit herausfinden, welche Lebensmittel, Arzneimittel oder andere Substanzen ganz individuell zu allergischen Reaktionen führen.

Heilen mit Obst und Gemüse

- **Vitamin C ist das bedeutendste natürliche Antihistaminikum. Es hemmt den Ausstoß von Histaminen (Eiweißmolekülen) aus den sogenannten Mastzellen in Gefäßwänden, Bindegewebe usw. Histamin und andere Mediatoren sind verantwortlich für Entzündungen und Schwellungen. Weil Tiere Vitamin C selbst im Stoffwechsel produzieren, leiden sie fast nie unter Allergien.**
- **Bringen Sie täglich einen Rohkostteller auf den Tisch: aus Saisongemüse wie Sellerie, Karotten, Lauch, Radieschen, Blumenkohl, Spargel, Chicorée, Gurken, Tomaten, Zucchini, Paprika, Mais, Kürbis usw. Die darin enthaltenen natürlichen Enzyme verbessern Eiweißverwertung und Darmflora, tragen somit zur Entgiftung und zu einem optimalen Immunstatus bei.**

Infos Allergien und Psyche Allergien können auch psychische Ursachen haben. Sprechen Sie über Ihre Krankheit mit jemandem, der gut zuhört und geschickt im Aufspüren von Zusammenhängen ist – es muss ja nicht gleich ein Therapeut sein. Erkannten »allergenen« Situationen können Sie vielleicht schlicht aus dem Weg gehen, Sie können sich unter Umständen von Gegenständen oder Mitmenschen trennen, die bei Ihnen ungünstige Assoziationen wecken. Dass Sie Abneigungen körperlich zum Ausdruck bringen, werden Sie sich nicht abtrainieren können – das ist dem Menschen nun mal eigen.

Symptome bei Allergien

- Ekzeme, Nesselsucht
- Schnupfen, Asthma
- Verdauungsstörungen wie Blähungen und Durchfall
- Entzündungen, Fieber, Schleimhaut- und Lippenbläschen
- Gelenkschwellungen, Kopfschmerzen

Allergene meiden! Arzneimittel, Kaffee, Zigaretten und Alkohol einschränken. Bei der Körperpflege medizinische Seifen, Shampoos und Kosmetika verwenden (der Apotheker berät Sie). Alte Teppichböden entfernen und durch Kork-, Holz- oder Linoleumböden ersetzen. Auf Schmuck speziell aus Nickel und Kupfer verzichten.

Unser Tipp Täglich sehr viel Vitamin-C-reiches Obst und Gemüse essen, wie Zitronen, Orangen, Grapefruits, Kiwis, Äpfel, saure Beeren, Tomaten, Spinat, Brokkoli, Kohl und Kartoffeln.

Rezept

Feuriger Reissalat

Zutaten für 3 Personen

1/4 Salatgurke | 1/2 rote Paprikaschote | 1 kleines Stück Sellerie | 3 Frühlingszwiebeln | 3 große Radieschen | 2 Tassen gegarter Langkorn-Naturreis | Für das Dressing: 2 EL Olivenöl | 30 g geriebener Parmesan | 3 EL Obstessig | 2 EL Joghurt | 2 Blätter Basilikum | 1/2 TL Senf | Salz, Pfeffer aus der Mühle | Für die Garnierung: Salatblätter | Tomatenviertel | 2 EL Kürbiskerne

1 Das Gemüse waschen bzw. schälen. Von der Paprikaschote den Stängel und die Kerne entfernen.
2 Die Radieschen fein hobeln, die Gurke, die Paprikaschote und den Sellerie fein würfeln.
3 Die Frühlingszwiebeln in dünne Scheibchen schneiden.
4 Alle Zutaten mit dem Reis vermischen.
5 Die Zutaten für das Dressing gut durchmischen. Über den Salat geben und alles vermengen.
6 Gut verschließen und über Nacht kalt stellen. Zum Servieren den Salat wieder auf Zimmertemperatur bringen.
7 Eine große Schüssel mit den Salatblättern auslegen und den Salat darauf anrichten. Tomatenviertel darauf verteilen und mit Kürbiskernen bestreuen.

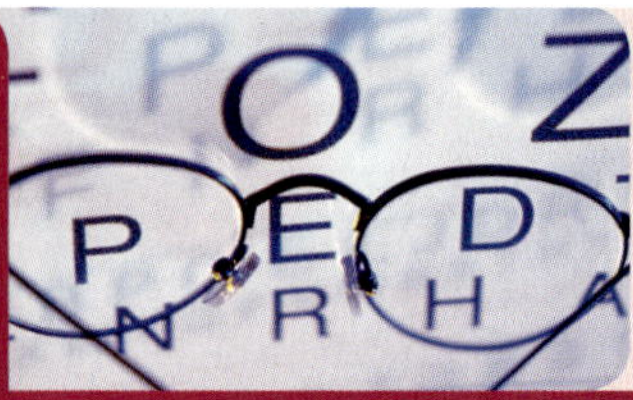

Augenbeschwerden

Gereizte Augen können die unterschiedlichsten Ursachen haben. Sie neigen häufig zu unangenehmem Juckreiz, der durch Reiben oder Kratzen noch schlimmer wird. Das Auge ist Teil des Gehirns, weil es als lebensrettendes Organ schneller als andere Sinnesorgane reagieren muss. Es ist deshalb auf einen erhöhten Bedarf an bestimmten Nährstoffen angewiesen (Zink, Vitamin A und C) und reagiert auf einen entsprechenden Mangel mit den genannten Symptomen.

Beschreibung Augenermüdung, Nachtblindheit, mangelnde Sehschärfe, Augenreizungen oder -rötungen oder Lidrandentzündung.

Ursachen Fehlernährung, Stress, häufiges Arbeiten in zu trockener Luft, z. B. am Schreibtisch oder vor dem Monitor. Mangel an bestimmten Mineralien und Spurenelementen.

Behandlung Augen möglichst nicht reiben, nicht überanstrengen, wie z. B. durch zu langes Verharren vor dem Fernseher. Unser Auge ist von der Natur für ein ruhiges Betrachten eines ruhenden Umfelds ausgestattet. Bei jedem Lichtreiz vom Bildschirm muss es in Überreaktion unzählige Rhodopsinmoleküle (Sehpurpur) auf- und wieder abbauen.

Heilen mit Obst und Gemüse

- Sehr wichtig: Erhöhen Sie die Vitamin-A-Zufuhr ins Auge. Bringen Sie dafür täglich karotenreiche Lebensmittel auf den Tisch: Karotten, Spinat, Brokkoli, Mangold, Grünkohl, Kürbis, Melonen, Papayas, Mangos, Melonen, Tomaten, Aprikosen, Pfirsiche oder auch grüne Erbsen und Bohnen.
- Das Auge braucht viel Vitamin C aus säuerlichem Obst wie Zitronen, Orangen, Grapefruits, Kiwis, Äpfeln, sauren Beeren oder aus Vitamin-C-reichem Gemüse wie Rüben, Zwiebeln, Tomaten, Kartoffeln.
- Eine Sonderrolle als Enzymspender in der Netzhaut und anderen Teilen des Auges spielt Zink. Zusammen mit Kupfer und anderen Biostoffen verleiht das Spurenelement dem Auge Glanz und Ausstrahlung. Enthalten ist Zink vor allem in Artischocken, Spargel, Kohl, Rüben, Mais, allen Hülsenfrüchten (Linsen, Erbsen, Bohnen), Zwiebeln, Kartoffeln, Sojabohnen und Spinat.

Infos Augenleiden durch Bildschirmarbeit? Schonen Sie Ihre Augen! Stellen Sie Monitore und Fernseher so auf, dass sich weder Lampen noch Fenster darin spiegeln, regeln Sie jeden Bildschirm auf milde Kontraste und bestehen Sie darauf, dass Ihr Computerarbeitsplatz dem aktuellen Stand der Technik entspricht! Das gilt für die Strahlungsabschirmung wie für die Einstellbarkeit von Höhe und Neigung von Monitoren. Arbeiten Sie nicht mit veralteter Software,

Symptome bei Augenbeschwerden

- Brennen, Jucken in den Augen
- Augenflimmern
- Unwillkürliches Augenkneifen oder Lidzucken
- Trockene Augen

die nur weiße Schrift auf blauem Grund abbildet. Scheuen Sie sich nicht, notfalls den Betriebsrat einzuschalten, es ist schließlich Ihre Leistungsfähigkeit, die auf dem Spiel steht.

Auch ein zu niedriger Bürostuhl zwingt Sie zu einer ungünstigen Blickrichtung auf den Bildschirm.

Tragen Sie eine Sonnenbrille mit braunen Gläsern? Testen Sie grüne Gläser: Sie filtern die schädlichen UV-Strahlen wirkungsvoller.

Augenübung Wenn Sie viel am Bildschirm oder an Kleingedrucktem arbeiten, pausieren Sie immer wieder kurz und intensiv. Schauen Sie dann aus dem Fenster und versuchen Sie, irgendeinen Gegenstand dort draußen für kurze Zeit zu fixieren. So halten Sie Ihre Augenmuskulatur besser in Form.

Tipp für Autofahrer Stört Sie nachts Fernlicht aus dem Gegenverkehr mehr als gewohnt, oder blenden gar reflektierende Verkehrsschilder? Ärgern Sie sich nicht über andere, sondern werten Sie das als Alarmzeichen!

Wann zum Arzt? Moderne Augenexperten empfehlen: besser am Montagvormittag zum Augenarzt als am Freitagnachmittag, weil dann die Augen von einem erholsamen Wochenende her ausgeruht sind – und der Arzt keine womöglich überflüssige Brille verschreibt.

Rezept

Mangold mit Walnüssen

Zutaten für 2 Personen

500 g Kartoffeln | 600 g Mangold | 3 Schalotten 1 EL Olivenöl | 25 g Rosinen | 3 EL gehackte Walnüsse | Salz, Pfeffer aus der Mühle

1 Die Kartoffeln in der Schale garen.

2 Den Mangold putzen, waschen und in die dunkleren Blätter und helleren Stiele trennen. Beides grob hacken, zuerst die Stiele (5 Minuten) andünsten, danach die Blätter (weitere 5 Minuten).

3 Die Schalotten abziehen und fein würfeln. In einer Kasserolle das Öl erhitzen, bei mittlerer Hitze die Schalotten, die Rosinen und die Walnüsse anbraten, bis die Schalotten weich sind.

4 Den Mangold hinzufügen und mit der Schalottenmischung vermengen.

5 Mit Salz und Pfeffer abschmecken. Dazu die Kartoffeln reichen.

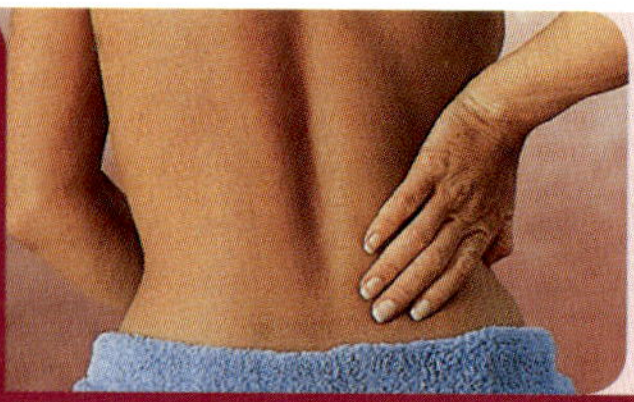

Bandscheibenleiden

Einseitige Dauerbelastung, z. B. eine fortgeschrittene Schwangerschaft, kann Bandscheibenbeschwerden begünstigen. Ursache kann allerdings auch übertriebener Sport oder Fitnesstraining sein sowie eine schlechte Körperhaltung beim Sitzen oder Stehen. Auch die Psyche spielt bei Bandscheibenbeschwerden oft eine große Rolle. Menschen, die sich zu viel zumuten oder unter großem Druck leiden, sind anfälliger für Rücken- und Bandscheibenleiden.

Beschreibung Meist schmerzhafte Beschwerden, die ihren Ursprung in und an den Wirbelkörpern des Rückgrats haben, speziell im Bereich der Lenden.

Ursachen Abnutzung oder degenerativer Abbau der Bandscheibe, der knorpeligen Verbindung zwischen zwei Wirbelkörpern. Auch Spaltbildungen oder Zermürbung können der Grund sein, seltener sind Einrisse.

Behandlung Leichtere Beschwerden behandelt man mit Salben, Massagen, Wärme, Bädern, Bandagen oder z. B. Fangopackungen. Besonders hilfreich ist zusätzliche Ruhigstellung oder Bettruhe.
Verantwortlich für Schmerzen sind häufig Dauerentzündungen an Nerven, verursacht durch einen überhöhten Ausstoß des Eiweißstoffs Histamin. Ärzte verschreiben gerne Schmerzmittel; vernünftiger ist jedoch zunächst die Umstellung auf eine Kost mit mehr Anteilen an Omega-3-Fettsäuren, die in allen ölhaltigen Obst- und Gemüsesorten enthalten sind, beispielsweise Avocados, Feigen, Bohnen, Mais, Knoblauch sowie vor allem Sojabohnen und allen Sojaprodukten (z. B. Tofu).

Heilen mit Obst und Gemüse

- Unbedingt meiden: Fleisch, Wurst, die die entzündungsfördernde Arachidonfettsäure enthalten. Fisch ist gesünder.
- Vitamin C ist das beste natürliche Antihistaminmittel. Deshalb: viel frisches, möglichst saures Obst essen, wie Kiwis, Orangen, Grapefruits, Zitronen, Äpfel, saure Beeren.

Infos **Gesundes Sitzen im Auto** Brechen Sie zu einer längeren Autofahrt auf oder fahren Sie viel beruflich? Dann widmen Sie eine Minute Ihrem Sitz: Wie man ihn nach dem längsten Pedalweg nach hinten schiebt und die Lehne nach dem Lenkrad einstellt, wissen wir aus der Fahrschule. Die meisten Sitze lassen sich heute auch noch in der Höhe verstellen und gestatten verschiedene Neigungen des Sitzkissens. Suchen Sie eine Position, aus der Sie nicht den Hals recken müssen, um über das Lenkrad zu sehen. Fahren Sie in entspannter Haltung, in beiderlei Wortsinn: Wer schneller fährt, als seine Routine erlaubt, oder sich zu weite Strecken zumutet, wird verkrampft fahren und seine Wirbelsäule strapazieren.

Symptome bei Bandscheibenleiden

- Starke Rückgratschmerzen
- Starke Schmerzen, die von einer Gesäßhälfte aus in ein Bein oder gar einen Fuß ausstrahlen können
- Taubheit oder Kribbeln in Fuß oder Arm
- Meist einseitige Ausstrahlung der Schmerzen und Zunahme bei Bewegung
- Wenn Nackenwirbel betroffen sind, oft Ausstrahlung der Schmerzen in eine Schulter oder einen Arm

Tipps zur Entspannungsgymnastik unterwegs finden Sie in speziellen Ratgebern. Ein Schalensitz löst Bandscheibenprobleme übrigens nicht: Er ist nicht (wie bei Sportfahrern) auf Sie zugeschnitten und zwingt Sie in Positionen, die Ihnen bald lästig werden können. Wenn Ihr Sitz zu weich ist, tragen Sie Ihr Geld besser zum Autosattler, der polstert Ihnen den Sitz passend zu Ihrem Körpergewicht neu auf. Auf so einer festen Unterlage trainieren Sie in jeder Kurve wirkungsvoll und ohne dass Sie daran denken müssen die Gesäß- und Rückenmuskulatur. Beifahrer auf dem Rücksitz können sich oft anders helfen: Für längere Strecken leistet eine Unterlage von wenigen Zentimetern Höhe auf der hinteren Hälfte der Bank gute Dienste, z. B. drei zusammengelegte Bettlaken.

Wann zum Arzt? Wenn die Beschwerden plötzlich (hexenschussartig) und überaus heftig auftreten, an Stärke zunehmen und schließlich sogar zu Schwächegefühlen in Armen oder Beinen führen, muss unbedingt der Arzt – am besten ein Sportarzt oder Orthopäde – konsultiert werden, da die Gefahr eines ernst zu nehmenden Bandscheibenvorfalls besteht. Dabei tritt das gallertartige Kerngewebe der Bandscheiben heraus und drückt gegen die Nervenwurzeln (z. B. des Ischiasnervs).

Rezept

Waldorf-Fitsalat

Zutaten für 3 Personen

Für das Dressing: 300 g fester Tofu | 75 g Joghurt | 3 EL Honig | 2 EL Zitronensaft | Saft von 1 Orange | 1/2 TL Zimt | Nelken, Muskatnuss oder Kardamom

Für den Salat: 2 Äpfel | 2 Birnen | 4 Stängel Sellerie | 1/2 Tasse Rosinen | 1 Tasse gehackte Walnüsse

1 Alle Zutaten für das Dressing zusammen pürieren.

2 Die Äpfel, die Birnen und den Sellerie waschen und klein schneiden.

3 Mit den Rosinen, den Walnüssen und dem Dressing gut vermischen.

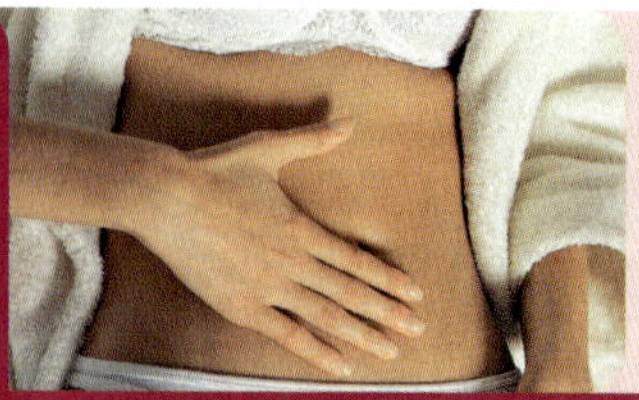

Blähungen

Hülsenfrüchte (Bohnen), Brokkoli, Kohl, Sojabohnen, Auberginen und bestimmte Schwarzbrotsorten blähen. Auch hastiges Essen, eine verzögerte Darmpassage (z.B. bei typischer Kantinenkost), ungenügendes Kauen oder kohlensäurehaltige Getränke können Blähungen begünstigen: z.B. Sprudel, Cola oder Bier erwärmen sich im Körper, dabei wird Kohlendioxid frei. Häufig verantwortlich für chronische Blähungen sind der übermäßige Verzehr von Süßigkeiten, Weißbrot, poliertem Reis und hellen Teigwaren.

Beschreibung Aufblähungen und Dehnungen des Magen-Darm-Trakts durch Gase. Blähungen, die durch unverdaute Speisen entstehen, gehen häufig mit Durchfallerkrankungen einher.

Ursachen Übermäßiges Luftschlucken, häufig als Folge von andauerndem, gewohnheitsmäßigem Rülpsen; Genuss blähender Speisen; auch ein Mangel an Salzsäure im Magensaft kann zu Blähungen führen, ebenso unzureichender Gallenfluss: Speisen werden nicht restlos verdaut, sodass im Dickdarm Faulgase entstehen.

Behandlung Meiden Sie blähende Speisen; dazu kann – je nach Veranlagung des Patienten – praktisch alles zählen, was im Magen landet!
Viele Menschen leiden unter Milchzuckerunverträglichkeit, die zu Blähungen führen kann, weil Milchzucker (Laktose) durch das Fehlen bestimmter Enzyme (Laktase) im Darm nicht aufgespalten wird (in Glukose und Galaktose). Stattdessen stellen Bakterien im Dickdarm andere Spaltprodukte her (kurzkettige Fettsäuren), die Blähungen und schließlich auch noch Durchfall verursachen.

Heilen mit Obst und Gemüse

- Alle wasserreichen Obst- und Gemüsesorten wie Südfrüchte, Kiwis, Beeren, Melonen, Kirschen, Pflaumen, Tomaten führen zu schnellerer Darmpassage, die Blähungen vorbeugt und lindert bzw. heilt.
- Ein wenig säuerliches Obst (z. B. Kiwis, Grapefruits, Zitronen, Äpfel, Johannis- oder Preiselbeeren, Weintrauben usw.) vor der Mahlzeit wirken in Magenschleimhäuten als Säurelocker: Der Ausstoß von Salzsäure aus den sogenannten Belegzellen wird erhöht, ebenso die Azidität (Säuregehalt) des Magensafts. Dadurch werden bestimmte Speisen besser vorverdaut, der Entstehung von Blähungen bereits im Magen vorgebeugt. Auch Biojoghurt kann helfen.

Info Bohnen entschärfen Kohl und anderes als blähend verschrieenes Gemüse können Sie mit einigen einfachen Tricks entschärfen. Je länger diese Nahrungsmittel gegart werden, desto leichter werden sie verdaulich. Bohnen verlieren ihre blähende Wirkung, wenn man sie vor dem Kochen etwa zwölf Stunden in Wasser einweicht.

Symptome bei Blähungen

- Schmerzhaft aufgeblähter Bauch
- Abgang von Winden
- Darmkollern
- Darmkrämpfe

Tee als Hausmittel Das in der Lakritze enthaltene Süßholz hilft bei allen möglichen Verdauungsproblemen, vor allem bei Blähungen. Bereiten Sie sich einen Kamillentee zu und lösen Sie in einer Tasse etwa 20 Gramm Lakritze auf. Diese Mischung sollten Sie allerdings nur einmal pro Tag trinken.
Auch die Melisse ist ein bewährtes Hausmittel bei Blähungen. Sie enthält zahlreiche Bitterstoffe, die Stoffwechsel und Verdauung anregen. Übergießen Sie ein bis drei Esslöffel Melissenblätter mit einer Tasse heißem Wasser und lassen Sie sie 10 bis 15 Minuten ziehen. Danach abseihen. Von diesem Tee können Sie unbesorgt mehrere Tassen pro Tag trinken. Eine geschmackliche Variante erzielen Sie, wenn Sie die Melisse eins zu eins mit Kamille kombinieren.
Blähungen bei Kindern Unter Blähungen haben auch häufig Babys und Kinder zu leiden. Achten Sie darauf, dass Ihre Kinder möglichst ballaststoffreiche Kost essen, die appetitlich und originell angerichtet ist. Schokoladeriegel, Hamburger und Konsorten müssen nicht ganz gestrichen werden, es sollte sie aber nur als gelegentliches Extra geben. Auch sollten die Kinder ihre Mahlzeiten nicht zu hastig, sondern in entspannter Atmosphäre zu sich nehmen. Babys empfinden Blähungen oft als besonders schmerzhaft. Dem kann man vorbeugen, indem man einen festen Essensrhythmus einhält und das Kind nach jeder Mahlzeit aufstoßen lässt.

Rezept

Knuspriger Obstsalat

Zutaten für 1 Person

2 Kiwis | 2 Nektarinen | 4 EL Cornflakes | Saft von 1 Orange | 1 TL Honig | 1 EL gehackte Haselnüsse

1 Die Kiwis schälen und in Scheiben schneiden.
2 Die Nektarinen in dünne Spalten zerlegen. In einer Schüssel die Kiwischeiben und die Nektarinenspalten dachziegelartig anrichten.
3 Die Cornflakes darüberstreuen.
4 Den Orangensaft mit dem Honig süßen und darübergießen.
5 Mit den gehackten Haselnüssen bestreuen.

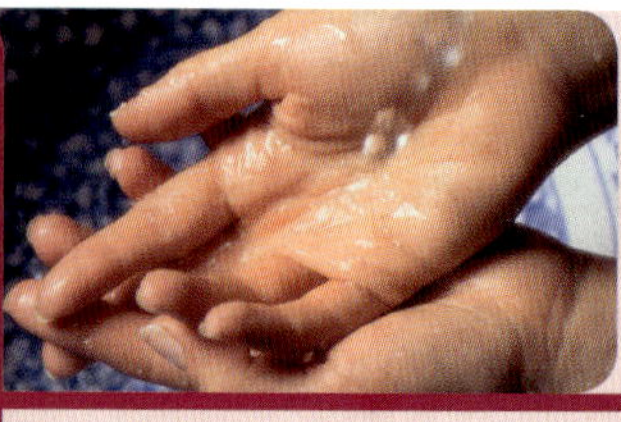

Brandwunden

Leichte Verbrennungen, die durch Hautrötungen gekennzeichnet sind, kann jeder zu Hause behandeln. Verbrennungen zweiten Grades gehören allerdings in ärztliche Behandlung. Selbstbehandlung ist aufgrund eines Infektionsrisikos nicht angebracht. Öffnen Sie außerdem auf keinen Fall entstandene Brandblasen, sondern warten Sie, bis diese mit der Zeit eintrocknen. Sie schützen die versehrte Haut. Achten Sie bei Verbrennungen darauf, dass der Körper viel Flüssigkeit bekommt. So wird der Kreislauf stabil gehalten.

Beschreibung Verbrennungen, Verbrühungen, Hautverletzungen durch Kontakt mit Hitze oder heißer Flüssigkeit, Infrarotstrahlung, Strom, Chemikalien.

Ursachen Spontane, dramatische Erhöhung der Hauttemperatur durch Hitzeeinwirkung per Dampf, Glut, Feuer, Sonnenstrahlen, heißes Öl usw.

Behandlung Leichtere Brandwunden zehn Minuten unter kaltes Wasser halten, um Schmerzen zu lindern und Schwellungen zu begrenzen. Brandwunde sauber halten, mit keimfreiem Verband abdecken. Kleinere Brandwunden bilden sich meist nach einer bis drei Wochen zurück.

Heilen mit Obst und Gemüse

- **Für die Wundheilung bei Brandwunden sind das Spurenelement Zink, Vitamin C sowie mehrfach ungesättigte Fettsäuren notwendig. Dafür die Ernährung gegebenenfalls kurzfristig umstellen!**
- **Das Spurenelement Zink ist in allen Kohlsorten, Spargel, Zwiebeln, Artischocken, Mais, Rüben, Spinat, Kartoffeln, Hülsenfrüchten und Sojaprodukten enthalten, Vitamin C in frischem Obst wie Äpfeln, allen Beeren, Südfrüchten, Kiwis, aber auch in Kartoffeln, Tomaten, grünen Blattgemüsen (z. B. Spinat, Brokkoli, Mangold). Zink und Vitamin C aktivieren die Bindegewebsneubildung durch bestimmte Aminosäuren. Für den Cholesterineinbau in neue Hautzellen sorgen mehrfach ungesättigte Fettsäuren, z. B. in Knoblauch, Bohnen (vor allem Soja), Mais, Avocados, Feigen. Idealer Snack: Sojaknabbereien, Samen, Kerne, Nüsse.**

Info Bei Erster Hilfe schnell reagieren! Soforthilfemaßnahmen können Schlimmeres verhindern:

- Bei schweren Verbrennungen Wunden steril abdecken, Beine bei drohendem Schock hochlagern, gegebenenfalls sofort den Notarzt rufen bzw. den Patienten in die Klinik bringen.
- Wenn nach Verbrennungen keine Wundheilung eintritt, Schwellungen und Schmerzen anhalten, Fieber oder Schüttelfrost auftreten, muss der Patient in ärztliche Behandlung. Dasselbe gilt für Säuglinge und Kleinkinder bereits bei geringfügigeren Verbrennungen und Verbrühungen.

Symptome bei Brandwunden

Man unterscheidet vier verschiedene Verbrennungsgrade:
- **Hautrötung**
- **Blasenbildung nach Schädigung tiefer liegender Schichten**
- **Gewebstod in allen Hautschichten**
- **Verkohlung (bei direkter Feuereinwirkung)**

Bei größeren Verbrennungen kann es zu Kreislaufstörungen (Schock), Fieber, Übelkeit und Harnverhalten kommen.

- Verbrannte oder verbrühte Gliedmaßen höher betten. Bei Verbrennungen im Gelenkbereich den Arm oder das Bein zunächst einige Tage strecken und ruhig stellen, dann aber schon bald mit Bewegungsübungen beginnen.

Vorsicht beim Grillen! Fehler beim Grillen im Garten sind eine häufige Unfallursache. Im hellen Sonnenlicht wird Glut nicht erkannt und auf die vermeintlich erloschene Kohle Spiritus geschüttet; der Erfolg ist eine Stichflamme. Eine andere Gefahrenquelle ist der Gasherd. Es ist zwar richtig, den Zünder erst zu betätigen, wenn ein Gefäß über dem Brenner die Bildung des zündfähigen Gas-Luft-Gemischs begünstigt, aber wenn die Flamme durch Überkochen erloschen ist, soll das Gefäß vorher kurz zur Seite gehoben werden, sonst besteht das Risiko einer Verpuffung des angesammelten Gemischs.

Rezept

Artischocken-Spargel-Gemüse

Zutaten für 4 Personen

500 g kleine neue Kartoffeln | 10 frische Pilze | 1 kleine Schalotte | 250 g Spargelspitzen | 1 Dose Artischockenherzen | 1 TL Sesamsamen | 1 EL Himbeeressig | Tabascosauce | 60 g Butter | 4 Blätter römischer Salat

1 Die Kartoffeln mit der Schale garen.

2 Die Pilze putzen und in Scheiben schneiden. Die Schalotte abziehen und fein hobeln.

3 Den Spargel schälen, nicht zu weich dämpfen und auf einer Platte anrichten.

4 Die Artischockenherzen abtropfen lassen und halbieren. Mit den Pilzen und der Schalotte vermengen. Diese Mischung auf den Spargel geben.

5 Den Sesam kurz anrösten. Mit Essig und Tabasco verrühren und über das Gemüse geben. 15 Minuten durchziehen lassen.

6 Die Kartoffeln pellen. Die Butter in einer Pfanne zerlassen (nicht braun werden lassen!) und die Kartoffeln darin schwenken.

7 4 Teller mit je 1 Salatblatt auslegen und die Gemüsemischung darauf anrichten. Die Schwenkkartoffeln dazu servieren.

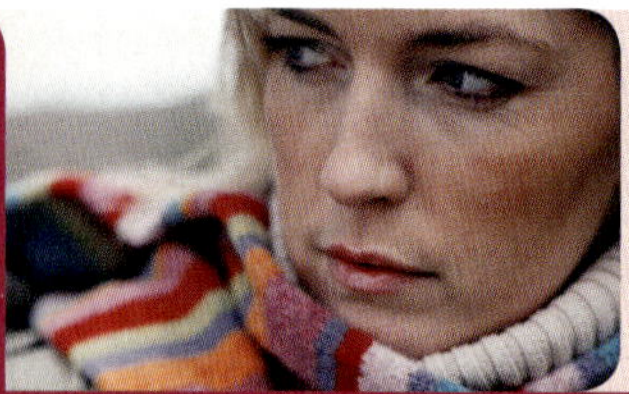

Bronchitis

Mit Bronchialsystem werden die Luftwege in der Lunge zusammengefasst. Sie sind ein fein aufeinander abgestimmtes System, das zur Gesundheit des ganzen Organismus beiträgt. Als Bronchitis wird die Entzündung der Bronchien bezeichnet. Meiden Sie gründlich die Risiken einer Ansteckung. Säuglinge und Kleinkinder mit Bronchitis gehören in ärztliche Behandlung, weil sich die Gefahr einer Lungenentzündung nicht ausschließen lässt.

Beschreibung Eine akute Entzündung der fein verästelten Luftwege der Lunge (Bronchien), häufig auch der Luftröhre.

Ursachen Virusinfektion, die ihren Ausgang häufig in Nase oder Rachen hat.

Behandlung Sorgen Sie für feuchte Atemluft. Nützlich sind heiße Duschen. Meiden Sie extreme Temperaturschwankungen, setzen Sie sich vor allem nicht kalter, feuchter Witterung aus. Vermeiden Sie Hustenanreize wie Lachen, lautes Sprechen, Schreien. Helfen können Wickel, heiße Packungen, Abreibungen, Bettruhe, schleimlösende Tees und Inhalationen.

Heilen mit Obst und Gemüse

- **Vitamin C stärkt die Immunkraft, panzert weiße Blutkörperchen und andere Immunstoffe im Kampf gegen Viren und Bakterien. Dafür ist viel frisches Obst nötig. Ideal sind Zitronen, Grapefruits, Orangen, Kiwis, Äpfel, Weintrauben, Holunder, Johannis- und Stachelbeeren. Auch Hagebutten und Sanddornbeeren enthalten viel Vitamin C. Den ausgepressten Saft zu trinken ist weniger sinnvoll, als das Fruchtfleisch mitzuessen, weil die darin enthaltenen Bioflavonoide (Pflanzenschutzstoffe) die Heilwirkung von Vitamin C verstärken.**
- **Karotene bzw. das daraus entstehende Vitamin A schützt Schleimhäute und baut sie neu auf. Deshalb: viel Karotten, Tomaten, dunkelgrünes Blattgemüse wie Spinat, Brokkoli, Mangold, Grünkohl sowie auch gelbfleischige Früchte wie Melonen, Aprikosen, Pfirsiche usw. essen.**

Info Medikamente für den Notfall Wenn vom Husten wenig oder gar kein Schleim befördert wird, dann ist er kein gesunder Reflex mehr, keine Selbstheilungsmethode des Körpers, sondern eine Qual, gegen die Sie medikamentös vorgehen können. Kodein und Ableitungen davon sind die bewährten Klassiker aus der Apotheke bei Reizhusten – und sie sind aus gutem Grund rezeptpflichtig: Sie bergen die Gefahr des Abhängigwerdens! Solche Medikamente sollen also nur vorübergehend eingesetzt werden, den Beschwerden die Spitze kappen und die Verschlimmerung der Entzün-

Symptome bei Bronchitis

- Zunächst trockener, später schleimiger Husten
- Auswurf
- Erhöhte Temperatur
- Brennende Brustschmerzen oder Druckgefühl in der Brust
- Atembeschwerden (Keuchen)
- Bei chronischer Bronchitis häufig kurzer Atem oder Hustenkrämpfe, dicker Schleim

dungen verhüten; sie ersetzen nicht die nötige Bettruhe und sonstige sanfte Maßnahmen des Auskurierens.

Vorsicht bei chronischer Bronchitis! Ein akuter Krankheitsschub der Bronchien darf höchstens drei Wochen anhalten. Dauert die Bronchitis länger und wird nicht sorgfältig mit Unterstützung eines Arztes auskuriert, kann sie auch chronisch werden.

Rauchen ist riskant Auch eingeatmete Schad- oder Giftstoffe können zu Bronchialkatarrh oder -asthma führen, vornehmlich Zigaretten- und Zigarrenrauch, der zu Schwellungen im Bronchialbereich, zur Vergrößerung der Schleimdrüsen und Schädigung der haarfeinen Verzweigungen der Bronchien führt. Nikotin und Teer machen wertvolle Enzyme inaktiv, die innerhalb der Lunge bestimmte Schutzfunktionen ausüben.

Unser Tipp Zitronensaft enthält viel Vitamin C und ist nicht umsonst ein beliebtes Heilmittel. Sie sollten ihn allerdings nicht erhitzen, da er dadurch viel von seinem Gehalt verliert.

Rezept

Pastete mit Spinat und Fetakäse

Zutaten für 2 Personen

500 g Spinat | 2 Knoblauchzehen | 50 g Fetakäse 2 Eier | 1/2 Becher Joghurt | 1 TL Oregano 1/2 TL Zimt | 2 EL Weizenkeime | 3 EL gemahlene Pekannüsse

1 Den Spinat gut waschen und putzen. Nass in einen Topf geben und dünsten, bis er zusammenfällt.

2 Abkühlen lassen und die Flüssigkeit abgießen, den Spinat zusätzlich ausdrücken.

3 Den Backofen auf 200 °C vorheizen.

4 Spinat klein hacken. Die Knoblauchzehen abziehen und klein schneiden. Den Käse zerkrümeln, die Eier verquirlen.

5 Eier, Joghurt, Käse, Knoblauch, Oregano und Zimt zum Spinat geben und gut damit vermengen.

6 Die Weizenkeime mit den Nüssen mischen und eine gebutterte Auflaufform damit ausstreuen.

7 Den Spinat hineingeben und ca. 30 Minuten backen. Gartest: ein Messer in die Mitte stechen. Wenn es sauber herauskommt, ist die Pastete fertig.

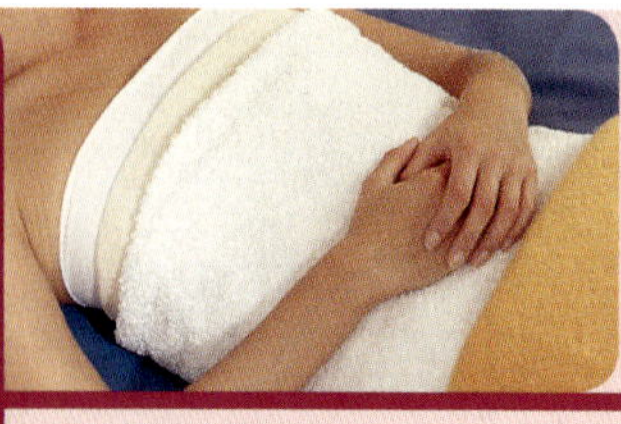

Darmträgheit

Körperliche Übungen regen die Stoffwechsel- und Darmtätigkeit an. Trinken Sie viel Flüssigkeit, stellen Sie Ihre Kost auf faserreiche Lebensmittel wie Obst, Salat, Rohkost, Gemüse um. Häufig genügen diese Maßnahmen bereits, um eine allgemeine Darmträgheit zu beheben. Hilfreich ist gutes Kauen. Heißer Tee oder Kaffee kann zum Stuhlgang anreizen. Hände weg von Abführmitteln – regelmäßig eingenommen schädigen sie den Darm und die Nieren und machen sogar abhängig!

Beschreibung Eine mildere Form von Verstopfung mit Völlegefühl und recht hartem Stuhl.

Ursachen Eine der Hauptursachen ist fehlerhafte Ernährung mit einem Mangel an Ballaststoffen. Auch ungenügende Flüssigkeitsaufnahme sowie Bewegungsmangel können Darmträgheit begünstigen.

Behandlung Ein heißer Bauchwickel kann die Darmbeweglichkeit (Motilität) erhöhen: auf den Rücken legen, Handtuch auf den Bauch, darüber eine mit heißem Wasser getränkte und ausgewrungene Kompresse, dies alles wieder mit einem Handtuch abdecken. 20 Minuten liegen bleiben.

Heilen mit Obst und Gemüse

- **Bei entsprechender Ernährung verschwindet eine Darmträgheit meist schon nach zwei Tagen. Wichtig sind ballaststoffreiche Gemüse wie alle Kohlarten, Sauerkraut, Sellerie, Spargel, Spinat, Topinamburen, Zwiebeln, alle Rübenarten, Karotten, Kartoffeln, Lauch, Brokkoli, Chicorée, Auberginen und Rettich. Auch Obst ist sehr reich an darmaktivierenden Faserstoffen, vor allem Äpfel, Birnen, Feigen, alle Beerenarten, Kiwis, Pfirsiche, Orangen, Pflaumen, Quitten, Rhabarber und Weintrauben.**
- **Im Dünndarm beschleunigen Ballaststoffe die Transitgeschwindigkeit des Nahrungsbreis. Diese Stoffe sind unverdauliche Nahrungsbestandteile wie Zellulose, Pektin oder Keratin, die durch ihr Volumen die Kontraktionen der Darmmuskeln anregen, die den Nahrungsbrei anschieben. Ein Mangel an Ballaststoffen führt nicht nur zu Darmträgheit und Verstopfung, sondern kann ernst zu nehmende Darmerkrankungen begünstigen.**

Info Bewegung ist unerlässlich Bewegungsmangel lässt auch die darmbegleitende Muskulatur erschlaffen. Wer den ganzen Tag nur sitzt – im Auto, im Büro und in der Kantine, schließlich vor dem Fernseher –, darf sich etwas einfallen lassen. Wenn keine Treppen zu steigen sind, kein Holz zu hacken ist, bieten Sport und Gymnastik zahlreiche Möglichkeiten, drinnen wie draußen. Besonderer Tipp vom Physiologen: Eine wetterunabhängi-

Symptome bei Darmträgheit

- Verhältnismäßig seltener Stuhlgang mit hartem Stuhl
- Anhaltendes Völlegefühl nach dem Stuhlgang
- Stuhlbeschwerden (Schmerzen, Zwang zum verstärkten Pressen usw.)

ge Möglichkeit ist das Rudergerät. Unter allen Trimmgeräten fordert es den Bewegungsapparat am gleichmäßigsten.

Die Seele spielt mit Zu Verstopfung neigen in erster Linie Menschen, die sich nicht gehen lassen können und sich selbst ständig zum Durchhalten zwingen. Dazu gehört unter Umständen ein Beruf oder eine Position, die einen belastet, oder eine Partnerschaft, der man überdrüssig ist oder die keinen Rückhalt mehr bietet. Locker zu lassen und sich gegebenenfalls von diesem Ballast zu befreien, will sicher gelernt sein.

Wie wirken Ballaststoffe? Sie quellen, nehmen Wasser auf und verhelfen der Nahrung zu einer zügigeren Darmpassage sowie zu einem weichen, breiigen Stuhl.

Rezept

Gärtnerinnentopf mit Topinamburen

Zutaten für 4 Personen

500 g Topinamburen | 100 g Karotten | 100 g Knollensellerie | 4 kleine Kartoffeln | 1 Bund Frühlingszwiebeln| 2 Tomaten | 100 g Champignons | 100 g Erbsen | 1/4 l Gemüsebrühe | Salz | 1 Bund Petersilie | 50 g Parmesan | Butterflöckchen | Pfeffer

1 Topinamburen, Karotten, Sellerie und Kartoffeln waschen und in kleine Würfel schneiden. Die Zwiebeln abziehen und in 2 Zentimeter lange Stücke schneiden. Die Tomaten vierteln und die Champignons nach dem Putzen halbieren.

2 Das vorbereitete Gemüse mit den Erbsen und der Brühe in einem Topf zum Kochen bringen, die Brühe mit Salz abschmecken. Das Gemüse soll genug Biss behalten.

3 Das Gemüse aus dem Sud herausheben und warm stellen, die Flüssigkeit stark einkochen lassen. Währenddessen die Petersilie hacken und den Parmesan reiben.

4 Das warm gehaltene Gemüse in den Topf zurückgeben, nochmals erhitzen. Vor dem Anrichten den Topf vom Herd nehmen, die Butterflöckchen unterrühren, mit Pfeffer und Salz würzen. Schließlich Parmesan und Petersilie unterheben.

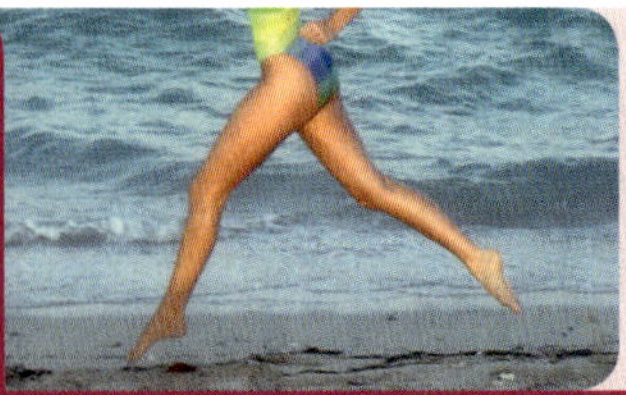

Durchblutungsstörung

Im eigentlichen Sinn beschreibt eine Durchblutungsstörung jegliche Störung des normalen Blutflusses in einem Teil des Gefäßsystems, also in Arterien, Kapillaren oder Venen. Am häufigsten verwendet wird der Begriff für eine arterielle Minderdurchblutung von Organen (beispielsweise Gehirn, Herz, Niere oder Leber) oder Arm bzw. Bein. Die Fließgeschwindigkeit des Blutes hängt vom Querschnitt der Gefäße ab. Sowohl krankhaft verengte als auch erweiterte Blutgefäße können sie stören.

Beschreibung Störungen der Blutzufuhr durch die Arterien oder der Blutabfuhr durch die Venen.

Ursachen Ursache ist häufig eine mangelhafte Versorgung der Gefäßwände durch Nährstoffe wie insbesondere das Spurenelement Zink, Vitamin C und Pflanzenschutzstoffe wie Rutin.
Man unterscheidet zwischen arteriellen und venösen Durchblutungsstörungen. Durch das weit verzweigte System der Arterien strömt das mit Sauerstoff aufgeladene Blut vom Herzen weg zu allen Körperzellen, durch das Gefäßsystem der Venen wieder zum Herzen zurück.

Behandlung Gefäßtraining, z. B. Kniebeugen, strammes Gehen und Kneippgüsse.

Heilen mit Obst und Gemüse

- **Alle scharfwürzigen Gemüsearten wie Paprika, Knoblauch, Zwiebeln, Fenchel, Rettich, Radieschen, Meerrettich wirken durchblutungsfördernd. Senföle und andere darin enthaltene Substanzen wirken einer erhöhten gerinnungsfördernden Blutplättchenverklumpung entgegen, wie sie häufig nach einer zu fettreichen Mahlzeit entsteht. Außerdem wirken diese Gemüse fibrinlösend, und sie senken Cholesterin- und Blutfettspiegel.**
- **Vitamin C (in frischem Obst), Zink (in Spargel, allen Kohlarten, Rüben, Mais, Hülsenfrüchten, Kartoffeln, Sojaprodukten und Spinat) sowie Rutin (in dem getreideähnlichen Knöterichgewächs Buchweizen) kräftigen und festigen Gefäßwände und halten vor allem die Gefäßinnenwände glatt, sodass sich keine durchblutungsstörenden Ablagerungen bilden können.**

Info Venen Wenn Venen geschwächt sind, deponiert der Stoffwechsel vorsorglich den Gerinnungsstoff Fibrin in den Gefäßwänden. Bei einem eventuellen Riss in der Venenwand kommt es so zu schnellerer Blutgerinnung und geringeren Blutaustritten ins angrenzende Gewebe.
Arterien In Arterien können sich arteriosklerotische Plaques bilden. Dabei wird der Gefäßquerschnitt durch kristalline Ablagerungen aus Cholesterin, Kalzium und anderen Substanzen verengt.

Symptome bei Durchblutungsstörung

- Kalte Gliedmaßen, Kältegefühl
- Schwindelgefühl
- Konzentrations- und Antriebsschwäche
- Herzbeschwerden
- Krampfadern

Rezept

Teigtaschen mit Käse und Gemüse

Zutaten für 6 Personen

Für den Teig: 125 g Mehl (halb Buchweizen, halb Weizen) | Salz | 1 Eigelb | 1 EL warme Milch 1 Prise Zucker | 10 g Hefe | 100 g Butter | **Für die Füllung:** 1 Zwiebel | 1 Knoblauchzehe | 1 kleine rote Paprikaschote | 1 kleine Zucchini | 1 Tomate | 1 EL Olivenöl | einige frische Thymian- und Majoranblätter | Salz, frisch gemahlener Pfeffer oder Cayennepfeffer | 150 g Schafskäse | 1 Eigelb

1 Die gut vermischten Mehlsorten mit etwas Salz auf eine Arbeitsplatte häufen, in die Mitte eine Vertiefung drücken.

2 Das Eigelb und die mit lauwarmer Milch und Zucker verrührte Hefe hineingeben. Die Butter in Flöckchen auf dem Rand verteilen. Rasch mit kühlen Händen von außen nach innen zu einem glatten Teig verkneten. Mit Klarsichtfolie umhüllt mindestens 2 Stunden kühl stellen.

3 Die Zwiebel und die Knoblauchzehe abziehen. Die Paprikaschote waschen, halbieren und entkernen. Die Zucchini waschen. Das Gemüse in sehr kleine Würfel schneiden. Die Tomate blanchieren, häuten, halbieren, entkernen und ebenfalls in kleine Würfel schneiden.

4 Das Olivenöl in einer Pfanne erhitzen. Zwiebel und Knoblauch darin glasig braten. Das restliche Gemüse bis auf die Tomate hineingeben, mit dem klein gehackten Thymian und Majoran würzen und bei starker Hitze unter Rühren anbraten. Die Tomate dazugeben und einige Minuten sämig einkochen lassen. Mit Salz und frisch gemahlenem Pfeffer würzen.

5 Den Backofen auf 200 °C vorheizen. Die Gemüsemischung in eine Schüssel geben, den zerbröckelten Schafskäse und 1/2 Eigelb unterrühren. Alles nochmal mit Salz und Pfeffer abschmecken.

6 Den Hefeteig ca. 3 Millimeter dick ausrollen und 6 große Kreise ausstechen. Die Gemüsefüllung in die Mitte geben, die Teigplatten zusammenklappen und die Ränder gut festdrücken. Die Taschen mit dem restlichen verquirlten Eigelb bestreichen und in ca. 15 Minuten goldbraun backen.

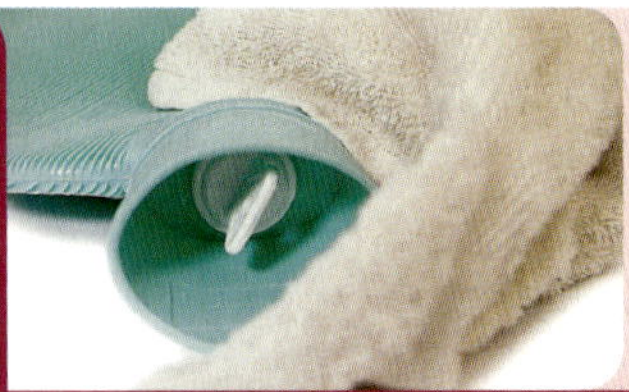

Durchfall

Durchfall ist keine Krankheit im eigentlichen Sinn, sondern ein Symptom. Man spricht von Durchfall, wenn die Stuhlentleerung häufiger als dreimal täglich stattfindet, wenn sich die Stuhlbeschaffenheit verändert, sodass der Stuhl flüssig ist, und/oder wenn die Stuhlmenge vermehrt ist (mehr als 250 Gramm täglich). Säuglinge, Kinder und ältere Menschen müssen bei starkem Durchfall umgehend zu einem Arzt. Bei gesunden Erwachsenen sind Durchfälle, die nur wenige Tage dauern, meist harmlos.

Beschreibung Häufiger, breiiger bis sehr stark wässriger, ungeformter Stuhl.

Ursachen Stress, Aufregung, Infektionen, Dünndarmentzündung, Bakterienbefall, Milchzuckerunverträglichkeit, durchfallverursachende Lebensmittel wie Pflaumen oder Bohnen, übermäßiger Nikotin- oder Alkoholgenuss, Lebensmittelunverträglichkeit, Enzymschwäche.

Behandlung Wenn Durchfall mit Darmkrämpfen verbunden ist, können heiße Kompressen, eine Wärmflasche oder Heizdecke auf dem Bauch Linderung verschaffen. Zu viel Bewegung sollte vermieden werden. Wenn Durchfall mit Übelkeit verbunden ist, kann das Lutschen von Eiswürfeln helfen. Wenn keine Übelkeit mit dem Durchfall einhergeht, sollte Kräutertee in kleinen Mengen getrunken werden, insbesondere auch, um den Flüssigkeits- und Elektrolytverlust auszugleichen (aufgelöste Nährsubstanzen wie Kalium, Natrium, Kalzium, Magnesium). Sie sollten unbedingt helle Mehlprodukte, Süßigkeiten und mit Süßstoff gesüßte Getränke meiden und versuchsweise auch auf Milch und Milchprodukte verzichten.

Heilen mit Obst und Gemüse

- Durchfall als Folge von Bakterienbefall im Dünndarm wird gelindert oder geheilt durch Lebensmittel, die die Produktion von Magensäure anregen. Dazu zählen Gemüse, die besonders reich an Thiamin (Vitamin B1), Pyridoxin (Vitamin B6) sowie Cholin sind: Buchweizen, grüne Erbsen, Kartoffeln, Tofu, Bananen, Spinat, Avocados.
- Rohkost aus frischem Saisongemüse hilft mit darin enthaltenen Pflanzenenzymen bei Durchfall, der durch ungenügende Nahrungszersetzung im Darm entsteht.

Info Erst mal auf die sanfte Tour Wägen Sie ab, ob Sie Ihre berufliche Alltagstauglichkeit um jeden Preis sofort wiederherstellen müssen oder dem Körper die Chance lassen wollen, Schadstoffe schnell loszuwerden. Im ersten Fall können Sie es mit stopfenden Mitteln wie Bananen oder Schokolade versuchen. Die rezeptpflichtige Notbremse sind Medikamente, die die glatte Muskulatur ruhig stellen (Achtung, Nebenwirkungen!).

Wann zum Arzt? Der Arzt muss aufgesucht werden, wenn akuter Durchfall länger als zwei Tage

Symptome bei Durchfall

- Darmschmerzen, Darmkrämpfe
- Vermehrter, unregelmäßiger, oft akut auftretender Stuhldrang, mit breiigen bis wässrigen Stuhlgängen
- Häufige Begleiterscheinungen: Blähungen, Darmkollern

anhält, wenn der Durchfall schleimig oder blutig ist oder wenn sich starke Schmerzen im Bauchraum einstellen.

Krankheit zulassen Durchfall sollte man nicht beim ersten Eintreten radikal stoppen. Denn meist hat diese Erkrankung den Sinn, dass giftige und schädliche Stoffe möglichst schnell den Körper verlassen. Achten Sie während der ersten beiden Krankheitstage unbedingt darauf, dass Sie immer ausreichend Flüssigkeit in Form von Kräutertees und kohlensäurefreiem Wasser zu sich nehmen.

Rezept

Spinatsuppe

Zutaten für 4 Personen

**750 g Kartoffeln | 500 g Spinatblätter
15 g Butter | 1 l Gemüsebrühe | Salz, Pfeffer
Muskatnuss | etwas Zitronensaft | 3–4 EL Crème double (nach Belieben)**

1 Die Kartoffeln schälen und würfeln. Den Spinat waschen und grob hacken. Die Butter schmelzen, Kartoffeln und Spinat 5 bis 10 Minuten leicht darin andünsten.
2 Die Brühe hinzufügen, den Topf zudecken und die Suppe etwa 20 Minuten köcheln lassen.
3 Die Suppe pürieren, mit Salz, Pfeffer, Muskatnuss, Zitronensaft und eventuell Crème double abschmecken.

Rezept

Avocadosalat

Zutaten für 2 Personen

**2 Chicoréestauden | 1 reife Avocado
6 EL Sahne | 1 Prise Salz | 1 EL Aceto balsamico**

1 Die Chicoréeblätter von den Stauden zupfen, waschen und in Streifen schneiden.
2 Die Spitzen 5 Zentimeter lang lassen. Dekorativ in einer Schüssel anrichten.
3 Die Avocado schälen und in dünne Scheiben schneiden. Auf dem Chicorée platzieren.
4 Aus den restlichen Zutaten eine Sauce rühren. Über den Salat verteilen.

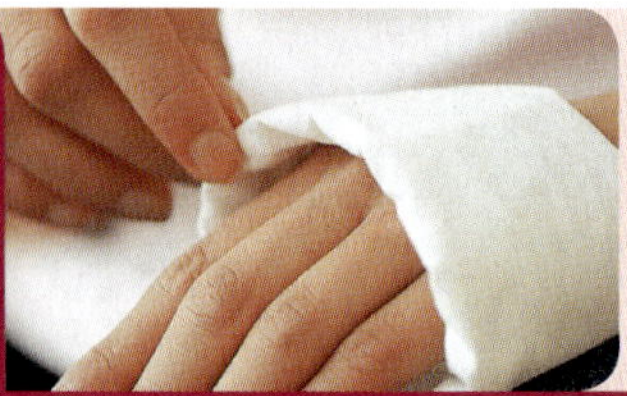

Ekzem

Mit dem Sammelbegriff Ekzem werden nicht ansteckende Entzündungen der Haut bezeichnet. Betroffene sollten Kleidung aus Baumwolle oder Seide tragen, weil Wolle und Kunstfasern auf der Haut den Juckreiz verstärken können. Die Nachtwäsche soll kühl und leicht sein und nicht eng anliegen. Kinder leiden mitunter an Neurodermitis (nervlich-immunologisch bedingtes Ekzem) mit Hautjucken (meist nachts) und schwererem Verlauf im Winter und Frühjahr.

Beschreibung Brennend juckender Hautausschlag mit typischer Rötung und/oder Schwellung.

Ursachen Abnutzungs- oder Hausfrauenekzem: häufiger Umgang mit Sprays, säurehaltigen Flüssigkeiten, Fettlösungsmitteln, wodurch die Fettschicht der Haut zerstört wird. Die austrocknende Haut wird rissig, neigt zu Verhornung.
Allergisches Kontaktekzem: meist Überempfindlichkeit gegen bestimmte Substanzen wie Nickel, Chrom, Terpentin, Öl.
Bakterielles Ekzem: Vermutlich eine Überempfindlichkeit gegen bestimmte Mikroben.

Behandlung Hautkontakt mit ekzemauslösenden Stoffen meiden, medizinische Seifen und Shampoos benutzen.

Heilen mit Obst und Gemüse

- **Avocados, Sojaprodukte, Bohnen, Oliven oder Mais liefern mehrfach ungesättigte Fettsäuren für die Bildung bestimmter Prostaglandine (Gewebshormone), die entzündungs- und ekzemhemmend wirken.**
- **Proteasenreiche Obstsorten (zersetzen Nahrungseiweiß) wie Ananas oder Papayas unterbinden die Ekzembildung durch unverdautes Darmeiweiß. Zink (in Spargel, allen Kohlarten, Rüben, Mais, Hülsenfrüchten, Kartoffeln, Zwiebeln, Spinat) und Vitamin C (in frischem Obst) wirken heilaktiv.**

Info Heilung im Urlaub? Bei manchen Patienten verschwindet das Ekzem auf Urlaubsreisen. Daraus ergeben sich Ansätze zur Einkreisung der Ursache: Sie haben Ihr Haustier nicht bei sich (Reaktion auf Tierhaare); sie sind nicht in Ihrem Berufsumfeld (Berufsekzem); sie essen fast nichts wegen der Hitze (die Entschlackung hat geholfen); sie essen ganz andere Dinge als daheim (Unverträglichkeit von bestimmten Nahrungsmitteln).

Wann zum Arzt? Der Arzt muss konsultiert werden, wenn Fieber oder eine Infektion mit Schwellungen, extremer Rötung, Hautspannung oder Wärmegefühl auftritt bzw. wenn sich ein akut auftretendes Ekzem nicht innerhalb von zehn Tagen zurückbildet.

Warme Umschläge Kochen Sie einen Kamillentee und tränken Sie ein sauberes Baumwoll- oder Leinentuch mit der Flüssigkeit. Legen Sie es anschließend zwei Stunden lang auf die betrof-

Symptome bei Ekzem

- Abnutzungs- oder Hausfrauenekzem: trockene, rissige, mitunter verhornte Haut
- Allergisches Kontaktekzem: oft großflächiges Ekzem mit gerötetem Hautausschlag
- Bakterielles Ekzem: enger begrenzte, runde juckende, nässende oder verkrustete Herde

fene Hautstelle. Wiederholen Sie die Behandlung jeden Tag, bis das Ekzem abgeheilt ist.

Ekzem durch Pilze? Das seborrhoische Ekzem kann von einem Pilz erregt werden, den fast jeder Mensch auf der Haut trägt, den aber nicht jedes Immunsystem in Schach hält. Antipilzcremes helfen fürs Erste, auf Dauer müssen aber die Abwehrkräfte gestärkt werden.

Rezept

Chili sin Carne

Zutaten für 8 Personen

1 große Zwiebel | 2 Knoblauchzehen | je 1 grüne und rote Peperoni | 900 g Tomaten | 1 Limone 200 g Kidneybohnen (aus der Dose) | 350 ml Tomatensaft | 1 EL und 2 TL Chilipulver | 1 TL Oregano 1/2 TL gemahlener Kumin | 1 Prise Cayennepfeffer | 1 Spritzer Tabascosauce | Salz | 1 EL Olivenöl 200 g Mais (aus der Dose) | 220 ml Wasser | 1 Handvoll Oliven

1 Die Zwiebel abziehen und fein würfeln. Den Knoblauch abziehen und durch eine Presse drücken. Die Peperoni entkernen und klein schneiden.

2 Die gewaschenen Tomaten überbrühen, häuten und in kleine Würfel schneiden. Die Limone achteln.

3 Die Bohnen (mit Flüssigkeit) und das Wasser in einen großen Topf geben und aufkochen. Die Tomaten, den Tomatensaft, Chilipulver, Oregano, Kumin, Cayennepfeffer, Tabascosauce und Salz hinzufügen und alles langsam zum Kochen bringen.

4 Die Hitze reduzieren und 1 Stunde köcheln lassen. Häufig umrühren, damit das Chili nicht anbrennt.

5 Nach 40 Minuten das Olivenöl in einer Pfanne erhitzen. Zwiebel, Knoblauch und Peperoni 5 Minuten anbraten, dann mit dem Mais unter die Bohnen rühren.

6 Das Chili mit den Limonenachteln und den Oliven garnieren und servieren.

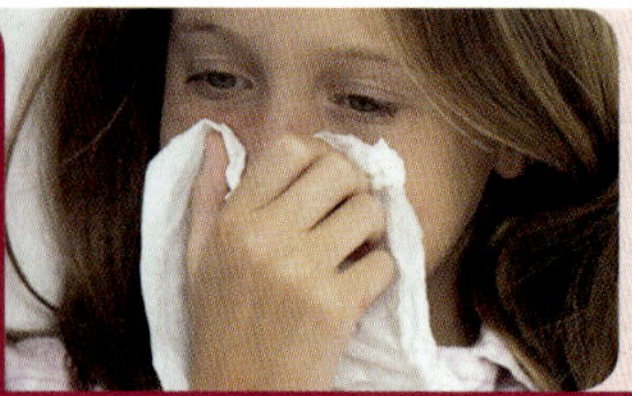

Erkältung

Erkältung ist eine akute Infektionskrankheit der Nasen-, Hals- und Bronchialschleimhäute, die von Viren verursacht wird. Erkältungsinfekte sind die häufigste Infektion des Menschen überhaupt: Kleinkinder sind mit bis zu 13-mal im Jahr am häufigsten betroffen, Erwachsene erkranken durchschnittlich zwei- bis dreimal jährlich. Übrigens: Kälte allein kann keine Erkältung auslösen, sie ist weder Bedingung noch Ursache dieser Erkrankung.

Beschreibung Akute Virusinfektion der oberen Luftwege mit unterschiedlichen Begleitsymptomen.

Ursachen Auskühlung des Körpers oder von Körperteilen, wodurch die Durchblutung der Schleimhäute und damit die Immunabwehr gegenüber Viren und Bakterien geschwächt wird, sodass diese Krankheitserreger in die Schleimhäute eindringen können. Betroffen sind Nase, Hals, Nebenhöhlen, Luftröhre, Rachen, Bronchien.

Behandlung Schwitzkuren, heiße Getränke oder Wärmepackungen können helfen, außerdem Bettruhe, viel trinken, bei Schnupfen auch Inhalationen (z. B. mit Kamillenextrakt oder Teebaumöl). Ein Luftbefeuchter im Raum kann Erleichterung schaffen. Kälte, Stress, schwere Arbeit sind ebenso zu meiden wie Nikotingenuss.

Heilen mit Obst und Gemüse

- Bei einer bereits ausgebrochenen Erkältung bzw. Virusinfektion ist es am besten, lediglich Immunsystem und Selbstheilungskräfte des Körpers zu unterstützen. Dies geschieht mit einer vitamin- und mineralienreichen Kost aus frischem Saisonobst, Rohkost, Salaten, frischem Saisongemüse, Biokartoffeln mit Schale, Naturreis.
- Vorbeugend gegen Erkältungen wirken karotenreiche Lebensmittel wie Karotten, Tomaten, andere gelbrote Gemüse- oder Obstsorten sowie dunkelgrüne Blattgemüse und -salate (Spinat, Brokkoli, Mangold, Kohl, Feldsalat) beim Aufbau immunkräftiger Schleimhäute. Vitamin C (in frischem Obst) ist der beste Schutz gegen Virusbefall.

Info Schnell reagieren! Bei den ersten Anzeichen einer Erkältung können Sie das Steuer noch herumreißen, wenn Sie sofort eine Stoßtherapie mit Echinazin oder einem ähnlichen Mittel beginnen. Der Extrakt aus dem Sonnenhut feuert die Abwehrkräfte an. Halten Sie sich an den Stundentakt der Einnahme, wie er im Beipackzettel steht, auch unterwegs. Sie brauchen keinen Löffel, 20 Tropfen spüren Sie auch auf der Zungenspitze.

Wann zum Arzt? Der Arzt muss hinzugezogen werden, wenn sich Symptome nicht innerhalb weniger Tage bessern, das Fieber anhält, sich

Symptome bei Erkältung

- Entzündeter Hals, Heiserkeit
- Laufende Nase, im weiteren Verlauf meist Verschleimung
- Trockener Husten
- Erhöhte Temperatur, eventuell Fieber
- Begleitsymptome wie Müdigkeit, Antriebsarmut, Schlafbedürfnis, eventuell Gliederschmerzen

Schüttelfrost, Brustschmerzen, Ohren- oder Kopfschmerzen einstellen.

Nicht in die Sauna! Für die Sauna ist es zu spät, wenn Sie sich schon erkältet haben. Der Besuch dort ist jetzt eine unnötige Anstrengung, die Sie ebenso wie Sport vermeiden sollten. Packen Sie sich warm ein und kurieren Sie die Erkrankung aus. Bleiben Sie zu Hause und arbeiten Sie nicht, wenn es irgend möglich ist. Eine verschleppte Erkältung kostet Sie später noch mehr Zeit.

Rezept

Indischer Möhrensalat

Zutaten für 2 Personen

500 g Karotten | 4 Knoblauchzehen | 3 EL Zitronensaft | 2 EL Olivenöl | 1/2 TL gemahlenes Kumin | 1/4 TL gemahlenes Piment | 1/4 TL roter Pfeffer | 1 1/2 Tassen Brunnenkresseblätter

1 Die Karotten schälen und in dünne Scheiben hobeln. Den Knoblauch abziehen und durch eine Presse drücken. Karotten und Knoblauch in Wasser ca. 10 Minuten kochen, bis die Karotten bissfest gegart sind. Wasser abschütten, Karotten in eine Schüssel geben.

2 Zitronensaft, Öl, Kumin, Piment und Pfeffer mischen und über die warmen Karotten geben.

3 Abkühlen lassen und mit der Brunnenkresse vermengen.

Rezept

Melonensalat

Zutaten für 1 Person

150 g frische Erdbeeren | 200 g Honigmelone 50 g Mozzarella | 4 EL Joghurt | 1 EL Crème fraîche | 1 TL Zitronensaft | Pfeffer aus der Mühle | 1 Tröpfchen Honig | 1 TL gehackte Zitronenmelisse

1 Die Erdbeeren waschen, die Blütenansätze entfernen, halbieren.

2 Die Honigmelone schälen, die Kerne gründlich entfernen und das Fruchtfleisch in kleine Würfel schneiden. Den Mozzarella ebenfalls würfeln.

3 Die Zutaten vorsichtig miteinander vermengen. Mit einer Sauce aus Joghurt, Crème fraîche, Zitronensaft, Pfeffer aus der Mühle und etwas Honig übergießen. Die Zitronenmelisse darüber streuen.

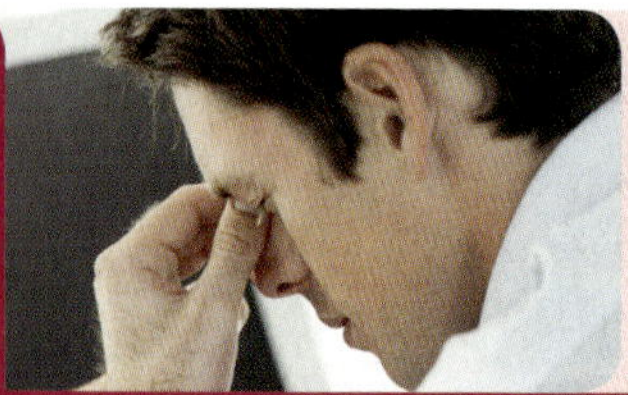

Ermüdungszustände

Nach einer körperlichen Anstrengung sammeln sich Stoffwechselschlacken wie Milchsäure und Kohlendioxid im Blut und schwächen den Körper. Das Gehirn wird zu wenig mit Sauerstoff und Nährstoffen versorgt und schaltet deshalb um auf den Ruhezustand, der den Organismus sehr viel weniger Energie kostet. Ermüdungszustände können aber auch die Folge einer Krankheit wie Grippe oder Diabetes mellitus (Zuckerkrankheit) sein.

Beschreibung Erschöpfung, Antriebsschwäche, normalerweise nach schwerer körperlicher oder geistiger Anstrengung, Krankheit bzw. Schlafmangel. Oft auch ohne erklärbare Ursache.

Ursachen Stoffwechselschlacken, Blutzucker- und Nährstoffmangel, Schlafmangel etc.

Behandlung Wichtig ist eine vitalstoffreiche Kost, die Körper- und vor allem auch Nervenzellen optimal versorgt. Bewegung, Wechselduschen sowie eine Ernährung mit durchblutungsfördernden Lebensmitteln (Zwiebeln, Knoblauch, Paprika) erhöhen die Gefäßwandspannung der Adern und sorgen für guten Nährstofftransport. Viel Vitamin C schützt das lebensspendende Schilddrüsenhormon Trijodthyronin vor freien Radikalen. Die Vitamine A und D aktivieren Zellkerngene, die ihrerseits Vitalimpulse auslösen.

Heilen mit Obst und Gemüse

- Vitalspender im Stoffwechsel sind nicht Fleisch oder Geflügel, sondern Obst und Gemüse bzw. Rohkost und Salat. In ihnen ist nicht nur ausreichend aktivierendes Eiweiß enthalten, sondern es ist auch bioaktiv leichter verwertbar. Täglich ein Rohkostteller aus Saisongemüsen ist die Grundlage für einen Frischeschub.
- Hypoglykämie, ein zu niedriger Zucker- oder Glukosespiegel im Blut, wird durch komplexe Kohlenhydrate zunächst gemildert, schließlich geheilt. Diese Form der Kohlenhydrate ist in Kartoffeln, Naturreis sowie in allen Gemüsesorten enthalten.

Info Warum müde? In unserer Leistungsgesellschaft haben Sie mit chronischer Müdigkeit schlechte Karten. Trotzdem: Finger weg von Aufputschmitteln! Versuchen Sie, den Grund für Ihre Trägheit herauszufinden. Ein Bluttest wird zeigen, ob Sie mit einer schweren Infektion kämpfen; dann hilft Ihnen eine Kombitherapie mit Eigenblut und Gammaglobulin auf die Beine. Vielleicht ist es auch Ihre Art, sich auf diese Weise unbewusst gegen Stress zu wehren – machen Sie sich nichts vor und beseitigen Sie die Ursachen, sonst gleiten Sie eventuell in eine Depression ab. Vielleicht stellen Sie überzogene Ansprüche an Ihre Leistung. Erkennen Sie Ihre Grenzen, leben Sie danach!

Symptome bei Ermüdungszuständen

- Schlafbedürfnis, Mattigkeit, Schwunglosigkeit
- Unentschlossenheit, Willensschwäche
- Häufig niedriger Blutdruck und Wetterfühligkeit
- Nervenschwäche mit Neigung zu resignativen oder Übererregtheitsreaktionen
- Lern- und Konzentrationsschwäche

Modekrankheit Müdigkeit Chronische Müdigkeit ist eine Art modernes Volksleiden, in erster Linie bedingt durch Stress und Nährstoffmangel. Unsere Körperzellen sind dann mangelversorgt, dementsprechend nicht ausreichend gerüstet, um unseren Organismus zu vitalisieren und zu beleben. Gene im Zellkern drosseln den Zellstoffwechsel. Die Folge: Müdigkeit und Erschöpfung als eine ganz normale Schutzmaßnahme der Natur. Eine weitere Hauptursache ist ein zu niedriger Blutzuckerspiegel: Nerven und Gehirn werden nicht ausreichend mit aktivierender Glukose (der kleinsten Einheit der Kohlenhydrate) versorgt.

Rezept

Guacamole für einen Rohkostteller

Zutaten für 12 Personen

1 kleine rote Zwiebel | 3 kleine, feste Tomaten | 2 kleine Chilischoten | 1 große Knoblauchzehe 2 EL Petersilie | 2 große, reife Avocados | Salz | 1 Spritzer Tabascosauce | 2 EL Zitronensaft 2 EL Kürbiskerne

1 Die Zwiebel abziehen und in Stücke schneiden. Die Tomaten überbrühen, häuten und entkernen.

2 Die Chilischoten etwas zerkleinern. Den Knoblauch abziehen und in Stücke schneiden.

3 Die Petersilie fein wiegen. Die Avocados schälen, den Stein herausnehmen.

4 Alle Zutaten außer den Kürbiskernen pürieren.

5 Den fertigen Dip in einer Schüssel anrichten, den Avocadostein in die Mitte setzen und die Kürbiskerne rundherumstreuen. Bis zum Servieren zugedeckt im Kühlschrank aufbewahren.

6 Dazu reichen Sie einen Rohkostteller: Alle Gemüse, die Sie mögen, in mundgerechte Stücke schneiden. Sie werden durch den Dip besonders schmackhaft.

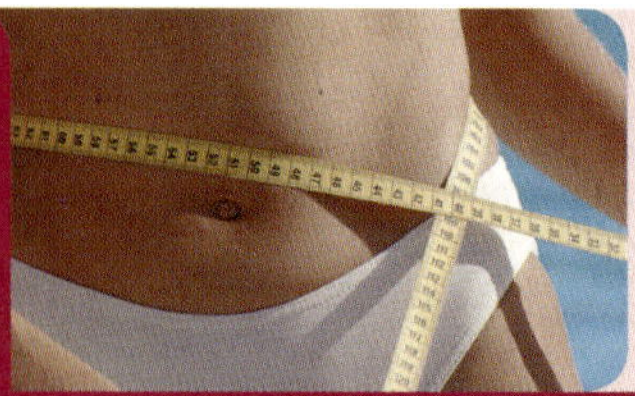

Fettleibigkeit

Nach Angaben der deutschen Adipositas-Gesellschaft nimmt die Fettleibigkeit seit vielen Jahren kontinuierlich zu. Zurzeit sind etwa 50 Prozent der erwachsenen Männer übergewichtig und ca. 18 Prozent fettleibig (adipös). Bei den erwachsenen Frauen sind etwa 35 Prozent übergewichtig und knapp 20 Prozent adipös. Sogar bereits Kinder und Jugendliche werden immer dicker: Etwa 10 bis 18 Prozent in Deutschland sind übergewichtig.

Beschreibung Starkes Übergewicht, übermäßige Vermehrung der Fettdepots im Körper.

Ursachen Dauerhafte Fehlernährung und (selten!) eine genetische Veranlagung.

Behandlung Um zu funktionieren, muss Abspecken immer in drei Schritten geschehen:

- Das Fett muss aus den Fettzellen befreit werden. Dies geschieht einzig und allein durch Stresshormone, die aus Eiweiß bestehen.
- Im Blut zirkulierende Fettmoleküle müssen in die Mitochondrien (Energiebrennkammern) der rund 70 Billionen Körperzellen eingeschleust werden. Dies geschieht durch den Eiweißstoff Karnitin.
- Fettmoleküle müssen in den Energieöfen verheizt werden. Dies geschieht u. a. durch das Schilddrüsenhormon Thyroxin.

Heilen mit Obst und Gemüse

- Nicht Fett macht dick, sondern Eiweiß macht schlank – so lautet die Empfehlung moderner Stoffwechselexperten. Deshalb kann die Lösung von Gewichtsproblemen nur in einer Verbesserung der Eiweißverwertung bestehen. Da helfen natürliche Lezithine, die besonders reich in Sojabohnen bzw. in allen Sojaprodukten wie Tofu enthalten sind.
- Auch alle Samen, Kerne und Keime sind reich an Lezithin, somit z. B. idealer Snack gegen den kleinen Hunger (z. B. Sonnenblumenkerne). Das darin enthaltene Phosphatidylcholin (ein B-Vitamin) erhöht die Magensäureproduktion ganz erheblich und sorgt somit für eine optimale Eiweißvorverdauung, außerdem stimuliert diese Cholinform die Aktivität des »Fetttaxis« Karnitin, wirkt also auf zweierlei Weise abspeckend.
- Vitamin C (in allen Sorten frischen Obsts) sorgt zusätzlich für eine erhöhte Aktivität der Schilddrüsenhormone.

Info Fürsorgliche Überfütterung? Schon in den ersten Lebensjahren wird durch genetische Faktoren und das Anlernen von Ernährungsgewohnheiten die Anzahl der Fettzellen im Körper vorprogrammiert. Trainieren Sie Ihre Kinder deswegen frühzeitig, gesund zu essen.

Symptome bei Fettleibigkeit

- Fettpolster, insbesondere im Bereich von Bauch, Hüften, Po und Oberschenkeln

Schon beim Kauen droht Gefahr! Vor allem helle Mehlprodukte (Nudeln, Pizza, Weißbrot), fettreiche Kost und Süßes sowie süße Getränke kurbeln bereits beim Kauen die Aktivität fetteinbauender Enzyme in Gefäßwänden im Bereich der Speckpolster an. Auf diese Weise entsteht eine »Einbahnstraße Fett« vom Darm über Blut und Leber in die Adipozyten (Fettzellen).

Rezept

Sojasprossen mit Ingwer

Zutaten für 4 Personen

250 g Tempeh | 1 Stück Ingwerwurzel | 2 Karotten | 4 Stängel Stangensellerie | 1 Pastinake 200 g Brokkoli | 1 Stange Lauch | 2 Tassen Naturreis | 1/2 TL Olivenöl | 2 EL Sojasauce | 2 TL Senf 475 ml Wasser | 2 TL Sesamöl | 1 Tasse Mungobohnensprossen | 1 EL Pfeilwurzelmehl

1 Den Backofen auf 175 °C vorheizen. Die Packung Tempeh (aus dem Asialaden) vierteln, die Viertel diagonal in Dreiecke schneiden. Die Ingwerwurzel auspressen. Karotten, Sellerie und Pastinake waschen und in dünne Scheiben hobeln, Brokkoli in kleine Röschen teilen, Strunk fein hobeln. Lauch gut waschen und in feine Ringe schneiden.

2 Den Reis nach Packungsangabe zubereiten. Tempeh in eine geölte Auflaufform geben.

3 In einer kleinen Schüssel Ingwersaft, Sojasauce, Senf und 2 Esslöffel Wasser mischen. Über den Tempeh gießen. 15 Minuten backen. Die Dreiecke umdrehen und weitere 10 Minuten backen.

4 Inzwischen das Sesamöl in einer Kasserolle erhitzen. Karotten und Pastinaken kurz anbraten und bei mittlerer Hitze einige Minuten schmoren. 2 Tassen Wasser dazugeben, die Kasserolle verschließen und alles 5 Minuten köcheln lassen. Brokkoli, Sellerie, Lauch und Sprossen hinzufügen. 5 Minuten köcheln lassen, bis alles bissfest gegart ist.

5 Pfeilwurzelmehl im restlichen Wasser auflösen und ins Gemüse rühren, bis die Sauce sämig wird.

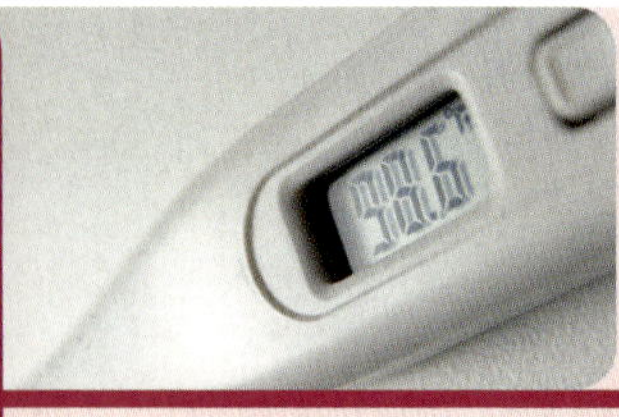

Fieber

Fieber ist nicht zu verwechseln mit einer normalen Überwärmung des Körpers durch ein heißes Bad oder körperliche Aktivitäten (Sport, Arbeit an frischer Luft). Der Arzt muss konsultiert werden, wenn Fieber über 39 ° C länger als einen Tag oder über 40 ° C länger als drei Stunden anhält oder wenn Hautausschlag, Hals- und Ohrenschmerzen, Atembeschwerden, Keuchhusten, Durchfall, Erbrechen oder Teilnahmslosigkeit auftreten. Wenn Säuglinge Fieber haben, muss in jedem Fall der Arzt hinzugezogen werden.

Beschreibung Fieber ist keine eigentliche Krankheit, sondern lediglich Anzeichen für eine solche. Fieber ist eine Selbstheilungsreaktion des Körpers. Es beschleunigt die Stoffwechselvorgänge, hemmt die Vermehrung von Bakterien und Viren und kann harmlos, aber auch tödlich sein.

Ursachen Die Gründe für einen Fieberanfall können sehr unterschiedlich sein: beispielsweise Infektionen (Halsentzündung, Husten, Schnupfen, Rachenkatarrh, grippale Infekte usw.), Infektionskrankheiten (Scharlach, Masern usw.), Vergiftungen und Stoffwechselstörungen, Verletzungen (Wunden, Brüche), Entzündungen, Organschäden (der Leber, Nieren, Bauchspeicheldrüse usw.), Tumoren.

Behandlung Grundsätzlich sollten Sie die heilenden Kräfte des Fiebers zur Entfaltung kommen lassen. Allerdings: Fieber kann unangenehme Begleiterscheinungen wie Kopfschmerzen, Übelkeit, Schüttelfrost usw. auslösen. Dann ist eine mehr oder minder intensive Behandlung angebracht. Der Patient braucht ausreichend Wärme, Ruhe und soll viel trinken, um den Wasserverlust durch das Schwitzen auszugleichen.

Heilen mit Obst und Gemüse

- **Fieberkranke holen sich häufig ihre Nährstoffe aus eigenen Reserven und entwickeln keinen Appetit. Am besten ist daher eine immunaktive und gleichzeitig gut gewürzte Nährkost: Mischgemüse mit Paprika, Knoblauch, Zwiebeln, gut gewürzte Gemüsebrühen aus frisch zubereitetem Saisongemüse.**
- **Vitamin C unterstützt die Abwehrreaktionen des Körpers: schmackhafte Obstsalate aus Äpfeln, Birnen, Beeren, Orangen, Kiwis, Ananas, Avocados (für die Zufuhr wertvoller Fettsäuren), exotische Früchte wie Mangos oder Papayas.**

Info Wadenwickel – ein altes Hausmittel Zu hohes Fieber kann gesundheitsschädliche Auswirkungen haben. Wenn es sich über 39,5 °C hält, müssen Sie eingreifen. Ein altbewährtes Hausmittel sind Wadenwickel: Legen Sie ein feuchtes, kaltes Handtuch straff um die Unterschenkel, packen Sie ein trockenes darum, damit das Bett trocken bleibt, und bleiben Sie so zehn Minuten unter der Bettdecke. Mit einem frischen Wickel kön-

Symptome bei Fieber

- Erhöhte Körpertemperatur (sie beginnt, im Mund gemessen, bei 37 °C, rektal, im After gemessen, bei 37,6 °C)
- Schwitzen und gerötete Gesichtshaut
- Müdigkeit, Mattheit

nen Sie eine zweite Anwendung nach ca. einer Stunde anschließen.

Wann zum Arzt? Der Arzt muss konsultiert werden, wenn Fieber über 39 °C länger als einen Tag oder Fieber über 40 °C länger als drei Stunden anhält – außerdem bei einem Kind mit leichtem Fieber, das nicht abklingt. Begleitsymptome wie Hals- oder Ohrenschmerzen, Atembeschwerden, Keuchhusten, Durchfall, Erbrechen oder Apathie sind ebenfalls Alarmsignale.

Erhöhte Empfindlichkeit Fieber wirkt auch unmittelbar auf unser Nervenkostüm. Der Erkrankte ist weitaus sensibler als sonst und neigt dazu, bei besonders hohem Fieber zu halluzinieren. Auch der Appetit ist nicht so ausgeprägt wie bei einem Gesunden, was kein Grund ist, einen Fieberkranken zum Essen zu zwingen. Achten Sie hingegen unbedingt auf eine ausreichende Flüssigkeitszufuhr.

Sperrfeuer Im Abwehrkampf gegen massiv eindringende, krankheitserregende Mikroben scheiden weiße Blutkörperchen ein sogenanntes Pyrogen aus, eine fiebererregende Eiweißsubstanz. Diese Moleküle wandern ins Gehirn und veranlassen dort, dass die Körperkerntemperatur angehoben wird. Dadurch werden Bakterien und Viren abgetötet, die oft sehr temperaturempfindlich sind.

Rezept

Gemüsebrühe

Zutaten für 4 Personen

2 Stangen Lauch | 3 Karotten | 1 Petersilienwurzel | 1/2 Sellerieknolle | 1 Zwiebel | 1 Knoblauchzehe | 1 Bund Petersilie | 1 Lorbeerblatt einige Pfefferkörner | Salz | 1 1/2 l Wasser

1 Das Gemüse gut waschen und schälen bzw. abziehen. Vom Lauch die Wurzeln und die welken Spitzen abschneiden.

2 Das Gemüse sehr klein schneiden. Mit den Kräutern und Gewürzen in einen Topf geben.

3 Wasser hinzufügen, aufkochen und bei schwacher Hitze 30 Minuten köcheln.

4 Die Suppe durch ein mit einem Tuch ausgekleidetes Sieb geben. Das Gemüse leicht ausdrücken und dann wegwerfen.

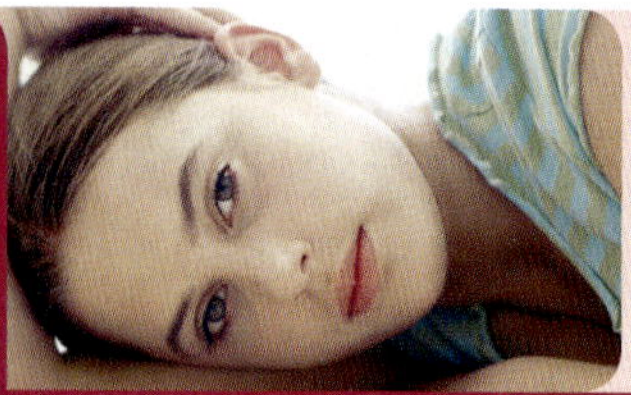

Frauenleiden

Viele Frauen haben speziell in den Tagen vor der Monatsregel Befindlichkeitsprobleme. Doch auch während des restlichen Zyklus können unterschiedliche Beschwerden auftreten. Selten ist ein einziger auslösender Faktor für Frauenleiden verantwortlich, häufig liegt jedoch ein Mangel an einigen bestimmten Nährstoffen vor. Bei Spannungen in den Brüsten, Nervosität, Müdigkeit, Kopfschmerzen oder Schlafstörungen hilft beispielsweise Vitamin E (enthalten in Sojabohnen, Avocados, Oliven, Bohnen und Mais).

Beschreibung Störungen der Regelblutung, Wechseljahrebeschwerden, Störungen im Hormonhaushalt, vegetative Störungen, Schwächezustände, prämenstruelle Spannungen usw.

Ursachen Die Ursachen sind vielfältig und werden im Wesentlichen bestimmt von einem hochkomplizierten Wechselspiel zyklusbedingter Veränderungen und hormoneller Strukturen, Stresseinflüssen und Ernährung.

Behandlung Wärme bzw. Hitze hilft bei Unterleibsbeschwerden. Meiden Sie Stresssituationen und Überanstrengung. Belastung des Skeletts durch etwas Sport, Gymnastik sowie Aufenthalt in hellem Tages- oder Sonnenlicht unterstützen den gesamten Stoffwechsel.

Heilen mit Obst und Gemüse

- **Häufig erhöhte und Beschwerden verursachende Hormonwerte in den Tagen vor der Regel werden durch kaliumreiche und relativ eiweiß- und salzarme Kost abgesenkt. Ideal: Avocados. Ebenfalls lindernd: Brokkoli, Bananen, Sellerie, alle Kohlsorten, alle Hülsenfrüchte, Spargel, Kartoffeln. Gemüse am besten salzlos zubereiten.**
- **Eine gezielte Nährstoffzufuhr – um die bei betroffenen Frauen oft schlechten Blutwerte zu verbessern – kann Linderung verschaffen: Vitamin B6 (in Sojabohnen, Bananen, Brokkoli, Spinat, Avocados, Kohl, Blumen- und Rosenkohl, Mais), Magnesium (in Soja, allen dunkelgrünen Blattgemüsen und -salaten, Bananen, Kartoffeln, Tomaten, allen Hülsenfrüchten), Karotene (in gelbem, rotem oder grünem Obst und Gemüse).**

Info **Das Frausein akzeptieren** Auch heute stehen hinter vielen Frauenleiden häufig noch psychische Ursachen. Manche Frauen haben Schwierigkeiten, sich mit ihrer biologischen Rolle zu identifizieren. Die Gründe können kulturhistorischer Natur sein – in Zeiten übertriebener Reinlichkeit wurde die Menstruation als etwas Schmutziges angesehen – oder in der Unmöglichkeit liegen, dem heutigen, durch die Werbeindustrie propagierten superschlanken Schönheitsideal zu entsprechen. Die beste Vorsorge gegen psychisch bedingte

Symptome bei Frauenleiden

- Schmerzhafte, zu starke, zu schwache oder ausbleibende Regelblutung
- Im Klimakterium (Wechseljahre) Hitzewallungen, Schweißausbrüche, Schwindelanfälle, Herzklopfen, Kurzatmigkeit
- Libidomangel, Reizbarkeit, Depressionen
- Spannungen in den Brüsten, Harnverhalten

oder geförderte Frauenleiden besteht demnach in einer frühzeitigen Gewöhnung an die Geschlechtlichkeit. Eltern sollten, wenn ihre Kinder in die Pubertät kommen, Themen wie die Monatsregel nicht tabuisieren, sondern zum Inhalt ernsthafter, aber ungezwungener Gespräche machen. Alles, was in Kindheit und Pubertät verdrängt wird – und das gilt auch für das männliche Geschlecht –, bricht sich später häufig in neurotischer Form Bahn.

Sport statt Stress Bewegung an der frischen Luft verhilft zu einer regelmäßig eintretenden Periode. Bei Leistungssport kann sich aber der positive Effekt in sein Gegenteil verkehren – bei Extremsportlerinnen fällt die Regel oft völlig aus. Aber nicht nur sportlichen Stress sollten Sie meiden, wenn Sie Probleme mit Frauenleiden haben. Überlastung in Beruf oder Familie schlägt sich häufig in solchen Beschwerden nieder, die ja eine starke psychische Komponente besitzen.

Rezept

Avocadorohkost

Zutaten für 1 Person

1 Portion Friséesalat | 2 Blätter Radicchio 1 Karotte | 50 g Sellerie | 1/4 Salatgurke 1 kleiner Apfel | 150 g Dickmilch | 4 EL Orangensaft | 2 EL Zitronensaft | 1 EL Obstessig 1/2 TL Senf | 1/2 TL Ahornsirup | Salz | Pfeffer aus der Mühle | 1/2 Avocado

1 Salat waschen, putzen und abtrocknen. Die Möhre und den Sellerie schälen und in dünne Stifte schneiden.

2 Die Salatgurke und den Apfel waschen. Mit den Schalen in dünne Scheiben hobeln.

3 Alles auf einer Platte anrichten. Für das Dressing die Dickmilch mit Orangen- und Zitronensaft, Essig, Senf und Ahornsaft vermischen. Mit Salz und Pfeffer abschmecken.

4 Die Avocado schälen und pürieren oder zerdrücken, eventuell auch etwas abschmecken. Unter die Sauce rühren. Die Sauce zum Gemüse reichen.

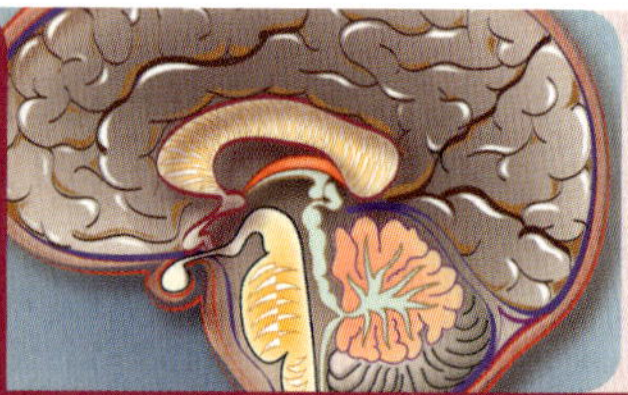

Gedächtnisschwäche

Wichtig für die Funktion unseres Denkapparats ist die Viskosität, d. h. der Flüssigkeitsgehalt der ölig-feuchten Myelinschutzschicht der Gehirnzellen. Diese verletzliche Membran besteht aus Eiweiß, Cholesterin und sogenannten Sphingomyelinen, das sind phosphorhaltige Fettsäuren. Die klassische Übung Kopfrechnen wird der heutigen Schülergeneration gar nicht mehr beigebracht. Aber es gibt hilfreiche Bücher zum Thema »Gedächtnistraining«.

Beschreibung Eingeschränkte Merkfähigkeit bzw. mangelndes Erinnerungsvermögen, Störungen des Kurzzeit- oder Langzeitgedächtnisses.

Ursachen Die Ursachen sind je nach Art der Gedächtnisschwäche unterschiedlich: Gedächtnislücken, Nichtbehalten-Können, völliger Erinnerungsausfall können Folge seelischer Erlebnisse sein. Verantwortlich ist eine durch Nährstoffmangel bedingte, allmählich einsetzende Degeneration von Hirnzellen oder aber auch die Kombination von zu viel Stress im Alltag und zu wenig Nährstoffen in der Ernährung. Gedächtnisschwäche tritt auch als Folge von übermäßigem Alkoholgenuss auf oder nach Vergiftungen, z. B. mit Lösungsmitteln.

Behandlung Ein Frischeschub an Hirnvitalstoffen in Obst und Gemüse gleicht die Mangelversorgung aus.

Heilen mit Obst und Gemüse

- Sojabohnen sind außerordentlich reich an Phosphatidylcholin, einem B-Vitamin, das wichtigster Bestandteil der Myelinschicht im Gehirn und außerdem Rohstoff für den Neurotransmitter (Nervenreizstoff) Azetylcholin, den Konzentrationsstoff im Gehirn, ist.
- Mehrfach ungesättigte Fettsäuren machen die Nervenschutzsubstanz Cholesterin im Organismus transportfähig und verwertbar. Ideale Nahrungsmittel: Sojaprodukte, Oliven, Mais, Bohnen, Avocados.
- Vitamin E schützt Cholesterin in Gehirnzellen vor Oxidation (Ranzigwerden) durch freie Radikale. Ideal: Sojaprodukte, Oliven, alle Pflanzenöle.

Info Die Nerven schonen, den Geist fordern! Viele Menschen verhalten sich genau umgekehrt. Dabei ist der Intellekt unser einziges Werkzeug, das nur durch ständige Benutzung scharf bleibt. Mehrjährige Unterforderung, z. B. als Nur-Hausfrau nach dem Studium, zeigt Wirkung – werfen Sie mal einen Blick in Ihre alten Schulhefte oder Vorlesungsmitschriften. Könnten Sie das noch? Suchen Sie intellektuelle Herausforderungen, lesen Sie anspruchsvolle Literatur. Während Ihnen die Spülmaschine eine geisttötende Tätigkeit abnimmt, lösen Sie schwierige Kreuzworträtsel. Oder spielen Sie Schach.

Symptome bei Gedächtnisschwäche

- Unfähigkeit, sich an einen bestimmten Zeitabschnitt zu erinnern, der kurze oder längere Zeit zurückliegt
- Unfähigkeit, sich täglicher Dinge im Alltag zu vergewissern (z. B. des Aufbewahrungsorts von Brille, Schlüssel usw.)
- Unfähigkeit, sich Zahlen, Namen usw. zu merken, während das Gedächtnis sonst gut funktioniert (Lernschwäche)

Chemie der Gedächtnisschwäche Bei Stress und Fehlernährung verdickt und verklebt die Myelinschicht der Nervenzellen. Nervenreize – wie z. B. bei der Assoziation von Gedanken – können dann nicht mehr schnell genug übertragen werden. Hält eine entsprechende Mangelversorgung an, dann kommt es zum bedrohlichen Prozess einer Amyloidbildung (Eiweißverkrustungen) als Folge abgestorbener und abgeschilferter Gehirnzellen. Auch sogenannte Lipofuszine bilden sich dann: tote Krusten aus Fett, Eiweiß und Cholesterin.

Rezept

Sojabohnentopf

Zutaten für 6 Personen

4 Tomaten | 2 Zwiebeln | 75 g Sellerie | 1 Knoblauchzehe | 2 1/2 Tassen Naturreis | 1 Tasse Sojabohnen (Achtung: Garzeit 3 Stunden!) | 2 Tassen Mais | 1/2 TL Thymian | 1/2 TL Bohnenkraut Cayennepfeffer | 2 EL Tomatenmark | 1/2 Tasse Gemüsebrühe | 1 TL Olivenöl | 75 g geriebener Parmesan

1 Die Tomaten überbrühen, häuten, entkernen und in Würfel schneiden.

2 Die Zwiebeln abziehen, den Sellerie schälen und beides klein schneiden. Die abgezogene Knoblauchzehe zerdrücken.

3 Den Reis mit der doppelten Menge Wasser und Salz in einem hohen Topf aufkochen lassen. Dann gemäß Packungsangabe auf kleiner Flamme ausquellen lassen.

4 Die gekochten Sojabohnen mit Mais, Tomaten, Zwiebeln, Sellerie, Knoblauch, Kräutern und Gewürzen in eine Schüssel geben.

5 In einer kleinen Schüssel das Tomatenmark mit der Brühe und dem Öl vermischen.

6 Eine große Kasserolle mit der Hälfte des gekochten Reises auslegen. Mit dem Gemüse bedecken und die andere Hälfte Reis darüber verteilen.

7 Den Käse darüber streuen. Bei 175 °C 30 Minuten im Ofen backen.

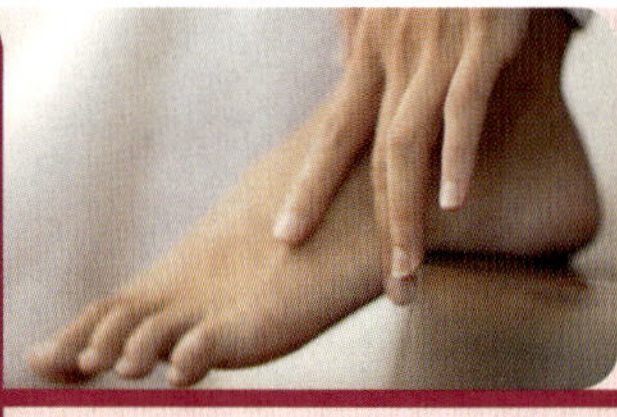

Gelenkschmerzen

Treten die Gelenkschmerzen immer bei sportlichen Betätigungen auf, kann mangelndes Aufwärmtraining die Ursache sein – notfalls müssen Sie die Sportart wechseln. Sportarten im Wasser oder Radfahren sind weniger verschleißträchtig für die Gelenke als etwa Joggen, Fußball oder Tennis. Auch in der Arbeit lauern Gefahren bei immer wiederkehrenden Tätigkeiten, die einseitig die Gelenke beanspruchen. Und Fuß- und Kniegelenke danken für gutes Schuhwerk nach orthopädischen Richtlinien.

Beschreibung Gelenkschmerzen infolge von Entzündungen oder auch Abnutzung.

Ursachen Sportverletzungen, stumpfe Verletzungen (Stoß, Schlag, Prellung usw.), sonst meist Abnutzung von Gelenken oder Entzündungen.

Behandlung Hilfreich ist ein Ruhigstellen des Gelenks, außerdem Wärme (bei Entzündung Eisbeutel), Bestrahlungen, Einreibungen, Wärmepflaster, Heilbäder, Massagen. Belastungen oder ruckartige Bewegungen sollten vermieden werden, wenn das Gelenk kalt oder unterkühlt ist.

Heilen mit Obst und Gemüse

- Verzicht auf Fleisch ist angesagt: Die darin enthaltene Arachidonfettsäure ist für Gelenkentzündungen mitverantwortlich. Stellen Sie Ihre Nahrung um auf essenzielle Omega-Fettsäuren, die andere Prostaglandin-(Gewebshormon-)Typen produzieren und damit Entzündungen lindern: in Mais, Soja, Oliven, Zwiebeln, Knoblauch, Bohnen sowie allen Samen, Kernen und Keimen.
- Das Spurenelement Selen (in Spargel, Knoblauch, Pilzen, Kohl, allen Knollen) ist für die Gelenkschmiere wichtigster Schutzfaktor vor freien Radikalen, insbesondere in Verbindung mit Vitamin E (in Soja, Oliven, Pflanzenölen).
- Proteolytische (eiweißzersetzende) Enzyme wie Bromelain in Ananas und Papain in Papayas bauen Bindegewebekomplexe in Gelenken ab, wirken lindernd gegen Schwellungen. Vitamin C (in frischem Obst) hemmt den Histaminausstoß aus Gefäßwänden in Gelenken (mitverantwortlich für Schmerzen).

Info **Was knirscht da?** Abnutzung entsteht meist durch einseitige Belastung und Nährstoffmangel. Durch die Hormonumstellung bei Frauen nach den Wechseljahren werden Knochen und Knorpel oft unterversorgt – ein Sachverhalt, der degenerative Gelenkerkrankungen begünstigt. Häufig treten entzündliche und abnutzungsbedingte Gelenkschmerzen gemeinsam auf. In den betroffenen Gelenkhöhlen kann sich Bindegewebe bilden, das die Beweglichkeit des Gelenks weiter ein-

Symptome bei Gelenkschmerzen

- Anhaltender Schmerz in Gelenkkapseln
- Eventuell akut auftretende Schmerzen oder Schmerzverschlimmerung durch entsprechende Einflüsse (Kälte, bestimmte Gelenkbelastungen)
- Begleiterscheinungen der Schmerzen bei Bewegungen: Knirschen oder Knacken

schränkt. Die im Gelenk verbundenen Knochen sind von weichen Knorpeln überzogen, zwischen denen sich die Gelenkschmiere befindet. Um Schmerzen zu lindern und abzubauen, muss die Gleitfähigkeit des Gelenks wiederhergestellt werden.

Unser Tipp Sehr empfehlenswert gegen Gelenkschmerzen ist Schwimmen, der ideale Gelenksport schlechthin. Wechseln Sie dabei zwischen Brust- und Rückenschwimmen. So stärken Sie sanft Ihre Muskulatur am ganzen Körper, was auch hilft, Ihre Gelenke zukünftig zu entlasten. Auch der Abbau von Übergewicht entlastet den Gelenkapparat – und fördert darüber hinaus die Freude an der Bewegung.

Rezept

Spargelsalat

Zutaten für 2 Personen

375 g grüner Spargel | 125 g frische Champignons | 2 Tomaten | 1 hart gekochtes Ei
Saft von 1/2 Zitrone | 1 1/2 EL Weißwein
3 EL Sonnenblumenöl | Salz | weißer Pfeffer
einige Chicoreéblätter | Kresse

1 Den Spargel am unteren Ende (5 Zentimeter) abschneiden, dann in 3 bis 4 Zentimeter lange Stücke schneiden und in kochendem Salzwasser 3 Minuten garen.
2 Champignons trocken abreiben und in Scheiben hobeln.
3 Die Tomaten überbrühen, häuten und vierteln. Die Kerne entfernen und das Fruchtfleisch achteln. Das Ei pellen und ebenfalls achteln.
4 Aus Zitronensaft, Weißwein, Sonnenblumenöl, Salz und Pfeffer eine Marinade bereiten. Über das zubereitete Gemüse (kalt oder lauwarm) geben. Vorsichtig mischen und 15 Minuten durchziehen lassen.
5 Die Chicoréeblätter auf 2 Tellern anrichten, den Salat darauf verteilen und mit der Kresse bestreuen.

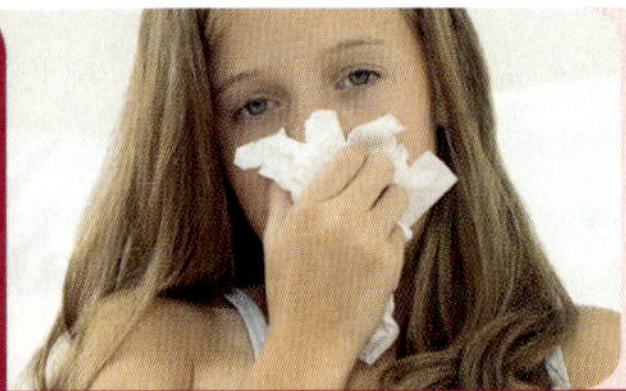

Grippaler Infekt

Grippale Infekte sind in den nasskalten Monaten häufig leider an der Tagesordnung. Innerhalb einer Familie sind Mitglieder manchmal gegenüber bestimmten Virustypen immun oder empfänglich, sodass sich das eine Familienmitglied ansteckt, das andere aber nicht. Die größte Ansteckungsgefahr geht von Nasensekreten oder Nasenschleim aus, die mit Viren geradezu explosiv aufgeladen sind. Die Viren werden dann über Tröpfcheninfektion oder Fingerkontakt übertragen.

Beschreibung Fieberhafte Erkrankung mit unterschiedlichen Symptomen als Folge einer Virusinfektion.

Ursachen Rund 200 verschiedene Virustypen können einen grippalen Infekt auslösen, der nicht mit einer richtigen Grippe (Influenza) zu verwechseln ist, die von speziellen Virustypen ausgelöst wird, meist einen deutlich schwereren Verlauf nimmt und nicht ungefährlich ist (speziell für Kleinkinder und ältere Menschen). Kaltes Wetter, Zugluft oder Nässe allein verursachen keinen grippalen Infekt. Sie schwächen aber die Immunabwehr in den Schleimhäuten und begünstigen so das Ansiedeln und die Ausbreitung von Viren.

Behandlung Am besten ist es, man vertraut auf die Selbstheilungskräfte des Körpers. Die akut auftretende Entzündung der Atemwege klingt nach wenigen Tagen wieder ab. Durch bestimmte Maßnahmen werden jedoch Begleitsymptome wie Gliederschmerzen, Husten oder Mattigkeit gelindert. Ideal sind Bettruhe und Wärme, weil dadurch die Stressbelastung gesenkt wird und damit dem Immunsystem mehr an kräftigenden Nährstoffen verbleiben.

Heilen mit Obst und Gemüse

- Saftreiches Obst wie beispielsweise Grapefruits, Orangen, Zitronen, Kiwis, Weintrauben, Beeren, Pflaumen, Äpfel, Ananas, Mangos, Papayas oder Avocados ersetzen den Flüssigkeitsverlust durch Schwitzen bei Fieber und liefern dem geschwächten Körper gleichzeitig alle wichtigen Aufbaustoffe.
- Scharfwürzige Gemüsesorten wie Paprika, Zwiebeln, Knoblauch, Fenchel, Lauch, Rettich oder Radieschen erhöhen den oft gedrosselten Appetit und wirken desinfizierend auf Schleimhäute. Das Kochwasser nicht wegschütten; es enthält wertvolle Mineralstoffe: Gut gewürzt wird daraus ein gesunder Trunk.

Info Den Schleim lösen Befreien Sie Ihre Nase von Schleim, ehe er Stirn- und Kieferhöhlen füllt. Aber auch dann können Sie noch selbst abhelfen, indem Sie über die Nase die Nebenhöhlen spülen. Rühren Sie einen Teelöffel Meersalz in ein kleines Glas lauwarmes Wasser, beugen Sie sich über das Waschbecken und ziehen Sie die Lösung durch

Symptome bei grippalem Infekt

- Fieber, Gliederschmerzen
- Nasenlaufen, Husten, Halsschmerzen, Heiserkeit
- Frösteln, manchmal Schüttelfrost
- Appetitmangel, Müdigkeit

ein Nasenloch ein. Das andere halten Sie zu und lassen durch Neigung des Kopfes die Lösung in die Nebenhöhle sickern – etwas warten, ausschnäuzen und dann die andere Seite spülen. Die gleiche Prozedur ohne Salz lässt Ihre Schleimhäute abschwellen.

Immunschutz verbessern Eine handfeste Grippe ist oft die Folge einer Erkältung, die schon länger zurückliegt und unter Umständen nicht richtig auskuriert wurde. Der Körper ist geschwächt und anfällig für das Virus. Umso wichtiger ist es, sich bei und vor allem nach jeder auftretenden Erkältung besonders Vitamin-C-reich zu ernähren. Das Vitamin bietet den besten Schutz für das Abwehrsystem.

Vitamindrinks Obst- und Gemüsesäfte sind ideale Hausmittel bei grippalen Infekten. Wegen der notwendigen Flüssigkeitszufuhr empfiehlt es sich allerdings, sie mit Wasser verdünnt einzunehmen (oder ein Glas Wasser hinterherzutrinken). Das erhöht auch ihre Bekömmlichkeit deutlich.

Rezept

Im Biergarten

Zutaten für 2 Personen

2 Fleischtomaten | 3 Radieschen | 1/2 Salatgurke | Dill

1 Von den Tomaten den Blütenansatz entfernen.
2 Die Radieschen mit den Blättern gut waschen. Welke Blätter und die Wurzeln abschneiden.
3 Die Salatgurke putzen.
4 Alles entsaften. Den Dill hacken und über den Drink streuen.

Rezept

Südseesturm

Zutaten für 2 Personen

1 Mango | 1/2 Ananas | 1/2 Grapefruit 1/2 Limette

1 Die Mango so schälen, dass nichts Grünes mehr am Fruchtfleisch hängt, das Fruchtfleisch vom Stein schneiden und pürieren.
2 Die Ananas schälen und entsaften. Die Grapefruit und die Limette mit der Zitruspresse entsaften.
3 Gut mit dem Mangopüree mischen, den Drink leicht gekühlt servieren.

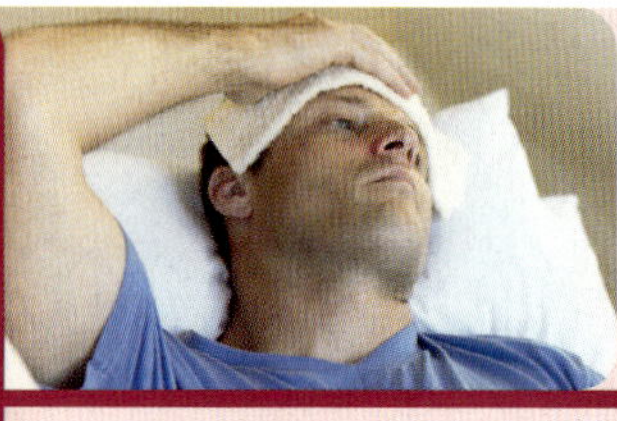

Grippe (Influenza)

Das die Grippe begleitende Fieber tötet durch die erhöhte Temperatur eingedrungene Viren, fördert die Durchblutung und aktiviert das körpereigene Abwehrsystem. Es gibt Schutzimpfungen gegen die am häufigsten auftretenden Grippeviren. Diese Viren können sich jedoch in ihrer genetischen Struktur verändern, sodass die durch Impfung erworbene Immunität oft nicht lange wirksam bleibt. Grippeimpfungen haben eine statistische Wirksamkeit von 70 bis 80 Prozent.

Beschreibung Influenza ist eine ansteckende Infektionskrankheit mit Influenzaviren.

Ursachen Grippe wird als Tröpfcheninfektion durch bestimmte Influenzaviren übertragen und tritt häufig als Epidemie mit oft verheerenden Folgen auf. Die Inkubationszeit, der Zeitraum zwischen Ansteckung und Ausbruch der Krankheit, beträgt mehrere Stunden bis einige Tage.
Die Erreger werden über die Atemluft oder über persönlichen Kontakt übertragen. Sie dringen zerstörend in die Schleimhäute der oberen Luftwege ein (Nase, Hals, Rachen, Bronchien usw.). Grippe mit ihren aggressiven Virustypen A, B und C kann zu schweren Komplikationen wie einer Mittelohrentzündung, Bronchitis oder einer Lungenentzündung führen, die sich insbesondere für ältere und alte Menschen lebensbedrohlich auswirken kann.

Behandlung Wärme, Ruhe, viel trinken (heiße Tees) hilft Grippekranken. Die Zimmerluft sollte nicht zu trocken sein, damit die Sekretbildung in Lunge, Rachen oder Nase nicht behindert wird. Milch kann – im Gegensatz zu Obstsäften, Tee oder Mineralwasser – bei manchen Patienten den Schleim verdicken, sodass er weniger leicht ausgehustet werden kann.

Heilen mit Obst und Gemüse

- **Allizinhaltige Gemüse wie Zwiebeln, Knoblauch, Lauch stärken den körpereigenen Abwehrkampf gegen die Influenzaviren.**
- **Vitamin-C-haltige Obst- und Gemüsesorten kräftigen die weißen Blutkörperchen der Immunabwehr und aktivieren die Produktion von virentötenden Antikörpern.**

Info Impfen hilft nicht immer! Impfstoffe gegen Grippe sind auf eine Reihe schon bekannter Viren abgestimmt. Die Vorsorgeimpfung greift daher nicht immer, denn die jährlich aus Zentralasien nach Europa rollende Epidemiewelle bringt jedes Mal ein leicht verändertes Virus zu uns. Wichtig ist daher eine rechtzeitige Kräftigung des Abwehrsystems. Die Pharmazie kann gegen Viren keine spezifisch wirkenden Medikamente aufbieten; beugen Sie also effektiv vor. Gesunde Ernährung und Lebensweise schützen Sie vor Virusinfektionen am besten.

Symptome bei Grippe (Influenza)

- Hohes Fieber, Frösteln, Schüttelfrost
- Muskel-, Glieder- und Rückenschmerzen
- Husten, rauer Hals, Heiserkeit, Nasenkatarrh
- Müdigkeit, Kopfschmerzen
- Meist plötzliches und akutes Auftreten der Symptome

Wann zum Arzt? Rufen Sie den Arzt, wenn Säuglinge und Kleinkinder betroffen sind, wenn sich Blut im Auswurf findet, wenn das Fieber auffällig steigt oder tagelang anhält, wenn der Husten stark schmerzt oder sich Atemnot einstellt, wenn Ohrenschmerzen (bei Kindern auch Kopfschmerzen), Brustschmerzen und Kreislaufprobleme auftreten.

Je jünger Kinder sind, umso häufiger werden sie angesteckt Mit den Jahren bzw. mit der Zahl der überstandenen Erkrankungen vergrößert sich das individuelle Arsenal an Immunstoffen.

Rezept

Rassige Lauchcremesuppe

Zutaten für 2 Personen

200 g Lauch | 20 g Butter | 375 ml Wasser | 1/8 l Milch | 1 TL gekörnte Gemüsebrühe
1 Prise Zucker | 3 TL Weißwein | 1/2 Knoblauchzehe | 1 Scheibe Toastbrot

1 Den Lauch putzen, gründlich waschen und in dünne Ringe schneiden.

2 In 10 Gramm zerlassener Butter in einem Topf andünsten. Einige Lauchringe fürs Garnieren herausnehmen und zurückbehalten.

3 Wasser und Milch zum Lauch geben und erwärmen. Gemüsebrühe einrühren, alles zum Kochen bringen und auf kleiner Flamme 5 Minuten kochen.

4 Die Suppe vom Herd nehmen und mit dem Stab pürieren. Mit Zucker und Weißwein abschmecken.

5 Die restlichen Lauchringe in die fertige Suppe geben.

6 Das Toastbrot in kleine Stücke schneiden und die abgezogene Knoblauchzehe zerdrücken. Die übrige Butter in einer Pfanne zerlassen. Brot und Knoblauch zusammen in der Butter rösten. Die Suppe auf Teller verteilen, die Croûtons in die Mitte setzen.

7 Wer Zwiebelsuppe lieber mag, ersetzt einfach den Lauch durch Zwiebeln.

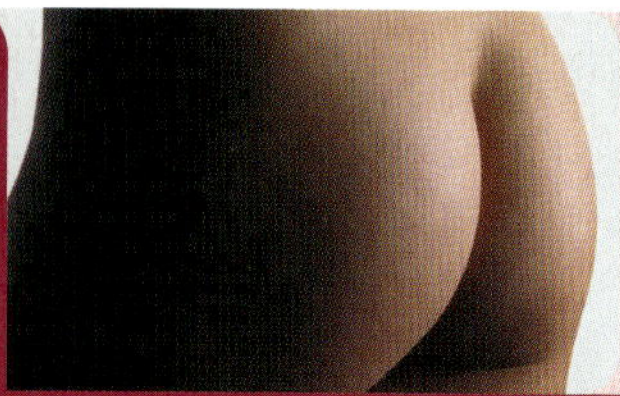

Hämorrhoidalprobleme

Hämorrhoiden sind arteriovenöse Gefäßpolster, die ringförmig unter der Enddarmschleimhaut angelegt sind und dem Feinverschluss des Afters dienen. Jeder gesunde Erwachsene hat drei davon. Wenn von Hämorrhoiden gesprochen wird, sind damit aber meist vergrößerte oder tiefer getretene Hämorrhoiden im Sinne eines Hämorrhoidalleidens gemeint, die Beschwerden verursachen. Frauen und Männer können gleichermaßen davon betroffen sein.

Beschreibung Erweiterte Venen am After oder im Mastdarm, die jucken, schmerzen und/oder bluten können.

Ursachen Übermäßiges Pressen beim Stuhlgang oder erhöhter Gewichtsdruck in der Schwangerschaft kann Hämorrhoiden verursachen. Ursache für geschwächte Venenwände, Darmträgheit und Verstopfung ist fast immer eine Fehlernährung.

Behandlung Ernährung umstellen auf vollwertige Kost mit naturbelassenen Lebensmitteln. Vermeiden Sie angestrengtes Pressen beim Stuhlgang (der Verzehr bestimmter Obst- und Gemüsearten führt rasch zu einem breiigeren Stuhl). Gegen Hämorrhoidenschmerzen helfen mehrmals täglich Sitzbäder (z.B. mit Teebaumöl), aber auch Eispackungen.

Heilen mit Obst und Gemüse

- **Ballaststoffreiches Obst und Gemüse sorgen für eine rasche Darmpassage des Nahrungsbreis, beseitigen Darmträgheit und Verstopfung – und somit die Hauptursachen von Hämorrhoiden. Ideales Obst sind Äpfel, Birnen, Avocados, alle Beeren, Ananas, Datteln und Feigen, Kiwis, Pfirsiche, Pflaumen, Quitten, Rhabarber, Stachelbeeren und Weintrauben. Besonders ballaststoffreiches Gemüse: Auberginen, alle Kohlsorten, Chicorée, Brokkoli, Rüben, Karotten, Kohlrabi, Lauch, Rettich, Sellerie, Spargel und Spinat.**
- **Die wichtigsten Nährstoffe für die empfindlichen Venen: Vitamin C finden Sie in frischem, möglichst säuerlichem Obst; Rutin, ein Pflanzenschutzstoff, ist reichlich enthalten in Buchweizen; das Spurenelement Zink liefern Spargel, alle Kohlsorten, Rüben, Mais, Hülsenfrüchte wie Bohnen, Erbsen und Linsen, Zwiebeln, Kartoffeln, Sojabohnen und Spinat.**

Info Vorbeugen Bei Verstopfung verhärtet sich der Stuhl im Enddarm und muss unter Anspannung ausgepresst werden. Dadurch werden die empfindlichen Venenwände gedehnt und der venöse Blutfluss verlangsamt. Die Folge: Venen schwellen an und entzünden sich. Achten Sie also auf ballaststoffreiche Ernährung.
Ein Übriges können Sie tun, indem Sie mit Gymnastik oder anderen geeigneten Sportarten die

Symptome bei Hämorrhoidalproblemen

- Afterjucken
- Afterbluten
- Fühlbare Knötchen im Analbereich (bei äußeren Hämorrhoiden)
- Afterschmerzen

darmunterstützende Bauchmuskulatur ausreichend kräftigen.

Besser als auf einem Bidet können Sie sich nach dem Stuhlgang nicht säubern – aber drosseln Sie die Wassertemperatur: Warmes Wasser mag zwar angenehmer sein, aber nur kaltes Waschen hemmt den Juckreiz und fördert das Schließen der angerissenen Blutgefäße.

Nur kein Stress! Stress belastet das vegetative Nervensystem und löst Verdauungsstörungen aus – meiden Sie also Hektik und Aufregung! Das Erlernen einer Entspannungstechnik kann – wie so oft – auch hier nützlich sein.

Auch ohne Hämorrhoiden Den Analbereich immer sauber halten, dazu nach dem Stuhlgang möglichst feuchtes Papier verwenden (verschiedene Sorten sind im Handel) oder ein Bidet benutzen.

Rezept

Gefüllte Auberginen

Zutaten für 3 Personen

150 g Weizenkörner | 2 Zwiebeln | 20 g Butter 200 g Schlagsahne | 2 große Auberginen | Salz Zimt | gemahlener Koriander | Pfeffer aus der Mühle | 2 EL Senf | 1 Bund Lauchzwiebeln

1 Den Weizen über Nacht in kaltem Wasser einweichen.

2 Die Zwiebeln abziehen und würfeln. In der erhitzten Butter andünsten. Mit Sahne aufgießen und zugedeckt bei sehr schwacher Hitze ausquellen lassen.

3 Die Auberginen inzwischen der Länge nach in 5 Scheiben schneiden. Salzen und etwa 15 Minuten ziehen lassen.

4 Den Backofen auf 200 °C vorheizen.

5 Den Weizen mit Zimt, Koriander, Salz und Pfeffer würzen. Die Auberginen trockentupfen und dünn mit Senf bestreichen.

6 Die Lauchzwiebeln schräg in feine Ringe schneiden. Mit dem Weizen mischen.

7 Den Weizen und die Auberginenscheiben abwechselnd dachziegelartig in eine Auflaufform schichten. Eventuell mit Käse abdecken. Etwa 45 Minuten backen.

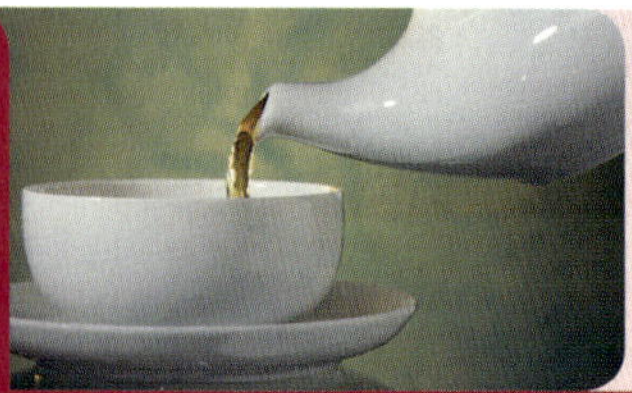

Harnwegsentzündung

Frauen sind deutlich häufiger von Harnwegsentzündungen betroffen als Männer, weil die weibliche Harnröhre nur drei bis fünf Zentimeter lang ist, die männliche hingegen zwischen 20 und 25 Zentimeter. Bakterien oder Pilze dringen deshalb bei Frauen leichter vom Scheidenvorhof in die Harnwege ein – der weibliche Urogenitalbereich ist besonders empfindlich gegenüber den entzündlichen Kolibakterien. Harnwegsentzündungen sind nicht nur lästig, sondern können auch äußerst schmerzhaft sein.

Beschreibung Eine Entzündung oder Infektion der Harnröhre, sehr häufig begleitet von einer Blaseninfektion bzw. -entzündung.

Ursachen Viren, Bakterien, Pilze, auch Allergien oder Alkoholmissbrauch.

Behandlung Angebracht sind Wärme, warme Unter- und Bettwäsche. Kaffee und Alkohol möglichst meiden; ansonsten viel trinken.

Heilen mit Obst und Gemüse

- **Karotene bzw. das daraus im Körper entstehende Retinol (Vitamin A) ist wichtiger Schutzfaktor für das Epithelgewebe der Schleimhäute im Bereich der ableitenden Harnwege. Nur Vitamin-A-geschützte Schleimhäute sekretieren ausreichend sogenannte Immunglobuline vom Typ A, Hauptfaktor gegen einen Befall durch Krankheitserreger. Vitamin A bezieht der Körper aus allen gelben, roten und dunkelgrünen Obst- und Gemüsearten.**
- **Ein zu hoher pH-Wert in Schleimhäuten (also zu wenig Säure, die Bakterien abtötet) begünstigt das Ausbreiten von Bakterien (z. B. Kolibakterien) sowie das Ansiedeln von Pilzen (z. B. Candida albicans), das zu Brennen und Jucken sowie gelbgrünem, schaumigem, übel riechendem Ausfluss führen kann. Dagegen helfen vitaminreiches Obst (ideal: Zitronen) sowie Zwiebeln, Knoblauch, Meerrettich, Rettich, Radieschen mit ihrem jeweils hohen Gehalt an ätherischen Ölen und schwefelhaltigen Verbindungen, die antibakteriell und antimykotisch (d. h. gegen Pilze) wirken.**

Info Trinken, trinken, trinken! Verschleppen Sie die Entzündung nicht, sie kann im schlimmsten Fall sogar chronische Nierenschäden nach sich ziehen. Je früher Sie einschreiten, desto sanftere Methoden wirken. Gönnen Sie sich Bettruhe und nehmen Sie viel Flüssigkeit zu sich; drei Liter Wasser, Tee und Fruchtsäfte pro Tag sollen es sein. Säfte der Preisel- und der Johannisbeere senken den pH-Wert des Urins und schaffen den Bakterien eine unfreundliche Umgebung.
Harnwege sind ein klassisches Einsatzfeld von Tees, hauptsächlich durch ihre Spülwirkung.

Symptome bei Harnwegsentzündung

- Schmerzendes oder brennendes Wasserlassen
- Oft wolkige, gelbgrüne, schleimhaltige Bestandteile im Harn
- Harndrang, auch bei entleerter Blase
- Tröpfeln beim Wasserlassen

Blasen- und Nierentees enthalten Wirkstoffe aus Birkenblättern, Goldrutenkraut, Brennnesselkraut und weiteren Pflanzen. Antibiotika sollten Sie sich erst bei schweren Entzündungen verschreiben lassen.

Wann zum Arzt? Der Arzt muss zurate gezogen werden, wenn mit Harnwegsbeschwerden starke Schmerzen oder Fieber einhergehen, wenn sich Blut im Urin befindet oder wenn sich nach einigen Tagen keine Besserung einstellt.

Beugen Sie vor! Zur Vorbeugung gehört Hygiene. Für Frauen empfiehlt es sich, nach dem Stuhlgang die Analregion von vorne nach hinten zu reinigen und anschließend mit Seife und Wasser zu waschen, um Keime vom Scheidenbereich fernzuhalten. Der Handel bietet feuchtes Toilettenpapier an, auch mit pflegender Kamille. Aus hygienischen Gründen eignen sich Duschbäder besser als Sitzbäder. Verwenden Sie möglichst keine Intimsprays.

Rezept

Scharfes Frühstück

Zutaten für 1 Person

1 Bund Radieschen | 150 g Magerquark | 2 EL Crème fraîche | Kräutersalz | 1 TL gehackte Petersilie | 1 EL Kresse | 1 Mohnbrötchen | Butter

1 Die Radieschen waschen und in hauchdünne Scheiben hobeln.

2 Den Quark mit Crème fraîche glatt rühren. Mit Kräutersalz würzen. Radieschenscheiben und gehackte Petersilie untermischen.

3 Die Kresse waschen, abtropfen und darüber streuen. Das Brötchen mit Butter bestreichen und dazu essen.

Rezept

Gurken-Apfel-Drink mit Meerrettich

Zutaten für 1 Person

1/2 Salatgurke | 1 Apfel | etwas geriebener Meerrettich | Zitronensaft

1 Die Gurke putzen, den Apfel entkernen. Beides entsaften.

2 Nach Geschmack mit Meerrettich und Zitronensaft würzen.

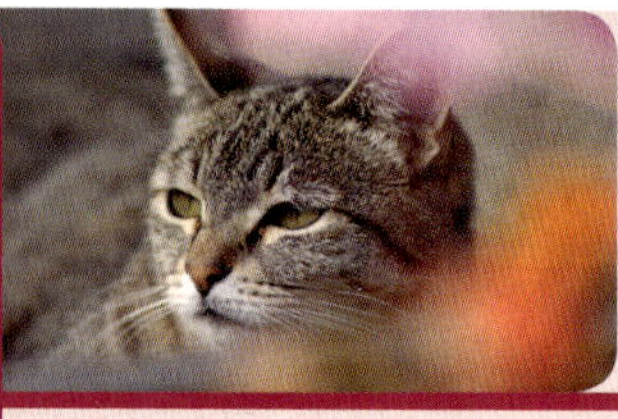

Hautallergie

Vom medizinischen Standpunkt aus reagiert der Organismus bei einer Allergie viel zu stark auf den Kontakt mit bestimmten Stoffen, wie Nahrungsmitteln, Medikamenten oder auch Umweltreizen, die prinzipiell ungiftig sind. Das Immunsystem des Allergikers »schlägt dabei aus«. Problematisch ist hierbei allerdings, dass die Reaktionen des Immunsystems oft krank machender Natur sind, wie an Haut- oder Atemwegserkrankungen zu beobachten ist.

Beschreibung Hautausschlag, Hautentzündung oder eine andere allergisch bedingte Hautreaktion. Hautempfindlichkeit gegen Seife, Sonne, Schmuck, Tierhaare usw.

Ursachen Reaktion auf unterschiedliche Allergene wie bestimmte Nahrungsmittel (Milch, Eier, Weizen, Meeresfrüchte), wollene Kleidung, Kosmetika, Sonnenlicht u. v. a. m.

Behandlung Entscheidend ist es, die Ursache der Allergie aufzuspüren – und das ist wahrlich keine leichte Aufgabe, weil es eine nahezu unbegrenzte Zahl möglicher Faktoren gibt. Auslöser können Haselnussblüten ebenso sein wie der Genuss von Äpfeln, Kummer und Konflikte ebenso wie intensive Sonnenbestrahlung. Auch die Belastung der Umwelt mit immer neuen Chemikalien spielt eine Rolle. In jedem dieser Fälle ist das Immunsystem nicht in der Lage, die allergieerregenden Stoffe bzw. deren Bestandteile erfolgreich zu bekämpfen. Auslöser von Hautallergien können auch Staub, Hunde- und Katzenhaare, bestimmte Lebensmittel, Schadstoffe, Stress, Nährstoffmangel usw. sein.

Heilen mit Obst und Gemüse

- **Vitamin-C-reiches Obst und Gemüse hemmen und blockieren den Entzündungszyklus allergischer Hauterscheinungen.**
- **Vitamin E und hochwertige Pflanzenfette (in Soja, Bohnen, Mais, Avocados, Samen, Kernen) schützen Hautzellen und beugen Hautallergien vor.**

Info Das Immunsystem stärken Weil die eigentliche Ursache einer Allergie in einem geschwächten Immunsystem besteht, muss es Hauptaufgabe sein, dieses körpereigene Abwehrsystem zu kräftigen. Insbesondere muss ein gestörtes Zusammenspiel von Verdauungstrakt, Nahrungsmittelantigenen, Mastzellen (bestimmte weiße Blutkörperchen in Gefäßwänden), im Blut zirkulierenden Basophilen (Art der weißen Blutkörperchen) und sogenannten Immunglobulinen vom Typ E (Immunantikörper) normalisiert werden. Verursacht wird eine allergieauslösende Entgleisung unseres körpereigenen Schutzapparats häufig beispielsweise durch Eier, Milch, Fisch, Geflügel sowie Gluten, ein Getreideprotein in Weizen, Graupen, Hafer und Roggen.

Symptome bei Hautallergie

- Juckender, auch schmerzhafter Hautausschlag, meist in feuchten, warmen Hautnischen wie Ellbogen, Kniekehlen, an Füßen, im Anal- und Genitalbereich
- Bei bestimmten Arten (z. B. Sonnenallergie) auch im Gesicht, auf Brust, Armen, Beinen
- Verdickung der Haut, die sich schält, mit Pickeln und Pusteln übersät ist

Allergien bei Kindern Säuglinge leiden mitunter unter Hautallergien, die sich zum ersten Mal im Alter von etwa einem halben Jahr an den Wangen abzeichnen. Oft verschwinden diese Symptome im Alter von zwei Jahren. Wenn kleine oder größere Kinder eine sehr weiche Haut haben, halten sich allergische Hautausschläge meist nur über einen bestimmten Zeitraum. Kinder mit sehr trockener Haut hingegen werden die Beschwerden oft ein Leben lang nicht los.

Rezept

Bohnenburritos

Zutaten für 4 Personen

2 Tassen Kidneybohnen (aus der Dose) | 1 kleine Zwiebel |1 TL Olivenöl | 1 Knoblauchzehe 50 g rote Paprika | 3/4 TL gemahlener Kumin | 1/2 TL gemahlener Koriander | 1 Prise weißer Pfeffer | 75 g Mais (aus der Dose) | 4 Tortillas (aus der Packung) | 100 g geriebener Emmentaler 150 ml mexikanische Sauce

1 Den Backofen auf 220 °C vorheizen.

2 Die Bohnen anpürieren. Die Zwiebel abziehen und fein hacken.

3 In eine beschichtete Kasserolle das Öl geben. Wenn es bei mittlerer Hitze heiß geworden ist, die Zwiebel, den Knoblauch und die Paprika dazugeben. Das Ganze 5 Minuten dünsten, bis die Zwiebel weich ist.

4 Kumin, Koriander und weißen Pfeffer unterrühren.

5 Nach 1 Minute vom Herd nehmen.

6 In einer großen Schüssel Mais, Bohnen und Zwiebelmischung zusammenschütten und gut vermengen.

7 Die Mischung auf die Tortillas verteilen. Käse darauf streuen und aufrollen. Mit dem Rollenende nach unten auf ein Backblech legen und im Ofen 5 Minuten backen.

8 Mit mexikanischer Sauce beträufeln und noch warm servieren.

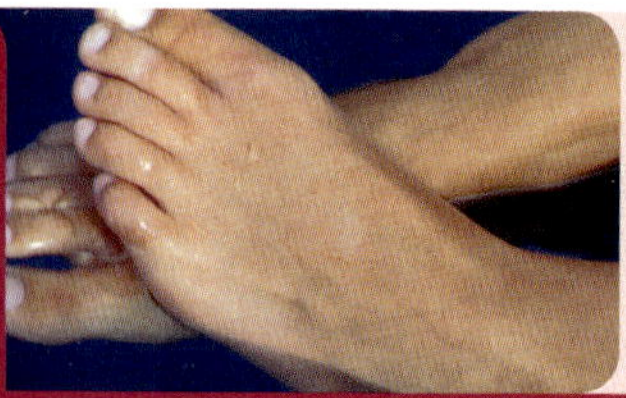

Hautpilz

Manche Arten von Pilzerkrankungen sind meldepflichtig, da sie hochgradig ansteckend sind. Da nur der Arzt – durch eine mikroskopische Untersuchung – feststellen kann, um welche Pilzart es sich handelt, sollten Sie solche Erkrankungen keinesfalls im Alleingang behandeln. Was Sie selbst tun können: gründliche Hygiene, häufiges Waschen mit Seife, austrocknende Maßnahmen durch Sonne und Luft. Wichtig ist der Verzicht auf schleim- und säurebildende Lebensmittel wie helle Mehlprodukte oder Süßes.

Beschreibung Eine Pilzerkrankung der Haut, hervorgerufen durch verschiedenste Pilzarten.

Ursachen Übertragung von Mensch zu Mensch oder vom Tier auf den Menschen; häufig sind Haustiere oder sogenannte Kulturfolger wie Tauben infiziert. Pilze können auch von verunreinigten Gegenständen auf den Menschen übertragen werden. Die Pilze dringen in die Haut ein, sodass es zu Immunreaktionen und Entzündungen kommt.

Heilen mit Obst und Gemüse

- **Antimykotisch (pilztötend) wirkt das im Knoblauch, Lauch oder Bär- und Schnittlauch enthaltene Lauchöl mit seinem Hauptbestandteil Allizin. Knoblauch ist speziell geeignet für eine Kur gegen Vaginalpilze.**
- **Pilzhemmende Nahrungsmittel sind Soja- bzw. andere Bohnen und Hülsenfrüchte. Dasselbe gilt für Pilze und Rettich.**
- **Alle stärkereichen Lebensmittel wie Karotten, Kartoffeln, Topinamburen, Rüben oder Pastinaken sollten regelmäßig auf den Speiseplan. Der Gemüseanteil an der Nahrung soll 40 bis 50 Prozent betragen. Alle Grüngemüse enthalten viel Chlorophyll (Pflanzenfarbstoff), der der Ausbreitung von Pilzen entgegenwirkt.**

Info Den Nährboden entziehen Pilze gedeihen in feuchtem und warmem Klima fast auf allen Hautpartien. Tragen Sie daher nur atmungsaktive Wäsche, die Sie bei Pilzbefall zusätzlich täglich wechseln. Der Schweiß muss verdunsten können, und das wird ihm in zu engen Schuhen oder Gummistiefeln, Unterwäsche mit Kunstfaseranteil, Latexhosen etc. nicht gelingen. Ungeeignete Kosmetika und Stress sind weitere äußere Faktoren, die dem Pilz ermöglichen, das körpereigene Abwehrsystem auszutricksen.

Kampf dem Stress Für den Stressabbau wird Ihnen der Hautarzt keine Ratschläge geben, dazu müssen Sie schon selbst Ihre beruflichen und privaten Lebensumstände kritisch betrachten. Überprüfen Sie auch, ob Sie nicht überzogene Ansprüche an sich selbst stellen und sich damit Stress bereiten!

Wann zum Arzt? Gehen Sie zum Hautarzt, wenn sich Bläschen, Eiterbläschen usw. zu größeren Herden zusammenschließen oder wenn sich

Symptome bei Hautpilz

- Kleinpilzflechte: kleine bräunliche Flecken (meist am Oberkörper), die sich auch großflächig ansiedeln
- Zwergpilzflechte: bräunlich braunrote, juckende, schuppende Herde, bevorzugt in der Leisten- und Achselgegend
- Haarpilzflechte: befällt vorwiegend behaarte Körperteile und Nägel; meist schuppende, mit Pusteln bedeckte Herde; häufig eiternd
- Hautpilzflechte: juckende Bläschen an schweißfeuchten Körperstellen (Achseln, Leisten, Zehen)
- Kleinsporenflechte: ansteckende (meldepflichtige) Kopfhaarerkrankung mit Schuppen und Haarausfall

Flechten ausbreiten. Das Gleiche gilt, wenn sich unter Jucken und Kratzen Furunkel, Karbunkel usw. bilden oder wenn Fieber als Begleitsymptom auftritt.

Besondere Vorsicht bei Kindern! Kinder mit Verdacht auf eine Hautpilzerkrankung gehören sofort in die Hände des Arztes, da sie schlimme Folgekrankheiten bekommen können.

Rezept

Lauch mit Pilzen

Zutaten für 1 Person

250 g Lauch | 1 TL Instantgemüsebrühe | 2 Tomaten | 10 Champignons oder Egerlinge | Kräutersalz Pfeffer aus der Mühle | 1 TL Oregano | 100 g Emmentaler | etwas Butter

1 Den Lauch sehr gründlich unter fließendem Wasser waschen und in etwa 2 Zentimeter breite Ringe schneiden.

2 Ein wenig Wasser mit der Instantgemüsebrühe anrühren. Aufkochen und den Lauch darin in 10 Minuten gar kochen.

3 Die Tomaten überbrühen, häuten, entkernen, die Stielansätze entfernen und das Fruchtfleisch würfeln.

4 Die Pilze putzen und vierteln. Mit dem Lauch mischen. Mit Salz, Pfeffer und Oregano abschmecken.

5 Den Käse in kleine Würfel schneiden und darüber verteilen. Zudecken und bei schwacher Hitze 3 Minuten dünsten. Wenn der Käse geschmolzen ist, etwas Butter dazugeben und sofort servieren.

6 Als Beilage könnten Sie Pell-, Salz- oder Bratkartoffeln reichen.

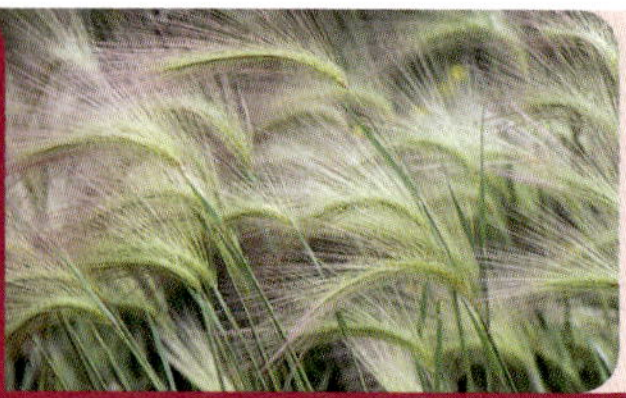

Heuschnupfen

Unsere Immunabwehr leistet ganz hervorragende und umfassende Arbeit – solange sie im Lot ist. Ist sie überfordert oder bricht sie gar zusammen, liegt eine Immunschwäche vor. Das Gegenteil ist bei Heuschnupfen und anderen Allergien der Fall: Eine Überfunktion lässt das Immunsystem zu viele Histamine – körpereigene Botenstoffe, die bei der Bildung von Abwehrstoffen freigesetzt werden – produzieren, die für die allergischen Symptome verantwortlich sind.

Beschreibung Allergische Reaktion gegenüber Pollen (genauer: gegenüber Proteinbestandteilen pflanzlicher Pollen) von Gräsern, Sträuchern oder Bäumen.

Ursachen Ursache ist ein fehlgeleitetes Immunsystem und als Folge davon eine Überempfindlichkeit gegen bestimmte Substanzen wie Samen-, Blumen-, Gras- oder Baumblütenstaub. Bei allergischem Schnupfen können auch Schimmelpilze, Staub, Milben, Rauch usw. die Ursache sein.

Behandlung Entfernen Sie so viele allergene Reizspender wie möglich aus Ihrer Umgebung. Heuschnupfen kann eindeutig pollenbezogen sein, muss es aber nicht. Versuchen Sie also, den Verursacher herauszufinden. In der Regel bleibt dann nur, den als verantwortlich erkannten Auslösern möglichst aus dem Weg zu gehen.

Heilen mit Obst und Gemüse

- In einer wissenschaftlichen US-Studie wurden durch eine Vegandiät (kein Fleisch, Fisch, Geflügel, keine Eier, Milch) 92 Prozent der Versuchspersonen von ihren Beschwerden weitgehend befreit.
- Ideale Lebensmittel mit entzündungs- und allergiehemmenden Wirkstoffen sind Salat, Karotten, Rüben, Zwiebeln, Sellerie, Kohl, Blumenkohl, Brokkoli, Gurken, Rettich sowie alle Bohnen außer Sojabohnen.
- Kartoffeln sollen nur begrenzt gegessen werden, Äpfel und Zitrusfrüchte möglichst gar nicht.
- Hilfreich ist der Verzehr von Beeren aller Art sowie von Pflaumen und Pfirsichen.

Info **Auf Ursachensuche** Genauso schwierig wie wichtig ist es, die Auslöser des Heuschnupfens auszumachen:

- Baumblüte ist von Februar bis Mai, Gräserblüte von Mai bis August, Kräuterblüte von Juli bis Oktober. Stellen Sie fest, wann Sie am schlimmsten leiden.
- Wenn die Ursache rätselhaft bleibt, gehen die Beschwerden möglicherweise von Gegenständen Ihrer häuslichen Umgebung aus. Versuchen Sie es mit einem peniblen Hausputz, reinigen Sie Wände, Holzvertäfelungen, Fußböden, Tapeten usw. Reinigen und klopfen Sie Matratzen im Freien, bedecken Sie versuchsweise Ihre Matratzen mit einem Plastiktuch,

Symptome bei Heuschnupfen

- Tränende, juckende, brennende, gerötete Augen
- Nieszwang, wässriges Nasensekret
- Asthmatische Erscheinungen
- Eventuell leichtes Fieber
- Nessel- oder Quaddelsucht

um herauszufinden, ob hier die Ursachen Ihres allergischen Schnupfens liegen. Verursacher können auch Polstermöbel, Stofftiere, Vorhänge oder Bettzeug sein.

- Wenn Sie Haustiere haben (Hund, Katze, Meerschweinchen, Vögel), können von ihnen die allergenen Reize ausgehen. Auch Lebensmittel wie Milch, Eier, Fisch oder Schokolade können Heuschnupfen auslösen, ebenso seelische Faktoren wie Kummer, Probleme, Konflikte (in jedem dieser Fälle über ein geschwächtes Immunsystem). Wer gegenüber Blütenstaub allergisch ist, wird dies eventuell irgendwann auch einmal gegenüber Tierhaaren und anderen Allergenen.

Unser Tipp Gegen Heuschnupfen kann man sich auch desensibilisieren lassen. Sprechen Sie darüber mit Ihrem Arzt oder Homöopathen.
Nicht immer sind die Blüten schuld: Es müssen nicht immer nur Pollen sein – Ihr Haustier könnte der Wirt eines Pilzes sein, auf dessen Sporen Sie mit Heuschnupfensymptomen reagieren. Das Tier haben sie zwar das ganze Jahr um sich, aber die saisonale Mehrbelastung durch Pollen kann dann das Fass zum Überlaufen bringen und die Allergie auslösen.

Rezept

Löwenzahnsalat mit Bohnen

Zutaten für 2 Personen

4 Tassen klein gezupfte Löwenzahnblätter
1 Tasse gedämpfte grüne Bohnen | 1 Tasse gekochte weiße Bohnen | 2 EL gehackte rote Zwiebeln | 1 EL gehackte Walnüsse
2 EL Olivenöl | 1 EL Essig | etwas Senf

1 Die Löwenzahnblätter mit den vorher gegarten grünen und weißen Bohnen, den Zwiebeln und den Walnüssen vermischen.
2 Öl, Essig und Senf miteinander verrühren. Über den Löwenzahnsalat geben und gut vermengen.
3 Leicht gekühlt servieren.

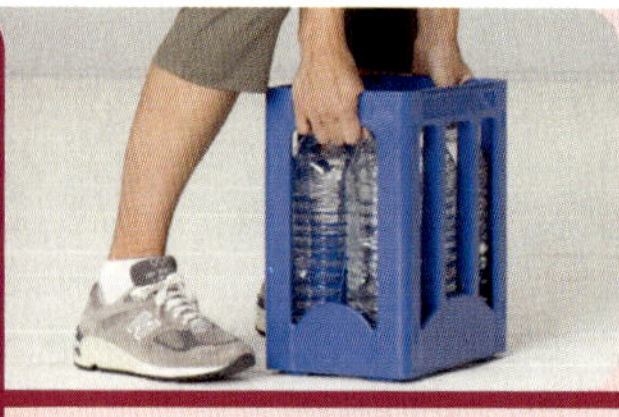

Hexenschuss

Ausgelöst wird der sogenannte Hexenschuss (Lumbago) mit seinen plötzlichen stechenden Schmerzen und der möglichen anschließenden Unbeweglichkeit meist durch zwei gleichzeitig auftretende Faktoren: Die Lendenmuskulatur ist unterkühlt (durch Zugluft, Nässe und/oder Kälte), dadurch verspannt und deshalb nicht elastisch genug, sowie eine »falsche«, meist seitlich ausgeführte ruckartige Bewegung, beispielsweise durch Anheben eines schweren Gegenstands oder Verharren in gebückter Haltung.

Beschreibung Eine akut auftretende Verspannung im Bereich der Lendenmuskulatur.

Ursachen In den meisten Fällen ist die Wirbelsäule durch eine leichte Verschiebung bzw. Verrenkung der Wirbelkörper oder aber auch durch einen Bandscheibenvorfall vorgeschädigt. Hinzu kommt häufig eine mangelhaft ausgebildete Lendenwirbelsäulenmuskulatur.

Behandlung Durchblutungsfördernde Maßnahmen wie Massagen, Wärmepackungen, warme oder heiße Bäder sind sinnvoll. Das Hochlegen der Beine lindert den Druck von Wirbelkörpern auf Nerven, wirkt lindernd und heilend.
Eine entsprechende Kost aus bestimmten Obst- und Gemüsearten baut Schmerz- und Entzündungszustände ab. Zu meiden sind Kälte, Nässe, Zugluft, die Kleidung soll speziell im Lendenbereich warm sein. Sich zu bewegen ist oft hilfreicher als zu liegen, weil dadurch Durchblutung und Wärmebildung im betroffenen Bereich verbessert werden. Wichtig ist das Tragen wärmeaktiver Unterwäsche oder von Bandagen (erhältlich z. B. im Sanitätshaus).

Heilen mit Obst und Gemüse

- Magnesium ist (gemeinsam mit Kalzium) unerlässlich für eine Entspannung der Rückenmuskulatur. Enthalten ist das Mineral vorwiegend in Spinat, Brokkoli und anderen dunkelgrünen Gemüsen bzw. Salaten, außerdem in Bananen, allen Hülsenfrüchten, dunklem Kohl, Sojabohnen, Kartoffeln und Tomaten.
- Entzündungshemmend und schmerzlindernd wirken mehrfach ungesättigte Omega-Fettsäuren in Oliven, Sojabohnen, Avocados, Bohnen, Mais, allen Samen, Kernen, Keimen, Nüssen sowie in allen kaltgepressten Pflanzenölen.

Info Entlasten Auch wenn Sie es kräftemäßig packen: Verzichten Sie konsequent auf das Heben schwerer Lasten, wenn Helfer oder technische Hilfsmittel verfügbar sind.

Tun Sie etwas für Ihren Rücken Dazu müssen Sie nicht extra Zeit aufwenden oder Sport treiben, der Ihnen keinen Spaß macht. Oft genügen schon Kleinigkeiten. Verändern Sie von Zeit zu Zeit Ihre Sitzposition – wenn es der Schalensitz

Symptome bei Hexenschuss

- Heftiger Schmerz im betroffenen Wirbelbereich
- Verhärtung der Muskulatur: Aufrechtgehen oder Bücken ist oft nur unter schwersten Schmerzen möglich
- Kreuzschmerzen beim Gehen und Stehen

im Auto nicht zulässt, raus damit. Machen Sie sich mit den Einstellmöglichkeiten Ihres Bürostuhls vertraut. Die Sitzfläche soll leicht nach vorne geneigt sein – wenn das nicht einzustellen geht, verlangen Sie einen anderen, oder besorgen Sie sich selbst einen; so teuer sind die gar nicht. Lassen Sie sich nicht von der Lehne aufrecht halten, tun Sie es selbst, sonst verkümmert Ihre Lendenmuskulatur.

Muskeltraining Mit leicht pendelnden Bewegungen des Beckens im Sitzen spüren Sie Ihre stützenden Rückenmuskeln. Versuchen Sie einmal, sie fast ohne Bewegung spielerisch abwechselnd anzuspannen, und bauen Sie diese Übung täglich fest und wirklich konsequent in irgendeinen passenden Arbeitsablauf ein.

Richtig vorbeugen Unter Hexenschuss leiden vor allem Menschen unter 40 Jahren. Vorbeugen kann man den unangenehmen Kreuzschmerzen beispielsweise durch Gewichtsabnahme, nicht zu langes Sitzen und Sportarten wie Rückenschwimmen und Radfahren.

Erinnern Sie sich! Der falsche Griff, die ungünstige Bewegung, die zum Hexenschuss führte, kann bis zu zwölf Stunden zurückliegen! Um so etwas in der Zukunft zu vermeiden, überlegen Sie also, was Sie zuletzt alles angestellt haben: Fünf Kilogramm Erdbeeren gepflückt? Zwei Stunden lang Balkonblumen in der Badewanne umgetopft? Sport getrieben ohne Aufwärmtraining? Radmuttern mit ungeeignetem Werkzeug gelöst? Rasenkanten mit der Schere gestutzt? Getränkekästen geschleppt?

Rezept

Brokkoli-Buttermilch-Suppe

Zutaten für 4 Personen

1 Zwiebel | 500 g Brokkoliröschen | 4 Knoblauchzehen | 300 ml Buttermilch | Instantgemüsebrühe | Pfeffer | Zitronensaft

1 Die Zwiebel abziehen und in dünne Ringe hobeln.

2 Mit den Brokkoliröschen und den Knoblauchzehen ca. 12 Minuten dämpfen. Der Brokkoli muss weich sein.

3 Pürieren und dann die Buttermilch einrühren.

4 Nach Belieben abschmecken: Geben Sie etwas gekörnte Gemüsebrühe, Pfeffer und Zitronensaft zu.

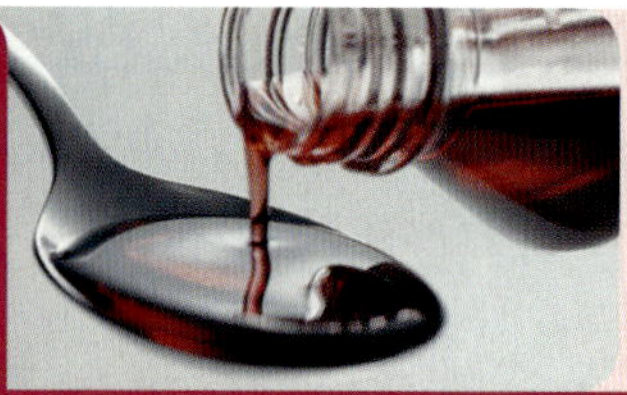

Husten

Der Arzt muss zurate gezogen werden, wenn der Hustenschleim grüngelbe Bestandteile aufweist, wenn er Blut enthält, wenn mit dem Husten Brustschmerzen oder hohes Fieber auftreten, wenn der Husten von Keuchen oder Kurzatmigkeit begleitet wird oder länger als zehn Tage anhält. Husten kann durch eine Nasenverschleimung ausgelöst werden, durch Schleimproduktion in der Brust oder durch Asthma, aber auch durch eine Herzschwäche.

Beschreibung Krampfhaftes Ausatmen zum Entfernen von Schleim und Fremdkörpern aus dem Atmungstrakt.

Ursachen Ursache ist meist Schleim, der als Reaktion auf Infektionen bzw. Entzündungen in den Atemwegen gebildet wird. Dieser Schleim kann in der Brust, aber auch in Nase und Rachen entstehen. Husten kann auch Anzeichen einer schwereren Lungenerkrankung sein.

Behandlung Husten kann ein Selbstheilungsvorgang des Körpers sein und muss nicht in jedem Fall behandelt werden. Er reinigt die Atemwege mit gewaltigen Luftstößen. Dabei werden aggressive Fremdkörper ausgeschleudert (Viren, Bakterien). Es gibt unterschiedliche Hustenarten, die jeweils gesondert behandelt werden müssen. Eine gezielte Therapie kann manchmal nur der Arzt einleiten.

Heilen mit Obst und Gemüse

- **Je massiver die Abwehrreaktionen des Immunsystems durch Nährstoffe unterstützt werden, desto rascher klingt ein Husten ab. Ideal sind frisches Saisonobst, Salate, Rohkostteller, kurz gegarte Gemüse. Schleimlösend sowie antibakteriell wirken Zwiebeln, Knoblauch, Fenchel sowie ätherische Öle wie Kampfer, Eukalyptus, Menthol, Pfefferminze, Thymian.**
- **Den besten Schleimhautschutz liefern die Vitamine A (in dunkelgrünen Blattgemüsen und -salaten, Karotten, Aprikosen, Melonen, Mangos, Papayas) und C (besonders in frischem Obst).**

Info **Inhalationen helfen** Der Griff zur Medikamentenschachtel ist auch beim Husten nicht die erste Maßnahme. Wenn sich Ihre Anfälle freilich bis zur Atemnot auswachsen, Ihnen (und Ihrem Partner) nächtelang den Schlaf rauben oder den Hals über Gebühr reizen, weiß der Apotheker Rat. Vielleicht schaffen auch Inhalationen Linderung: Kamillenblüten, Thymiankräuter oder Fenchelsamen eignen sich zur Herstellung eines Suds, über den Sie das Gesicht halten, um unter einem Handtuch eine Viertelstunde abwechselnd durch Mund und Nase den Dampf einzuatmen.

Der Husten und die Psyche »Dem werde ich was husten!« sagen wir oft, und dann trauen wir uns doch nicht. Solche blockierten Vorsätze können

Symptome bei Husten

- Je nach Ursachen trockener, keuchender, bellender, rasselnder Husten oder Husten mit Auswurf
- Kribbeln im Hals bzw. in der Lunge
- Kurzatmigkeit, besonders nach Hustenanfällen
- Häufig von Halsschmerzen begleitet
- Brustschmerzen beim Husten

sich als situationsbedingter Husten entladen. Er ist dann eine Äußerung, wenn auch nicht im Klartext. Hören Sie auf solche Körpersignale und lösen Sie nach Möglichkeit die Konflikte, die dahinterstecken.

Lungenkrankheit Wird der Husten von Gewichtsabnahme, nächtlichen Schweißausbrüchen, Fieber und allgemeinem Unwohlsein begleitet, kann eine Infektion der Lunge (beispielsweise eine Tuberkulose) vorliegen. Diese gehört umgehend in die Behandlung eines Arztes!

Lieber kein Konzertbesuch! Musik wächst aus der Stille – knisterndes Papier beim Auswickeln des Hustenbonbons, Husten bei leisen Stellen und in den Pausen nerven den gesamten Konzertsaal.

Husten ohne Grund? Manchmal kann Husten auf eine Infektion der Atemwege wie Schnupfen oder Grippe folgen und dann mehrere Wochen lang sehr hartnäckig anhalten, ohne dass irgendwelche anderen Krankheitszeichen festzustellen wären.

Rezept

Bunter Rohkostteller

Zutaten für 1 Person

1 Karotte | 1 kleine Fenchelknolle | 1 Portion Feldsalat | 1 Tomate | 1 TL Distelöl | 1/2 TL Zitronensaft | Salz | etwas Honig | 1 EL gehackte Petersilie | 2 Scheiben Baguette

1 Die Karotte waschen, schälen und fein reiben. Die Fenchelknolle waschen, putzen, halbieren und in feine Streifen schneiden.

2 Den Feldsalat verlesen, gut waschen, trockenschütteln. Die Tomate überbrühen, häuten und in Scheiben schneiden.

3 Das Gemüse auf einem Teller schön anrichten.

4 Mit einer Sauce aus Distelöl, Zitronensaft, 2 Esslöffeln Wasser, Salz, Honig und gehackter Petersilie übergießen.

5 2 Scheiben Stangenweißbrot dazu essen.

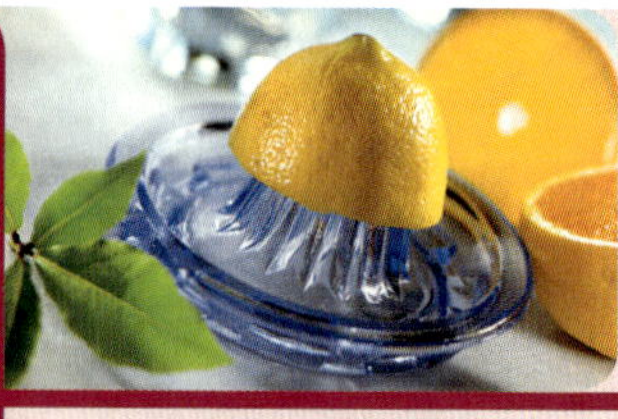

Immunschwäche

Die Fähigkeit des Körpers, Fremdstoffe abzuwehren, ist eine Grundbedingung des menschlichen Lebens und wird als Immunabwehr (immun = für Krankheiten unempfänglich, gegen Ansteckung gefeit) bezeichnet. Eine Störung des Immunsystems führt zu vermehrter Anfälligkeit für Erreger (Bakterien, Viren und Pilze). Banale Infekte können die Folge sein – mitunter aber auch lebensgefährliche Krankheiten wie Aids, dem bekanntesten Beispiel einer Abwehrschwäche.

Beschreibung Eine Schwächung, Störung oder Entgleisung der körpereigenen Infektionsabwehr.

Ursachen Mangelfunktion des gesamten Immunsystems, das im Wesentlichen aus Darmschleimhaut, Thymusdrüse, Lymphsystem, Milz und verschiedenen Arten von weißen Blutkörperchen besteht. Ist das Immunsystem geschwächt, vermehren sich die ohnehin stets präsenten Mikroben oft explosionsartig. Immunschwäche ist praktisch für alle körperlichen und mentalen Krankheiten verantwortlich, die nicht durch Gewalteinwirkung entstehen.

Behandlung Eine Stoßbehandlung mit Echinacea (Sonnenhut) wirkt umso sicherer, je früher Sie damit auf Anzeichen von Infektanfälligkeit reagieren.

Heilen mit Obst und Gemüse

- **Warmes, leicht gegartes Gemüse wie Kohl, Kohlrabi, Sellerie, Karotten, Lauch, Spinat, Mangold, Brokkoli, Schwarzwurzeln, Rüben, Fenchel oder Spargel bildet im Darm die Nahrungsmasse, die geschwächte Schleimhäute wieder üppig aufblühen lässt.**
- **Wichtigste Nährstoffe für eine gesunde Thymusdrüse sind Zink (in Kohl, Spargel, Mais, Rüben, Hülsenfrüchten, Zwiebeln, Soja, Kartoffeln, Spinat), Vitamin B6 (in Soja, Bananen, Spinat, Avocados) und Vitamin C (in frischem Obst).**
- **Für eine bessere Durchblutung der Milz sowie auch für einen gesteigerten Lymphfluss sorgen Zwiebeln, Fenchel, Knoblauch, Rettich, Radieschen.**

Info Die wichtigsten Immunzentren Das Immunsystem des Menschen besteht aus verschiedenen Teilen:

- In einer gesunden Darmschleimhaut sitzen bestimmte Lymphfollikel (sogenannte Peyer-Plaques), die die erste Immunfront gegen Mikroorganismen bilden, wie sie in der Nahrung ja stets vorhanden sind. Also: Darmschleimhäute mit Gemüsekost kräftigen.
- Die Thymusdrüse, Hauptquartier des Immunsystems, wird nach dem 30. Lebensjahr anfällig gegen freie Radikale, sie beginnt zu schrumpfen und leitet damit Alterungsprozesse ein. Daher muss sie jetzt selbst durch bestimmte Biostoffe geschützt werden.

Symptome bei Immunschwäche

- Krankheitsbilder im ganzen Körper möglich, beispielsweise in Form von Magen-Darm-Störungen, Hautentzündungen, häufigen Erkältungen, Pilzerkrankungen, Atembeschwerden, Schlafstörungen usw.

- Die Milz ist das größte Organ im lymphatischen Gewebe. Sie produziert u.a. Lymphozyten (vernichten Bakterien) und muss deswegen stets gut durchblutet sein.
- Weiße Blutkörperchen (Leukozyten) bekämpfen Krankheitserreger im ganzen Körper. Sie werden hauptsächlich im Knochenmark produziert, für ihr Funktionieren sind praktisch alle Vitamine notwendig.

Infekte ausheilen Eine Abwehrschwäche besteht, wenn ein Kind oder ein Erwachsener häufiger als der Durchschnitt zu Infekten neigt oder wenn diese chronisch werden. Jeder Infekt sollte vollständig ausgeheilt und das Immunsystem durch natürliche Mittel, wie gesunde Ernährung oder homöopathische Medikamente, nachhaltig gestärkt werden. So kann einem Rückfall effektiv vorgebeugt und der Teufelskreis aus sich wiederholenden Krankheiten und einem immer schwächer werdenden Abwehrsystem durchbrochen werden.

Keine Zeit, keine Zeit! Viele Selbstständige nehmen sich nie die Zeit, Krankheiten auszukurieren, weil sie sich für unabkömmlich halten. So nehmen sie ihrem Körper die Chance, Kräfte für die nächste Abwehrschlacht zu sammeln, und treiben Raubbau an ihrem Immunsystem. Gehören auch Sie zu solchen Workaholics? Lernen Sie zu delegieren – Unersetzlichkeit ist keineswegs eine Auszeichnung, sondern ein Organisationsfehler!

Rezept

Schwarzwurzeln im Pfannkuchenteig

Zutaten für 2 Personen

1 Ei | 1 EL Öl | 120 g Mehl | 1 Prise Salz
1/4 l Milch | 500 g Schwarzwurzeln | 4 EL Essig

1 Aus dem Ei, Öl, dem Mehl, Salz und Milch einen Pfannkuchenteig rühren.
2 Die Schwarzwurzeln schälen, in 5 Zentimeter lange Stücke schneiden und sofort in Essigwasser legen. In 20 Minuten gar kochen.
3 Schwarzwurzeln gut abtropfen lassen und mit dem Pfannkuchenteig mischen.
4 Etwas Öl in einer Pfanne erhitzen und die Schwarzwurzeln im Teig von beiden Seiten goldgelb backen. Als Beilage passt z. B. frischer Blattsalat.

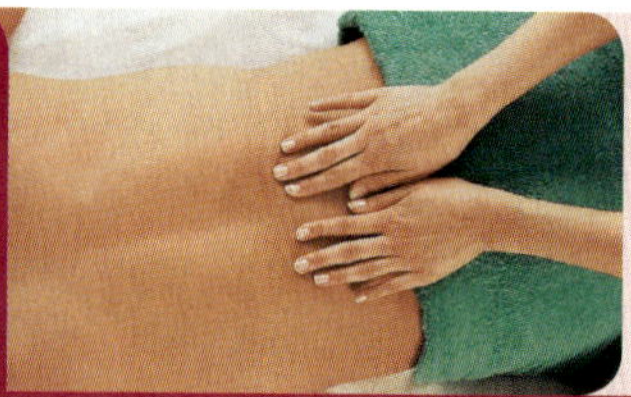

Ischiasleiden

Ischiasleiden und Hexenschuss lassen sich sicher voneinander unterscheiden: Nur bei der Ischialgie (Ischias ist der Name des betroffenen Nervs) strahlt der Schmerz in ein Bein aus – je nachdem, von welchen Wirbeln die Nervenwurzeln gequetscht werden, sogar bis hinunter in die Zehenspitzen. Bei länger andauernden Schmerzen sollte in jedem Fall der Arzt konsultiert und gegebenenfalls auch eine krankengymnastische Behandlung eingeleitet werden.

Beschreibung Eine schmerzhafte Erkrankung eines oder beider Hüftnerven.

Ursachen Meist liegt die Verrenkung eines Lendenwirbelkörpers oder ein Bandscheibenvorfall zugrunde. Begünstigt wird das Auftreten durch Unterkühlung des Lendenwirbelbereichs durch Nässe, Zugluft oder Kälte. Ischiasschmerzen können aber auch rheumatisch oder entzündungsbedingt auftreten.

Behandlung Vorbeugend wirkt eine Kost, die die Muskeln gleichzeitig kräftigt und entspannt. Hilfreich bei Ischiasbeschwerden sind durchblutungsfördernde Maßnahmen wie Wärme, Heilbäder, Massagen, Fangopackungen und entsprechende Salben, aber auch Ruhigstellung. Besonders wichtig ist außerdem eine Ernährung mit durchblutungsfördernden Lebensmitteln.

Heilen mit Obst und Gemüse

- Der oft quälende Entzündungsschmerz, der durch Dauerreizung von Nerven bzw. deren Wurzeln entsteht, klingt bei entsprechender Kost oft ab oder wird gelindert. Verantwortlich sind sogenannte Prostaglandine und Leukotriene (Gewebshormone). Ideale Kost: Sojaprodukte, Bohnen, Oliven, Mais sowie alle Keime, Samen, Kerne, Sprösslinge oder Schösslinge.
- Capsaicin (in Paprika, Peperoni, Pfeffer) entzieht dem Gewebe den Schmerzreizstoff Substanz P und wirkt somit lindernd.
- Durchblutungsfördernd und damit wärmespendend und schmerzlindernd wirken Knoblauch, Zwiebeln, Lauch, Schnittlauch, Bärlauch und Schalotten (Eschlauch). Diese Pflanzen wirken zudem antiphlogistisch (also entzündungslindernd), indem sie die Prostaglandinsynthese, die Erzeugung des Entzündungsstoffs, hemmen.
- Vitamin C (in frischem, möglichst säuerlichem Obst) ist ein natürliches Antihistaminikum und unterbindet einen entzündungsfördernden Histaminausstoß im betroffenen Gewebe.

Info **Butter oder Margarine?** Ein entzündungsfördernder Stoff ist Prostaglandin E2 (PGE2), das von Gefäßwandzellen, Leukozyten (weißen Blutkörperchen) oder Blutplättchen aus der in tierischen

Symptome bei Ischiasleiden

- Plötzlich auftretende heftige Kreuzschmerzen, die auf der Oberschenkelrückseite bis in Wade und Fuß ausstrahlen können

Fetten enthaltenen Fettsäure Arachidonsäure produziert wird. PGE2 verursacht Gefäßerweiterungen und vor allem eine erhöhte Empfindlichkeit gegenüber Schmerzreizen. Alle pflanzlichen essenziellen Fettsäuren produzieren hingegen einen anderen Prostaglandintyp, wirken somit schmerz- und entzündungshemmend. Deshalb kann schon die Umstellung auf Oliven-, Soja- und andere pflanzliche Öle lindernd wirken.

Testen Sie sich! Kribbeln, Ziehen, Schmerzen oder schwer zu beschreibende Missempfindungen in den Ober- oder Unterschenkeln dürfen Sie nicht ignorieren. Gehen Sie ein paar Schritte auf den Zehenspitzen, dann auf den Fersen. Das sind zwar Fähigkeiten, auf die Sie im Alltag gut verzichten könnten, aber wenn das nicht mehr möglich ist, konsultieren Sie umgehend einen Orthopäden!

Rezept

Polenta Puttanesca

Zutaten für 4 Personen

Für die Sauce: 2 grüne Paprikaschoten | 1 kg Tomaten | 6 schwarze Oliven | 1 EL Olivenöl | 7 Knoblauchzehen | 1/4 TL Cayennepfeffer | 2 EL Tomatenmark | 2 TL Kapern | Salz | Pfeffer aus der Mühle
Für die Polenta: 600 ml Wasser | 1 1/4 Tassen Maismehl | Salz | 50 g Emmentaler

1 Die Paprikaschoten in Streifen schneiden. Die Tomaten überbrühen, häuten und die Kerne entfernen. Die Oliven halbieren.
2 Das Öl in einer Kasserolle erhitzen. Knoblauch und Pfeffer darin 3 Minuten braten.
3 Die Paprikastreifen zugeben und etwa 10 Minuten mit anbraten. Tomaten, Tomatenmark, Oliven, Kapern, Salz und Pfeffer nach Geschmack unterrühren. Weiterkochen, bis die Paprikastreifen weich und die Sauce schön sämig sind.
4 In einem Topf das Wasser zum Kochen bringen. Unter ständigem Rühren mit dem Schneebesen langsam das Maismehl einrieseln lassen. Salzen und weiterrühren, bis sich die Polenta vom Topfrand löst.
5 Die Polenta auf Teller verteilen, mit der Soße begießen und mit dem Käse bestreuen.

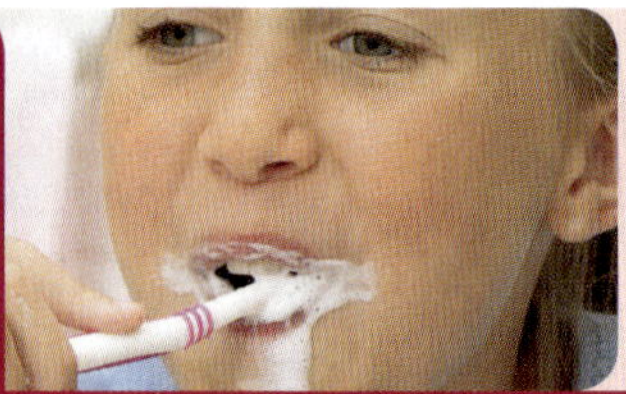

Karies

Karies ist eine der häufigsten Infektionskrankheiten der industrialisierten Länder. Fast jeder Mensch ist in seinem Leben davon betroffen. Ausgelöst wird die Erkrankung von Bakterien, die sich auf den Zähnen ansiedeln und durch ihre sauren Stoffwechselprodukte den Zahnschmelz schädigen. Schreitet Karies fort, können auch das Zahnbein und schließlich der Zahnnerv befallen werden. Im schlimmsten Fall droht sogar der Verlust des Zahns.

Beschreibung Erweichung und Zerfall des Zahnschmelzes, Zahnfäule; erst bräunliche, später schwarze Flecken.

Ursachen Einwirkung von Säure auf Zähne und Zahnschmelz, die von Bakterien produziert wird. Diese Bakterien und auch Hefen ernähren sich vorwiegend von Zuckerresten auf dem Zahnbelag. Ihre Ausscheidungsprodukte oder Gärungssäuren fressen den Zahnschmelz an.

Behandlung Vorbeugend durch das Vermeiden von Zucker oder zuckerhaltigen Lebensmitteln. Mit Fluoriden angereicherte Zahnpasten können zur Neuverkalkung beitragen und geschädigte Zähne mit Mineralien versorgen. Fluoride sind Mineralsubstanzen, die den Zähnen eine Art kristallinen Schutz verleihen und Bakterien das Anhaften erschweren. Nach dem Essen immer Zähne putzen oder Zahnkaugummi kauen.

Heilen mit Obst und Gemüse

- Erste Voraussetzung ist ein Verzicht auf plaquebildende Lebensmittel wie Süßes, süße Getränke, helle Mehlprodukte (Nudeln, Pizza, Weißbrot usw.). Auch die Fruktose (Fruchtzucker in sehr süßem Obst) kann eine Kariesentwicklung begünstigen.
- Zu einem gesunden Speichelmilieu tragen komplexe Kohlenhydrate bei, wie sie z. B. in Kohl, Karotten, Sellerie, Kartoffeln, Mais oder Hülsenfrüchten enthalten sind.
- Wässrige Obstsorten wie Orangen, Grapefruits, Zitronen, Kiwis, Beeren, Kirschen oder Weintrauben stimulieren den Speichelfluss und tragen damit wirksam zum Ausschwemmen von Bakterien aus dem Mundbereich bei.

Info Zahnbewusst essen! Was tun gegen den bohrenden kleinen Hunger zwischendurch? Raucher beispielsweise stillen ihn mit dem Griff zur Zigarettenschachtel, aber der ist aus vielerlei Gründen natürlich nicht zu empfehlen. Wie wäre es mit etwas mehr Geduld? Die Hersteller der allenthalben angebotenen süßen Snacks spekulieren dagegen darauf, dass wir, die mündigen Konsumenten, selbst kleinste Widrigkeiten nicht aushalten wollen und zugreifen. Ihre Produkte tarnen sich mit wohlklingenden Bezeichnungen, die mit Elementen wie »Müsli«, »Milch«, »Vitamin C« gesunde Kost

Symptome bei Karies

- Dunkle Stellen auf oder zwischen den Zähnen
- Empfindlichkeit der Zähne gegenüber Hitze und Kälte
- Zahnschmerz nach dem Genuss von Zucker bzw. Süßem
- Unangenehmer Geschmack im Mund
- Mundgeruch als Folge gärender Speisereste und von Bakterien in den von Karies angefressenen Zahnhöhlen

vorgaukeln. In die gleiche Kerbe schlägt die begleitende Werbung, die Eltern oder Großeltern, die dem Nachwuchs mit diesen »altbewährten« Erzeugnissen das Gebiss ruinieren, gar als verantwortungsbewusst handelnd ins Bild rückt. Lernen wir lieber, die nächste reguläre Mahlzeit abzuwarten; das ist gesünder und obendrein noch kostenlos!

Mindestens zweimal täglich! Die Zähne müssen regelmäßig geputzt werden, ganz besonders wichtig ist dies nach dem Genuss von Süßem oder süßen Getränken. Die Kombination von Zucker (aus Speiseresten), Bakterien und chemischen Substanzen im Speichel kann Plaque bilden, eine zähe Substanz, die sich am Zahnhals verhärtet und von Zeit zu Zeit vom Zahnarzt entfernt werden muss. Idealerweise reinigt man seine Zähne mit einer elektrischen Zahnbürste. Sie putzt am gründlichsten und beugt so Karies und auch Parodontose (Erkrankung des Zahnfleisches) vor.

Teetrinker scheinen im Vorteil Ausgedehnte Untersuchungen unter japanischen Schülern haben gezeigt, dass der regelmäßige Genuss von grünem Tee die Zähne sogar besser vor Kariesbefall schützt als regelmäßiges Zähneputzen. Entscheidend dafür ist wohl der Gehalt des grünen Tees an Gerbsäure.

Rezept

Gemüsesuppe mit Julienne

Zutaten für 6 Personen

1 große Möhre | 2 weiße Rüben | 100 g Sellerie 100 g Kohl | 2 Stangen Lauch | 2 große Kartoffeln | 100 g grüne Bohnen | Salz | 2 l Gemüsebrühe | 100 g Erbsen | 50 g Tapioka | 30 g Butter Pfeffer aus der Mühle | Kerbel

1 Die Gemüse bis auf die Erbsen waschen, gegebenenfalls schälen und in sehr feine Streifen und Stücke schneiden.

2 Alles in siedendem Salzwasser ganz kurz blanchieren.

3 Die Gemüsebrühe aufkochen, Gemüsestifte, Erbsen, Tapioka und die Butter in Flöckchen in die Brühe geben.

4 Aufkochen lassen, mit Salz und Pfeffer abschmecken, mit Kerbel bestreuen.

5 Tipp für Bequeme: Sie können die Gemüsestreifen auch direkt in der Gemüsebrühe erhitzen. Wenn sie aber wie beschrieben blanchiert werden, behalten sie ihre schöne Farbe.

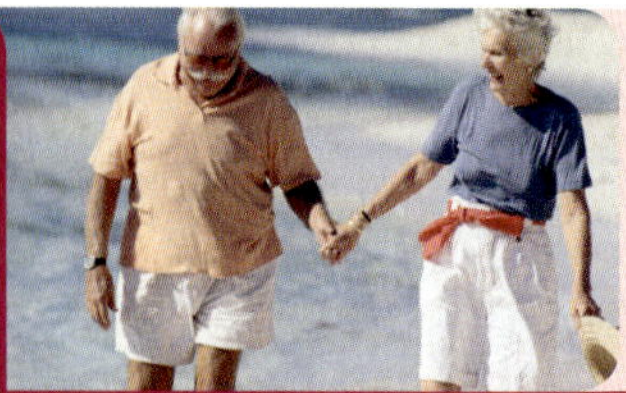

Knochenbeschwerden

In Knochen gehen unablässig Veränderungen vor sich, ihr physiologischer Zustand ändert sich von Minute zu Minute. Unter einem Mangel an Belastung sowie an Kalzium und anderen Nährstoffen werden sie weicher, nach entsprechender Belastung und Nährstoffzufuhr kräftigen sie sich. Ein Mangel an Tages- bzw. Sonnenlicht führt (über ein Defizit an Vitamin D) zu ungenügendem Kalziumeinbau in den Osteoblasten, den knochenbildenden Zellen.

Beschreibung Befindlichkeitsstörungen, Beschwerden und Schmerzzustände, die ihren Ausgang im Knochengefüge haben.

Ursachen Traumatische Einwirkungen (durch Schläge oder Stöße), entzündungs- oder durch Abnutzung bedingte Beschwerden (beispielsweise rheumatische oder berufsbedingte Knochenbeschwerden), sehr häufig ernährungsbedingter Mineralienmangel, insbesondere von Kalzium und Phosphor, aber auch von Mineralien und Vitaminen, die zu diesen in stoffwechselbedingter Wechselbeziehung stehen.

Behandlung Sehr wichtig ist (vor allem für Frauen nach der Menopause, die jährlich bis zu eineinhalb Prozent ihrer Knochenmasse verlieren) ausreichende Bewegung bzw. eine aktive Belastung des Knochenskeletts. Dies wirkt (stimuliert über die Gene im Zellkern) aktivierend auf den Knochenneuaufbau.
Unverzichtbar ist auch eine kalziumreiche Kost – neben Milch und Käse sowie anderen Milchprodukten insbesondere Grüngemüse und Hülsenfrüchte.

Heilen mit Obst und Gemüse

- **Kalzium ist wichtigster Knochenstoff. Aber: Wenn Kalzium fehlt, wird das Mineral unerbittlich aus den Knochen abgezogen, weil es im Körper auch für andere lebensnotwendige Aufgaben gebraucht wird (z. B. für die Nervenreizübertragung). Kalzium muss deshalb täglich nachgeliefert werden, z. B. durch den Verzehr von Kohl, Brokkoli, Mangold, Spinat, Fenchel, Linsen, Bohnen, Feigen und Nüssen.**
- **Ältere und alte Menschen, die oft weit weniger als junge Menschen ans helle Tageslicht kommen, sollten öfter Pilze essen, die sehr Vitamin-D-reich sind.**

Info Bewegungsapparat nicht vernachlässigen Zwei Drittel unseres Gesamtgewichts macht allein unser Bewegungsapparat aus. Er besteht aus Skelett, Muskeln, Sehnen und Bändern. Sie alle sorgen dafür, dass wir uns aufrecht halten und uns bewegen können. Oft kümmert man sich allerdings erst um das eigene Grundgerüst, wenn es mit der Beweglichkeit hapert oder sich Erkrankungen einstellen.

Symptome bei Knochenbeschwerden

- Ziehen, Reißen in den Knochen
- Knochenverformung
- Neigung zu Knochenbrüchen
- Knochenschmerzen, zum Teil spontane Brüche
- Knochenabbau (Osteoporose)

Vermeiden Sie daher Fehl- und Überbelastungen der Knochen durch falsches Sitzen oder einseitiges Arbeiten. Versuchen Sie gegebenenfalls, Ihr Gewicht zu reduzieren und damit den Druck auf Ihr Skelett zu vermindern. Und sorgen Sie für ein stabiles Immunsystem, das Ihnen dabei hilft, z.B. mit einer plötzlichen Verkühlung fertig zu werden, da sonst auch Ihre Knochen betroffen sein können.

So heilt die Sonne Voraussetzung ist ein täglicher Aufenthalt von mindestens 20 Minuten in der Sonne oder im hellen Tageslicht. Dann aktivieren die UV-Strahlen in den Hautzellen das knochenbildende Vitamin D. Dieses Vitamin ist gleichzeitig sogenannter Transkriptionsfaktor in Genen, als solcher Impulsgeber für alle knochen- und gewebevitalisierenden Prozesse. Denn ohne Vitamin D kann der Darm kein Kalzium aufnehmen und dieses nicht in Knochen und Zähne einbauen.

Rezept

Linsensuppe mit Curry

Zutaten für 4 Personen

1 1/2 Tassen rote Linsen | 600 ml Wasser 2 EL Olivenöl | Salz | 2 Kartoffeln | 1 Zwiebel 2 Knoblauchzehen | 1 TL Kurkuma | 1 TL gemahlener Kumin | 1 TL gemahlener Koriander 1 Prise Cayennepfeffer

1 Die Linsen verlesen und unter fließendem kaltem Wasser gründlich abspülen. Zusammen mit Wasser, 1 Esslöffel Öl und Salz in einen Topf geben. Aufkochen lassen und ohne Deckel 20 Minuten bei mittlerer Hitze kochen. Gelegentlich umrühren und gegebenenfalls abschäumen.

2 Die Kartoffeln schälen und in Würfel schneiden. In die Suppe geben.

3 Die Zwiebel abziehen und klein hacken. Den Knoblauch abziehen und durch eine Presse drücken. In einer Kasserolle beides zusammen mit den Gewürzen in 1 Esslöffel Olivenöl anbraten.

4 Wenn die Zwiebeln weich werden, die Zwiebelmischung zur Suppe geben. Nach ca. 20 Minuten sollten die Kartoffeln weich und damit die Suppe fertig sein.

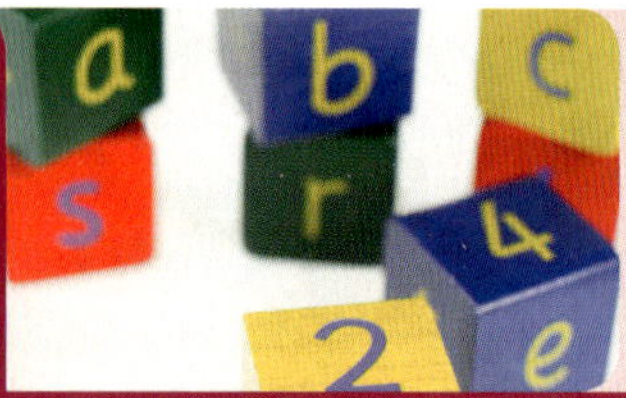

Konzentrationsmangel

Der wichtigste Biostoff für unser Konzentrationsvermögen ist Phosphatidylcholin, ein B-Vitamin, Rohstoff für den Neurotransmitter (Nervenbotenstoff) Azetylcholin. Außerdem ist Cholin Bestandteil der ölig-feuchten Schutzmembran aller Gehirnzellen. Bei einer Unterversorgung mit Cholin kommt es zu einem Absterben sogenannter cholinerger Neuronen im Gehirn; diese Gehirnzellen verlieren ihre Leistungsfähigkeit oder sterben sogar ganz ab.

Beschreibung Die Unfähigkeit, beim Thema zu bleiben, Gedanken auf bestimmte Dinge, z. B. abstrakte Begriffe, zu fixieren, gedanklich erfasste Vorgänge zu assoziieren, im erweiterten Sinn Lern- oder Gedächtnisschwäche.

Ursachen Fast immer liegt ein gestörter Hirnstoffwechsel bzw. eine Mangelversorgung im Gehirn vor.

Behandlung Mentaltraining wie Schachspielen, Lösen von Kreuzworträtseln, Auswendiglernen usw. stimuliert den Neuaufbau des Gehirnnetzwerks, sorgt auch für eine erhöhte Cholinzufuhr (z. B. aus der Leber). Unterstützt wird dies durch cholinreiche Kost sowie durch Lebensmittel, die für die Bioverwertung von Cholin wichtig sind. Cholinerge Neuronen und ihre Verästelungen bauen sich dann neu auf, die Schutzmembranhäutchen der Gehirnzellen gesunden.

Heilen mit Obst und Gemüse

- **Bester Lieferant von Cholin bzw. Phosphatidylcholin ist Lezithin, das vor allem in Sojabohnen und allen Sojaprodukten (wie Tofu) reich enthalten ist.**
- **Cholin wird allerdings auch in unserem Darm selbst synthetisiert. Dafür werden Folsäure (in Spinat, grünem Salat, Brokkoli, allen grünen Kohlsorten, Linsen) und Vitamin B12 benötigt, das unser Darm ebenfalls aus fermentiertem Sauerkraut absorbiert.**
- **Fertiges Lezithin als Cholinersatz ist über Monate hinweg sehr sinnvoll, soll aber nicht das ganze Jahr hindurch als Nahrungsmittelergänzung eingenommen werden. Risiken: Übelkeit, Durchfall, Mundgeruch, Vitamin-B6-Mangel.**

Info Erste Maßnahmen Treten Konzentrationsmängel auf, verringern Sie erst einmal die Zahl der auf Sie einwirkenden Sinnesreize bzw. stoppen Sie die Reizüberflutung: kein Radio oder Fernsehen, Fenster zu, Telefon und Handy zum Schweigen bringen. Stellen Sie eine Art Dienstplan auf, nach dem Sie Ihre Vorhaben nacheinander und nicht gleichzeitig erledigen – erteilen Sie dem Multitasking also eine Absage. Übungen zur Konzentrationsstärkung können Sie in zahlreichen speziellen Ratgebern nachlesen. Wenn Sie aus den Reaktionen

Symptome bei Konzentrationsmangel

- Vergesslichkeit, gedankliches Abschweifen
- Formulieren unvollständiger Sätze
- Unfähigkeit, Begriffe, Zahlen, Namen oder Daten gedanklich zu verknüpfen

Ihrer Umgebung schließen müssen, dass Sie sich an Geschehnisse der letzten Stunden nicht mehr erinnern, Sätze nicht mehr sinnvoll zu Ende bringen und Sie allmählich an Ihrem Geisteszustand zweifeln, scheuen Sie sich nicht, einen Neurologen aufzusuchen. Störungen des Kurzzeitgedächtnisses können beispielsweise auf einer Virusinfektion beruhen und sind behandelbar.

Alzheimer als letztes Stadium Konzentrationsmangel führt im Lauf der Zeit zum Absterben sogenannter Dendriten und Neuriten – das sind feine Querverbindungen zwischen Gehirnzellen. Ein massiver Zellabbau ist dann Ausgangspunkt der Alzheimerschen Krankheit, einer Hirnleistungsstörung, die mit Vergesslichkeit beginnt und in den allmählichen Gehirnverfall übergeht.

Rezept

Pilz-Stroganoff mit Tofu

Zutaten für 4 Personen

Für das Stroganoff: 1/2 Zwiebel | 500 g Pilze | 1 EL Mandelstifte | 1 EL Petersilie | 125 g Tofu
1 Knoblauchzehe | 1 TL Olivenöl | 1 TL Oregano | 2 Tassen gekochter Naturreis

Für die Sauce: 250 g Tofu | 50 ml Wasser | 2 EL Sojasauce | 2 EL Apfelessig | 1 Knoblauchzehe
1 TL gehackte Ingwerwurzel

1 Die Zwiebel abziehen und in kleine Würfel schneiden. Die Pilze in dünne Scheiben hobeln.

2 Die Mandeln in einer Pfanne leicht anrösten. Die Petersilie fein wiegen. Den Tofu in etwa 3 Zentimeter große Würfel schneiden.

3 Mit der Zubereitung der Sauce beginnen. Dazu alle Zutaten fein pürieren. Bis zum Servieren in den Kühlschrank stellen.

4 Zwiebel und Knoblauch im Öl anbraten, bis die Zwiebelwürfel glasig sind.

5 Die Pilze hinzufügen und braten, bis sie beginnen zusammenzufallen. Von allen Seiten leicht bräunen.

6 Die Sauce über die Pilze geben. Alles unter Rühren nochmals gut durcherhitzen. Den Oregano hinzufügen.

7 Mit Naturreis servieren, Petersilie und Mandelstifte darüber streuen.

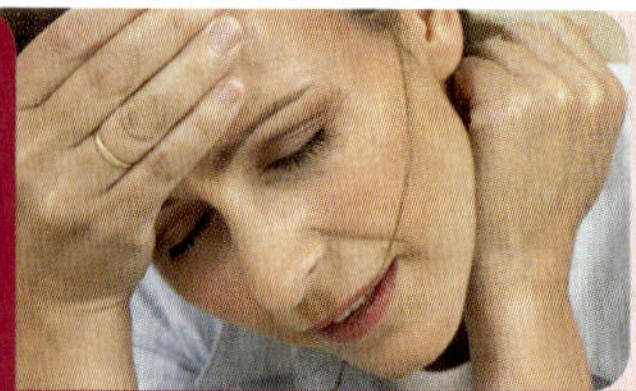

Kopfschmerzen

Kopfschmerzen treten häufig als Folge einer bestimmten Erkrankung auf, wie etwa eines Infekts, eines Schleudertraumas, eines Tumors im Gehirn, einer Erkrankung der oberen Atemwege oder der Ohren. Um die Kopfschmerzen zu heilen, müssen also die zugrunde liegenden Beschwerden behandelt werden. Spannungskopfschmerzen, Migräneanfälle oder der Cluster-Kopfschmerz hingegen stehen für sich und werden primäre Kopfschmerzen genannt. Welcher Kopfschmerztyp genau vorliegt, kann nur der Arzt klären.

Beschreibung Schmerzen im Kopfbereich (Stirn, Schläfen, Hinterkopf usw.).

Ursachen Dumpf-schmerzhafter Kopfdruck mit Klopfempfindungen ist oft Folge mangelnder Durchblutung der Hirngefäße. Kopfschmerzen folgen häufig auf eine Infektion oder begleiten sie.
Bei Frauen häufen sich Kopfschmerzattacken oft während der Menstruation. Wetterfühligkeit, Stress, Überlastung, Hunger, übermäßige Müdigkeit, Sauerstoffmangel oder Genussmittelmissbrauch (Katerkopfschmerz nach zu viel Alkohol) können genauso Ursache sein wie psychische Probleme.

Behandlung Schmerzmittel wie Azetylsalizylsäure können als Notbremse dienen.

Heilen mit Obst und Gemüse

- **Gebräuchliche Kopfschmerzmittel wirken als sogenannte Prostaglandinsynthesehemmer, sie unterbinden die körpereigene Produktion bestimmter Mediatoren oder Gewebshormone, die für Schmerzempfindungen verantwortlich sind. Hemmend auf diese Schmerzauslöser wirken auch pflanzliche mehrfach ungesättigte Fettsäuren in Sojabohnen und Sojaprodukten, Oliven, Avocados sowie allen Pflanzenölen. Wichtig: Verzichten Sie auf tierische Fette!**
- **Vitamin C (in frischem Obst) ist wichtigster natürlicher Histaminhemmer, das Vitamin blockiert den Ausstoß entzündungsverursachender Eiweißstoffe aus sogenannten Mastzellen in Gefäßwänden.**

Info Führen Sie Buch Weil die Ursachen für Kopfschmerzen sehr vielfältig sein können, ist es ratsam, die näheren Umstände systematisch zu notieren, falls der Schmerz häufiger auftritt. Vermerken Sie:

- Wann und auf welche Weise der Schmerz jeweils auftritt
- Wann er seinen Höhepunkt erreicht
- Wie lange er anhält
- Auf welche Weise er abklingt

So lässt sich am ehesten ermitteln, ob der Schmerz im Zusammenhang oder in zeitlicher Beziehung mit bestimmten Gewohnheiten steht (z. B. Essgewohnheiten, Fernsehen, körperlichen Übungen, Autofahrten, Einkauf). Prüfen Sie,

Symptome bei Kopfschmerzen

- Dumpfe, bohrende, hämmernde, stechende oder reißende Schmerzen ein- oder beidseitig, in der Stirn- oder Hinterkopfgegend
- Oft strahlen die Schmerzen in andere Körperteile, vor allem in Nacken und Schultern, aus
- Begleitsymptome können Lichtempfindlichkeit, Übelkeit, Erbrechen oder (bei Migräne) Sehstörungen sein
- Schmerzen treten oft anfallartig auf

ob eine Allergie – auf Lebensmittel (Eier, Fisch, Milch) oder andere Substanzen (Hausstaub, Farbverdünner, Lacke, Blütenstaub) – die Ursache sein kann. Gestörte Schlafrhythmen können ebenso Ursache sein wie Dauerberieselung mit seichter Musik, sonstiger Lärm, Konflikte, Kummer oder Probleme.

Keine Migräne Spannungskopfschmerzen haben mit Migräne nichts zu tun. Ihre Ursachen sind häufig seelischer Art, wie z. B. Depressionen, nicht abgebaute Aggressionen oder ein allgemeiner Erschöpfungszustand. Wärme oder eine sanfte Nackenmassage kann die Spannungskopfschmerzen lindern.

Nicht verwechseln Über 251 Kopfschmerzformen werden heute unterschieden. Die Migräne tritt in mehr als 22 Unterformen in Erscheinung. Sie hat ihren Namen vom griechischen hemi cranion, »halber Kopf«, weil sie zumeist halbseitig auftritt. Bei schweren Attacken wird sie von Übelkeit und anderen äußerst unangenehmen Symptomen begleitet. Normale Kopfwehtabletten helfen in diesen Fällen leider nicht!

Rezept

Orangensalat

Zutaten für 4 Personen

**6 Orangen | 2 säuerliche Äpfel | 3 EL Honig
1 Becher saure Sahne | 4 EL Kokosraspel
1 EL Öl | 4 Baguettebrötchen | 8 TL Butter**

1 Die Orangen schälen, quer in dünne Scheiben schneiden und auf Portionsteller verteilen.

2 Die Äpfel grob hacken und auf die Orangenscheiben häufen.

3 Den Honig mit der sauren Sahne vermengen und über das Obst träufeln. Die Kokosraspel im Öl leicht bräunen und darüber streuen.

4 Die Brötchen mit der Butter bestreichen und dazu essen.

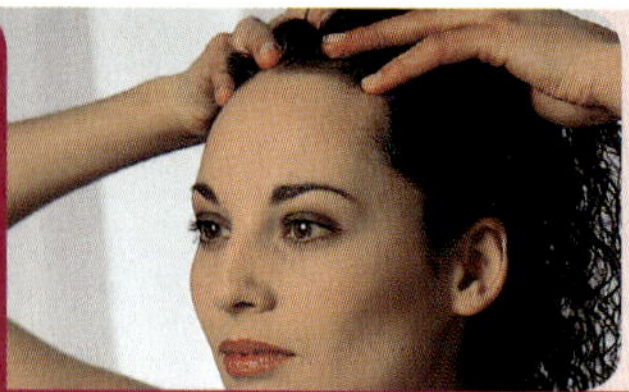

Kopfschuppen

Ein ganz natürliches Mittel zur Vorbeugung von Schuppen ist die Sonne. Wer seine Haare unbedeckt 30 bis 60 Minuten pro Tag der Sonne aussetzt, fördert damit die Durchblutung der Kopfhaut. Die Austrocknung wird beschleunigt, und die Schuppen werden reduziert. Wenn Sie gelbe Verkrustungen, rote Flecken und Entzündungen bemerken, konsultieren Sie Ihren Haus- bzw. Hautarzt! Es könnte sich um eine Infektion mit Bakterien oder Pilzen handeln.

Beschreibung Fettige oder auch trockene Schuppenbildung auf der Kopfhaut.

Ursachen Mangelnder Immunschutz der Kopfhaut ist oft Auslöser für Schuppen, die wegen ihres wenig schönen Aussehens häufig das Selbstwertgefühl der Betroffenen massiv belasten. Erbliche Veranlagung und Hormonstörungen können eine Rolle spielen (bei Frauen beispielsweise in den Wechseljahren). Stress, mangelnde Hygiene, zu seltenes oder zu häufiges Haarewaschen und Fettleibigkeit begünstigen die Schuppenbildung ebenso wie der Missbrauch von Haarkosmetika. Fehlernährung führt zum Abbau der Stoffwechselaktivität in den Haarzellen. Möglich ist auch ein Pilzbefall.

Behandlung Die Kost muss reich an Wirkstoffen sein, die den Immunschutz für den Haarboden neu aufbauen und den Stoffwechsel ankurbeln. Empfehlenswert sind medizinische Shampoos mit einem pH-Wert (Säurewert), der dem der menschlichen Haut entspricht. Nehmen Sie sich Zeit für die Kopfwäsche und dehnen Sie sie mit einer Kopfhautmassage aus.

Heilen mit Obst und Gemüse

- Gemüse, das reich an komplexen Kohlenhydraten ist, baut Darmflora sowie Darmschleimhäute auf und sorgt auf diese Weise für eine erhöhte körpereigene Biotinproduktion. Dazu zählen Kartoffeln, alle Kohlsorten, alle Hülsenfrüchte, Kohlrabi, Sellerie, Rettich, Rüben, Zwiebeln, Spargel, Mais, Auberginen und Gurken.
- Das Spurenelement Selen ist zentraler Immunstoff für die Kopfhautzellen; es ist enthalten in Spargel, Knoblauch, Pilzen sowie in allen Knollengewächsen.
- Vitamin E schützt die talgproduzierenden Kopfhautzellen vor Oxidation (und damit verbundener Schuppenbildung). Dieses Vitamin ist in Sojaprodukten, Oliven, Mais, Bohnen, allen Samen und Kernen sowie in Pflanzenöl enthalten.

Info **Pilzbefall als Ursache?** Pityrosporum ist der Name eines Pilzes, der recht häufig den Schuppenbefall auslöst. Den müssen Sie gezielt bekämpfen, da helfen keine kosmetischen Bemühungen. Warten Sie nicht zu lange damit, sonst droht als nächstes

Symptome bei Kopfschuppen

- Juckende Kopfhaut
- Kleine Schuppen bis hin zu großflächigen Schuppenkolonien
- Zum Teil strähniges, klebendes Kopfhaar
- Ekzemneigung, Haarausfall

Stadium die Hautentzündung. Weitere Folgen verspäteter Maßnahmen sind brüchige Haare und Haarausfall.

Pilzbefall ist leider eine äußerst hartnäckige Angelegenheit – zwei Monate (oder auch mehr) müssen Sie für die Behandlung Ihrer Kopfhaut mit einem arzneimittelhaltigen Shampoo veranschlagen. Lassen Sie Ihren Hautarzt die Diagnose absichern, er wird zu diesem Zweck eine Pilzkultur anlegen.

Achten Sie auf Ihre Ernährung! Kopfhautzellen sind besonders anfällig gegenüber freien Radikalen, die Fettsäuren in den feuchten Schutzmembranen der Zellen oxidieren und zerstören. Die Folge: ranziges Cholesterin und totes Eiweiß, die zusammen in Schuppenform abschilfern. Wichtig für eine gesunde, reduzierte Talgdrüsenproduktion ist das B-Vitamin Biotin. Es wird zum großen Teil in unserer Darmflora gebildet – aber nur bei gesunder Ernährung und leistungsfähiger Darmschleimhaut. Bei Mangelkost (Kantinenessen, Fertiggerichte, Fast Food usw.) wird die Darmflora abgebaut und nur noch begrenzt Biotin hergestellt.

Rezept

Grüner Spargel klassisch

Zutaten für 1 Person

5 kleine Kartoffeln | 250 g frischer grüner Spargel | Salz | 1 Prise Zucker | 30 g Butter 20 g Parmesan | gehackte Petersilie

1 Die Kartoffeln in ca. 15 Minuten gar kochen. Während die Kartoffeln garen, den Spargel schälen und in viel Salzwasser mit dem Zucker 10 Minuten kochen.

2 Den Spargel aus dem Kochwasser nehmen, abtropfen lassen.

3 Die Kartoffeln pellen, auf einem Teller anrichten und ein paar Butterflöckchen darauf setzen.

4 Den Spargel neben die Kartoffeln legen, mit Parmesan und Petersilie bestreuen und ebenfalls mit Butterflöckchen garnieren.

5 Zu Spargel lässt sich eine Vielzahl gesunder Beilagen reichen. Probieren Sie ruhig mal saures Obst (Orangen- oder Limettenscheiben) oder geräucherten Tofu.

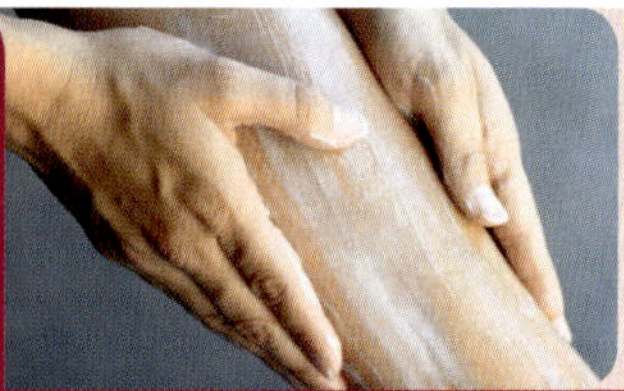

Krampfadern

Die Beinvenen enthalten ventilartige Venenklappen, die den Blutfluss steuern. Wenn die Klappen undicht sind, sackt das Blut nach unten, und der Blutdruck in den Venen erhöht sich. In den ohnehin im Vergleich zu Arterien sehr schwachen Venenwänden bilden sich Taschen und Ausbuchtungen, in denen sich das Blut staut und versackt. Vermeiden Sie also zu langes Stehen oder unterbrechen Sie es durch Hochlegen der Beine – oder noch besser mit fünf Minuten Gymnastik (siehe unten).

Beschreibung Erweiterte, geschlängelt verlaufende Venen, besonders in den Beinen.

Ursachen Blutstau infolge mangelhafter Versorgung der Venenwände. Übergewicht oder eine Schwangerschaft sowie auch eine Beschäftigung im Stehen begünstigen die Bildung von Krampfadern.

Behandlung Regelmäßige körperliche Übungen, Spaziergänge, Wandern, Schwimmen, Radfahren usw. fördern die Venendurchblutung. Zu langes Stehen sollte vermieden werden. Maßgebend ist ein Abspecken für Übergewichtige. Die Ernährung muss darauf abzielen, Venenwände zu kräftigen, Austritte von Blutwasser ins angrenzende Gewebe (Ödeme, Schwellungen) zu verhindern und die Durchblutung zu verbessern. Die kombinierten Maßnahmen beugen auch der Entstehung sogenannter Besenreiser vor.

Heilen mit Obst und Gemüse

- **Während Arterien von feinen Muskelpaketen gestützt sind, sind Venen im Wesentlichen lediglich von Bindegewebe umpackt. Diese Gefäßwände haben einen steten Bedarf an bestimmten Nährstoffen, nur so können sie fest, dicht und elastisch bleiben. Wichtig sind das Spurenelement Zink (in allen Hülsenfrüchten, allen Kohlarten, allen Knollengemüsen, in Zwiebeln, Kartoffeln, Mais, Sojaprodukten, Spinat), Vitamin C (im Fruchtfleisch von frischem, möglichst säuerlichem Obst) und das Bioflavonoid Rutin (in Buchweizen).**
- **Zwiebeln, Knoblauch, Lauch, Fenchel und Paprika wirken durchblutungsanregend und kurbeln den Blutfluss im manchmal »stehenden« Kreislauf im Krampfadernbereich an.**

Info Kneippgüsse Arbeiten Sie in der Gastronomie? Dann müssen Sie nicht nur viel stehen und Ihre Beine belasten, sondern Sie haben dort vielleicht auch eine Personaldusche zur Verfügung. So können Sie sogar während der Arbeitszeit etwas gegen Krampfadern unternehmen; ein paar Minuten lassen sich allemal abzweigen. Dreimal täglich kühlen Sie mit dem langsam wandernden Brausestrahl die Beine ab. Wichtig ist dabei die Reihenfolge: von der Fußaußenkante hoch bis

Symptome bei Krampfadern

- Vergrößerte, schlangen- oder wurmförmig verdickte bläuliche Venen, die sich deutlich unter der Haut abzeichnen
- Auftreten der Krampfadern meist an der Rückseite der Waden und an der Beininnenseite vom Knöchel bis zu den Leisten möglich
- Schmerzen speziell im Stehen

zum Hüftgelenk, dann an der Innenseite von der Leiste abwärts bis zum Fuß, danach das andere Bein, wieder außen beginnend. So stärken Sie die Venenwände – und nachhaltig erfrischt sind Sie außerdem.

Die Fünf-Minuten-Gymnastik gegen Krampfadern Legen Sie sich auf den Rücken und heben Sie die Beine an. »Winken« Sie zehnmal mit den Füßen, ruhen Sie eine Minute aus und wiederholen Sie das Ganze – bis zu fünfmal.

Unser Tipp Verschaffen Sie Ihren Beinen so viel Bewegung wie möglich: Vermeiden Sie Aufzüge und Rolltreppen, nutzen Sie alle Gelegenheiten, um Treppen zu steigen.

Rezept

Rosenkohl rustikal

Zutaten für 4 Personen

500 g Kartoffeln | 750 g Rosenkohl | 1 große Zwiebel | 1 grüne Paprikaschote | 75 ml Wasser 500 g Tomaten | etwas Basilikum | Pfeffer aus der Mühle | Salz

1 Die Kartoffeln in der Schale garen.
2 Den Rosenkohl putzen und am Strunk kreuzweise 3 Millimeter tief einschneiden. In 10 bis 12 Minuten gar dämpfen, anschließend gut abtropfen lassen.
3 Die Zwiebel abziehen und in Ringe schneiden. Die gewaschene Paprikaschote entkernen und in kleine Stücke schneiden.
4 In einer großen Kasserolle 75 Milliliter Wasser erhitzen. Zwiebel und Paprika darin weich dünsten.
5 Die Tomaten überbrühen, häuten und mit dem Rosenkohl und Basilikum in die Kasserolle geben. Alles erhitzen.
6 Mit Pfeffer und Salz abschmecken. Die Kartoffeln pellen und mit dem Gemüse sofort servieren.

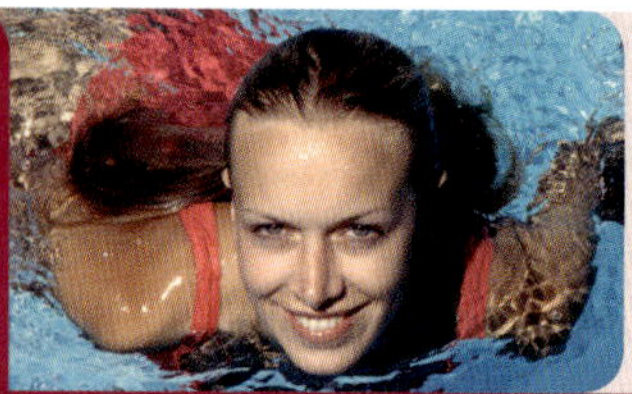

Kreislaufbeschwerden

Durchblutungsstörungen an den äußeren Extremitäten sind häufig Zeichen für eine Kreislaufstörung. Gegen kalte Hände und Füße hilft oft schon Bewegung, um die Durchblutung anzuregen, ebenso wie morgendliche Wechselduschen und Kneippanwendungen. Kreislaufbeschwerden können in zwei Klassen eingeteilt werden: in solche, die lediglich peripher (in Armen und Beinen) auftreten, und solche, die sich aus dem Zusammenwirken peripherer Gefäße und der Kreislaufzentren, also Herz und Lunge, ergeben.

Beschreibung Unterschiedlichste Beschwerden aufgrund von Störungen im Kreislaufsystem.

Ursachen Die Gründe für Kreislaufbeschwerden sind sehr unterschiedlich. Einige Beispiele: Infektionen, massiver Blutverlust, Allergien, Fehlernährung und Stress. Auch Alkoholmissbrauch, organische Krankheiten oder ausgeprägte Schlafstörungen können zu Kreislaufbeschwerden führen; ebenso Übergewicht, Bewegungsmangel, negative mentale Einflüsse wie Konflikte, Probleme und nervöse Unruhe.

Behandlung Herz und Gefäßsystem müssen unterstützt werden: durch Bewegung an frischer, sauerstoffreicher Luft, ausreichend Schlaf und gesunde, ausgewogene Ernährung.

Heilen mit Obst und Gemüse

- Kalium ist das Mineral, das ganz allgemein beruhigend, lindernd und heilend auf die meisten Kreislaufbeschwerden einwirkt. Es ist im Stoffwechsel Gegenspieler von Natrium (im Kochsalz) und balanciert damit Blutdruckunterschiede aus. Enthalten ist Kalium vor allem in Avocados, Spinat, Brokkoli, Bananen, Kartoffeln, Sellerie, allen Kohlsorten, Grüngemüse, Hülsenfrüchten und Spargel.
- Vitamin C ist das weitaus beste Heilmittel bei Kreislaufbeschwerden, die durch Gefäßschwäche hervorgerufen werden. Vitamin C ist enthalten in allen säuerlich-süßen Früchten wie Südfrüchten, Kiwis, Beeren, Weintrauben usw.

Info **Was Sie meiden sollten** Fettreiche Kost führt zu Ablagerungen an den Arterieninnenwänden und damit zu mangelhafter Durchblutung. Salzreiche Kost bindet Wasser, vergrößert auf diese Weise das Blutvolumen und erhöht zusätzlich die Gefäßwandspannung. Diese beiden Faktoren wirken gleichermaßen blutdruckerhöhend. Auch Nikotin verengt die Gefäße und verschlimmert so die Symptome von Kreislaufbeschwerden.

Schadstoffe einschränken Absolut tabu bei Kreislaufproblemen sind der übermäßige Genuss von Schadstoffen wie Koffein, Nikotin und Alkohol. Achten Sie zudem auf eine ausgewogene Ernährung und konsequent regelmäßige, leichte

Symptome bei Kreislaufbeschwerden

Zirkulationsstörungen im Kreislauf können unterschiedlichste Beschwerden hervorrufen, beispielsweise:

- Schwindel
- Kopfschmerzen
- Müdigkeit
- Appetitmangel
- Darmstörungen, Nierenbeschwerden, Beschwerden beim Wasserlassen
- Herzbeschwerden, Angina pectoris
- Taubheit oder Kältegefühl in Händen und Füßen

Bewegung wie Spaziergänge, Schwimmen oder Radfahren.

Wetterfühligkeit Menschen mit niedrigem Blutdruck (Hypotoniker) sind häufig wetterfühlig, Barorezeptoren in Gefäßwänden reagieren auf Luftdruckschwankungen und damit beispielsweise auf das Heranziehen von Regengebieten. Dadurch werden Gefäßwände geweitet, der Blutdruck sinkt – die Folge ist Müdigkeit bei gleichzeitiger Nervosität.

Rezept

Schwimmende Eier

Zutaten für 1 Person

400 ml Gemüsebrühe | 1 sehr kleine Stange Lauch | 1 sehr kleine Kartoffel | 1 kleine Karotte je 2 Stangen weißer und grüner Spargel | 25 g Zuckerschoten | 1 EL süße Sahne | 1 kleines Eigelb weißer Pfeffer | Salz | 1 Prise Zucker | 2 Eier | 1/2 l Wasser | 1 EL Essig | Petersilie

1 Die Gemüsebrühe erhitzen. Das Gemüse putzen und waschen.

2 Kartoffel und Lauch in grobe Stücke schneiden. In der Brühe 12 Minuten garen.

3 Karotte und Spargelstangen in mundgerechte Stücke schneiden, größere Zuckerschoten halbieren. In kochendem Salzwasser wenige Minuten blanchieren, herausnehmen und abtropfen lassen.

4 Die Brühe mit den Lauch- und Kartoffelstücken pürieren, mit Sahne und Eigelb legieren und mit den Gewürzen abschmecken. Nicht mehr kochen lassen!

5 Zum Pochieren Wasser, Salz und Essig aufkochen. Gemüse in der Zwischenzeit in die Suppe geben.

6 Die Eier in eine Suppenkelle schlagen und langsam ins heiße Essigwasser gleiten lassen. Sobald sich das Eiweiß fest um den Dotter gezogen hat, die Eier mit einer Schaumkelle herausheben und auf die Suppe setzen. Mit Petersilie garnieren.

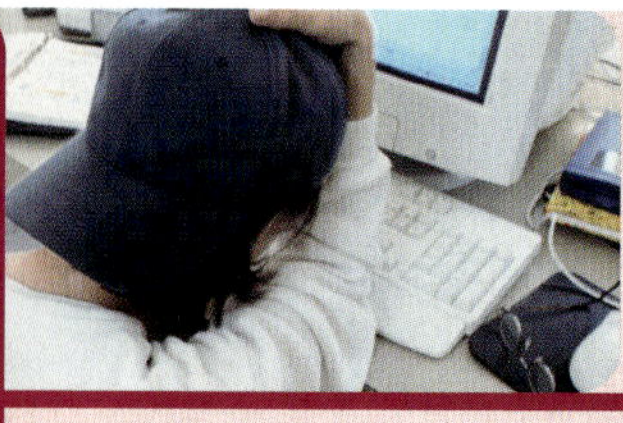

Leistungsschwäche

Stressfaktoren, die zu einer Leistungsschwäche führen, können Ihr Partner, Ihre Hausgenossen, Berufskollegen sein, Überforderung im Beruf, Zumutungen aller Art, die Sie sich womöglich selbst eingebrockt haben – seien Sie also ehrlich zu sich selbst und befreien Sie sich! Was die Suche besonders kompliziert macht: Stressoren können durchaus auch positive Ereignisse sein, etwa eine Hochzeit, die Vorbereitung auf die lang ersehnte Weltreise usw.

Beschreibung Ein Zustand von Kraftlosigkeit und mangelnder Spann- und Antriebskraft, der deutlich unter dem sonstigen Leistungsstandard liegt.

Ursachen Drosselung von Zelltätigkeit und Gesamtstoffwechsel bei Nährstoffmangel und zu viel Stress.

Behandlung Ganz egal, ob die Symptome einer Leistungsschwäche Herz- oder Kreislaufschwäche, Vergesslichkeit, Missmut oder mangelnde sportliche Kondition sind – die Therapie ist stets dieselbe: Abbau von Stressfaktoren und eine nährstoffreichere Kost, bei der insbesondere sehr spezielle Leistungsbiostoffe zugeführt werden müssen. Dies führt dann gleichzeitig zu einer erhöhten Stressfähigkeit, Stressoren (wie Konflikte, Leistungsdruck) werden nicht mehr als so belastend empfunden.

Heilen mit Obst und Gemüse

- Spontane Aktivimpulse für Gene und Zellstoffwechsel bringen Vitamin D (wird in der Haut durch Licht- oder Sonneneinwirkung synthetisiert), das Schilddrüsenhormon Thyroxin (dafür fehlt meist das Spurenelement Jod, beispielsweise in Meer- oder jodiertem Salz enthalten) sowie Vitamin A (am meisten enthalten in Karotten, Spinat, Kürbis, Papayas, Grünkohl, Brokkoli, Melonen, Tomaten, Aprikosen, grünen Salaten, grünen Hülsenfrüchten wie Erbsen oder Bohnen, Pfirsichen, Mangos, Avocados).
- Wichtig für Zellatmung und Zellenergie ist das Spurenelement Eisen (in allen Kohlsorten, Karotten, Wurzelgemüse, Spinat, Brokkoli, Tomaten, Hülsenfrüchten).

Info Leistungsschwäche – der »innere Schweinehund«? Nein, Leistungsschwäche ist vielmehr eine Schutzmaßnahme der Natur, die dazu dient, dass ihre Geschöpfe ohne ausreichende Zellversorgung sich auf keine zu großen Herausforderungen einlassen, keine unbeherrschbaren Risiken auf sich nehmen. Die Folge: körperliche und mentale Müdigkeit. Verantwortlich sind sogenannte stringent factors (Zwangsfaktoren) in allen Körperzellen. Die melden den Genen im Zellkern, dass bestimmte Biostoffe – wie z. B. Magnesium, Vitamin B6, wichtige Fettsäuren – fehlen. Die

Symptome bei Leistungsschwäche

- Erschöpfung, Müdigkeit
- Antriebsarmut, mangelnde Motivation
- Lern-, Gedächtnis- und Konzentrationsschwäche
- Kreislaufschwäche
- Missstimmung, Depressionen

Gene drosseln dann den Zellstoffwechsel – die Leistungsschwäche ist da.

Grundursache feststellen Wer feststellt, dass seine Leistungen auf allen möglichen Gebieten des Alltags nachlassen, fühlt sich oft schon seit längerem insgeheim überfordert. Meist gehen überempfindliche Reaktionen auf mangelnde Wärme in Umfeld und Familie oder fehlende Perspektiven für ein schöneres Leben mit einher und verstärken die niedergeschlagene Grundstimmung. Der Leistungsabfall tritt immer in besonders unangenehm empfundenen Situationen auf. Nötig ist hier eine genaue Selbstanalyse zur Behebung des Grundproblems.

Rezept

Gemüselasagne

Zutaten für 4 Personen

Für die Marinarasauce: **4 Knoblauchzehen | 900 g Tomaten | 2 EL Olivenöl | 1 TL Oregano 1 TL Basilikum | etwas Thymian | Salz | Pfeffer aus der Mühle** | **Für die Lasagne:** **1 Zucchini 500 g Spinat | 6 Lasagnenudelplatten | 300 g geriebener Parmesan | 1 TL Oregano**

1 Für die Sauce die Knoblauchzehen abziehen und durch eine Presse drücken. Die Tomaten überbrühen, häuten und pürieren.

2 In einer Pfanne das Olivenöl erhitzen und den Knoblauch unter Rühren darin anbraten. Dann die anderen Zutaten einrühren.

3 20 Minuten köcheln lassen. 3 Tassen für die Lasagne abmessen. Den Rest einfrieren.

4 Den Backofen auf 175 °C vorheizen. Die Zucchini waschen und raffeln. Den Spinat 5 Minuten in kochendem Wasser blanchieren, dann klein hacken. Die Zucchini mit der Sauce vermischen.

5 In eine rechteckige Auflaufform 1 Tasse Sauce geben. 3 Nudelplatten nebeneinander darauf legen. Den Spinat darüber verteilen. Mit 200 Gramm Käse und dem Oregano bestreuen. 1 Tasse Sauce darüber schichten.

6 Die restlichen Nudelplatten darauf legen, Sauce und restlichen Käse darüber geben. 45 Minuten überbacken. Vor dem Anschneiden 15 Minuten ruhen lassen.

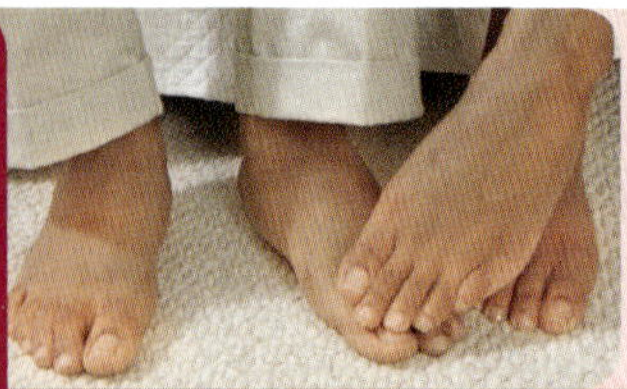

Libidomangel

Gerade bei längeren Partnerschaften, in denen sich verschiedenste Gewohnheiten auf beiden Seiten eingespielt haben und vielleicht sogar auch ein gewisser Schlendrian eingekehrt ist, was das äußere Erscheinungsbild betrifft, stellt sich häufig massive Unlust im Bett ein. Doch auch hier gilt, genauso wie bei einer noch frischen Beziehung: Mann und Frau sollten füreinander attraktiv bleiben, dann haben sie auch mehr Spaß miteinander.

Beschreibung Deutlich nachlassende sexuelle Begierde und Erlebnisfähigkeit.

Ursachen Erniedrigte Hormonproduktion im sogenannten gonadotropen Regelkreis.

Behandlung Viele Frauen produzieren ab dem 30. Lebensjahr immer weniger Histamin. Dieses sogenannte biogene Amin entsteht aus der Aminosäure (Eiweißbaustein) Histidin. Libidomangel entwickelt sich dann häufig durch einen katastrophal schlechten Eiweißstatus im Körper bzw. durch eine ungenügende Eiweißverwertung. Die ist auch verantwortlich für die mangelnde LH- und FSH-Produktion (siehe unten) in der Hirnanhangsdrüse (Libido entsteht vorwiegend aus Eiweißneuromolekülen). Stress »frisst« zusätzlich Eiweiß aus Blut und Körper, fördert demnach Libidomangel und Orgasmusunfähigkeit.

Heilen mit Obst und Gemüse

- Cholinreiche Lebensmittel wie insbesondere alle Sojaprodukte sowie Thiamin (Vitamin B1; in Hülsenfrüchten, Kartoffeln, Buchweizen, allen Samen und Kernen), Niazin (Vitamin B3; in Trockenobst, Pilzen, grünen Erbsen, Soja) und Pyridoxin (Vitamin B6; in Soja, Bananen, Spinat, Avocados) kurbeln die Produktion von Magensäure an, verbessern somit die Eiweißverwertung und heben den Eiweißstatus in allen für ein erfülltes Sexualleben wichtigen Körperzellen an.
- Rohkost aus frischem Saisongemüse enthält proteolytische (eiweißzersetzende) Enzyme, die ebenfalls für einen Eiweißschub in Drüsen- und anderen Zellen sorgen.
- Den Libidostoff Histamin kann man auch essen. Er ist in allen überreifen Lebensmitteln enthalten, hauptsächlich in Bananen (auch in reifem Käse).

Info Einmal ganz unromantisch betrachtet Bei einem erotischen Stimulus (Zärtlichkeiten, Blicke, Worte, ein Anblick) sekretiert der Hypothalamus im Zwischenhirn Hormone, die in der benachbarten Hirnanhangsdrüse die eigentlichen Libido- und Sexualhormone mobilisieren: luteinisierendes Hormon (LH) und follikelstimulierendes Hormon (FSH). Die wandern übers Blut zu den Ei-

Symptome bei Libidomangel

- Orgasmusunfähigkeit
- Mangelndes Interesse an geschlechtlicher Vereinigung
- Verlust von sexuellen Trieb- und Wollustempfindungen

erstöcken und stimulieren dort die Abgabe der Geschlechtshormone (wie z. B. Östrogen). Libido und Orgasmusfähigkeit entstehen dann über einen Nervenpeptidreiz in sogenannten Pudendalarterien im Klitorisbereich. Aus Mastzellen (weißen Blutkörperchen) wird der Eiweißstoff Histamin freigesetzt, der zu einem spontanen Bluteinstrom in die Blutgefäße im Schambereich führt und die Libidoimpulse auslöst.

Gespräche gegen die Langeweile Dass es in einer Partnerschaft jahrzehntelang vor Erotik knistert, wird niemand erwarten dürfen. Leidenschaft kommt und verfliegt, darüber kann man keine Vereinbarungen treffen. Sexualität ist der Spiegel der Beziehung. Ändert sich z. B. das Selbstverständnis eines Partners, wird er auch im Bett eine andere Rolle spielen wollen. Stehen Sie zu Ihren Wünschen und Fantasien, bringen Sie sie ein und lassen Sie Ihren Partner nicht vergeblich raten, was Sie wollen. Wagen Sie das Gespräch, begnügen Sie sich nicht mit einem überholten Standardritual!

Rezept

Tofu-Sesam-Dip für einen Rohkostteller

Zutaten für 6 Personen

2 Knoblauchzehen | 1 Schalotte | 3 Stängel frische Petersilie | 3 EL Obstessig | 3 EL Wasser 1 EL Sojasauce | 1 EL Sesamöl | 1 EL Zitronensaft | 100 g Tofu | 50 g Sesampaste | Pfeffer aus der Mühle | Cayennepfeffer

1 Den Knoblauch abziehen und in kleine Stücke schneiden. Die Schalotte fein schneiden. Die Petersilie wiegen.

2 Essig, Wasser, Sojasauce, Öl, Knoblauch, Zitronensaft, Tofu und Pfeffer zusammen pürieren.

3 Die Sesampaste allein aufschlagen und dann unter die Tofumischung ziehen. Den Dip sehr kühl servieren.

4 Dazu gibt es einen bunten Rohkostteller, z. B. mit Stangensellerie, Karotten, Kohlrabi, Radieschen oder Gurken.

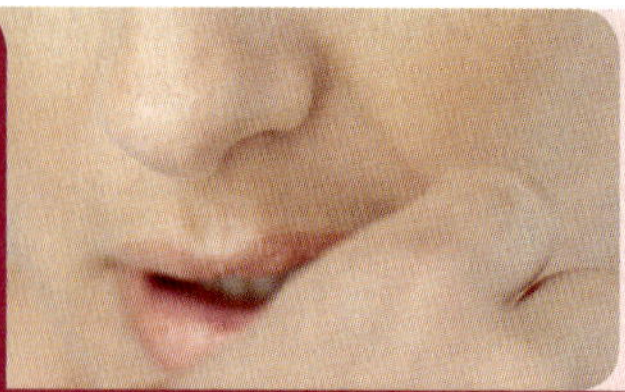

Lippenbläschen

Sehr häufig erleiden Kleinkinder eine erste Herpes-simplex-Infektion, jedoch noch ganz bzw. nahezu ohne irgendwelche Symptome. Die Übertragung der Viren erfolgt durch eine Tröpfchen- oder Schmierinfektion. Rund 85 Prozent aller Erwachsenen entwickeln dann reichlich Antikörper gegen das Virus. Doch: Wer das Virus einmal in sich trägt, wird es nie wieder los. Nur die Häufigkeit und die Schwere der Ausbrüche lassen sich kontrollieren.

Beschreibung Herpes-simplex-Infektionen der Haut und Schleimhaut mit gutartigen Reizbläschen.

Ursachen Herpes-simplex-Viren siedeln sich in Nerven an, nach ca. zwei Tagen kommt es dann zu ersten Infektionserscheinungen, die sich bis zum sechsten Tag in ihrer lästigen Symptomatik steigern. Da setzen aber schon die mobilisierten Abwehrkräfte des Immunsystems ein, die eine weitere Ausbreitung begrenzen. Etwa nach dem siebten oder achten Tag trocknen die Bläschen ein und heilen schließlich ganz ab.

Behandlung Erfolgt über Immunstimulanzien, also über eine massive Kräftigung des Immunsystems. Äußerliche Behandlung mit zinkhaltigen Salben.

Heilen mit Obst und Gemüse

- Eine bedeutende Rolle beim Aufbau des Immunsystems (von Thymusdrüse, Lymphsystem, Milz, weißen Blutkörperchen, Immunglobulinen usw.) spielen Vitamine und Spurenelemente. Von besonderer Bedeutung sind alle B-Vitamine (in Kartoffeln, Gemüse, Hülsenfrüchten, Getreide), Vitamin A (in Karotten, Spinat, Brokkoli, Grünkohl, Mangold, Kürbis, Melonen, Papayas, Aprikosen, Pfirsichen), Vitamin E (in Pflanzenölen, Sojaprodukten, Mais) und Selen (in Zwiebeln, Pilzen, Knoblauch, Spargel, Knollengemüse).
- Eine weitere Immunwaffe ist das Spurenelement Zink. Zinkmangel ist weit verbreitet und eine der Hauptursachen für ein geschwächtes Immunsystem. Reich an Zink sind beispielsweise Hülsenfrüchte, Nüsse, Samen und Kerne.

Info Achtung, Ansteckungsgefahr! Herpes ist ansteckend, auch wenn die Bläschen schon wieder abheilen. Ihren Mitmenschen sind Sie es daher schuldig, Vorsichtsmaßnahmen einzuhalten. Drängen Sie niemandem Küsse auf und achten Sie innerhalb der Familie darauf, dass Ihre Handtücher und Waschlappen nicht mit denen anderer verwechselt werden können.

Zink kann helfen Zink können Sie direkt zum Einsatz bringen: mit Pasten aus der Apotheke oder, wenn Ihnen das lästig ist, mit einer selbst hergestellten Lösung. Rühren Sie vier Gramm

Symptome bei Lippenbläschen

- Winzige bis kleine, mit heller Flüssigkeit gefüllte Bläschen an den Lippen, insbesondere im Grenzbereich von Haut und Schleimhaut
- Plötzliches Auftreten mit oft störendem oder gar quälendem Brennen
- Ansammeln von Bläschen in Kolonien auf gerötetem Grund
- Häufig gleichzeitige Schwellung der Mandeln

Zinksulfat in 100 Milliliter abgekochtes, kaltes Wasser und tränken Sie damit ein Taschentuch, das Sie jede halbe Stunde für ein paar Minuten auf die Lippen drücken.

Herpes und die Psyche Hegen Sie Abscheu gegen Personen in Ihrer Umgebung? Auch das begünstigt den Ausbruch der Infektion. Der Therapeut kann Ihnen allenfalls beim Aufspüren dieser Ursache helfen, ändern müssen Sie diesen Umstand schon selbst.

Was Sie tun können In erster Linie geht es darum, Stressfaktoren abzubauen, um das Immunsystem im Kampf gegen die Infektion zu unterstützen (hilfreich sind Ruhe, Wärme), sowie ihm genügend Nährstoffe zuzuführen. Genussgifte wie Alkohol, Kaffee, Nikotin sind zu meiden.

Wann zum Arzt? Wenn sich die Herpesinfektion in den Augenbereich ausdehnt, die Lymphknoten am Hals geschwollen sind oder eine bakterielle Infektion hinzukommt, sollten Sie einen Hautarzt aufsuchen. Auch bei häufigen Rückfällen ist eine ärztliche Therapie angezeigt.

Rezept

Kürbissuppe

Zutaten für 1 Person

1 Zwiebel | 1 EL Kürbiskerne | 2 Tassen Gemüsebrühe | 1 1/2 Tassen gekochter, pürierter Kürbis | 1/2 TL Oregano | 1 Spritzer Tabascosauce

1 Die abgezogene Zwiebel fein schneiden, die Kürbiskerne in einer Pfanne kurz rösten.

2 Die Zwiebelstücke in einem großen Topf in 2 Esslöffeln Gemüsebrühe weich dünsten.

3 Die restliche Brühe, den pürierten Kürbis und die Gewürze hinzufügen und alles etwa 15 Minuten köcheln lassen.

4 Die Suppe mit den Kürbiskernen garnieren.

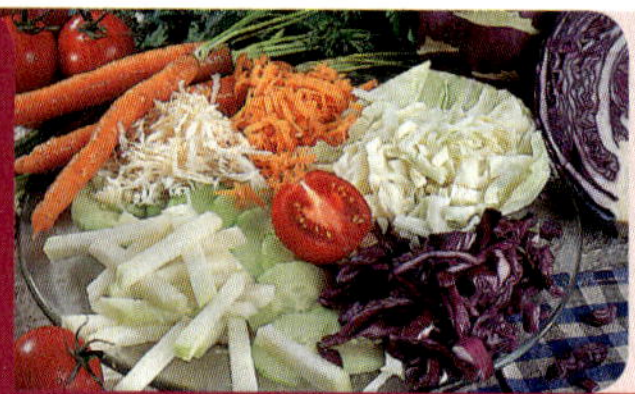

Magenbeschwerden

Der Magen reagiert auf innere und äußere Einflussfaktoren, die sowohl physisch als auch psychisch sein können. Beschwerden können ausgelöst werden durch Unverträglichkeit gegenüber bestimmten Lebensmitteln, ungünstige Ernährung wie fettes, scharfes, saures oder zu reichhaltiges Essen sowie Koffein- und Alkoholhaltiges und Erkrankungen wie bakterielle oder virale Infektionen. Psychische Faktoren spielen oft eine große Rolle, wie z. B. ein hektischer Alltag oder nervliche Anspannungen.

Beschreibung Schmerzen, Krämpfe oder Befindlichkeitsstörungen im Magenbereich.

Ursachen Meist Fehlernährung, Enzym- und Magensäuremangel, Über- oder Untersäuerung, Lebensmittelunverträglichkeit, Lebensmittelvergiftung, Genussgifte, Unterkühlung, Schleimhautreizungen oder Geschwüre.

Behandlung Meiden Sie schwer verdauliche Speisen wie Kohl, feuchtes oder schlecht abgelagertes Brot, vor allem aber fettes Fleisch, fette Saucen oder Bratkartoffeln. Empfohlen werden leichte Lebensmittel wie leicht gegarte Gemüse, Rohkost, Salate. Mehrere kleine Mahlzeiten pro Tag sind besser als drei schwere. Sehr kalte oder sehr heiße Getränke können die Magenschleimhäute reizen. Wichtig ist auch gutes Kauen.

Heilen mit Obst und Gemüse

- **Das Epithelgewebe der Magenschleimhäute ist kurzlebig, muss ständig geschützt und erneuert werden. Voraussetzung dafür ist Vitamin A in allen gelben, grünen und roten oder orangefarbenen Obst- und Gemüsesorten. Bei Vitamin-A-Mangel kommt es zur Metaplasie (Umwandlung) von Flimmerhaarzellen zu verhornten Zellen und damit zur Austrocknung und Verhornung von Teilen der Magenschleimhaut. Die Folge: mangelnde Schleimbildung, ungenügende Infektionsabwehr gegen Bakterien, Magenbeschwerden.**
- **Die Vitamine B1, B3, B6 (vorwiegend in Sojaprodukten, Hülsenfrüchten, Grüngemüse und allen Samen und Kernen enthalten) sorgen für eine gesunde Funktion der Magenschleimhäute und für ausreichend Magensäure.**

Info Wenn Probleme auf den Magen schlagen »Das muss ich erst einmal verdauen!« sagen wir, wenn Probleme »auf den Magen schlagen«, die mit der Nahrungsaufnahme gar nichts zu tun haben. Ungelöste Konflikte und Dauerstress gefährden den Magen-Darm-Trakt ernsthaft. Geschwüre, Darmverengung bis Darmverschluss und dergleichen Veränderungen können mit Ultraschall sichtbar gemacht werden. Sie müssen deswegen nicht gleich unters Messer: Geschwüre heilen

Symptome bei Magenbeschwerden

- Übelkeit, Sodbrennen, saures Aufstoßen
- Druck- und Völlegefühl, aufgetriebener Bauch
- Schmerzen, Krämpfe

auch spontan wieder ab – aber nur, wenn die Ursachen beseitigt sind. Versuchen Sie also herauszufinden, wer oder was Ihnen regelmäßig Magenschmerzen bereitet, und hören Sie auf, Ihren Ärger hinunterzuschlucken.

Sich entspannen Magenbeschwerden sind häufig auf unterdrückte Aggressionen, Überforderung und einen Mangel an »Nestwärme« zurückzuführen. Hinzu kommt eine verkrampfte Haltung in Gefühlsdingen. Man kann nicht loslassen, abgeben oder sich einfach seine Schwäche eingestehen. So wird der Magen immer »saurer«, was zu ernsthaften chronischen Beschwerden führen kann. Regelmäßige Entspannungsübungen wie Yoga, Atemübungen oder autogenes Training können Magenbeschwerden vorbeugen.

Rezept

Rohkostsalat »Champion«

Zutaten für 1 Person

150 g verschiedene Blattsalate (z. B. Batavia, Eisberg, Radicchio, Eichblatt) | 100 g Champignons 1 kleiner Apfel | 2 Selleriestangen | 1/2 Bund Radieschen | 50 g Sprossen (z. B. Luzernen-, Weizensprossen) | 1 Tomate | etwas Schnittlauch | 1 kleine Schalotte | 1 TL Honig | 2 EL Apfelessig | Salz weißer Pfeffer | 2 EL kaltgepresstes Olivenöl

1 Die Salatblätter verlesen, waschen und in mundgerechte Stücke zupfen.

2 Die Champignons trocken abreiben und in dünne Scheiben hobeln. Apfel und Selleriestangen waschen und in dünne Streifen schneiden.

3 Radieschen waschen und in Scheiben schneiden. Sprossen säubern.

4 Für die Marinade die Tomate überbrühen, häuten und vierteln, Kerne entfernen und dann das Fruchtfleisch fein würfeln.

5 Den Schnittlauch in Röllchen schneiden, die Schalotte fein würfeln.

6 Honig, Essig, Salz und Pfeffer mit dem Öl zu einer Marinade verrühren. Schnittlauch und Tomatenwürfel unterrühren.

7 Alle Salatzutaten in einer Schüssel mischen und mit der Vinaigrette anmachen.

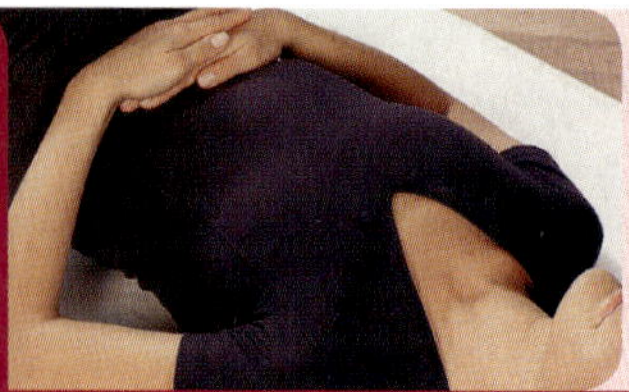

Magen-Darm-Störung

Abgesehen von akuten Vergiftungserscheinungen ist Fehlernährung meist die einzige Ursache aller Magen-Darm-Störungen. Sehr verbreitet (bei Erwachsenen bis zu 70 Prozent) ist eine sogenannte Laktose-(Milchzucker-)Unverträglichkeit. Dabei wird der in Milch, Sahne, Weichkäse usw. enthaltene Milchzucker nicht normal in einfache Zucker, sondern in kurzkettige Fettsäuren zerlegt, was einen massiven Wasserschub in den Dickdarm und damit spontan auftretende Durchfälle zur Folge hat.

Beschreibung Beschwerden und Schmerzen, die ihren Ausgang im Magen-Darm-Trakt haben bzw. dort lokalisiert sind.

Ursachen Die Ursachen für Magen-Darm-Störungen können sehr unterschiedlich sein: beispielsweise Infektionen, Allergien, Lebensmittelvergiftungen, Enzymmangel, Mangel an Magensäure, zu lange Verweildauer des Nahrungsbreis im Darm, Fäulnis- und Gärungsprozesse. Häufig haben Verdauungsstörungen ihren Ausgang im Magen, weil die in Lebensmitteln vorhandenen Bakterien oder Pilze nicht ausreichend durch Magensäure abgetötet werden. Sie gelangen dann in den Dünndarm, wo sie für Durchfall und Blähungen verantwortlich sind.

Behandlung Bewährt hat sich immer eine konsequente Umstellung der Ernährung. Eine gesunde Kost sorgt innerhalb weniger Tage für eine Mehrproduktion an Magensäure sowie für erhöhte Darmperistaltik (Darmmuskelbewegung) mit einer rascheren Darmpassage, wodurch u. a. Darmträgheit, Verstopfung und Darmschleimhautschäden vorgebeugt wird.

Heilen mit Obst und Gemüse

- Ballaststoffreiche Kost sorgt für eine raschere Darmpassage des Nahrungsbreis und befreit von Verstopfung: alle Gemüse, alle wässrigen Obstsorten.
- Sojaprodukte (wie z. B. Tofu) versorgen den Vagusnerv mit dem wichtigen Zündstoff Azetylcholin, wodurch die Sekretion von Magensäure angeregt wird. Die Folge: Eiweiß wird besser verdaut, fault nicht mehr unter lästigen Begleitsymptomen im Darm, und durchfallverursachende Bakterien werden abgetötet.

Info Salmonellengefahr Waren Sie gemeinsam mit anderen beim Essen? Wenn Stunden später Durchfall mit Schüttelfrost oder Fieber auftritt, fragen Sie Ihre Begleiter, ob es ihnen ähnlich ergeht. Wenn ja, müssen Sie von einer Lebensmittelvergiftung (z. B. durch Salmonellen) ausgehen. Verdorbene Zutaten, unsachgemäß oder zu lange gelagerte Speisen stößt der Körper auf allen verfügbaren Wegen ab – eine wichtige und sinnvolle Selbstheilungsreaktion. Mit dem Wirt dürfen Sie ein ernstes Wort reden.

Symptome bei Magen-Darm-Störung

- Schmerzen, Krämpfe im Magen-Darm-Bereich
- Blähungen, Verstopfung oder Durchfall
- Druck- und Völlegefühl
- Übelkeit, Erbrechen, Appetitmangel
- Sodbrennen, saures Aufstoßen, aufgeblähter Bauch

Unser Tipp Essen Sie lieber mehrere kleine und leichte Zwischenmahlzeiten über den Tag verteilt als ein bis zwei große und schwere Portionen mittags und abends. Vermeiden Sie es auch, nach 22 Uhr zu essen. Ihr Verdauungsapparat hat jetzt auf Ruhe umgestellt und sollte nicht mehr belastet werden. Und: Lassen Sie sich ausreichend Zeit beim Essen und Genießen. Kauen Sie jeden Bissen sorgfältig; auf diese Weise wird er bereits im Mund vorverdaut.

Was Sie meiden sollten Zu meiden sind helle Mehlprodukte (wie Nudeln, Pizza, Weißbrot), Süßes und Süßigkeiten (auch süße Getränke), fette Fleischspeisen, Fast Food und Fertiggerichte sowie Alkohol und Nikotin.

Rezept

Gebackene Auberginen

Zutaten für 3 Personen

1 große Aubergine | 2 große Zwiebeln | 3 Knoblauchzehen | 500 g Tomaten | 1 EL Olivenöl 2 Tassen gekochte Kichererbsen | Salz | Pfeffer aus der Mühle | 2 EL gehackte Petersilie

1 Den Backofen auf 175 °C vorheizen.

2 Die Aubergine schälen und in Stücke schneiden, die Zwiebeln abziehen und in kleine Würfel schneiden, den abgezogenen Knoblauch durch eine Presse drücken.

3 Die Tomaten blanchieren, häuten und grob hacken.

4 Das Öl in einer großen Kasserolle erhitzen. Die Auberginenstücke hineingeben und anbraten, bis sie braun und zart sind. Dabei häufig wenden.

5 Auberginenstücke aus der Kasserolle nehmen. Die Zwiebeln hineingeben und sautieren. Die Tomaten dazugeben und 5 Minuten kochen lassen.

6 Die Kichererbsen und die Auberginenstücke hinzufügen. Gut durchmischen und umrühren. Salzen, pfeffern und noch weitere 5 Minuten garen.

7 In eine Auflaufform umfüllen und etwa 20 Minuten backen.

8 Mit der Petersilie bestreuen und servieren.

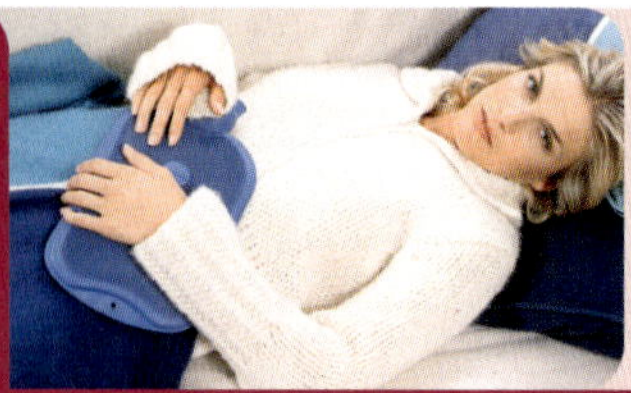

Menstruationsstörung

Die Hirnanhangsdrüsenhormone FSH (follikelstimulierendes Hormon) und LH (luteinisierendes Hormon) bewirken den Eisprung und die Bildung von Östrogen. Wenn keine Befruchtung zustande kommt, sinkt die Produktion von Hormonen wieder ab, und die Schleimhaut des Gebärmutterkörpers wird mit der Menstruation abgestoßen. Veränderungen der Hormonstruktur oder -bildung können diesen Prozess stören und zu Menstruationsbeschwerden führen.

Beschreibung Störungen während der Regelblutung, zum Teil äußerst schmerzhaft.

Ursachen Häufig liegen Störungen im Hormonsystem vor. Eine zu starke Regelblutung wird zudem oft von Entzündungen, Stauungszuständen im Becken, Myomen (Geschwülsten), aber auch von Bluthochdruck, Nieren- oder Herzschwäche ausgelöst. Eine Leistungsschwäche der Eierstöcke hat oft eine zu seltene oder aber auch zu häufige Regelblutung zur Folge.

Behandlung Eine präzise Diagnose, die dann zu einer gezielten Behandlung führt, kann nur der Arzt (Gynäkologe) stellen.

Heilen mit Obst und Gemüse

- **Eine Entgleisung im Hormonhaushalt kann durch gezielte Nährstoffzufuhr beteiligter Drüsen korrigiert werden. Eine bedeutende Rolle spielt Vitamin B6, das in hohen Konzentrationen in Sojaprodukten, Bananen, Spinat, Avocados, Samen, Kernen und Nüssen enthalten ist. Die beteiligten Drüsen haben zudem die höchsten Körperkonzentrationen an Vitamin C (in frischem Obst, Rüben, Zwiebeln, Spinat, Brokkoli, Kohlrabi, Spargel, Kohl).**
- **Steroidhormone (wie alle Sexualhormone) werden aus Cholesterin synthetisiert. Um diesen wichtigen Fettstoff verwertbar zu machen, wird das B-Vitamin Cholin benötigt. Es ist in Sojaprodukten (z. B. Tofu) enthalten, wird im Körper aber auch selbst synthetisiert, wozu allerdings Folsäure benötigt wird (enthalten in Grüngemüse, Kohl, Hülsenfrüchten, Spargel, Salat).**

Info Selbstheilung anregen Menstruationsstörungen können sich auf verschiedene Arten ausprägen. Ein unregelmäßiger Zyklus lässt sich häufig schon durch eine Änderung der Lebens- und Ernährungsgewohnheiten ins Gleichgewicht bringen. Hilfreich ist auch ein Gespräch mit einem psychologisch geschulten Gynäkologen oder einem Psychiater, wenn man Probleme damit hat, sein Frausein anzunehmen.
Ein heißes zehnminütiges Bad mit Rosmarin- oder Thymianzusätzen kann ebenfalls blutungsanregend wirken. Bei schmerzhaft verlaufenden

Symptome bei Menstruationsstörung

- Zu starke Regelblutung, zu schwache Regelblutung, Blutungen zwischen den Regelblutungen, Vor- oder Nachblutungen, zu seltene oder zu häufige Regelblutung, ausbleibende oder schmerzhafte Regelblutung
- Begleitsymptome: Kopfschmerzen, depressive Verstimmungen, Gereiztheit, Schwäche, Unterleibsschmerzen

Blutungen können Sie bereits in den Tagen vor den Tagen gezielt vorbeugen: Vermeiden Sie salzreiche Kost, um die Blutfülle zu reduzieren, und entwässern Sie Ihren Körper durch eine zweitägige Diät aus Obst, Reis und Fruchtsäften. Sorgen Sie außerdem vor und während Ihrer Periode für eine ausreichende Aufnahme von Kalzium und Magnesium, das entkrampfend wirkt.

Wann zum Arzt? Die erwähnten Symptome können bisweilen Folgen bösartiger Erkrankungen sein, dies ganz besonders bei unzyklisch auftretenden Blutungen. Daher: bei länger anhaltenden oder öfter auftretenden Beschwerden immer zum Frauenarzt!

Hygiene ist wichtig! Das Öffnen des Gebärmutterhalskanals während der Menstruation begünstigt das Aufsteigen von Krankheitserregern. Deshalb sollte der äußere Geschlechtsbereich mehrmals täglich gründlich gereinigt werden. Körperliche Überanstrengung ist zu meiden; dasselbe gilt für sportliche Belastungen.

Rezept

Roquefortsalat

Zutaten für 1 Person

1 Portion Eisbergsalat | 1 Portion Pflücksalat 1 kleine Orange | 1 kleiner Apfel | 2 EL Zitronensaft | 1 Kiwi | 1/2 Banane | 1 EL Crème fraîche 1 EL Roquefort | je 1 Prise Salz und Zucker 1 EL Sonnenblumenkerne | 1 EL gehackte Petersilie | 1/2 Vollkornbrötchen

1 Eisberg- und Pflücksalat gründlich waschen, trockenschütteln und in mundgerechte Stücke zerteilen.

2 Die Orange schälen und in Stücke schneiden. Den Apfel waschen, das Kerngehäuse entfernen und das Fruchtfleisch in dünne Scheiben hobeln. Mit etwas Zitronensaft beträufeln. Kiwi und Banane schälen und in feine Scheiben schneiden.

3 Alles in einer großen Schüssel anrichten. Crème fraîche, Roquefort, Zitronensaft, Salz und Zucker miteinander verrühren und über den Salat verteilen.

4 Die Sonnenblumenkerne in einer Pfanne ohne Fett kurz rösten und mit der Petersilie über den Salat streuen. Das Vollkornbrötchen dazu essen.

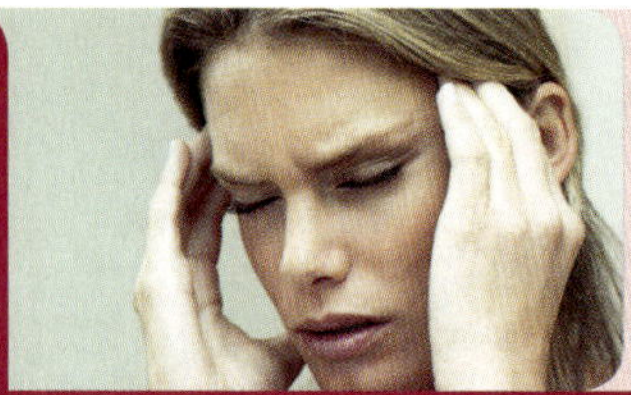

Migräne

Migräne tritt meist sehr plötzlich und heftig auf und wird manchmal von eigenartigen Hör-, Seh- und Tastempfindungen angekündigt. Auch Übelkeit, Erbrechen, Sprach- und Koordinationsschwierigkeiten sowie erhöhte Lichtempfindlichkeit begleiten oft einen Migräneanfall. Dazu können Sehstörungen unterschiedlicher Art kommen. All diese Erscheinungen verschwinden glücklicherweise mit dem Abklingen des Migräneanfalls wieder.

Beschreibung Eine bestimmte Art von (meist einseitigen) sehr heftigen Kopfschmerzen.

Ursachen Häufig erbliche Veranlagung. Migräneanfälle treten vergleichsweise oft in Konflikt- und Stresssituationen auf, auch bei plötzlich wegfallendem Stress (Wochenende), sowie nach Alkohol- bzw. Nikotinmissbrauch.

Behandlung Wenn dem Migräneanfall Reizbarkeit, Müdigkeit, Augenflimmern oder andere bereits bekannte Warnsymptome vorausgehen, hilft es mitunter, sich in einem abgedunkelten Raum hinzulegen. Auch das Trinken von etwas Flüssigkeit kann helfen (Saft, Tee, Kaffee mit Zitrone). Ist der Anfall da, ist Ruhe wichtig, außerdem frische Luft in einem möglichst dunklen Raum.
Nach neuen Erkenntnissen wirkt das biogene Amin Tyramin (entsteht aus dem Eiweißbaustein Tyrosin) migränestimulierend. Enthalten ist es in Schokolade, Käse, Zitrusfrüchten sowie in alkoholischen Getränken. Ähnliches gilt für den Verzehr von nitrat- bzw. nitritreichen Lebensmitteln wie Bratwürsten, Hamburgern oder anderen Fleischprodukten.

Heilen mit Obst und Gemüse

- Salzarmes und kaliumreiches Gemüse und Obst wie Kohl, Brokkoli, Sellerie, Kartoffeln, Spargel, Hülsenfrüchte, Bananen oder Avocados wirken gefäßentspannend, können von dem gefäßverengenden Druck befreien, der häufig Ursache von Migräne ist.
- Vitamin C (in frischem, möglichst säuerlichem Obst) ist ein natürlicher Schmerzhemmer, das Vitamin wirkt hemmend auf die Bildung von Schmerzprostaglandinen (Gewebshormonen).

Info Wettereinflüsse mindern Schützen Sie sich vorbeugend, auch wenn es auf andere übertrieben wirkt, vor stechendem Licht (auch bei bedecktem Himmel!). Die beste Filterwirkung haben nicht braune, sondern grüne Sonnengläser. Beobachten Sie, bei welchen Wetterlagen Ihre Anfälle auftreten, und halten Sie sich an solchen Tagen nicht unnötig im Freien auf. Schwankungen der Luftelektrizität, wie sie speziell bei Wind messbar sind, können Migräne auslösen. Mansardenräume unter Blechdächern und Bauten aus Stahlbeton können

Symptome bei Migräne

- Hämmernde, wiederkehrende Schmerzen, meist an einer Kopfseite im Augen- bzw. Stirnbereich
- Begleitsymptome: Sehstörungen (vor dem Anfall), Reizbarkeit, Hautblässe, Benommenheit, Schwindel, Schweißausbrüche
- Häufiges Auftreten bei Frauen in der Zeit der Monatsregel, hält mehrere Stunden oder auch tagelang an

dann eventuell Schutz durch ihre isolierende Käfigwirkung bieten.

Ein altes Vorurteil Lassen Sie sich nicht einreden, Migräne sei ein Leiden hysterischer älterer Damen – sie kann Männer und Frauen in jedem Alter treffen.

So entsteht Migräne Migräne ist eine Gefäßfunktionsstörung: Gefäße verkrampfen oder erweitern sich, was zu Druckunterschieden im Schädel führt. Ausgelöst werden solche Störungen durch fehlgesteuerte Gefäßnerven, die genauen Mechanismen sind zum Teil noch unerforscht. Frauen haben häufiger Migräne als Männer. Das Leiden setzt oft schon bei jungen Frauen ein, bessert sich aber häufig nach den Wechseljahren wieder.

Was Sie tun können Reizfaktoren wie Stress, Ärger, zu viel Arbeit, Geselligkeit und die Genussgifte Alkohol und Nikotin sind zu meiden.

Rezept

Gedünsteter Wirsing

Zutaten für 4 Personen

6 große Kartoffeln | 1/2 TL Kümmel | 1 Wirsingkohl | 2 Zwiebeln | 2 EL Butter | 1/4 l Gemüsebrühe | Salz | Pfeffer aus der Mühle | etwas Muskatnuss | 1 Becher Crème fraîche

1 Die Kartoffeln in der Schale mit dem Kümmel garen – am bequemsten im Schnellkochtopf.

2 Vom Kohl die äußeren Blätter und den Strunk entfernen, den Kohl achteln, waschen und abtropfen lassen.

3 Die Zwiebeln abziehen und fein hacken. Die Butter erhitzen und die Zwiebeln darin glasig dünsten. Den Kohl hinzufügen und von allen Seiten je 2 Minuten anbraten.

4 Die Gemüsebrühe dazugeben und mit Salz, Pfeffer und Muskatnuss abschmecken.

5 Den Topf zudecken und 15 Minuten schmoren lassen. Die Crème fraîche einrühren.

6 Die Kartoffeln pellen und mit dem Wirsing anrichten.

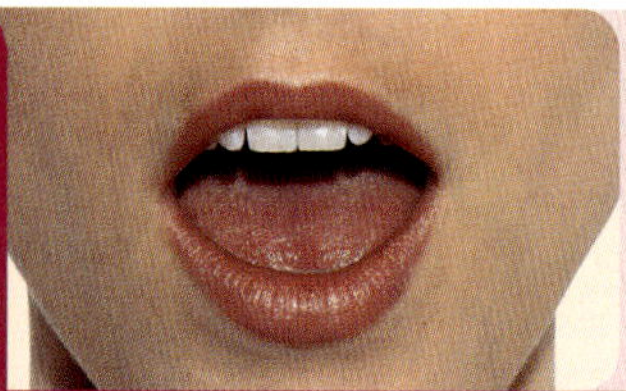

Mundentzündung

Eine Zahnfleischentzündung kann auf die Mundschleimhaut übergreifen. Oft kommt es im Verlauf von fieberhaften Erkrankungen zu Fieberbläschen und einer Entzündung der Mundschleimhaut. Auch Aphthen sind eine Erscheinung der Mundschleimhautentzündung, hervorgerufen z.B. durch Nahrungsmittel oder das Herpes-simplex-Virus (besonders häufig bei Kindern). Aphthen mit bis zu linsengroßen Mundgeschwüren können durch Spülungen behandelt werden (Kamille, Salbeitee).

Beschreibung Mundkatarrh, Entzündung oder Geschwür der Mundschleimhaut.

Ursachen Meist eine Infektion, hervorgerufen durch Bakterien, Pilze oder Viren. Fehlernährung mit Mangelfunktion des Immunsystems begünstigt die Entwicklung einer Entzündung, ebenso eine allergische Reaktion im Mundbereich (beispielsweise auf bestimmte Lebensmittel wie Eier, Milch, schadstoffbelastetes Obst). Auch eine Vergiftung mit Schwermetallen ist möglich.

Behandlung Ausreichende Mund- und Zahnhygiene (mindestens zweimal täglich die Zähne putzen, mindestens einmal wöchentlich die Zahnzwischenräume mit Zahnseide reinigen) erschwert Bakterien, Pilzen und Viren das Ansiedeln im Mundraum. Wichtig ist der Aufbau eines kräftigen Immunsystems durch eine nährstoffreiche Kost. Krankheitserreger befinden sich ständig in den Schleimhäuten des Mundes, sie werden eingeatmet oder befinden sich in Lebensmitteln. Sie können sich aber nur dann explosiv vermehren und eine Entzündung hervorrufen, wenn das Immunsystem geschwächt ist.

Heilen mit Obst und Gemüse

- Viel frisches Saisonobst, Rohkost und kurz gegartes Gemüse stärken das Immunsystem. Besonders wichtig: Vitamin C (in säuerlichem Obst), Vitamin A (in gelbem, grünem und rotem Obst und Gemüse), Vitamin E (in Soja, Oliven, Mais, Pflanzenölen) und Selen (in Knollengewächsen, Kohl).
- Knoblauch, Zwiebeln und Porree wirken desinfizierend und damit antibakteriell und antimykotisch (pilztötend) auf die Schleimhäute. Dasselbe gilt für Schnittlauch und Bärlauch.

Info Praktische Hilfsmittel Haben Sie schon eine Munddusche? Mit diesem Gerät können Sie Ihre Mundhygiene ganz entscheidend verbessern. Betreiben Sie sie mit warmem Wasser ohne irgendwelche Zusätze und stellen Sie die Pumpkraft so ein, dass der Strahl nicht schmerzt, aber deutlich zu spüren ist. Spülen Sie jeden Zwischenraum und jede Zahnfleischtasche sorgfältig aus; auch unter Zahnbrücken verbergen sich häufig hartnäckig Speisereste.

Symptome bei Mundentzündung

- Rötung, Schwellung, Blutungsneigung der Mundschleimhaut
- Starker oder aber mangelnder Speichelfluss
- Schmerzhafte Bläschenbildung im Mund
- Geschwüre mit weißlich gelbem Belag auf Lippen, Zunge, Zahnfleisch, Wangenschleimhaut, die sich flechtenartig ausdehnen können

Die nächste Routineuntersuchung Ihres Gebisses lassen Sie jetzt vornehmen, damit in dieser Hinsicht mögliche Ursachen schon einmal beseitigt werden.
Für bereits vorhandene Entzündungen hat der Apotheker Myrrhetinktur im Sortiment. Die pinseln Sie sich nach jeder Zahnpflege auf die befallenen Stellen.

Auch die Psyche spielt mit Dauerstress, (unterschwellige) Aggressionen und vor allem Ängste bewirken oft eine trockene Mundschleimhaut und machen sie dadurch anfälliger für Entzündungen und Infektionen.

Rezept

Schmorkartoffeln mit Knoblauch und Zwiebeln

Zutaten für 4 Personen

800 g festkochende Kartoffeln | 300 g Zwiebeln | 1 kleine Knolle junger Knoblauch | 1 EL Pflanzenöl 1/2 Glas trockener Weißwein | Thymian | 1 Lorbeerblatt | Salz | Pfeffer

1 Kartoffeln schälen, Zwiebeln und Knoblauch abziehen; die Kartoffeln vierteln, die Zwiebeln achteln, die Knoblauchzehen im Stück lassen.
2 Einen Tontopf (beispielsweise einen Römertopf) für 10 Minuten in kaltes Wasser legen, gut abtropfen lassen und dann leicht einölen (oder einen normalen Schmortopf leicht einölen).
3 Die Gemüse vermischen und in den Topf füllen, etwas Öl, den Wein, Thymian und Lorbeerblatt dazugeben, nach Geschmack salzen und pfeffern.
4 Im Tontopf wird das Gericht 30 Minuten bei 160 °C, dann weitere 50 Minuten bei 180 °C gegart; in einem Schmortopf müssen zunächst 100 Milliliter Gemüsebrühe zugegeben und dann alles 40 Minuten im Ofen gegart werden.
5 Das Gericht kann mit einem Klecks Crème fraîche verfeinert werden. Dazu passt Rohkostsalat.

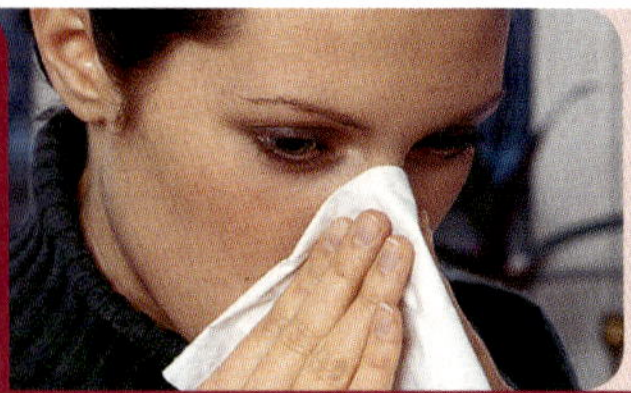

Nasenkatarrh

Sorgen Sie bei einem Nasenkatarrh immer für genügend Taschentücher und niesen Sie ohne falsche Scham. Der Schleim sollte sich keinesfalls in den Nebenhöhlen oder Stirnhöhlen stauen. Hier kann er sonst zu schmerzhaften Entzündungen führen. Der Arzt muss zurate gezogen werden, wenn Fieber lange Zeit anhält oder wenn Brustschmerzen oder blutiger Auswurf auftreten. Bei einem leichteren, normalen Verlauf ebben die Beschwerden von allein ab.

Beschreibung Eine mit Schleimabsonderung verbundene Entzündung der Nasenschleimhaut.

Ursachen Erkältung, Tröpfcheninfektion durch verschiedene Virusarten wie z. B. Rhinoviren, die sich im feuchtwarmen Milieu der Nasenschleimhaut ausbreiten. Mangelnder Immunschutz aufgrund vitaminarmer Kost oder zu leichter Kleidung bei Kälte.

Behandlung Wärme (Schwitzbäder, heiße Tees, warme Bekleidung). Auch Kopfdampfbäder, Inhalationen oder Sprays können helfen. Bei Wärme- oder Hitzeeinwirkung werden Viren abgetötet. Das Trinken großer Flüssigkeitsmengen (am besten: Kräutertee) löst Verschleimungen und beugt auch der Entwicklung einer Bronchitis, Ohren- oder Racheninfektion vor.

Heilen mit Obst und Gemüse

- **Vitamin C allein kann einen bereits ausgebrochenen Nasenkatarrh leider nicht mehr heilen. Aber das Vitamin wirkt als natürliches sogenanntes Antihistaminikum, d. h. es unterdrückt einen übermäßigen, für Schwellungen und Entzündungen verantwortlichen Ausstoß von Histamin (einem Eiweißstoff, der Immunreaktionen auslöst) aus Gefäßwänden. Vitamin C ist in Orangen, Grapefruits, Zitronen, Kiwis, sauren Beeren, Äpfeln und anderen säuerlichen Obstarten enthalten.**
- **Ideal für den Schutz der Schleimhäute sind gelbes, grünes und rotes Obst oder Gemüse wie Karotten, Tomaten, grünes Blattgemüse, Melonen, Kürbis, Aprikosen oder Pfirsiche.**

Info Jetzt kommt die Wärmflasche wieder zu Ehren! Kriechen Sie nicht in die kalten Federn und atmen Sie keine trockene und kalte Raumluft ein. Einen Luftbefeuchter brauchen Sie sich nicht anzuschaffen; dieser steht ohnehin im Verdacht, als regelrechte Keimschleuder zu wirken. Feuchte Handtücher vor dem Heizkörper tun es auch. Mit einer Wärmflasche im Bett und schweißtreibenden Tees aus der Apotheke regen Sie Ihre Stoffwechselaktivität an.

Viel Flüssigkeit trinken Bei Krankheiten, die die Schleimhäute mit einbeziehen, sollte immer viel getrunken werden. Deshalb immer eine Tasse

Symptome bei Nasenkatarrh

- Niesreiz, Schnupfen
- Geschwollene Nasenschleimhaut, die dünnflüssigen bis zähen oder gar eitrigen Schleim absondert
- Folge einer zunächst meist trockenen Form des Katarrhs mit Juckreiz und Brennen in der Nase sowie Niesreiz: schleimig-eitriger Schnupfen

Kräutertee, ein Glas Wasser oder verdünnten Saft in Reichweite haben.

Für den Speisezettel Zu viele tierische Fette (wie etwa in Wurst, Fleisch), helle Mehlprodukte und Süßes schwächen unser Immunsystem massiv. Gestärkt wird es hingegen beispielsweise durch Salate, Rohkost und vitaminreiches, kurz gegartes Gemüse – hier kommt Ihr Mikrowellengerät oder noch besser Ihr Schnellkochtopf zum optimalen Einsatz.

Rezept

Bunter Salat

Zutaten für 1 Person

125 g Zuckerschoten | Salz | 1 Karotte | 1 Bund Radieschen | 1 kleiner Kohlrabi | 2 EL Crème fraîche | 1 TL Zitronensaft | 1/2 TL Senf | Kräutersalz | Pfeffer | 1 EL gehackte Petersilie 1 Scheibe Vollkornbaguette

1 Die Zuckerschoten in Salzwasser in 5 Minuten bissfest garen.

2 In der Zwischenzeit die Karotte waschen, schälen und in Stifte schneiden. Die Radieschen waschen und in dünne Scheiben hobeln.

3 Den Kohlrabi waschen, schälen und grob raffeln.

4 Das Gemüse mit einer Sauce aus Crème fraîche, Zitronensaft, Senf, Kräutersalz und Pfeffer mischen. Mit Petersilie bestreuen. Dazu das Baguette essen.

Rezept

Rote Grütze

Zutaten für 1 Person

150 g Himbeeren | 150 g Johannisbeeren 150 g Kirschen | Saft von 1 Orange | 2 EL Honig 1 EL Speisestärke | 8 EL Schlagsahne

1 Die Früchte waschen, abtropfen lassen und putzen.

2 Den frisch gepressten Orangensaft, die Früchte und den Honig langsam zum Kochen bringen.

3 Die Hälfte der Früchte beiseite stellen, die andere Hälfte durch ein Sieb streichen.

4 Das Mus mit Speisestärke kurz aufkochen. Die ganzen Früchte zugeben. Eventuell noch ein paar ungekochte Früchte dazurühren.

5 Die Grütze kalt stellen. Vor dem Genießen die steifgeschlagene Schlagsahne darüber geben.

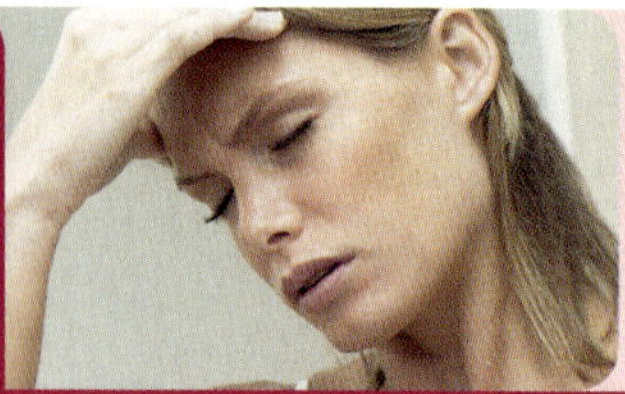

Nebenhöhleninfekt

Bei einer Entzündung der Nebenhöhlen kann auch Ihr Zahnarzt eventuell helfen. Bei manchen Menschen reichen einzelne Zahnwurzeln bis ganz an die Nebenhöhlen. Eine Zahnwurzel könnte entzündet sein und so die Sinusitis (Nebenhöhlenentzündung) ausgelöst haben. Wenn Nebenhöhlenentzündungen chronisch verlaufen, muss der Arzt helfen. Es besteht dann die Gefahr, dass die Eiterherde in den restlichen Körper streuen (z. B. in die Nieren).

Beschreibung Eine Erkrankung der Nebenhöhlen, die an die Nase angrenzen.

Ursachen Eine Virusinfektion, die entweder durch Erkältung, Durchnässung, Zugluft, Durchkühlung ausgelöst wird oder aber auf eine bereits bestehende Infektion im Hals-, Nasen-, Rachenraum folgt. Die verursachenden Erreger siedeln meist ständig in den Schleimhäuten, breiten sich aber bei nachlassender Immunkraft rasch aus. Eine Nebenhöhlenentzündung kann auch durch direkte Reize auf die Nasengänge entstehen (beispielsweise durch Rauchen, Wassereintritt in die Nase oder Allergien).

Behandlung Nebenhöhlen sind Lufträume in der Nachbarschaft der Nase, sie erstrecken sich bis hinter die Wangenknochen und die Augenbrauen. Sie sind mit Schleimhäuten ausgekleidet und stehen mit der Nase über stricknadeldünne Kanälchen in Verbindung. Wenn diese dünnen Röhrchen verstopft sind und der Luft- und Sekretaustausch nicht mehr möglich ist, kommt es zu Entzündungen und Schmerzen. Bei entsprechenden Beschwerden kann feuchte Raumluft helfen.

Heilen mit Obst und Gemüse

- Ätherische Öle bzw. scharf riechende Aromastoffe in Rettich, Zwiebeln, Knoblauch, Porree, Radieschen, Meerrettich wirken antibakteriell und pilztötend. Auch Inhalationen mit Menthol, Kampfer oder Eukalyptus wirken lindernd.
- Obst, Salat, Rohkost und kurz gegartes Gemüse kräftigen das Immunsystem und beschleunigen den Heilungsvorgang.

Info **Rechtzeitig behandeln!** Wenn Sie Ihren Kopf ganz zur Seite neigen und dann in den Kieferhöhlen einen Druck verspüren, sind diese angefüllt. Genaueres zeigt sich dem Hals-Nasen-Ohren-Arzt auf dem Röntgen- oder Ultraschallbild. Jetzt gilt es, die Ausweitung der Entzündung auf die anderen Nebenhöhlen oder gar ihren Durchbruch ins Gehirn abzuwenden. Zunächst wird der Arzt es mit Rotlichtbestrahlung versuchen. Inhalationen und eine begleitende Medikation reichen dann hoffentlich aus; wenn nicht, muss gespült werden. Das ist keine angenehme Behandlung, also lassen Sie sich rechtzeitig in der Praxis bei Ihrem Arzt sehen.

Symptome bei Nebenhöhleninfekt

- Verschleimte Nase mit grünlich gelbem, mitunter blutigem Schleim
- Druckgefühl in Kopf und Stirn, Augenschmerzen
- Kopfschmerz, der besonders morgens oder bei gesenktem Kopf auftritt
- Zahn- bzw. Wangenschmerzen
- Husten, Schlafstörungen, Fieber

Inhalieren Eine Inhalation über einem Kamillendampfbad (1 Esslöffel Kamillenblüten aus der Apotheke mit 1/2 Liter Wasser aufkochen) regt den Stoffwechsel in den Schleimhäuten an, und die Verstopfung löst sich. Achten Sie darauf, dass Ihr Kopf über dem Wasserbad mit einem Handtuch völlig abgedeckt ist.

Das Rauchen einstellen! Zigaretten sind tabu, weil Nikotin die sehr feinen Haargefäße in den Nasengängen lähmt, über die Abfallstoffe ausgeschieden und in denen eindringende Mikroben bekämpft werden.

Kompressen und Packungen Hilfreich sind außerdem feuchte Kompressen im Bereich der Nebenhöhlen oder auf den Nasenlöchern. Auch abwechselnd heiße und kalte Gesichtspackungen (beispielsweise mit kleinen Kirschkernsäckchen) können lindernd wirken.

Rezept

Rohkostsalat mit Meerrettich

Zutaten für 4 Personen

3 EL Obstessig | Salz | 3 EL naturtrüber Apfelsaft | 1 Prise gemahlener Kümmel | 1 Stück frischer Meerrettich (ca. 5 cm) | 6 EL Sonnenblumenöl | 2 reife Birnen | 500 g Rotkohl

1 Den Essig mit Salz, Apfelsaft und Kümmel verrühren. Den Meerrettich schälen, reiben und 1 Esslöffel davon zur Marinade geben. Zuletzt das Öl unterrühren.

2 Die Birnen schälen, vom Kerngehäuse befreien und das Fruchtfleisch in dünne Scheiben schneiden. Sofort mit der Salatsauce verrühren.

3 Den Kohl von den äußeren Blättern befreien und den Strunk herausschneiden. Kohl in feine Streifen hobeln und mit der Sauce vermengen.

4 Salat etwa 30 Minuten ziehen lassen, dabei öfter umrühren. Nochmals abschmecken und den restlichen Meerrettich darüber streuen.

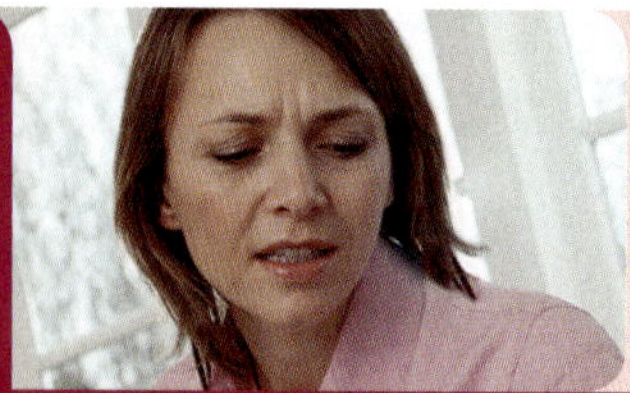

Nervenschwäche

Stress frisst Glukose, Eiweiß und andere Nervenstoffe. Deshalb ist Stressabbau die erste Voraussetzung für eine Kräftigung der Nerven. Wenn die Nervenzellen zu wenig von ihrem Energiebrennstoff Glukose (Blutzucker) erhalten, bilden sich auf ihnen zu dünne oder verklebte Myelinschutzhäutchen, wodurch positive Nervenreize nicht ausreichend weitervermittelt werden können. Eiweißmangel drosselt die Proteinsynthese in den Nervenzellen.

Beschreibung Nervliche Labilität, nervöse Erschöpfung, Antriebslosigkeit oder auch Übererregtheit.

Ursachen Fast immer ein zu niedriger Blutzuckerspiegel infolge einer »Schere« von zu viel Stress und zu nährstoffarmer Kost.

Behandlung Neurobiologen empfehlen einfache Meditations- oder Entspannungstechniken: z. B. eine Stunde lang den Zug der Wolken beobachten oder zusehen, wie Baumwipfel sich im Wind wiegen.
Die Nährstoffzufuhr muss verbessert werden. Dies gilt insbesondere für psychoaktive Aminosäuren (Eiweißbausteine) sowie für Biostoffe, die zu deren Verwertung im Nervensystem gebraucht werden.

Heilen mit Obst und Gemüse

- **Für mehr Glukose (Blutzucker) und damit für Nervenfrische sorgen vor allem komplexe Kohlenhydrate in Biokartoffeln (mit Schale) sowie in allen Kohlsorten, in Sellerie, Kohlrabi, Karotten, Hülsenfrüchten. Tipp von Stoffwechselexperten: Avocados, die eine spezielle Art von Kohlenhydraten enthalten, die Mannoheptulose. Diese Zuckerart stimuliert nicht die Ausschüttung des Bauchspeicheldrüsenhormons Insulin, sondern hemmt sie eher. Dadurch wird der Blutzuckerspiegel nicht so sehr abgesenkt – den Nerven bleiben mehr Energierohstoffe.**
- **Phosphatidylcholin (in Sojabohnen) erhöht die Leitfähigkeit der Nervenzellmembranen, Vitamin E (in Sojaprodukten, Oliven, Mais, Pflanzenölen) schützt diese Häutchen vor der Oxidation (Zerstörung) durch freie Radikale.**

Info Nerven wie Drahtseile? Während der eine wie ein Fels in der Brandung steht und überlegt das Richtige inmitten aufgeregter und panischer Mitmenschen unternimmt, verwandelt sich ein anderer aus nichtigem Anlass zum kopfschüttelnden Erstaunen seiner Umgebung in ein Nervenbündel. Das ist primär eine Frage der charakterlichen Grundkonstitution, an der man nur wenig herumtrainieren kann. Besonnene Menschen müssen sich oft als kaltblütig bezeichnen lassen, leben aber in dieser Hinsicht gesünder.

Symptome bei Nervenschwäche

- Neurasthenie: unerklärliche Stimmungswechsel zwischen Müdigkeit und Übererregtheit, Gereiztheit, Aggressivität
- Vegetative Dystonie: Stimmungslabilität, Depressionen, Widerstandslosigkeit, Antriebsschwäche
- Neurosen: Angst, Unsicherheit, Hemmungen, Leiden an lediglich fiktiven körperlichen Beschwerden, übertriebener Drang nach Geselligkeit, Verfolgungswahn

Wenn das Nervenkostüm lange genug durch Fehlernährung und Stress angegriffen wird, zeigt es mannigfache Ausfallerscheinungen. Es gibt aber noch andere Auslöser: Virusinfektionen und Vergiftungen. Letztere kann man sich – schleichend – im Beruf zuziehen oder auch durch Wohngifte, also Konservierungsmittel für Hölzer, Lösungsmittel in Lacken und Teppichklebern, PCB-Ausdünstungen aus veralteten Leuchtstofflampen usw.. Scheuen Sie sich nicht, einen Nervenarzt aufzusuchen, wenn die in diesem Abschnitt beschriebenen Symptome nicht abklingen wollen. Auch Gemütsstörungen fallen in sein Fachgebiet, ihre Auslöser sind oft dieselben.

An sich arbeiten Schwache Nerven lassen sich nicht von einem Tag zum anderen kurieren. Sie selbst müssen dazu beitragen, dass Ihr Nervenkostüm über einen langen Zeitraum hinweg stärker wird. Versuchen Sie, wieder an sich und Ihre Stärken zu glauben – und daran, dass das Leben lebenswert ist.

Mehr Bescheidenheit! Wenn Sie Ihren neuen Wagen mit der tollen Sonderausstattung nur bezahlen können, wenn Sie am Essen sparen, blenden Sie vielleicht Ihre Nachbarn, aber Ihren Stoffwechsel überlisten Sie nicht! Also ruhig etwas kürzer treten. Verzicht stresst weniger als eine hohe Kreditbelastung.

Rezept

Pellkartoffeln mit Avocadocreme

Zutaten für 1 Person

5 kleine neue Kartoffeln | 1 reife Avocado etwas Zitronensaft | 3 EL Schlagahne | Salz Pfeffer aus der Mühle | 1 TL mittelscharfer Senf 1 Prise Knoblauchpulver

1 Die Kartoffeln in der Schale gar dämpfen.

2 Die Avocado längs durchschneiden, den Kern entfernen und das Fruchtfleisch mit einem Löffel herausschaben. Pürieren und mit etwas Zitronensaft beträufeln.

3 Die Sahne steif schlagen und darunter heben. Mit Salz, Pfeffer, Senf und Knoblauchpulver abschmecken.

4 Die Kartoffeln pellen und mit der Avocadocreme anrichten.

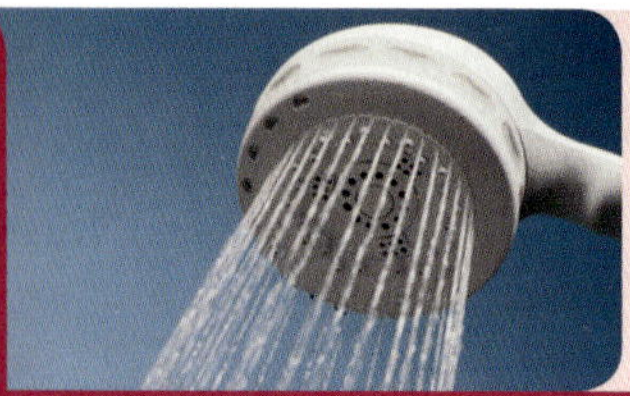

Niedriger Blutdruck

Sogenannte Barorezeptoren sitzen in den Gefäßwänden und reagieren in erster Linie auf Luftdruckunterschiede durch Weitung der Gefäße, sodass der Blutdruck geringfügig abfällt. Dies ist eine sinnvolle Einrichtung der Natur (auch bei allen Tieren): Bei Tiefdruck, Regenwetter, heranziehenden Wetterfronten usw. wird so die Aktivität etwas reduziert; ansteigender Luftdruck, aufziehende Sonne wiederum wirken belebend und stimulierend.

Beschreibung Zu geringer Druck in den Arterien, also denjenigen Gefäßen, die das Blut vom Herzen wegführen.

Ursachen Ursache ist häufig eine erbanlagebedingte Fehlsteuerung in der Blutdruckregulation, mangelnde Bewegung oder Mangel an bestimmten blutdruckaktivierenden Nährstoffen. Meist liegt eine Gefäßschwäche bzw. mangelnde Gefäßwandspannung vor.

Behandlung Hilfreich ist immer ausreichende, aber moderate Bewegung: Sport, Gymnastik, Fitnessübungen, die den Kreislauf anregen. Dasselbe gilt für Bäder oder heiß-kalte Wechselbäder, Wechselduschen und Massagen.
Hypotonikern (also Menschen mit zu niedrigem Blutdruck) hilft in vielen Fällen etwas salzreichere Kost. Denn das Natrium im Kochsalz bindet Wasser, erhöht damit das Blutvolumen und somit den Blutdruck. Außerdem erhöht Natrium die Gefäßwandspannung, es verengt die Gefäße geringfügig und aktiviert auf diese Weise den Blutdruck. Auch eine Steigerung der Flüssigkeitsaufnahme kann helfen.

Heilen mit Obst und Gemüse

- Die Kombination von bioaktivem Eiweiß (in Sojaprodukten, Hülsenfrüchten) und Vitamin C (in frischen Früchten) wirkt stimulierend auf die Drüsentätigkeit sowie sympathoadrenerg (anregend auf das sympathische vegetative Nervensystem, verengt Gefäße, aktiviert Herz und Kreislauf).
- Idealer Snack gegen den kleinen Hunger sind Samen, Kerne, Keime, Nüsse.
- Sonne, Jod und Obst kurbeln Vitalgene in Zellkernen an, die ihrerseits den Kreislauf aktivieren. Empfehlenswert: jodiertes Salz in der Küche verwenden. Das darin enthaltene Spurenelement Jod brauchen wir für die Produktion der belebenden Schilddrüsenhormone.

Info Nur keine Panik Versuchen Sie nicht um jeden Preis, einen »normalen« Blutdruck zu erreichen. Ein Durchschnittswert gilt nicht strikt für jedes Individuum. Wenn Sie nicht drei Stufen auf einmal nehmend in den vierten Stock hasten können, trösten Sie sich damit, dass Sie mit niedrigem

Symptome bei niedrigem Blutdruck

- Müdigkeit, Abgespanntheit, Schlafbedürfnis
- Wetterfühligkeit, Konzentrationsmangel
- Kalte Gliedmaßen, Schwindelanfälle
- Hautblässe, Kopfschmerzen

Blutdruck die Chance haben, steinalt zu werden. Außerdem muss es nicht unbedingt Ziel der Durchschnittsbevölkerung sein, morgens mit einem Satz aus dem Bett und unter die kalte Dusche springen zu können. Stellen Sie einfach Ihr Leben auf Ihre körperlichen Bedingungen ein. Erst wenn Ihre Alltagstauglichkeit ernsthaft leidet, Ihnen häufig schwarz vor den Augen wird, Ihnen Antriebsschwäche und Konzentrationsstörungen zu schaffen machen, sollten Sie sich auf Vordermann bringen. Bewegung und gesunde Kost sind der erste Schritt.

Schwarz vor den Augen Bei einem Wert unter 110/80 mmHg (Millimeter auf der Quecksilbersäule) bei Männern und 100/80 mmHg bei Frauen spricht man von zu niedrigem Blutdruck. Sehr schlanke Menschen sind dabei häufiger von niedrigem Blutdruck betroffen als Normalgewichtige. Eines der deutlichsten Anzeichen ist das Gefühl der Benommenheit beim raschen Aufstehen. Vorbeugend helfen regelmäßige Bewegung, Wasseranwendungen sowie eine ausgewogene Ernährung.

Stets harmlos? Niedriger Blutdruck kann in seltenen Fällen auch schwerer wiegende Ursachen haben, die nur ein Arzt aufklären kann (beispielsweise Infektion, Blutmangel oder organische Krankheiten).

Rezept

Sojabohnensprossen süßsauer

Zutaten für 1 Person

2 Scheiben Sellerie aus dem Glas | 200 g frische Sojabohnensprossen | 200 g frische Champignons | 2 EL Sonnenblumenöl | 1 Spritzer Sojasauce | etwas Sherry | einige Ananasstückchen etwas Zitronensaft | 1 TL Ketchup | 1 Tasse gekochter Reis

1 Den Sellerie gut abtropfen lassen und in kleine Stücke schneiden.

2 Die Sprossen abbrausen, die Pilze putzen und vierteln. Das Öl in der Pfanne erhitzen und den Sellerie 2 Minuten anbraten. Dann die Pilze dazugeben.

3 Die Sprossen darunter mischen und mit der Sojasauce würzen. 5 Minuten dünsten.

4 Nach Belieben mit etwas Sherry, frischen Ananasstückchen oder Zitronensaft würzen.

5 Mit Ketchup abschmecken. Den Reis untermischen.

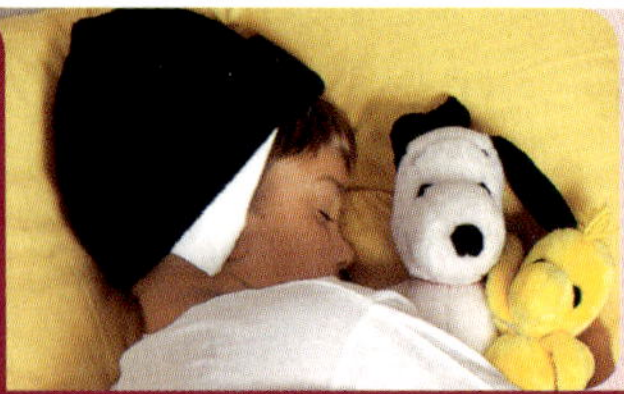

Ohrenschmerzen

Konsultieren Sie unbedingt den Arzt, wenn zusätzlich zu den Ohrenschmerzen Fieber oder Kopfschmerzen auftreten oder wenn die Ohrenschmerzen trotz Behandlung länger als zwei Tage anhalten. Auch wenn Schwellungen im Ohrbereich sicht- oder fühlbar sind, wenn Zuckungen oder Einwirkungen auf Gesichtsmuskeln festzustellen sind oder wenn sich ein Gefühl der Benommenheit einstellt, sollte man möglichst bald einen Mediziner hinzuziehen.

Beschreibung Mitunter sehr schmerzhaftes Krankheitsbild im Ohr und Ohrbereich.

Ursachen Oft gehen Ohrenschmerzen nicht vom Ohr selbst aus, sondern von einem Furunkel, einer vereiterten Zahnwurzel oder einer Mandelentzündung. Ähnliches gilt für nervlich bedingte Ohrenschmerzen oder solche, die durch eine Gefäßerkrankung bedingt sind. Schmerzhaft sind auch Ohrenentzündungen, wie sie in verschiedenen Teilen des Ohrs auftreten können, so im äußeren Gehörgang oder im Mittelohr, und die nicht selten auf eine Infektion im Nasen- und Rachenraum folgen. In diesen Fällen dringen Bakterien vom Rachen aus über die Ohrtrompete in das Innenohr ein.

Behandlung Bestimmte Entzündungen können durch Wärme, Schwitzkuren, feuchtwarme Umschläge oder Spülungen gelindert werden.

Heilen mit Obst und Gemüse

- Die Umstellung von tierischen Fetten auf pflanzliche Fettsäuren (in Sojaprodukten, Bohnen, Mais, Oliven, Avocados, Samen, Kernen) kann spezielle Gewebshormone aktivieren, die entzündungshemmend wirken. Auch alle chlorophyllreichen Grüngemüse enthalten diese hochwirksamen Omega-3-Fettsäuren.
- B-Vitamine (in Gemüse, Hülsenfrüchten, Kartoffeln, Getreideprodukten) sowie Cholin (in Sojaprodukten) wirken kräftigend auf die Myelinschutzschicht der Ohrnervenzellen und beugen auf diese Weise neuralgischen (nervenbedingten) Ohrenschmerzen vor.
- Früchte, alle Laucharten (Knoblauch, Porree, Bär- und Schnittlauch) und Zwiebeln wirken antibakteriell auf den Gehörbereich.

Info **Vorsicht beim Autofahren!** Im Ohr sind gleich zwei Sinne angesiedelt. Durch den »Stereoempfang« erfahren Sie etwas über die Weite des umgebenden Raums und über die sich darin bewegenden Objekte. Der Gleichgewichtssinn im Innenohr vervollständigt die Orientierung und ermöglicht eine sichere Bewegung. Die Wahrnehmung beider Sinne ist also eng miteinander verzahnt. Bei Erkrankungen werden sie häufig beide gestört.

Symptome bei Ohrenschmerzen

- Druckartige Ohrenschmerzen, Schmerzen beim Kauen oder Schlucken
- Je nach Ursache bei Druckwechsel (z. B. im Flugzeug oder bei Berg- und Talfahrten mit Seilbahn oder Auto)
- Begleitsymptome: Kopfschmerzen, Übelkeit, Fieber

Dann sollten Sie kein Auto mehr lenken, denn an der Wahrnehmung von Beschleunigung und Verzögerung, also auch dem Gefühl für Kurvenfahrten, ist das Gleichgewichtsorgan wesentlich beteiligt.

Sofortmaßnahme Akut einsetzende Ohrenschmerzen können auch durch Tauchen in gechlorten Schwimmbädern oder einen kalten Luftzug entstehen. Kinder sind hier besonders empfindlich. Ein Ohrwickel mit gehackten Zwiebeln, den man mit einem Tuch fixiert, kann als Sofortmaßnahme den Schmerz lindern.

Vorsicht bei der Reinigung Auch durch unsachgemäßes Reinigen des Ohrs mit Wattestäbchen oder gar scharfen Gegenständen (Haarnadeln, Streichhölzern) können Ohrenschmerzen hervorgerufen werden.

Rezept

Maispastete

Zutaten für 4 Personen

500 g Kidneybohnen (aus der Dose) | 2 EL Sojasauce | 1 Zwiebel | 2 Tassen Maismehl 2 EL Distelöl | 1/2 l Gemüsebrühe | 1/2 Tasse geraspelte Karotten | 1/2 Tasse geraspelter Sellerie | Cayennepfeffer | 1 TL gemahlener Kumin | 50 g geriebener Emmentaler

1 Die Bohnen abtropfen lassen und die Sojasauce darüber gießen.

2 Die Zwiebel abziehen und in feine Würfel schneiden.

3 Mehl, Öl und 1/2 Tasse Gemüsebrühe zu einem Teig verarbeiten. Eine tiefe, feuerfeste Pastetenform leicht einölen und mit dem Teig auskleiden.

4 Zwiebel, Karotten und Sellerie in der restlichen Brühe kurz kochen.

5 Gemüse mit den Bohnen und den Gewürzen vermischen und alles in den Maismehlmantel geben. Bei 175 °C ca. 25 Minuten backen.

6 Herausnehmen und mit dem Käse bestreuen. Noch einmal 5 Minuten überbacken.

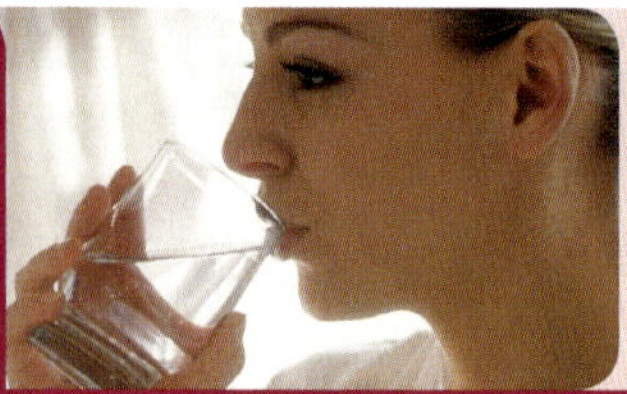

Reizblase

Die Erreger hierfür erreichen die Blase aus anderen Körperteilen oder steigen unmittelbar aus dem Genital- und Analbereich über die Harnröhre in die Blase auf. Auch eine geschrumpfte Blase mit zu geringem Volumen und verstärktem Dehnungsreiz kann Ursache der Beschwerden sein, ebenso wie eine Krampfblase mit nervös-vegetativer Ursache, wie sie häufig bei Frauen in den Wechseljahren auftritt. Oft ist zunächst nur die Blasenschleimhaut betroffen, im chronischen Verlauf mitunter die ganze Blasenwand.

Beschreibung Überempfindlichkeit und gesteigerte Reizempfindlichkeit der Blase.

Ursachen Meist ausgelöst durch psychische Faktoren, aber auch durch Bakterien oder Pilze.

Behandlung Halten Sie bei einer Blasenreizung den Blasenbereich warm. Empfehlenswert ist Bettruhe. Vermeiden Sie kalte Füße, Nässe, zu dünne Unterwäsche, Alkohol, Zigaretten und zu starken Kaffee. Das Essen sollte nicht zu salzreich sein. Viel trinken, um die Blase ausreichend durchzuspülen! Bestimmte Lebensmittel wirken antibakteriell auf die Blasenschleimhäute (z. B. gegen Kolibakterien), indem sie den pH-Wert (Säurewert) senken, andere Nahrungsmittel hemmen die Pilzbildung bzw. die Ausbreitung von Viren in der Blasenschleimhaut.

Heilen mit Obst und Gemüse

- **Sogenannte Flavone, gelbe, blaue oder rote Pflanzenfarbstoffe, wirken entzündungshemmend, außerdem schmerzlindernd – und sie haben (wie schon in allen Beeren oder bunten Blumen) ein erhebliches Abwehrpotenzial gegen Bakterien, Pilze und Viren. Empfehlenswert ist eine 14-tägige Kur, z. B. mit dunklen Beeren, Kirschen, Pflaumen, blauen Weintrauben.**
- **Unterstützt werden kann die Kur durch Gemüse aus der Gattung der Liliazeen, zu denen Knoblauch, Zwiebeln, Porree, Bärlauch und Schnittlauch gehören. Die darin enthaltenen ätherischen Öle und schwefelhaltigen Verbindungen wirken schon in der Gemüsepflanze antibakteriell sowie gegen Pilze und Viren.**
- **Vitamin A schützt die empfindlichen Zellen in der Epithelschicht (der äußeren Flimmerschicht) der Blasenschleimhaut. Auch dieses Vitamin (bzw. seine Provitamine) ist in allen dunklen Obst- und Gemüsesorten enthalten.**

Info Häufiger bei Frauen Da die Harnröhre bei Frauen kürzer ist als bei Männern, sind Frauen besonders gefährdet, an Entzündungen der Harnwege zu erkranken. Vor allem 30- bis 50-Jährige leiden an Beschwerden durch eine Reizblase. Die Ursachen sind häufig hormoneller oder seelischer Natur.

Symptome bei Reizblase

- Anhaltender Harndrang (besonders nachts oder bei Kälte)
- Beschwerden beim Wasserlassen, z. B. Brennen
- Manchmal mangelnde Harnkontrolle und Blut im Urin

Ein Infekt liegt seltener zugrunde und gehört in die Behandlung eines Arztes. Unterstützen Sie zunächst Ihre Selbstheilungskräfte durch regelmäßige Saunabesuche. Kühlen Sie Ihren Unterbauch und Ihre Beine zunächst jedoch immer nur mit lauwarmem Wasser ab und sorgen Sie hinterher dafür, dass Ihr Unterleib warm eingepackt ist. Auch Entspannungsübungen helfen dabei, die Reizblasenbeschwerden zum Abklingen zu bringen.

Antibiotika vermeiden Nehmen Sie sich Zeit, um Ihre Blasenbeschwerden auszukurieren. Eine Antibiotikakur nimmt zwar schnell den Schmerz, doch sind die Nebenwirkungen auf den Magen-Darm-Trakt oft von langwieriger Natur. Sie benötigen Wochen, um wieder eine gesunde Darmflora herzustellen. Diskutieren Sie mit Ihrem Arzt die Notwendigkeit einer Antibiotikabehandlung. Beugen Sie weiteren Blasenentzündungen vor: durch Saunabesuche, Massagen und abhärtende Maßnahmen.

Wann zum Arzt? Wenn die Beschwerden mit Fieber einhergehen, sollten Sie nicht zögern, einen Urologen aufzusuchen.

Rezept

Powerdrink »Versuchung«

Zutaten für 1 Person

100 g Blaukraut | 100 g blaue Trauben | Zimt

1 Das Blaukraut zusammen mit den Trauben entsaften.

2 Mit etwas Zimt abschmecken.

Rezept

Beerenstarke Flocken

Zutaten für 2 Personen

100 g tiefgekühlte Beerenmischung
6 EL kernige Haferflocken | 2 EL Weizenkeime
1 EL gemahlener Leinsamen | 2 TL Honig
1/4 l Buttermilch

1 Die Beeren auftauen. Die Haferflocken mit Wasser verrühren, 1/2 Stunde quellen lassen.

2 Inzwischen die Beeren eventuell etwas zerkleinern.

3 Die Haferflocken mit Weizenkeimen, Leinsamen und Honig verrühren.

4 Die Beeren untermischen und die Buttermilch darüber gießen.

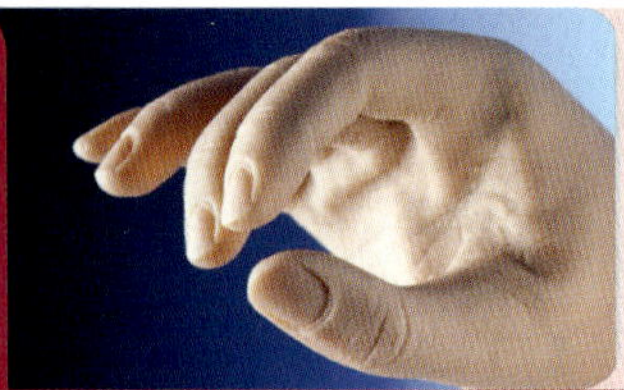

Rheumabeschwerden

Auslöser von rheumatischen Erkrankungen, die oft ausgesprochen schmerzhaft sind, können Erreger sein (Bakterien und Viren). Daneben kommen allergieauslösende Substanzen, einseitige Dauerbelastung (beispielsweise berufsbedingt oder durch Sportarten wie Tennisspielen) sowie eine Unterfunktion von Hirnanhangsdrüse oder Nebennierenrinde bei der Produktion des körpereigenen entzündungshemmenden Hormons Kortisol infrage.

Beschreibung Schmerzhafte Erkrankung von Muskeln, Gelenken, Sehnen, Schleimbeutelnerven oder auch des Bindegewebes.

Ursachen Rheuma hat derart viele Erscheinungsformen, dass eine Bewertung als eigenständige Krankheit eigentlich gar nicht möglich ist. Mediziner unterscheiden beim sogenannten rheumatischen Formenkreis zwischen entzündlich-rheumatischen Erkrankungen (verursacht vorwiegend durch Infektionen), degenerativen Erkrankungen (hauptsächlich verursacht durch Abnutzung) und dem Weichteilrheumatismus von Muskeln, Sehnen, Schleimbeuteln, Fettgewebe oder Nerven.

Weitere Ursachen Sehr häufige Ursache rheumatischer Beschwerden ist die körpereigene Synthese des Gewebshormons Prostaglandin E2, das schmerzhaft-entzündliche Reaktionen im Gewebe auslöst. Auch zu schwache Abwehrkräfte gegen aggressive freie Radikale, die die empfindliche Gleitschmiere in den Gelenken angreifen, können der Grund sein. Häufig liegen auch Autoimmunkrankheiten vor, bei denen weiße Blutkörperchen (Lymphozyten) das eigene Gewebe angreifen und für rheumatische Dauerentzündung sorgen.

Behandlung Die Therapie rheumatischer Beschwerden gestaltet sich sehr unterschiedlich, je nach Art der Symptome. Kälte, Nässe, einseitige Dauerbelastungen sind zu meiden, ebenso Nikotin. Alkohol und Kaffee sollten nur in Maßen getrunken werden. Wichtig sind warme Bett- und Unterwäsche; helfen können auch leichtere körperliche Übungen, Schwimmen in warmem Wasser sowie eine gesunde Kost. Meiden sollte man tierische Fette (in Fleisch, Wurst), die über körpereigene Mediatoren Entzündungen auslösen können.

Heilen mit Obst und Gemüse

- **Zum Schutz der empfindlichen sogenannten Glykosaminoglykane (bilden die gallertartige Gleitmasse in Gelenken) sind die Schutzfaktoren Selen (in Knollengemüse, Kohl), Vitamin C (in frischem Obst) und Vitamin E (in Soja, Oliven, Pflanzenölen) unerlässlich.**
- **Entzündungs- und schmerzhemmend bei Weichteilrheuma wirken Omega-Fettsäuren (in Avocados, Oliven, Sojabohnen, Samen, Kernen und Nüssen sowie in Kaltwasserfisch).**

Symptome bei Rheumabeschwerden

- Schmerzen bevorzugt in Gelenken und Weichteilen
- Je nach Art der rheumatischen Erkrankung tritt der Schmerz ziehend oder auch reißend auf, insbesondere nach Kälteeinwirkung (Durchnässung, Zugluft, Auskühlung)

Info **Verdauungssystem entgiften** Bei Rheumatikern liegt häufig eine Verschlackung des Verdauungsapparats vor. Eiweiß- und Fettstoffwechsel laufen meist nur noch mit halber Kraft, Proteine und Fette lagern sich unverarbeitet ab und werden zu einer schweren Belastung für den Organismus. Ein Fasten- und Entschlackungsprogramm kann daher rheumatische Beschwerden in vielen Fällen lindern. Sprechen Sie mit Ihrem Arzt über die genaue Gestaltung einer mehrtägigen Fastenkur und stellen Sie nach den Aufbautagen Ihre Ernährung auf die momentanen Bedürfnisse Ihres Körpers um.

Rezept

Pfannengerührte Nudeln mit Tofu

Zutaten für 4 Personen

250 g Glasnudeln | 40 g Ingwerwurzel | 200 g fester Tofu | 2 große Zwiebeln | 2 Knoblauchzehen 2 Tassen Brokkoliröschen | 1 TL Sesamöl | 1 EL Sojasauce | 2 EL Sesamsamen

1 Die Glasnudeln in reichlich Salzwasser garen. Abgießen, abschrecken und abkühlen lassen.

2 Den Ingwer klein schneiden. Den Tofu in 2 Zentimeter große Würfel schneiden.

3 Die Zwiebeln abziehen, vierteln und in dünne Scheiben hobeln. Die Knoblauchzehe abziehen und sehr fein schneiden.

4 Im Wok oder in einer großen Kasserolle den Brokkoli mit wenig Wasser vorgaren. Vom Herd nehmen. Das Wasser abschütten.

5 Jetzt das Öl erhitzen, den Ingwer hineingeben und goldgelb werden lassen.

6 Den Tofu hinzufügen und ebenfalls goldgelb braten. Zwiebeln und Knoblauch dazugeben, bis sie weich werden. Den Brokkoli zur Tofumischung geben.

7 Noch etwa 1 Minute lang garen. Die Nudeln und die Sojasauce hinzufügen und weitere 2 Minuten unter Rühren braten.

8 Sesamsamen darüber streuen und mit Sesamöl beträufeln. Sofort servieren.

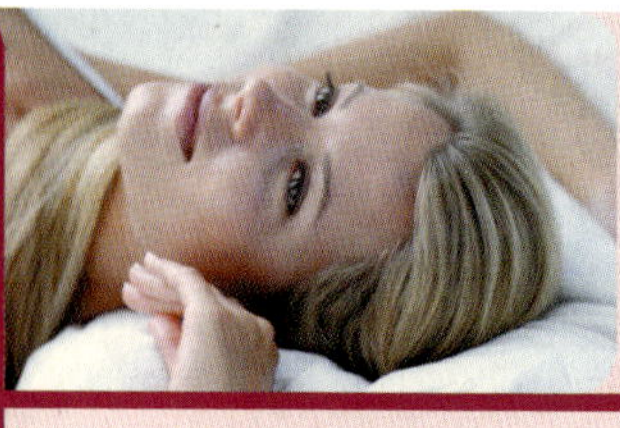

Schlafstörung

Geistige oder körperliche Überanstrengung, Konfliktsituationen in der Partnerschaft oder im Beruf, Sorgen, Probleme, Existenzängste, Leistungs- und Termindruck bedeuten Stress für Geist und Körper. Aber vergessen Sie nicht, dass auch positive Ereignisse durchaus stressen können. Beispielsweise eine Hochzeit, die Geburt eines Kindes, eine Weltreise – das alles kann an die Nerven gehen und damit auf unsere Schlafbereitschaft schlagen.

Beschreibung Mangelnde Fähigkeit einzuschlafen bzw. häufiges Aufwachen während der Nacht.

Ursachen Stress, Missbrauch von Genussmitteln wie Alkohol, Nikotin, Kaffee. Zu schwere Abendmahlzeiten, Überproduktion von wachmachenden Tageshormonen wie Adrenalin, Kortisol oder ACTH (adrenokortikotropes Hormon), depressive oder euphorische Stimmungszustände, Schichtarbeit, sogar magnetische Felder des Mondes.

Behandlung Sich entspannen, möglichst an etwas denken, was nicht aufregt, sich von Problemen befreien. Abends möglichst nichts Schweres essen (wenig Fett). Außerdem sollte man individuelle Gewohnheiten strikt durchhalten, also z. B. jeden Abend zur gleichen Zeit zu Bett gehen.

Heilen mit Obst und Gemüse

- Eine sehr wichtige Voraussetzung für einen gesunden Schlaf ist eine ausreichende Tryptophanzufuhr ins Gehirn. Diese Aminosäure ist in Gemüse und Hülsenfrüchten enthalten. Süßes Obst wie süße Weintrauben, Kirschen, reife Pflaumen usw. helfen Tryptophan beim Transfer durch die Blut-Hirn-Schranke. Bestimmte Gehirnzellen synthetisieren dann aus Tryptophan den Nervenreizstoff Serotonin. Aus dem entsteht wiederum in der Zirbeldrüse das Schlafhormon Melatonin. Süßes erweitert insulinbedingt unsere Gefäße und macht müde.
- Für diese Stoffwechselschritte sind das Vitamin C (in frischem Obst), das Vitamin B6 (in Sojaprodukten, Bananen, Spinat, Avocados) sowie das Spurenelement Mangan (in Spinat, Hülsenfrüchten, Biokartoffeln mit Schale, Samen, Kernen) unerlässlich.

Info Regeneration für Leib und Seele Eine ungetrübte Nachtruhe ist die beste und natürlichste Erholung für unseren Körper und unseren Geist. Im Schlaf regenerieren sich die Körperzellen, und unser Unterbewusstsein verarbeitet im Traum schöne genauso wie belastende Erlebnisse. Das alles ist selbstverständlich nicht der Fall, wenn unser natürliches Regenerationssystem gestört ist. Kinder, Erwachsene und ältere Menschen sind

Symptome bei Schlafstörung

- Aufgeregtheit bzw. Übererregtheit
- Wache, hektische Gedankentätigkeit bei oft völliger körperlicher Übermüdung
- Herzklopfen, Herzjagen
- Nervöse Empfindungen in Armen und Beinen (Kribbeln, Unruhegefühle)

von Schlafstörungen beim Ein-, Durchschlafen oder von zu frühem Aufwachen unterschiedlich stark betroffen. Generell kann man die meisten Ursachen von Schlafstörungen durch einige recht einfache Maßnahmen beheben. Dazu gehören die Berücksichtigung des persönlichen Schlafbedürfnisses, das bei jedem Menschen anders ist, ein fester Lebensrhythmus mit bestimmten Weck- und Einschlafzeiten, eine gute Matratze, Vermeidung von Licht und Lärm beim Einschlafen, keine schweren Mahlzeiten zum Abendessen und eine positive Stimmung beim Zubettgehen. Denken Sie an etwas Angenehmes. Dies fließt auch in Ihre Traumwelt ein und beruhigt Ihre Nerven.

Sanfte Einschlafhilfen Bevor man zu Medikamenten greift, sollte man unbedingt versuchen, seinen Körper und seinen Geist auf die bevorstehende Nachtruhe einzustimmen. Vielleicht macht Sie ein kurzer Abendspaziergang müde, ein (nicht zu spannendes) Buch oder auch entspannende Meditationsmusik.

Wie man sich bettet… Das Schlafzimmer sollte nicht zu stark beheizt, aber auch nicht durch extremes Lüften unterkühlt sein. Entscheidend und besonders heilsam ist der Anfangsschlaf in den ersten beiden Stunden. Dabei kommt es nur in zweiter Linie darauf an, um welche Uhrzeit man zu Bett geht. Das Ungesündeste an einer Schichtarbeit ist nicht das Schlafen bei Tag, sondern eine fortwährende Umstellung des Schlaf-wach-Rhythmus.

Rezept

Bunter Milchreis

Zutaten für 1 Person

1 Aprikose | 1 Nektarine | 1 kleiner Pfirsich
50 g Erdbeeren | 1 Stück Honigmelone
1 Becher Milchreis natur | 1 TL gehackte Pistazien | 4 dunkle Süßkirschen

1 Aprikose, Nektarine und Pfirsich waschen, entsteinen, klein schneiden und mischen.
2 Die Erdbeeren waschen, die Blütenansätze entfernen und das Fruchtfleisch vierteln.
3 Von der Melone Schale und Kerne entfernen, die Melone in Würfel schneiden.
4 Die Früchte locker unter den Milchreis heben. In einem Schälchen anrichten und mit den Pistazien und den Süßkirschen garnieren.

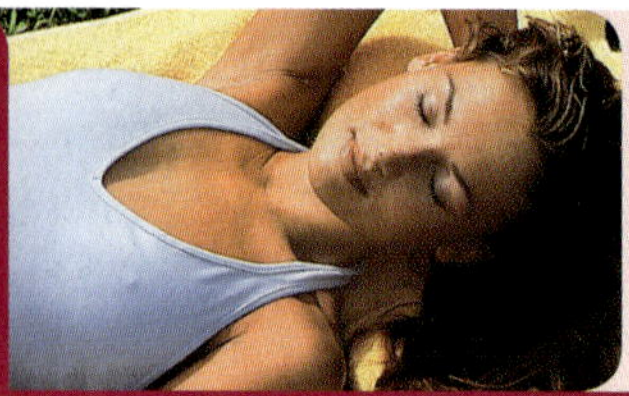

Schuppenflechte

Bei der Schuppenflechte (Psoriasis) bewirkt eine krankhaft gesteigerte Proliferation (Zellenneubildung) in der Epidermis (äußerste Hautschicht), dass sich Keratinozyten (Epidermiszellen) statt im Lauf von vier Wochen in nur vier Tagen zu einer hornartigen Oberfläche ausbilden. Insgesamt teilen sich Psoriasiszellen rund 1000-mal schneller als normale Hautzellen – zu schnell, um normal abzuschilfern. So häufen sich die Hautzellen, bilden Kolonien und den typischen silbrigen Glanz.

Beschreibung Chronische Schuppenkrankheit der Haut (wissenschaftlich: Psoriasis).

Ursachen Gründe sind meist eine genetische Veranlagung in Verbindung mit einer stress- und/oder ernährungsbedingten Entgleisung im Zellstoffwechsel der Haut, unverwertetes, faulendes Eiweiß im Darm, eine ungenügende Leberfunktion, Alkoholmissbrauch sowie – was sehr häufig der Fall ist – übermäßiger Verzehr tierischer Fette in Fleisch und Wurst. Auch zu wenig Sonnenlicht insbesondere in den Wintermonaten kann der Auslöser sein.

Behandlung Hilfreich kann ein Erweichen der Schuppenpartien mit anschließender Ablösung der Schuppen sein. Wichtig ist eine gründliche Hauthygiene mit täglichem Baden oder Duschen. Kratzen oder zu hartes Reiben der betroffenen Hautteile sollte man vermeiden. Zu trockene Haut begünstigt die Schuppenflechte ebenso wie möglicherweise kaltes Wetter. Vitamin D (entsteht unter dem Einfluss von Sonnen- oder hellem Tageslicht auf die Haut) hemmt die für Psoriasis verantwortliche übermäßige Zellteilung.

Heilen mit Obst und Gemüse

- Sojaprodukte sorgen mit ihrem hohen Anteil an Cholin für eine erhöhte Aktivität des Vagusverdauungsnervs, für mehr Magensäure und somit für eine bessere Eiweißzersetzung. Täglich ein Rohkostteller (aus frischem Saisongemüse) enthält proteolytische (eiweißspaltende) Enzyme und unterstützt diese wichtige Voraussetzung ebenso wie die Enzyme Bromelain (in Ananas) und Papain (in Papayas).
- Zink (in Spargel, Kohl, Rüben, Mais, Hülsenfrüchten, Zwiebeln, Sojaprodukten) hat als Gegenspieler des Spurenelements Kupfer einen bedeutenden lindernden Einfluss auf Psoriasis.

Info Vererbung als Ursache Zur Schuppenflechte sind Menschen veranlagt, die diese Information in ihrem Erbgut tragen. Das bedeutet jedoch nicht zwangsläufig, dass sie im Lauf ihres Lebens auch erkranken. Oft ist ein äußerer Anlass wie seelische Belastung oder eine Überforderung des Immunsystems durch einen Infekt, Übergewicht oder bestimmte Medikamente der Grund für den

Symptome bei Schuppenflechte

- Juckende Hautbereiche, leicht erhaben, rot umgrenzt, von silberweißen oder weißen Schuppen bedeckt
- Vorwiegend betroffen sind Ellbogen, Knie und Haarboden, aber auch Brust, Kreuzbein, Rücken, Finger- und Zehennägel
- Beim Kratzen lösen sich die Schuppen, Auftreten von punktförmigen Blutungen

Ausbruch der Krankheit. Wer also weiß, dass eine familiäre Veranlagung besteht, sollte diese Faktoren möglichst vermeiden.

Seelische Narben Schuppenflechte ist in erster Linie für die Betroffenen unangenehm, deren Leidensdruck sich durch unsensible Zeitgenossen noch erhöht. Die Erkrankung ist nicht ansteckend und kann durch verschiedene Maßnahmen behandelt werden, die von dem Patienten viel Geduld erfordern. Generell gilt, sich gegen das Unverständnis anderer zu wappnen und sie über die Krankheit aufzuklären. So fällt es vielleicht leichter, an der eigenen Heilung aktiv mitzuwirken.

Rezept

Bohnendip für einen Rohkostteller

Zutaten für 6 Personen

2 Tassen Kidneybohnen (aus der Dose) | 4 große Knoblauchzehen | 1 kleine Chilischote | 1 EL Olivenöl | 2 TL Zitronensaft | 1 Spritzer Tabascosauce

1 Die Bohnen abgießen und abspülen. Den Knoblauch 5 Minuten blanchieren, dann abziehen und in feine Scheiben schneiden. Die Chilischote klein schneiden. Alles mit den restlichen Zutaten zusammen pürieren.

2 Dazu gibt es einen Rohkostteller mit Stangensellerie, Karottenstiften, Kohlrabistiften, Radieschen und Gurkenscheiben. Wenn Sie etwas anderes bevorzugen – bitte: Hier haben Sie freie Wahl.

Rezept

Ananascreme

Zutaten für 6 Personen

6 Eigelbe | 6 EL Ahornsirup | 1/8 l süße Sahne | 6 Blatt Gelatine | Saft von 1/2 Zitrone | 1/4 l Ananassaft | 6 dicke Scheiben frische Ananas

1 Die Eigelbe mit dem Ahornsirup und der Sahne im Wasserbad heiß schlagen, aber nicht kochen lassen.

2 Den Topf vom Herd nehmen und die Gelatine einrühren. Dann den Zitronen- und den Ananassaft dazugeben.

3 Weiterrühren, bis die Creme eindickt.

4 Die Ananasscheiben in Portionsschälchen legen und die Creme einfüllen.

5 Nach Belieben mit Schlagsahne garnieren.

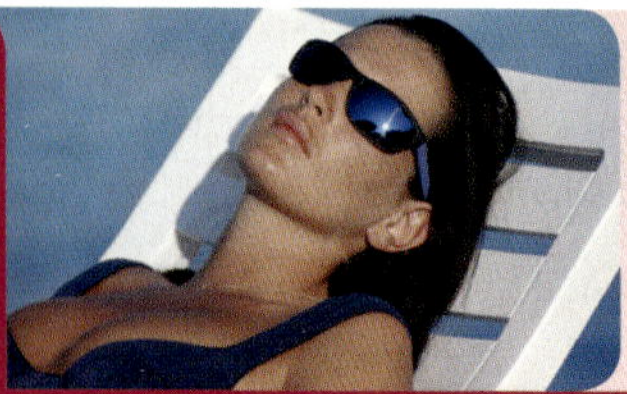

Sonnenbrand

Vorsicht im Umgang mit der Sonne! Wenn es doch zu viel war: Eine Selbstbehandlung zu Hause sollte nur bei kleinflächigen Hautveränderungen und nur durch kalte Güsse erfolgen. Der Arzt muss konsultiert werden, wenn starkes Fieber auftritt, wenn das Fieber länger als zwei Tage anhält und wenn Übelkeit oder Erbrechen mit dem Sonnenbrand einhergehen. Achtung: Säuglinge gehören schon bei einem leichten Sonnenbrand in ärztliche Behandlung!

Beschreibung Sonnenbrand ist eine Hautentzündung bzw. eine allergische Hautreaktion auf intensive Sonnenbestrahlung oder auf eine UV-Bestrahlung im Solarium.

Ursachen Häufigste Ursachen für eine Schädigung der Haut durch die Sonne sind die kürzeren UVB-Strahlen, die zwischen zehn Uhr vormittags und zwei Uhr nachmittags besonders intensiv sind. Die längeren UVA-Strahlen am Morgen oder am Nachmittag führen seltener zu Sonnenbrand und eignen sich dadurch weit besser für die Hautbräunung. Hellhäutige Menschen sind wegen ihrer mangelnden Hautpigmentbildung eher von Sonnenbrand betroffen als Südländer oder gar Afrikaner.

Behandlung Meiden Sie die Sonne – insbesondere in der Mittagszeit –, halten Sie sich in sonnengeschützten Räumen auf. Kühlende Umschläge wirken lindernd. Hilfreich ist ein mit kühlem Wasser getränktes Handtuch auf den betroffenen Hautstellen. Die Kleidung sollte leicht und luftig sein, nachts sollten brennende Partien möglichst unbedeckt bleiben.

Heilen mit Obst und Gemüse

- **Niazin (Vitamin B3; in Sojaprodukten, grünen Erbsen und Bohnen, Pilzen, Kohl, Kartoffeln, Pfirsichen) und Folsäure (in Spargel, Rosen- und Blumenkohl, Sojabohnen, Spinat, Brokkoli, Erbsen, Bananen, Orangen) beugen einem Sonnenbrand vor und unterstützen den Heilungsprozess der Haut.**
- **Vitamin C (in frischem Obst) und mehrfach ungesättigte Fettsäuren (in Sojaprodukten, Mais, Oliven, Bohnen, Samen, Kernen) unterstützen die Produktion des entzündungshemmenden Hormons Kortisol in den Nebennieren.**

Info Allzu viel ist ungesund Starke UV-Strahlung zerstört die Desoxiribonukleinsäuren (Moleküle im Zellkern, die das genetische Material enthalten). Als Folge davon sterben Hautzellen ab, außerdem werden Elastinfasern zerstört, die die Haut fest, elastisch und jung erhalten. Begünstigt werden ein Sonnenbrand bzw. eine Sonnenallergie durch einen Mangel an körpereigenen Hautschutzfaktoren. Dazu zählt die Ausbildung einer

Symptome bei Sonnenbrand

- Gerötete, geschwollene, schmerzende Haut
- Eventuell Bildung kleiner Pickel
- Hautpusteln, Quaddeln
- In schweren Fällen Fieber, Benommenheit
- Eventuell Übelkeit, Erbrechen

»Lichtschwiele«, einer Verdickung der obersten Hautschichten, ebenso wie eine natürliche Hautpigmentbildung.

Von den Südländern lernen Achten Sie mal beim Urlaub im Süden auf die Verhaltensweise der Einheimischen: Die rücken ihre Stühle in den Schatten, bedecken ihre Haut, tragen Sombreros und Sonnenbrillen, halten mittags im kühlen Inneren ihrer Häuser Siesta und reisen oft nachts. Wer in der Mittagshitze wie ohnmächtig am Strand liegt, oft ohne schattigen Schutz oder in kurzen Hosen und Sandalen die Fußgängerzonen bevölkert, ist in der Regel ein (leichtsinniger) Tourist.

Rezept

Karotten-Pilz-Curry

Zutaten für 3 Personen

1 kleine Zwiebel | 1 Knoblauchzehe | 1 mürber Apfel | 2 Karotten | 200 g Champignons 2 EL Nüsse | 2 TL Currypulver | 2 TL Öl 1 1/2 Tassen Naturreis | 2 EL Rosinen | 2 Würfel Gemüsebrühe | 2 Tassen Wasser | 1 EL Zitronensaft | 100 g Erbsen

1 Die Zwiebel abziehen und hacken. Die Knoblauchzehe ebenfalls abziehen und zerdrücken.

2 Den Apfel schälen und entkernen. Die Karotten schälen. Die Pilze säubern und in Scheiben schneiden, die Karotten würfeln.

3 Die Nüsse hacken und trocken anrösten.

4 In einer großen Pfanne die Zwiebel, den Knoblauch, den Apfel und den Curry 5 Minuten in Öl anbraten.

5 Karotten, Pilze und Reis hinzufügen. Weitere 5 Minuten kochen. Die Rosinen, Brühe, Wasser und Zitronensaft dazugeben. Zum Kochen bringen. Zudecken und etwa 45 Minuten köcheln lassen.

6 Die Erbsen unterrühren und alles durcherhitzen. Die Nüsse darüber streuen.

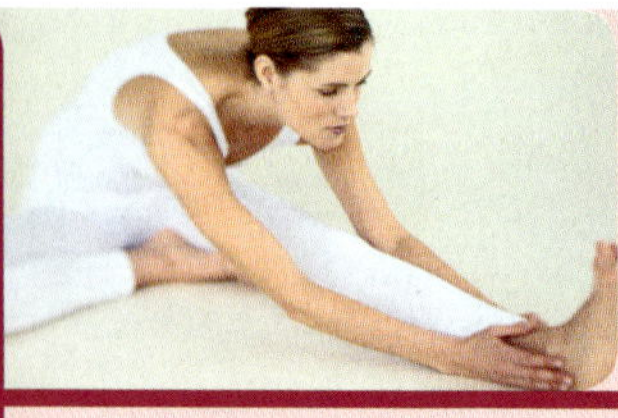

Unterschenkelgeschwür

Betroffen hiervon sind besonders Menschen mit Bindegewebsschwäche. Durch die Blutstauung in Krampfadern kommt es zu ungenügender Durchblutung des Gewebes und mangelnder Widerstandskraft der Haut. Die Blutstauung und äußere Reize, etwa durch bestimmte Kleidungsstücke, verursachen Hautjucken, Kratzen führt oft zu ersten Infektionen an offenen Hautstellen, später zu größeren Geschwüren, die beim Gehen und Laufen behindernd wirken.

Beschreibung In der Regel eine venöse Blutstauung, die zu einem offenen Bein (Ulkus) führt.

Ursachen In den meisten Fällen Venenstauung (Blutrückfluss), seltener auch eine Folge arterieller Durchblutungsstörungen.

Behandlung Hilfreich sind entstauende Lymphmassagen (durch einen Fachmann) und Gymnastik, feuchte Verbände bzw. Kompressen und Hochlegen der Beine. Wichtig ist die Umstellung der Ernährung, sodass den Hautzellen mehr Nähr- und Abwehrstoffe zugeführt werden. Gefäßwände, insbesondere die der Venen, müssen durch gezielte Biostoffe gekräftigt und gefestigt werden.

Heilen mit Obst und Gemüse

- Sonnen- bzw. helles Tageslicht in Kombination mit Vitamin A (in Karotten, dunkelgrünem Blattgemüse und -salat, Tomaten, Aprikosen, Pfirsichen, Kürbis, Melonen, Mangos) sind wichtige Heilfaktoren. Karotten müssen stets mit etwas Fett zubereitet werden, weil die Pflanzenzellen sonst die in ihnen enthaltenen Karotene nicht freigeben.
- Rutin (ein Bioflavonoid, sehr reich in Buchweizen enthalten) dichtet Venenwände ab und festigt sie. Für diesen Heilvorgang sind außerdem das Spurenelement Zink (in Hülsenfrüchten, Kohl, Spargel, Knollengemüse) sowie Vitamin C (in frischem Obst) notwendig.
- Kartoffeln neutralisieren im Stoffwechsel Körpersäuren und wirken insbesondere bei Geschwüren entzündungshemmend. Äußerlich angewendet, wirken sie lindernd und heilend auf Schwellungen und offene, nässende Entzündungen.

Info Begleitende Maßnahmen
Venenerkrankungen gehören immer in die Hände eines Arztes. Sie können allerdings auch zu Hause verschiedene Maßnahmen ergreifen, um einer Thrombosenbildung oder weiteren Blutstauungen vorzubeugen. Diese sind aber immer nur begleitend zur medizinischen Therapie gedacht. Für Raucher gilt, den Nikotingenuss einzuschränken oder ihn ganz aufzugeben. Übergewichtige sollten sich von einigen ihrer Pfunde trennen, um die Gefäße

Symptome bei Unterschenkelgeschwür

- Stauungen, Blutungen unter der Haut mit erhöhter Druckempfindlichkeit
- Beingeschwüre (auch als Folge von Krampfadern) meist über den Innenknöcheln
- Geschwüre mit Absonderung eines eitrigen Sekrets
- Schwellungen an Fußrücken und Knöchel
- Schmerzen, vor allem nachts und beim Gehen

zu entlasten. Auch der Blutkreislauf und damit der Stoffwechsel funktionieren dann wieder reibungsloser.

Frauen, die die Antibabypille nehmen und aufgrund dessen zu Durchblutungsstörungen neigen, sollten in Absprache mit ihrem Frauenarzt die Pille absetzen und sich über alternative Verhütungsmethoden beraten lassen. Achten Sie zudem auf regelmäßige Bewegung durch Schwimmen, Radfahren, ausgedehnte Spaziergänge oder Wanderungen. Und sorgen Sie immer für ausgeglichene Temperaturbedingungen an Ihren Beinen, sprich: Tragen Sie immer der Jahreszeit angepasste Beinbekleidung, um zu große Hitze oder Kälte zu vermeiden.

Selbstheilung unterstützen Da das offene Geschwür weder mit Bädern noch Salben behandelt werden kann, müssen Sie immer dafür sorgen, dass das gestaute Venenblut leichter zurückfließen kann. Legen Sie öfter mal die Beine hoch, tragen Sie auch im Haus feste Schuhe und vermeiden Sie zu stramm sitzende Hosen und Strümpfe, die die Durchblutung behindern können.

Unser Tipp Kartoffeln roh reiben und regelmäßig als Packung mit Leinentüchern auf die betroffenen Wundstellen auflegen. Das lindert Schwellungen und Entzündungen.

Zu viel Reserven angelegt? Übergewicht führt vor allem bei stehender Tätigkeit zu einer erhöhten Belastung der unteren Gliedmaßen. In solchen Fällen muss das Körpergewicht reduziert werden, bevor es zu Unterschenkelgeschwüren kommt – und erst recht, wenn sie bereits aufgetreten sind.

Rezept

Pikante Karotten

Zutaten für 2 Personen

500 g Kartoffeln | Salz | 6 Karotten | 1 EL Zitronensaft | 2 Prisen Muskatnuss | etwas frische Petersilie

1 Die Kartoffeln schälen und in Würfel schneiden. In Salzwasser garen.

2 Die Karotten schälen und in je 4 Stücke schneiden. Bissfest dämpfen.

3 Den Zitronensaft mit der Muskatnuss mischen und die gekochten Karotten damit beträufeln.

4 Mit den Kartoffelwürfeln vermengen und alles mit Petersilie garnieren.

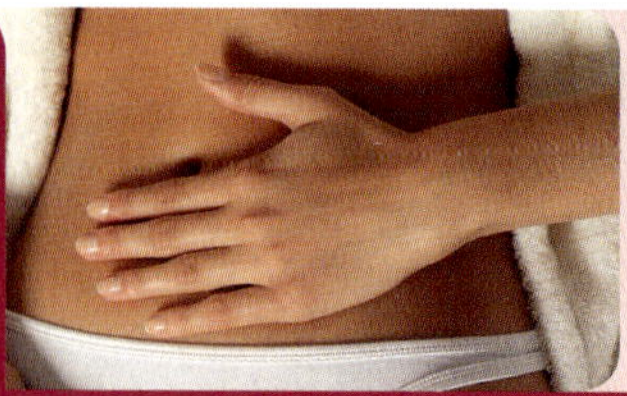

Verdauungsstörung

Oft kann man Verdauungsstörungen vorbeugen. Zählen Sie also mit: jeden Bissen 30-mal kauen! So viel Zeit sollten Sie sich nehmen, anstatt hastig zu schlingen oder das Essen hinunterzuspülen, womöglich noch mit kaltem Bier! Beim Kauen wird der Nahrungsbrei mit Speichelamylase durchsetzt, einem Enzym, das Kohlenhydrate bereits vorverdaut. So kommt es bei der weiteren Passage des Nahrungsbreis im Darm zu weniger Gärungsprozessen.

Beschreibung Beschwerden in Oberbauch und Darmbereich, die häufig während oder nach dem Essen und Trinken auftreten.

Ursachen Mangelhaftes Kauen, zu wenig Magensäure, unausgewogene Ernährung (zu viel Fettes, Süßes, zu wenige Ballaststoffe), Enzymmangel und Missbrauch von Genussmitteln wie Alkohol, Nikotin oder Kaffee sind die Ursachen für Verdauungsstörungen. Naturbelassene Lebensmittel wie Obst, Rohkost, Salat, Gemüse verursachen keinerlei Beschwerden. Unsere Bauchspeicheldrüse (Pankreas) liefert Enzyme für die Verdauung (Lipasen für Fett, Amylasen für Kohlenhydrate, Proteasen für Eiweiß); bei Fehlernährung ist sie dazu jedoch häufig nicht mehr in der Lage. Unverdautes belastet dann den Darm, wird dort von Bakterien in ungesunde Produkte aufgespalten, was zu massiven Störungen führt. Der Missbrauch von Genussmitteln beeinträchtigt die Funktion der Magen- und Darmschleimhäute, die dann nicht mehr voll funktionsfähig sind.

Behandlung Meiden Sie die erwähnten Risiken, stellen Sie die Ernährung auf gesunde, ballaststoffreiche Kost um.

Heilen mit Obst und Gemüse

- Ballaststoffreiches Obst und Gemüse wie Äpfel, Aprikosen, Birnen, alle Beeren, Pfirsiche, Pflaumen, Stachelbeeren, Weintrauben, alle Kohlsorten, Brokkoli, Chicorée, Auberginen, Karotten, Kartoffeln, Kohlrabi, Rettich, Sellerie und Spinat sorgen für eine gesunde Darmpassage und beseitigen oft Magen- und Darmstörungen, ohne dass man weiter etwas tun muss.
- Diese Früchte und Gemüse enthalten auch Enzyme, die die Bauchspeicheldrüse entlasten. Ideal sind Rohkostteller mit ihrem unversehrten Reichtum an Vitaminen.

Info Den Darm umstimmen Beschwerden, die sich zunächst an den Darmfunktionen zeigen, können auch andere Organe in unserem Körper in Mitleidenschaft ziehen. Vorausgesetzt, man behält die bisherige, nicht zuträgliche Lebens- oder Ernährungsweise bei. Gerade die Naturmedizin legt sehr großen Wert auf ein harmonisch arbeitendes Verdauungssystem und damit auf eine optimale Verwertung der Nahrung sowie die Ent-

Symptome bei Verdauungsstörung

- Übelkeit, Bauchschmerzen, Blähungen, Völlegefühl
- Saures Aufstoßen, Sodbrennen
- Durchfall, Verstopfung, Appetitmangel

giftung des Körpers beispielsweise mit Hilfe von Ballaststoffen. Viele Leiden lassen sich häufig auf gestörte Darmfunktionen und damit auf einen mangelhaften Abtransport des körpereigenen »Mülls« zurückführen. Die Entschlackung des Darms durch eine Ernährungsumstellung hilft daher letztlich und auf lange Sicht dem ganzen Körper.

Magensäure – zu Unrecht in Verruf Magensäure ist sehr wichtig für die Eiweißvorverdauung durch das Enzym Pepsin aus den Magenschleimhäuten. Ohne genügende Azidität (Säuregehalt) des Magensafts gelangt unverdautes Eiweiß in tiefer liegende Darmabschnitte und verursacht dort Fäulnisprozesse, die wiederum zu Beschwerden führen.

Rezept

Auberginenkaviar für einen Rohkostteller

Zutaten für 4 Personen

1 TL Sonnenblumenöl | Salz | 2 Auberginen | 4 EL Petersilie | 1/2 EL Minzeblätter | 5 EL Essig 2 1/2 EL Zitronensaft | 2 1/2 TL Salz | 1 1/2 TL Knoblauchgranulat | 1 TL weißer Pfeffer aus der Mühle | 3/4 TL gemahlener Zimt

1 Den Ofen auf 175 °C vorheizen. Ein Backblech einölen und mit Salz bestreuen.
2 Die gewaschenen Auberginen der Länge nach halbieren und mit der Schnittfläche auf das Blech setzen.
3 Ca. 45 Minuten backen, bis die Auberginen weich sind.
4 In der Zwischenzeit Petersilie und Minze fein wiegen.
5 Die Auberginen aus dem Ofen nehmen, etwas abkühlen lassen, schälen und das Fruchtfleisch klein hacken, abtropfen lassen.
6 In einer großen Schüssel die Auberginenstücke mit den anderen Zutaten mischen.
7 Zudecken und im Kühlschrank 24 Stunden ruhen lassen. Nochmals abschmecken.
8 Dazu gibt es einen bunten Rohkostteller, beispielsweise mit Stangensellerie, Karottenstiften, Kohlrabistiften, Radieschen und Gurkenscheiben.

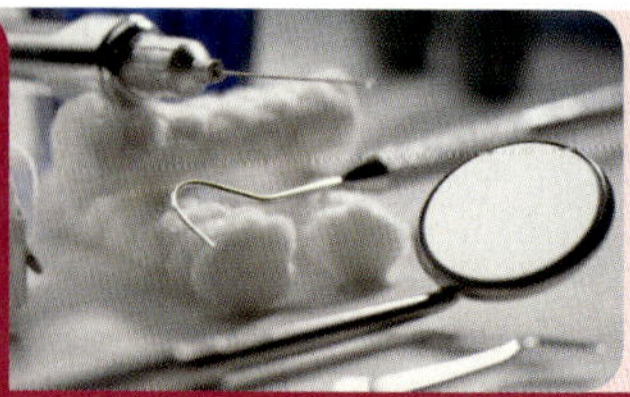

Zahnfleischentzündung

An sich einfache und harmlose Zahnfleischerkrankungen können durchaus in chronische Verlaufsformen ausarten, es kann dann wie bei der nichtentzündlichen Parodontose (einer Erkrankung des Zahnhalteapparats) zu einem Zurückgehen des Zahnfleisches, zu lockeren Zähnen und sogar zu Zahnausfall kommen. Wenden Sie sich daher mindestens zweimal jährlich an Ihren Zahnarzt für eine Prophylaxe, bei der u.a. der Zahnstein entfernt wird.

Beschreibung Eine akute oder chronische Entzündung des Zahnfleischrands und des Zahnfleisches.

Ursachen Erkältungskrankheiten, Vitamin-C-Mangel, mangelnde Mundhygiene, Infektionen (Bakterien, Viren, Pilze), ungenügende Kautätigkeit.

Behandlung Wichtig ist ausreichende Mundhygiene mit häufigem Zähneputzen und Mundspülen. Eine sogenannte katarrhalische, also erkältungsbedingte Zahnfleischentzündung klingt im Allgemeinen nach wenigen Tagen ab. Aktives Kauen fördert die Durchblutung des Zahnfleisches. Die Ernährung muss darauf abgestimmt sein, dem Zahnfleisch entzündungshemmende sowie heilende und immunkräftigende Wirkstoffe zuzuführen.

Heilen mit Obst und Gemüse

- Bakteriellen Belägen muss durch Zähneputzen und eine Immunkost vorgebeugt werden: viel frisches Obst mit Vitamin C, karotenreiche Kost für Vitamin A (gelbes, grünes und rotes Obst und Gemüse), weil es sonst innerhalb weniger Tage zu einer chronischen Zahnfleischentzündung kommen kann.
- Mundgewebe wird extrem rasch abgebaut – aber zum Glück auch schnell wieder aufgebaut. Wichtig ist dafür jedoch eine wertvolle Ernährung, zu der praktisch alle Obst- und Gemüsesorten zählen, außerdem Kartoffeln, Naturreis und Vollkornprodukte. Dies ist besonders wichtig, weil im Zahnfleischbereich hartes und sehr weiches Gewebe aneinander grenzen, die unterschiedliche Nährstoffbedürfnisse haben.
- Folsäure (in Soja, Spinat, Brokkoli, Blumen- und Rosenkohl, Salat, Spargel) ist wichtigster Aufbaustoff für das Zahnfleischgewebe.

Info **Schützender Speichel** Man mag es kaum glauben, doch auch bei einer Entzündung des Mundraums spielt häufig die Funktion des Verdauungssystems eine Rolle. Ist dieses aus dem Gleichgewicht geraten, zeigt sich dies an dickflüssigem Speichel sowie verstärktem Zahn- und Zungenbelag, dem idealen Milieu für Entzündungskrankheiten. Langfristig sollten Sie also die Ernährung umstellen und Gewohnheiten wie Rauchen oder den

Symptome bei Zahnfleischentzündung

- Gerötetes oder geschwollenes Zahnfleisch
- Zahnfleischbluten, Zahnbettschwund
- Mundgeruch, fauliger Geschmack
- Erhöhte Speichelproduktion
- Schmerzen, Fieber

übermäßigen Genuss von schwarzem Tee bzw. Kaffee zur Ausnahmeerscheinung reduzieren. Denn auch sie können Zahnfleischentzündungen hervorrufen. Wichtig ist, dass der Speichel, eines der wichtigsten Schutzsysteme des Mundes, seine regenerativen Kräfte in der Mundflora wiedererlangen kann. Ein gesunder Speichel kann nämlich Zahn- und Zahnfleischerkrankungen hervorragend vorbeugen. Als Sofortmaßnahme bei einer akuten Zahnfleischentzündung sei Ihnen ein naturmedizinisches Heilmittel empfohlen: Spülen Sie die Mundhöhle täglich 10 bis 20 Minuten mit einer Mischung zu gleichen Teilen aus Speisesenföl und gekochtem, abgekühltem Wasser.

Routineuntersuchung wahrnehmen Zahnärzte empfehlen Parodontosepatienten jedes Vierteljahr eine Zahnsteinkontrolle. Patienten, die nicht gefährdet sind, sollten sich jedes halbe Jahr vorsorglich untersuchen lassen.

Für den Speisezettel Zu meiden sind Süßigkeiten, süße Getränke sowie helle Mehlprodukte (Nudeln, Pizza, Weißbrot usw.), weil sie die Entstehung von entzündungsverursachenden Bakterienplaques begünstigen. In den Zahnfleischrillen sitzen diese Bakterienherde unmittelbar auf den Epithelzellen, der nicht durch Flimmerhaare geschützten Gewebeoberfläche.

Rezept

Brokkoli Mandorla

Zutaten für 1 Person

**5 kleine Kartoffeln | 300 g Brokkoli | Salz
weißer Pfeffer | 10 g gesalzene Butter
15 g gehobelte Mandeln**

1 Die Kartoffeln in der Schale garen, pellen. Den Brokkoli putzen, waschen, die Röschen abtrennen, die Stiele in Streifen schneiden.

2 Alles in gesalzenem Wasser gar dünsten und anschließend pfeffern.

3 Die Butter zerlassen und die Mandeln darin vorsichtig anrösten. Über dem Brokkoli verteilen.

4 Mit den Pellkartoffeln anrichten. Dazu passt frischer Salat.

Gesunde Küche

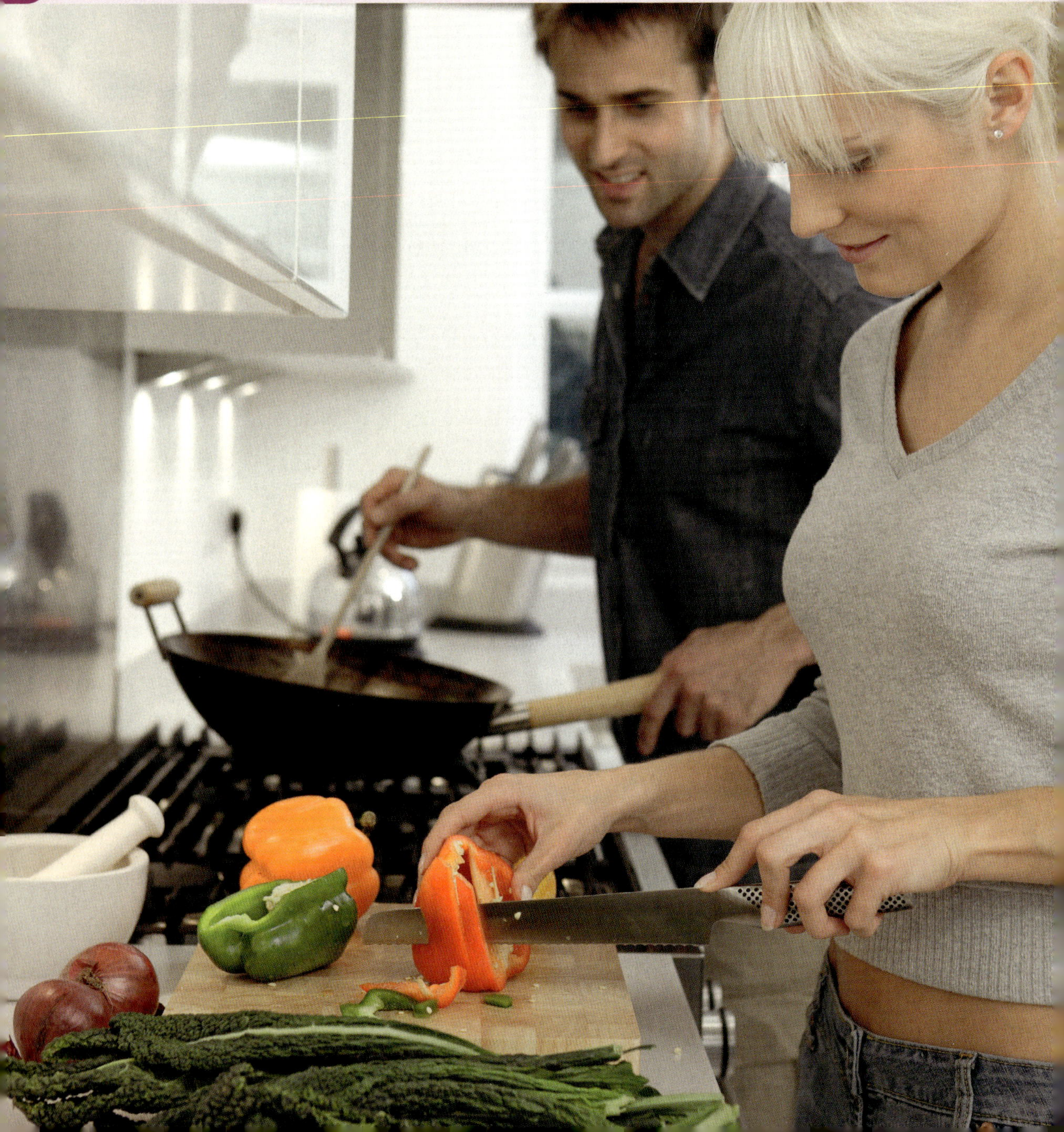

Es gibt immer noch Leute, die meinen, Gemüse und Salat seien lediglich Zutaten zum »richtigen Essen«, also z.B. zu einem Schnitzel oder zu einer Bratwurst. Und Obst wie Äpfel oder Beeren »muss« man halt essen, weil sie lebensnotwendige Vitamine enthalten. Der folgende Buchteil zeigt anhand vieler köstlicher Rezepte, dass Kohl oder Mangos, Bohnen oder Erdbeeren, Kartoffeln oder Aprikosen mehr sind als nur Beilagen und Nährstoffspender – nämlich Grundnahrungsmittel für eine enorm schmackhafte, würzige und vor allem kerngesunde Alltagskost während der ganzen Woche.
Von leckeren Frühstücksideen über verführerische Snacks und Zwischenmahlzeiten bis hin zu tollen Suppen, Drinks und prächtig-bunten Salaten – der Rezeptteil für die gesündesten Gaumenfreuden, die es gibt.

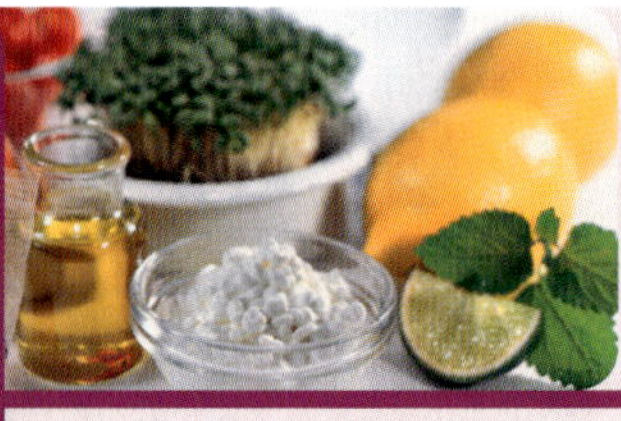

Frühstücksideen

Vitaler Start in den Morgen

Vollkornbrot mit Tomatenquark »Aurora«

Zutaten für 2 Personen

200 g Magerquark | 2 EL Vollmilch | 1 große Fleischtomate | 1 kleine Zwiebel | 1 TL gehackte Petersilie | Salz | 2 Scheiben Vollkornbrot 1 EL Butter

1 Den Magerquark mit der Milch glatt rühren. Die Tomate mit kochendem Wasser überbrühen, die Haut abziehen und die Tomate in kleine Würfel schneiden.

2 Die Zwiebel auf der Gemüsereibe fein reiben. Mit dem Quark mischen. Petersilie und 1 Prise Salz unterrühren. Das Vollkornbrot mit Butter bestreichen, dazu essen.

Jodler-Knäckebrot

Zutaten für 1 Personen

1 kleiner Apfel | 1/2 TL Zitronensaft 100 g Hüttenkäse | 1/2 TL Honig 2 Scheiben Vollkornknäckebrot

1 Den Apfel mit kaltem und warmem Wasser waschen und mit der Schale grob raffeln. Mit Zitronensaft beträufeln, damit er hell bleibt.

2 Den Hüttenkäse gut mit dem Honig verrühren.

3 Den Apfel dazugeben. Die 2 Scheiben Vollkornknäckebrot mit der Masse bestreichen.

Vollkornbrötchen mit Emmentaler Käse

Zutaten für 2 Personen

2 Vollkornbrötchen | 1 EL Butter | 2 Scheiben Emmentaler Käse | 2 kleine Tomaten | Salz | Pfeffer aus der Mühle | 1 EL gehackter Schnittlauch

1 Die Brötchen mit Butter bestreichen. Die Käsescheiben darauf verteilen.

2 Die gewaschenen Tomaten in dünne Scheiben schneiden und auf den Käse legen. Mit Salz und gemahlenem Pfeffer nach Belieben würzen.

3 Das Ganze nach Geschmack mit dem gehackten Schnittlauch bestreuen.

Unser Tipp

Verzichten Sie beim Frühstück auf die gewohnte Kanne Kaffee. Tee ist weitaus bekömmlicher und repariert nach neuen Erkenntnissen angegriffenen Zahnschmelz. Seine belebende Wirkung stellt sich langsamer ein, hält dafür aber länger an. Für den kurzen Frischekick am Morgen ideal: eine Tasse Espresso, der magenfreundlicher ist als herkömmlich gerösteter Kaffee.

Gurkenfrischkäse

Zutaten für 1 Person

2 Scheiben Vollkornknäckebrot | 1 TL Butter 100 g körniger Frischkäse | edelsüßes Paprikapulver | 100 g Salatgurke | 1/2 TL gehackter Dill

1 Das Knäckebrot mit Butter bestreichen. Den Frischkäse darauf verteilen, etwas Paprika darüber streuen.

2 Die Gurke waschen, in nicht zu dünne Scheiben schneiden. Auf die Käsebrote legen und mit dem Dill garnieren.

Griechisches Bauernfrühstück

Zutaten für 1 Person

1 Tomate | 100 g Gurke | 1 Ei | 30 g Schafskäse 4 Oliven | Pfeffer aus der Mühle | 2 Scheiben Stangenweißbrot

1 Die Tomate überbrühen, häuten und vierteln. Die Gurke waschen, schälen, in Scheiben schneiden.

2 Das Ei hart kochen, pellen und halbieren. Den Schafskäse zerbröckeln. Alles mit den Oliven auf einem Teller schön anrichten.

3 Nach Geschmack pfeffern. Dazu das frische Weißbrot essen.

Frühstück alla Calabrese

Zutaten für 2 Personen

1 Scheibe Sonnenblumenbrot | 2 TL Mascarpone 1 kleine Fleischtomate | Salz | Pfeffer aus der Mühle | 5 Blättchen Basilikum

1 Das Brot mit Mascarpone bestreichen. Die Tomate mit kochendem Wasser überbrühen und häuten.

2 In Scheiben schneiden und auf dem Brot verteilen. Mit Salz und Pfeffer würzen und mit dem Basilikum garnieren.

Pflaumenfrühstück

Zutaten für 2 Personen

1 Mohnbrötchen | 50 g Frischkäse | 5 süße Pflaumen

1 Das Brötchen mit dem Frischkäse bestreichen.

2 Die Pflaumen pürieren und auf den Frischkäse schichten.

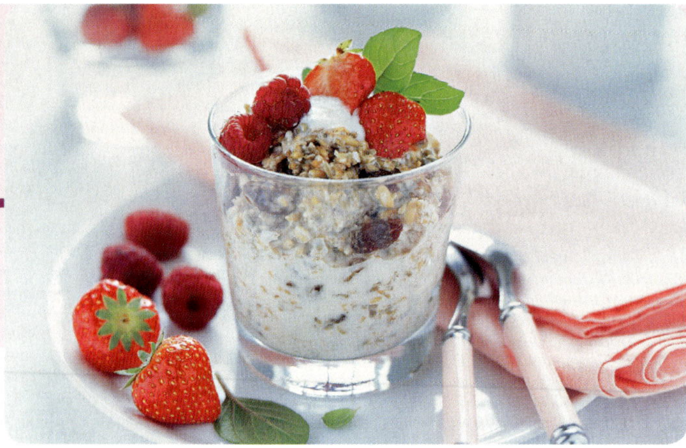

In der Erdbeerzeit ein Hochgenuss schon zum Frühstück: das Erdbeermüsli.

Gurke-Ei-Brot

Zutaten für 1 Person

1 Scheibe Sonnenblumenbrot | 1 TL Butter
100 g Salatgurke | Pfeffer | 1/2 TL gehackter Dill
1 Ei | Salz

1 Das Sonnenblumenbrot mit Butter bestreichen. Die Gurke waschen, schälen, in dünne Scheiben schneiden. Auf das Butterbrot legen, mit etwas Pfeffer und Dill bestreuen.
2 Das Ei hart kochen, pellen, in Scheiben schneiden.
3 Auf die Gurkenscheiben legen und salzen.

Orientalischer Käse

Zutaten für 1 Person

50 g Frischkäse | 1 Prise Zimt | 2 Datteln
1 Scheibe Sonnenblumenvollkornbrot
1 frische Feige

1 Den Frischkäse mit dem Zimt würzen. Die Datteln klein schneiden und unter den Frischkäse mischen.
2 Das Brot mit der Masse bestreichen. Die Feige in Scheiben schneiden und auf dem Brot ziegelartig anordnen.

Käse-Birne-Brot

Zutaten für 1 Person

1 Scheibe Leinsamenbrot | 30 g Edelpilzkäse
1 reife Birne

1 Das Brot mit dem Käse bestreichen. Die Birne waschen, das Kerngehäuse herausschneiden und das Fruchtfleisch in Spalten schneiden.
2 Die Birnenspalten auf das Käsebrot legen.

Pikantes Müsli

Zutaten für 1 Person

60 g Weizenkörner | 75 g Magerquark
2 EL saure Sahne | Salz | 1/2 Zwiebel
100 g Karotten | frische Kräuter: Estragon, Dill, Kerbel, Basilikum, Petersilie (je 1/2 TL)

1 Die Weizenkörner quellen lassen. Den Quark, die saure Sahne und das Salz zu einer Sauce verrühren.
2 Die Zwiebel fein hacken, Karotten fein reiben. Beides mit den Kräutern mischen.
3 Weizenkörner etwas zerkleinern und unterheben. Mit der Sauce übergießen.

Frischkornbrei »Nikolaus«

Zutaten für 2 Personen

6 EL Dinkel | 4 EL Zitronensaft | 1 EL Rosinen | 2 kleine Äpfel | 6 EL Sahne | 1 EL gehackte Haselnüsse

1 Den Dinkel am Vorabend mittelgrob schroten. Mit kaltem Wasser anrühren, bis der Brei ganz durchfeuchtet ist. Es sollte alles Wasser aufgesogen werden. Am besten über Nacht weichen lassen.

2 Am nächsten Morgen den Zitronensaft untermischen. Die Rosinen können Sie auch am Vorabend in wenig Wasser einweichen.

3 Die Äpfel waschen und mit der Schale in den Brei raffeln. Die Rosinen und die leicht geschlagene Sahne untermischen.

4 Den Brei in 2 Portionsschalen geben und gehackte Haselnüsse darüber streuen.

5 Noch appetitlicher wird der Frischkornbrei, wenn Sie ihn mit dünnen Apfelspalten garniert servieren.

Dinkelflocken mit Birnen

Zutaten für 1 Person

1 Birne | 1 kleiner Apfel | 3 EL Dinkelflocken 3 EL Sahne | 1 TL Honig | 1 EL gehackte Mandeln

1 Die Birne waschen, in kleine Stücke schneiden. Den Apfel waschen, mit der Schale grob raffeln. Die Dinkelflocken darüber streuen.

2 Die Sahne leicht schlagen, mit Honig süßen, über das Müsli gießen. Alles ein wenig vermengen. Mit den gehackten Mandeln bestreuen.

Erdbeermüsli

Zutaten für 1 Person

100 g Erdbeeren | 1 TL Zitronensaft 1/4 l Buttermilch | 1/2 TL Honig | 3 EL Haferflocken

1 Die Erdbeeren waschen, 2 Stück zurückbehalten, in Viertel schneiden, mit Zitronensaft beträufeln, in ein Glas geben.

2 Die Buttermilch mit Honig verquirlen, die Haferflocken unterrühren und über die Erdbeeren verteilen. Das Müsli mit Erdbeeren garnieren.

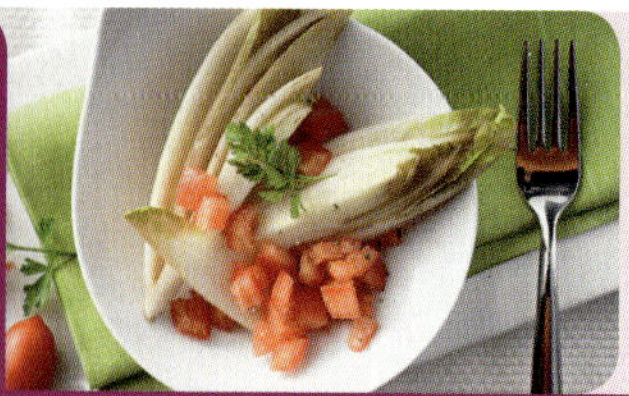

Salate

Knackiges für Ihr Wohlbefinden

Nudelsalat

Zutaten für 1 Person

80 g Vollkornnudeln | 1 kleine Zucchini | 1 EL Sonnenblumenöl | 1 EL Weinessig | Salz | Pfeffer aus der Mühle | 2 EL gehackte Petersilie | 1 Ei | 1 Fleischtomate

1 Die Nudeln in reichlich Salzwasser bissfest garen, abtropfen und abkühlen lassen (eventuell am Vorabend).

2 Die Zucchini waschen und auf einer Gemüsereibe grob raffeln. Zu den Nudeln geben.

3 Alles mit einer Sauce aus Sonnenblumenöl, Weinessig, Salz und Pfeffer übergießen. Gut mischen. In eine Glasschüssel füllen, die Petersilie darüber streuen.

4 Das hart gekochte, gepellte Ei und die Fleischtomate vierteln und den Salat damit garnieren.

Champignonsalat

Zutaten für 1 Person

**2 Scheiben Vollkornbrot | 1 Ei | 1 EL Mineralwasser | Salz | Pfeffer aus der Mühle | 1 EL Butter
1 Bund Radieschen | 100 g frische Champignons | 1 EL Zitronensaft | 1 Portion Kopfsalat
100 g Magerquark | 2 EL Crème fraîche | 1 TL Ketchup | 1 EL Weißwein**

1 Das Vollkornbrot in kleine Würfel schneiden. Das Ei mit Mineralwasser, Salz und Pfeffer verquirlen. Die Brotwürfel in dieser Eimischung wenden und in der Butter goldbraun braten.

2 Die Radieschen waschen und in Scheiben schneiden.

3 Die Champignons putzen, vierteln und mit Zitronensaft beträufeln.

4 Den Kopfsalat waschen, trockenschleudern, in mundgerechte Stücke zupfen und eine Schüssel damit auslegen.

5 Die Champignons, die Radieschen und die Brotwürfel in der Schüssel anrichten.

6 Den Magerquark mit Crème fraîche, Ketchup und Weißwein verrühren. Das Dressing erst kurz vor dem Verzehren über den Salat gießen.

Unser Tipp

Ein Salat mit Baguette oder Vollkornbrot ist eine leichte, wohlschmeckende Angelegenheit, die auch mal ein Hauptgericht ersetzen kann. Allerdings kommen Sie nicht um einen gewissen Aufwand herum: Salat sollte immer frisch zubereitet werden; allenfalls können Sie das Dressing auf Vorrat herstellen.

Frischer Chicoréesalat

Zutaten für 1 Person

**150 g Chicorée | 2 kleine Fleischtomaten
1 TL Sonnenblumenöl | Salz | Pfeffer aus der Mühle | 1 EL gehackter Schnittlauch**

1 Die Chicoréeblätter von der Staude zupfen, waschen, abtrocknen, in dünne Streifen schneiden.
2 Die Tomaten überbrühen, häuten und achteln.
3 Die Chicoréestreifen mit den Tomatenachteln und dem Öl vermengen.
4 Mit Salz und Pfeffer abschmecken. Mit dem gehackten Schnittlauch garnieren.

Bohnensalat rustikal

Zutaten für 1 Person

**200 g grüne Bohnen | 1 Prise Bohnenkraut
1 Schalotte | 1 EL Weinessig | 1 EL Olivenöl
Kräutersalz | Pfeffer aus der Mühle
60 g Schafskäse | 1 Scheibe Kürbiskernbrot**

1 Die Bohnen waschen und in wenig Salzwasser mit Bohnenkraut bissfest garen.
2 Die Schalotte fein würfeln. Über die fertigen Bohnen streuen. Mit einer Sauce aus Essig, Öl, Kräutersalz und Pfeffer übergießen.
3 Den Schafskäse fein schneiden, dazugeben, den Salat gut durchmischen und rasch verzehren. Das Brot dazu genießen.

Fenchel-Obst-Salat

Zutaten für 1 Person

**1 Fenchelknolle | 1 nicht zu weiche Birne | 100 g Erdbeeren | 1 TL Honig | 1 TL Zitronensaft
1 EL saure Sahne | 3 Blätter Zitronenmelisse | 2 Scheiben Dreikorntoast | 1 EL Frischkäse**

1 Den Fenchel waschen, putzen, das Grün wegschneiden und den Fenchel grob raspeln. Die Birne waschen, entkernen und das Fruchtfleisch klein schneiden. Die Erdbeeren waschen und achteln.
2 Die Früchte mit dem Fenchel mischen und mit Honig und Zitronensaft abschmecken. In einem Schälchen anrichten und mit der sauren Sahne und der Melisse hübsch garnieren.
3 Das Dreikornbrot toasten, mit dem Frischkäse bestreichen und zum Salat genießen.

Noch einfacher zuzubereiten als jeder Salat: Gemüsesticks als leckerer Knabberspaß.

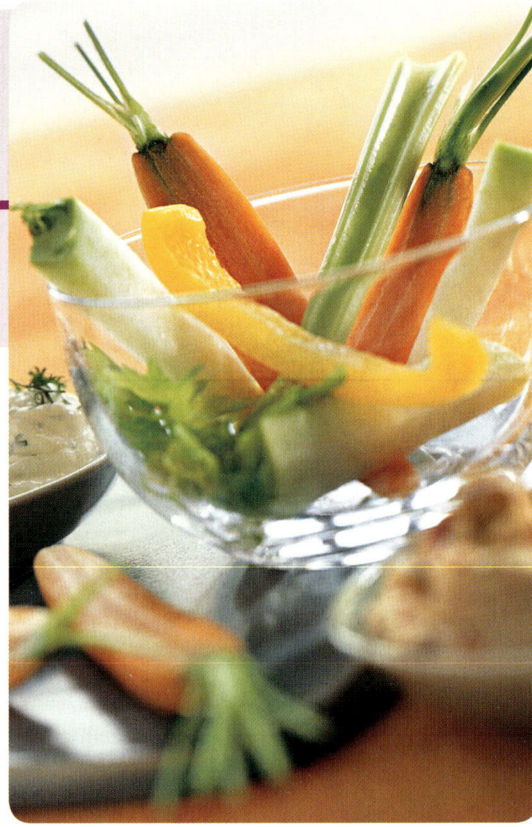

Fränkischer Chicoréesalat

Zutaten für 2 Personen

3 Chicoréestauden | 150 g kernlose Weintrauben | 200 g Joghurt | 2 TL Zitronensaft 1/2 TL Honig | 2 Scheiben Vollkornbrot 80 g Edelpilzkäse

1 Chicoréeblätter vom Strunk zupfen, waschen und klein schneiden. Die gewaschenen, halbierten Trauben darauf legen.
2 Mit einer Sauce aus Joghurt, Zitronensaft und Honig übergießen. Dazu das Vollkornbrot mit dem Edelpilzkäse essen.

Rohkostplatte

Zutaten für 4 Personen

1 Salatgurke | 3 Fleischtomaten | 1 Bund Radieschen | 1 Kohlrabi | 3 Karotten | 1 kleiner Apfel | 1/4 l Dickmilch | 2 EL Crème fraîche 1 EL Zitronensaft | 1 TL Honig | Salz

1 Das Gemüse waschen und nach Belieben zerkleinern. Auf einer großen Platte schön anrichten.
2 Für die Sauce den Apfel waschen und fein reiben. Mit den übrigen Zutaten vermischen und über die Rohkost gießen.

Zucchinisalat

Zutaten für 1 Person

1 kleine Zucchini | 1 Knoblauchzehe | 4 Blättchen frisches Basilikum | 1 TL Butter 2 EL Zitronensaft | Salz | Pfeffer aus der Mühle 1 Scheibe Stangenweißbrot

1 Zucchini waschen und in dünne Scheiben hobeln. Den Knoblauch würfeln. Das Basilikum in Streifen schneiden.
2 Die Butter in einer beschichteten Pfanne erhitzen, den Knoblauch darin andünsten. Die Zucchinischeiben zugeben. 5 Minuten dünsten.
3 Mit Zitronensaft, Salz und Pfeffer würzen. Das Basilikum darüber geben. Dazu das Weißbrot essen. Dieser Salat schmeckt übrigens sowohl warm als auch kalt.

Linsensalat

Zutaten für 2 Personen

1 Tasse getrocknete Linsen | 2 l Wasser | 1 Lorbeerblatt | 1 Knoblauchzehe | 1 TL Salz | 1 Schalotte frische Petersilie | 1 TL Senf | 1/2 TL schwarzer Pfeffer | 1 EL Olivenöl | 1 EL Zitronensaft | 1 kleine Karotte

1 Die Linsen verlesen und in einem großen Topf mit dem Wasser, dem Lorbeerblatt, dem abgezogenen Knoblauch und dem Salz aufkochen lassen.

2 Dann vom Herd nehmen und für etwa 30 Minuten quellen lassen. Abgießen. In eine Salatschüssel geben.

3 Die Schalotte abziehen und fein hacken, die Petersilie wiegen. Beides mit Senf, schwarzem gemahlenem Pfeffer, Öl und Zitronensaft zu den Linsen geben und alles gut miteinander vermengen.

4 Die Karotte schälen und fein reiben. Den Salat damit garnieren.

Herzhafter Gemüsesalat

Zutaten für 6 Personen

3 große fest kochende Kartoffeln | 750 g Karotten | 750 g grüne Bohnen | 3 Rote Bete etwas frische Petersilie | 1 Knoblauchzehe | 1 EL Olivenöl | 4 EL Rotweinessig | 2 EL Zitronensaft 2 TL Basilikum | Salz | Pfeffer aus der Mühle

1 Die Kartoffeln garen, pellen und in Scheiben schneiden. Karotten und Bohnen garen und klein schneiden.

2 Die Roten Bete schälen, garen und in dünne Scheiben schneiden. Petersilie wiegen.

3 Den Knoblauch abziehen und hacken. Aus Öl, Essig, Zitronensaft, Petersilie, Knoblauch, Basilikum, Salz und Pfeffer eine Sauce rühren.

4 Kartoffeln, Karotten und Bohnen in eine Schüssel geben, die Roten Bete in eine kleinere. Die Sauce über dem Gemüse verteilen. Zudecken und etwa 3 Stunden ziehen lassen.

5 Erst kurz vor dem Servieren die Roten Bete unterheben.

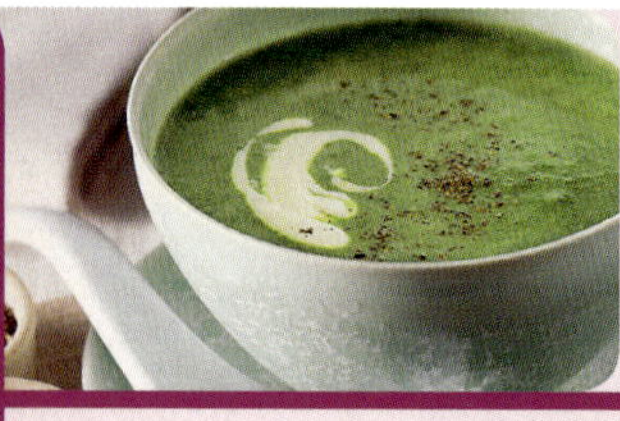

Suppen

Kerngesundes zum Löffeln

Bunte Gemüsesuppe

Zutaten für 6 Personen

200 g Karotten | 250 g grüne Bohnen | 1 Stange Lauch | 250 g Erbsen (aus der Tiefkühltruhe) 300 g Zucchini | 2 Zwiebeln | 2 EL Butter | 1 1/2 l Gemüsebrühe | 150 g kurze Nudeln | Salz | Pfeffer aus der Mühle | 40 g geriebener Parmesan

1 Das Gemüse waschen, putzen und in Streifen oder Würfel, die Zucchini in Scheiben schneiden. Die Bohnen in ca. 4 Zentimeter Länge brechen.
2 In einem großen Topf die Butter erhitzen. Darin die Zwiebeln, den Lauch, die Karotten, Bohnen und Erbsen andünsten.
3 Die Gemüsebrühe zugießen und das Gemüse etwa 15 Minuten bei geschlossenem Topf köcheln lassen.
4 Die Nudeln in Salzwasser bissfest garen und abgießen. Die Zucchinischeiben in die Suppe geben und 5 Minuten mitkochen lassen.
5 Zum Schluss die Nudeln hinzufügen. Vor dem Servieren mit Salz und Pfeffer abschmecken. Die Suppe servieren und mit Parmesan bestreuen.

Hafernockerlsuppe

Zutaten für 2 Personen

80 g Nackthafer | 60 g weiche Butter | 2 Eier | Meersalz | 2 TL Streuwürze (Frugola; aus dem Reformhaus oder Bioladen) | 1/2 l Gemüsebrühe | 1 Prise Muskatnuss | klein gehackte Petersilie

1 Den Hafer mahlen. Die Butter cremig rühren, den Hafer und die Eier mit einer Gabel untermengen. Mit den Gewürzen herzhaft abschmecken. Wenn die Masse zu feucht ist, um Nockerln abzustechen, noch etwas Hafer dazumischen. 30 Minuten quellen lassen.
2 Inzwischen die Gemüsebrühe erhitzen. Mit einem Teelöffel kleine Nockerln abstechen und in die leicht kochende Brühe setzen. 10 bis 15 Minuten ziehen lassen.
3 Die Brühe mit Streuwürze und Muskat abschmecken. Petersilie darüber streuen.

Unser Tipp

Mit Sahne oder Crème fraîche gebundene Suppen sind eine Delikatesse, aber nicht gerade kalorienarm. Eine figurfreundliche Alternative ist fettarme Milch, mit püriertem Gemüse versetzt.

Grüne Suppe

Zutaten für 1 Person

30 g Vollkornnudeln | 250 g frischer Blattspinat | 1 Schalotte | 1 Knoblauchzehe | 1 TL Butter 1/4 l Gemüsebrühe | 2 EL Crème fraîche | Salz | Pfeffer aus der Mühle | 1 Prise Muskatnuss 1 TL Sonnenblumenkerne

1 Die Nudeln in Salzwasser bissfest garen.
2 Den Spinat waschen, putzen, tropfnass in einen Topf geben. Dünsten, bis er zusammengefallen ist, herausnehmen und klein hacken.
3 Schalotte und Knoblauch abziehen und klein hacken. In einem Topf die Butter erhitzen, beides darin goldgelb dünsten und mit der Brühe aufgießen. Crème fraîche unterrühren. Mit Salz, Pfeffer und Muskat würzen.
4 Spinat und Nudeln zugeben, nochmals kurz erhitzen. Die Suppe in einen Teller geben, mit Sonnenblumenkernen überstreuen.

Kürbissuppe

Zutaten für 2 Personen

1 große Zwiebel | 2 Tassen Gemüsebrühe 1 1/2 Tassen gekochter pürierter Kürbis 1/2 TL Oregano | 1 Spritzer Tabascosauce 2 EL Kürbiskerne

1 Die abgezogene Zwiebel fein schneiden, die Kürbiskerne in einer Pfanne kurz rösten.
2 Die Zwiebel in einem großen Topf in etwas Brühe dünsten.
3 Die restlichen Zutaten ohne Kürbiskerne hinzufügen und 15 Minuten köcheln lassen. Mit den Kürbiskernen garnieren.

Karottensuppe

Zutaten für 2 Personen

1 große Zwiebel | 1 große Karotte | 1 große Kartoffel | 1 EL Olivenöl | 300 ml Gemüsebrühe 1/2 TL Thymian | 100 ml Milch

1 Die Zwiebel abziehen, die Karotte schälen und beides in Scheiben schneiden. Die Kartoffel schälen und würfeln.
2 Die Zwiebel im Öl anbraten. Brühe, Karotte, Kartoffel und Thymian hinzufügen und alles 25 Minuten köcheln lassen.
3 Pürieren und zum Schluss die Milch einrühren.

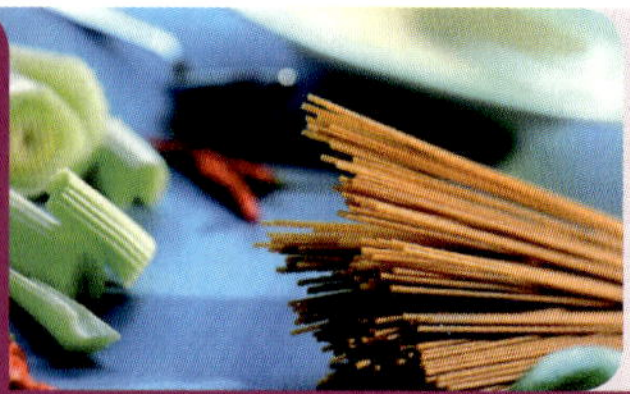

Hauptgerichte

Gesundheit satt!

Nudelauflauf mit Tomatensauce

Zutaten für 1 Person

100 g grüne Bandnudeln | Salz | 1 kleine Zwiebel | 2 TL Butter | 250 g Tomaten | 4 TL Tomatenmark 1/2 TL Instantbrühe | 1 TL Oregano | etwas Thymian | etwas Rosmarin | Pfeffer | 20 g Parmesan etwas frisches Basilikum

1 Die Nudeln in Salzwasser bissfest garen und in einem Sieb abtropfen lassen. Den Ofen auf 180 °C vorheizen.
2 Inzwischen die abgezogene Zwiebel in Würfel schneiden und in einer beschichteten Pfanne in der Butter goldbraun rösten.
3 Die Tomaten überbrühen, häuten und in kleine Stücke schneiden. In die Pfanne geben.
4 Die Sauce sämig einkochen lassen. Mit Tomatenmark, Instantbrühe, Oregano, Thymian und Rosmarin, Pfeffer und Salz abschmecken.
5 Die Nudeln in eine feuerfeste Form geben, die Sauce darüber gießen. Mit Parmesan bestreuen und 20 Minuten bei 180 °C überbacken.
6 Mit Basilikumstreifen bestreuen.

Gemüse mit Kartoffelpüree

Zutaten für 2 Personen

500 g Kartoffeln | 250 g grüne Bohnen | 2 kleine Zucchini | 1 Tomate | 1/2 grüne Paprikaschote 1 Zwiebel | 1/8 l Milch | 10 g Butter | Thymian | Rosmarin | schwarzer Pfeffer aus der Mühle

1 Die Kartoffeln in der Schale garen. Die Bohnen schräg in 3 Zentimeter lange Stücke schneiden und 10 Minuten dämpfen.
2 Zucchini waschen, in Scheiben schneiden. Zu den Bohnen geben und weich dämpfen.
3 Tomate und Paprika waschen und klein schneiden. Zwiebel abziehen und klein hacken. Paprika und Zwiebel in Wasser weich dünsten.
4 Die Kartoffeln pellen, zerstampfen und mit der heißen Milch und der Butter pürieren.
5 Die Tomate unter die Paprika-Zwiebel-Mischung rühren. Mit Thymian, Rosmarin und Pfeffer würzen.
6 Dazu das Kartoffelpüree servieren.

Unser Tipp

Reduzieren Sie Ihren Fleischkonsum und verwenden Sie dafür lieber hochwertige Produkte, am besten vom Biometzger. Sie werden sehen, dass Fleisch, als Geschmackszutat geschickt eingesetzt, schon bei einer Menge von 60 bis 80 Gramm pro Person ein wundervolles Aroma gibt.

Italienische Nudelkasserolle

Zutaten für 4 Personen

1 Zwiebel | 500 g Zucchini | 900 g kleine Tomaten | 150 g Mais (aus der Dose) | etwas Oregano schwarzer Pfeffer aus der Mühle | 500 g Vollkornnudeln | etwas frisches Basilikum

1 Die Zwiebel abziehen und sehr fein hacken. Mit etwas Wasser in einer Kasserolle weich dünsten.

2 Die Zucchini waschen, der Länge nach vierteln und in 2 Zentimeter lange Stücke schneiden. Die Tomaten waschen und halbieren, den Blütenansatz entfernen.

3 Zucchini, Tomaten und Mais mit Oregano und Pfeffer in die Kasserolle geben und 15 Minuten bei mittlerer Hitze köcheln lassen.

4 In der Zwischenzeit die Vollkornnudeln bissfest garen und abtropfen lassen.

5 In einem Topf die Nudeln mit dem Gemüse vermischen und mit Basilikum garnieren.

Blumenkohl kreolisch

Zutaten für 4 Personen

1 großer Blumenkohl | Salz | 500 g Kartoffeln | 1 große Zwiebel | 1 Knoblauchzehe | 500 g Tomaten 1 große grüne Paprikaschote | 1 TL Tabascosauce | schwarzer Pfeffer

1 Blumenkohl von Blättern und Strunk befreien und 30 Minuten in Salzwasser legen.

2 Zwiebel und Knoblauch abziehen und fein würfeln.

3 Die Tomaten überbrühen, häuten und in kleine Stücke schneiden. Die Paprikaschote entkernen und den Stielansatz entfernen. Die Kartoffeln mit der Schale garen.

4 In einer großen Kasserolle Zwiebel und Knoblauch in etwas Wasser dünsten.

5 Die Tomaten einrühren. Zudecken und bei schwacher Hitze 10 Minuten köcheln lassen.

6 Den Blumenkohl hineinsetzen und die Paprika dazugeben. Weitere 20 Minuten köcheln lassen, sodass der Blumenkohl noch bissfest ist. Mit Tabasco und Pfeffer würzen.

7 Kartoffeln pellen und zum Blumenkohl servieren.

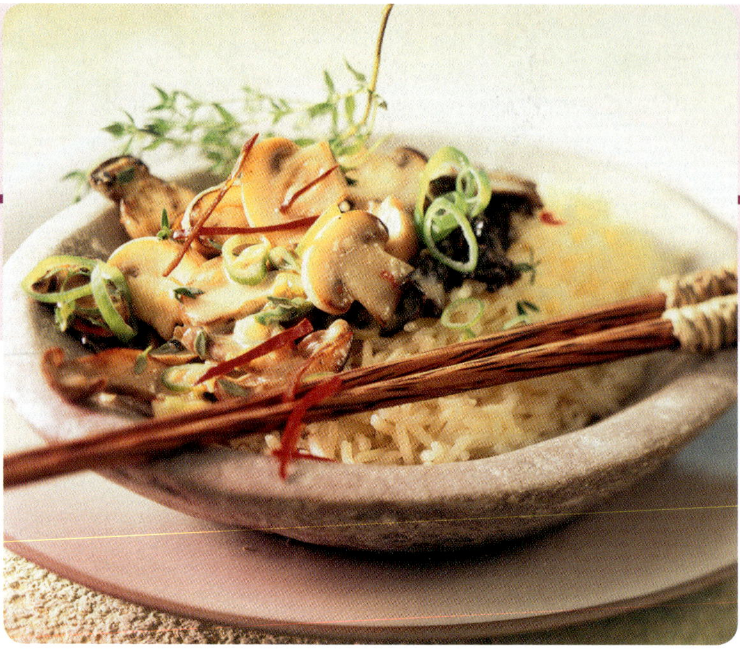

Reis mit Champignons ist schnell zubereitet und eignet sich auch gut als Vorspeise.

Sellerieschnitzel mit Linsen

Zutaten für 4 Personen

1 große Sellerieknolle | Salz | 1 Tasse Basmatireis | 3 EL getrocknetes Suppengemüse 1 Dose braune Linsen | 1 Tasse Cornflakes | 1 Bund Petersilie | 1 unbehandelte Zitrone | Semmelbrösel | weißer Pfeffer | 4 EL Pflanzenöl | etwas Mehl

1 Die Sellerieknolle putzen, schälen und ganz in Salzwasser garen, dann herausnehmen.

2 Den Reis und das Suppengemüse im Selleriesud aufkochen und bei ausgeschaltetem Herd etwa 20 Minuten quellen lassen.

3 Inzwischen die Linsen abseihen (Flüssigkeit auffangen) und mit einem Kartoffelstampfer zerdrücken.

4 Falls Reis und Suppengemüse beim Quellen nicht alle Flüssigkeit aufgesaugt haben, die restliche Flüssigkeit abgießen.

5 Die Cornflakes zerbröseln, die Petersilie waschen, trocknen und fein hacken; ebenso die Zitrone waschen, trocknen und ein wenig Zitronenschale abreiben. Alle Zutaten unter den Reis mischen und, falls die Masse zu feucht ist, Semmelbrösel zufügen; mit Salz und Pfeffer abschmecken.

6 Aus der Reismasse Bratlinge formen, in Semmelbröseln wenden, in heißem Öl ausbraten und warm halten.

7 Die Sellerieknolle in große Scheiben aufschneiden und diese kurz anbraten.

8 Die Linsenflüssigkeit in einen Topf füllen, nach Geschmack mit etwas Mehl binden und erwärmen.

9 Auf je 1 Selleriescheibe 1 Bratling legen und mit der Linsensauce übergießen.

Reis mit Champignons

Zutaten für 4 Personen

2 Tassen Basmatireis | Salz | 3 EL Olivenöl | 4 Frühlingszwiebeln | etwas Petersilie | etwas Schnittlauch | 1 Peperoni | 500 g Champignons | Pfeffer aus der Mühle

1 Den Reis in Salzwasser garen.

2 Die Frühlingszwiebeln waschen und fein schneiden. Petersilie, Schnittlauch und Peperoni fein hacken. Im heißen Öl 3 Minuten anbraten. Die ganzen Pilze hinzufügen und alles für weitere 5 Minuten kochen.

3 Mit dem Reis mischen und mit Salz und Pfeffer abschmecken.

Marinierte Artischocken

Zutaten für 2 Personen

2 Artischocken | 1 Spritzer Zitronensaft | 1 Tasse Reis | Salz | 25 g Butter | 1 TL Safranpulver
Für die Marinade: 1 Schalotte | 75 ml Orangensaft | 2 EL Estragonessig | etwas Petersilie
1 1/2 TL abgeriebene Orangenschale | Salz | je 1 Prise Estragon, Basilikum und Kerbel | 1/4 TL Senfpulver | 1 Spritzer Worcestersauce

1 Am Vortag von den Artischocken den Stiel abschneiden und stachelige Fasern oder Borsten entfernen.

2 In einem flachen Topf mit Zitronenwasser in 30 bis 45 Minuten weich kochen.

3 Die Artischocken der Länge nach halbieren. Die kleinen inneren Blätter und den Boden entfernen.

4 Die Schalotte abziehen und klein hacken. Alle Zutaten für die Marinade miteinander pürieren. In eine Schüssel gießen und die Artischocken darin wenden, bis sie vollständig von der Marinade überzogen sind.

5 Bedecken und über Nacht kalt stellen.

6 Den Reis nach Vorschrift garen und gut abtropfen lassen.

7 Die Butter in einer Pfanne zerlassen und das Safranpulver hineinrühren. Den Reis dazugeben und in der Safranbutter schwenken. Zu den Artischocken servieren.

Unser Tipp

Man sollte Brokkoli immer kühl lagern – am besten im Kühlschrank. Bei Zimmertemperatur verliert er täglich bis zu zehn Prozent seines Vitamin-C-Gehalts. Legen Sie den Kohl in eine Kunststofffolie in den Kühlschrank. So hält er sich drei Tage. Man kann ihn aber auch einfrieren.

Tomaten-Brokkoli-Auflauf

Zutaten für 4 Personen

300 g Brokkoli | Salz | 200 g Tomaten | 1/2 TL Pfeffer | 2 EL Paprikamus (aus dem Glas) | 50 g geriebene Haselnüsse | 10 g Margarine | 1 Bund Basilikum

1 Den Brokkoli waschen, in Salzwasser bissfest garen, abtropfen lassen und in eine Auflaufform geben.

2 Die Tomaten in Scheiben schneiden und darüber schichten.

3 Mit Pfeffer und Paprikamus würzen und mit den geriebenen Haselnüssen bestreuen.

4 Über den Auflauf Margarineflöckchen verteilen (nach Geschmack etwas geriebenen Käse zugeben) und bei 200 °C ca. 15 Minuten überbacken.

5 Basilikum waschen, trocknen, in Streifen schneiden und über den fertigen Auflauf streuen. Heiß servieren.

Mandelbohnen

Zutaten für 2 Personen

1 Tasse Naturreis | Salz | 1 kleine Zwiebel | 2 Knoblauchzehen | 750 g grüne Bohnen | 75 ml Gemüsebrühe | 1 TL Olivenöl | 2 EL Mandelstifte

1 Den Reis mit 2 Tassen gesalzenem Wasser zum Kochen bringen. Die Hitze reduzieren und den Reis zugedeckt ca. 45 Minuten ausquellen lassen.

2 Die Zwiebel abziehen und fein hacken. Den Knoblauch abziehen und durch eine Presse drücken.

3 Die grünen Bohnen mit der Gemüsebrühe zum Kochen bringen. Zugedeckt bei schwacher Hitze köcheln lassen, bis sie gar sind. Die Bohnen abgießen und in eine Schüssel geben.

4 Das Olivenöl erhitzen und den Knoblauch, die Mandeln und die Zwiebel hineingeben. Anbraten, bis die Zwiebelstückchen glasig und gelb sind (nicht überhitzen, sonst wird der Knoblauch bitter!).

5 Unter die grünen Bohnen mischen. Den Reis getrennt dazu servieren.

Gemüsetopf »Sommertagstraum«

Zutaten für 2 Personen

2 Knoblauchzehen | je 1 rote und gelbe Paprikaschote | 1 Kohlrabi | 200 g neue Kartoffeln 120 g junge Bohnen | 120 g Champignons 1 Zucchini | 1/4 l Tomatensaft | 1/4 l Gemüsebrühe | 1 TL Rosenpaprikapulver | 1/2 TL Currypulver | 1 EL Sonnenblumenkerne | Pfeffer aus der Mühle | Jodsalz | 2 EL frische gehackte Kräuter

1 Eine Auflaufform mit den Knoblauchzehen ausreiben. Die Paprikaschoten waschen, halbieren und die Kerne und Häute herausnehmen.

2 Kohlrabi und Kartoffeln waschen und schälen, Bohnen, Pilze und die Zucchini waschen, putzen und zerteilen.

3 Die Auflaufform mit Tomatensaft und Gemüsebrühe auffüllen, das Gemüse dazugeben und mit Paprika und Curry würzen.

4 Die gehackten Sonnenblumenkerne dazugeben. Mit Pfeffer aus der Mühle und etwas Jodsalz abschmecken.

5 Im Backofen bei ca. 180 °C den Gemüsetopf ca. 50 Minuten lang garen. Kurz vor dem Servieren die Kräuter darüber streuen.

Gemüseauflauf mit Reis

Zutaten für 4 Personen

2 große Stangen Lauch | 2 große Zwiebeln etwas frische Petersilie | 2 Knoblauchzehen 500 g geschälte Tomaten (aus der Dose) 1 Lorbeerblatt | 100 ml Gemüsebrühe 1 EL Zitronensaft | etwas Thymian | schwarzer Pfeffer aus der Mühle | Salz | 2 Tassen Naturreis 2 EL Butter

1 Den Lauch in 3 Zentimeter lange Streifen schneiden, waschen. Den Ofen auf 175 °C vorheizen.

2 Die Zwiebeln abziehen und achteln. Die Petersilie fein wiegen. Die Knoblauchzehen abziehen und zerdrücken.

3 Alle Zutaten in einer Schüssel vermischen. In eine Auflaufform füllen. Zugedeckt etwa 2 Stunden überbacken.

4 50 Minuten vor Ende der Garzeit den Reis mit 4 Tassen Salzwasser aufkochen, bei reduzierter Hitze zugedeckt 45 Minuten ausquellen lassen. Die Butter unterrühren.

5 Mit dem Auflauf servieren.

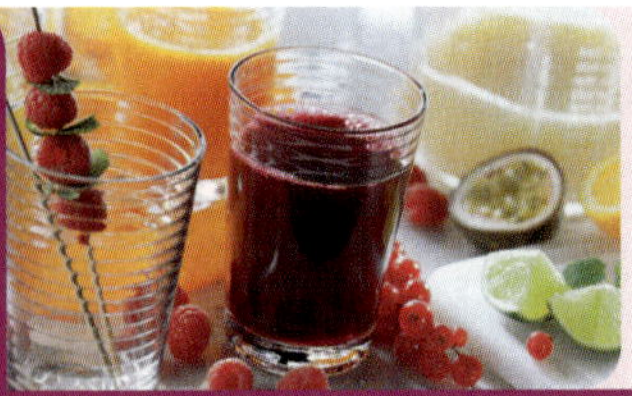

Drinks

Süß & exotisch

Laue Nacht

Zutaten für 4 Personen

1 Orange | 1/2 Grapefruit | 1/2 Zitrone
1 Banane | 1/4 Ananas

1 Die Zitrusfrüchte entsaften, dabei 1 Zitronenscheibe beiseite legen.
2 Die anderen Früchte schälen und in den Entsafter geben. Die Säfte vermischen und mit jeweils etwas Zitronenscheibe garnieren.

Enzymdrink

Zutaten für 4 Personen

1/2 Ananas | 1 Kiwi | 1 Mango

1 Die Früchte schälen. Bei der Mango aufpassen, dass nichts Grünes auf dem Fruchtfleisch bleibt. Das Fruchtfleisch vom Stein schneiden.
2 Das Mangofleisch pürieren. Ananas und Kiwi in den Entsafter geben. In hohe Gläser erst das Mangopüree einfüllen, dann vorsichtig den Saft aufgießen. Wenn die beiden Bestandteile getrennt bleiben, sieht das Ganze sehr exotisch aus!
3 Mit je 1 Stäbchen zum Umrühren servieren.

Flotte Lotte

Zutaten für 4 Personen

6 Aprikosen | 150 g Kirschen | etwas Zitronenmelisse zum Garnieren

1 Das Obst entsteinen und entsaften.
2 Die Zitronenmelisse an den Glasrand hängen.

With a Swing

Zutaten für 4 Personen

1/2 Banane | 2 Maracujas | 1 unbehandelte Orange

1 Die Banane schälen und pürieren. Die Maracujas auslöffeln und durch ein Sieb geben.
2 Ein Stück von der Orange schälen, dann die Frucht auspressen. Alles gut mischen.
3 Die Orangenschale an die Gläser hängen.

Dschungeldrink

Zutaten für 4 Personen

2 Bananen | 1/4 l Milch | 50 ml Kokosnusscreme

1 Die Bananen schälen und pürieren.
2 Mit der Milch und der Kokosnusscreme verrühren.

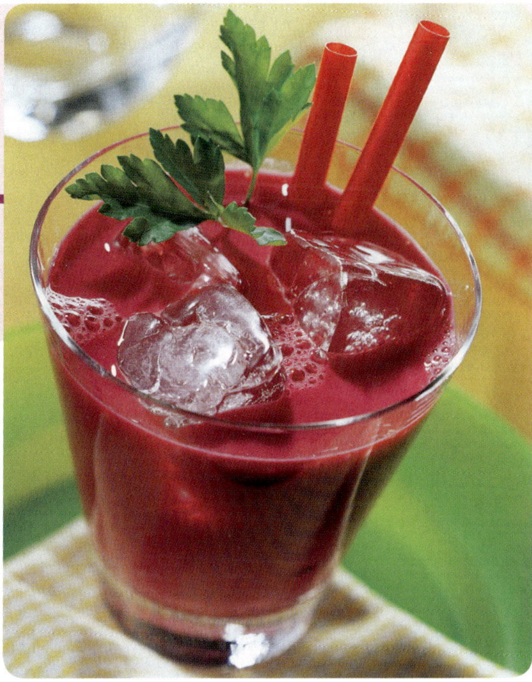

Die »Rote Zora« – Frischekick für Ihr Wohlbefinden!

Barbarenbalsam

Zutaten für 4 Personen

100 g Erdbeeren | 4 Aprikosen | 1 Pfirsich | 1 Stange Rhabarber | 4 Vanilleblüten

1 Von den Erdbeeren die Blätter zupfen, die Aprikosen und den Pfirsich entsteinen, den Rhabarber schälen. Alles entsaften.
2 Mit den Vanilleblüten verzieren.

Thailandtraum

Zutaten für 4 Personen

1/2 Ananas | 1 Grapefruit | 1 Orange | ein paar Körnchen Salz

1 Die Ananas schälen und in den Entsafter geben.
2 Die Grapefruit und die Orange mit der Zitruspresse entsaften.
3 Mit ein paar Körnchen Salz würzen.

Pikanterie

Zutaten für 4 Personen

2 Karotten | 2 Selleriestangen | 1 Apfel

1 Karotten und Sellerie putzen, den Apfel entkernen.
2 Alles zusammen in den Entsafter geben.

Gods of Bali

Zutaten für 4 Personen

2 Maracujas | 6 Aprikosen | 1 Zitrone | etwas Zitronenmelisse zum Garnieren

1 Die Maracujas auslöffeln und durch ein Sieb geben, die Aprikosen entsteinen und pürieren.
2 Die Zitrone auspressen. Alles gut mischen und mit der Zitronenmelisse garniert servieren.

Rote Zora

Zutaten für 4 Personen

2 Karotten | 1 Rote Bete | 2 Stängel krause oder glatte Petersilie

1 Karotten und Rote Bete schälen und in den Entsafter geben.
2 Mit jeweils etwas Petersilie garnieren.

Unser Tipp

Unverdünnt mögen Obst- und Gemüsedrinks geschmacksintensiver sein – mit Wasser verdünnt sind sie deutlich bekömmlicher.

Fiesta

Zutaten für 4 Personen

**100 g weiße kernlose Trauben | 1 Banane
1 Limette**

1 Die Trauben von den Stielen zupfen, die Banane schälen.
2 Früchte in den Entsafter geben. Mit Limettensaft abschmecken.

Frische Brise

Zutaten für 4 Personen

1 Fenchelknolle | 1 Apfel | 1 Orange

1 Den Fenchel putzen, den Apfel entkernen, beides in den Entsafter geben. Die Orange auspressen.
2 Alles gut miteinander vermischen.

Sommergarten

Zutaten für 4 Personen

200 g Himbeeren | 100 g Kirschen | Vanillezucker

1 Die Himbeeren verlesen, die Kirschen entsteinen. In den Entsafter geben.
2 Mit etwas Vanillezucker abschmecken.

Mellow Morning

Zutaten für 4 Personen

**1/2 Honigmelone | 1/2 geschälte Gurke
etwas Zitronensaft | 4 Dillzweige**

1 Die Melone schälen und entkernen. Zusammen mit der Gurke entsaften.
2 Mit Zitronensaft abschmecken und mit den Dillzweigen garnieren.

Rotes Fest

Zutaten für 4 Personen

2 rote Paprikaschoten | 2 Fleischtomaten | 1 Karotte | 1 Spritzer Worcestersoße | 1 Spritzer Tabascosauce | einige Schnittlauchröllchen

1 Von den Paprikaschoten Stängel und Kerne, von den Tomaten Blütenansätze entfernen. Die Karotte schälen. Alles entsaften.
2 Mit Worcester- und Tabascosauce abschmecken. Mit den Schnittlauchröllchen bestreuen.

Snacks

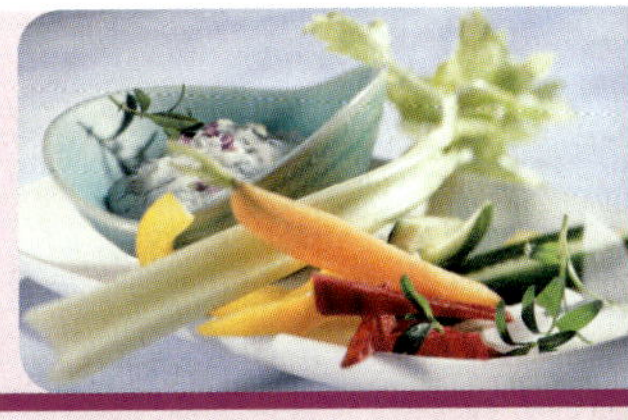

Leckeres für zwischendurch

Als Snacks eignen sich unzählige einfache Gerichte, die schnell zuzubereiten sind und den Verdauungsapparat nicht übermäßig belasten. Hier sind Sie selbst gefragt: Lassen Sie Ihrer Fantasie freien Lauf, wenn Sie in die Obstschale oder in das Gemüsefach des Kühlschranks schauen. Als Anregung hier einige schnelle Zwischenmahlzeiten, deren Zubereitung natürlich nicht genau erklärt werden muss.

Snacks mit Gemüse

- 1 mit Kräuterquark gefüllte Tomate, dazu: 1 Scheibe Knäckebrot
- 1/2 zerdrückte Avocado, mit Zitronensaft, Salz und Pfeffer gewürzt
- Kleiner Rohkostteller mit aufgeschnittenem Ei, dazu: 1 Scheibe Knäckebrot
- Kleiner Salat aus 1/2 Gurke und 1/2 Honigmelone, Zitronensaft, Salz und Pfeffer, dazu 1 Scheibe Leinsamenbrot
- 1 Scheibe Knäckebrot mit Tomatenscheiben
- 200 g Champignons, dünn gehobelt, mit Diätsalatdressing
- 4 Stangen Staudensellerie mit 30 g Edelpilzkäse
- 1 Scheibe Vollkornbrot mit 1 TL Frischkäse, einigen Radieschenscheiben, Salz und Schnittlauch
- 1 Scheibe Sonnenblumenbrot mit Butter und Schnittlauch

Snacks mit Obst

- 1/2 Honigmelone mit 1 Scheibe Knäckebrot
- 2 EL fertiges Müsli (ohne Kristallzucker) mit 50 ml Milch und einigen Kirschen
- 100 g Magerquark mit Orangenstücken und zerbröseltem Pumpernickel
- 1 Schale Milchreis mit etwas Zimt und 100 g Apfelstücken
- 50 g Trockenobst

Register

Sachregister

Beschwerdenregister

Rezeptregister

Impressum

Über die Autoren

Klaus Oberbeil, Medizinjournalist und Fachautor für Gesundheits- und Ernährungsthemen, ist bekannt aus zahlreichen Fernseh- und Radiosendungen sowie Beiträgen in großen Publikumszeitschriften. Er ist Spezialist für Molekularbiologie und Genforschung. Seine Informationen sammelt er vorwiegend in für Laien unzugänglichen Archiven und Bibliotheken internationaler Hochschulen sowie auf wissenschaftlichen Kongressen.

Dr. med. Christiane Lentz ist Ärztin und Medizinjournalistin. Als Autorin und Redakteurin ist es ihr Interesse, medizinische Sachverhalte und »Fachchinesisch« einfach und verständlich darzustellen.

Impressum

Hinweis

Die Ratschläge/Informationen in diesem Buch sind von Autoren und Verlag sorgfältig erwogen und geprüft, dennoch kann eine Garantie nicht übernommen werden. Eine Haftung der Autoren bzw. des Verlags und seiner Beauftragten für Personen-, Sach- und Vermögensschäden ist ausgeschlossen.

Bildnachweis

Back Up Images 22; Banana Stock lizenzfrei 204, 284; Corbis, Düsseldorf 19 (lizenzfrei); Creativ Collection lizenzfrei 226, 232 (cc vision); Doc Stock, Stuttgart 13 (R. Birkle); Falken Verlag, München 146, 324, 325 (Arras); Fancy lizenzfrei 214, 228, 230, 250, 256, 276, 282 (Tiedge); Getty Images, München 190 (Altrendo), 266, 298 (PhotoDisc lizenzfrei), 306 (Photographers Choice), 216, 222, 254 (Stockbyte lizenzfrei), 8, 38 (StockFood), 224 (Stock Illustrations lizenzfrei); Goodshot lizenzfrei 238; Image Source lizenzfrei 194; Jump, Hamburg 274 (Vey); Mauritius, Mittenwald 26 (age), 14, 37 (Foodpix), 21 (Urbanlip); mk2 gmbh, Bonn U1 u.l.; Pitopia lizenzfrei 184 (Berg), 74 (Breuer), 60 (Colour), 144 (Heidasch), 116, 154, 156 (Hippeli), 90 (Neuhauß), 178 (Offermann), 30 (Rudolph), 138 (Soziaghi), 150 (Walter); Photo Alto lizenzfrei 218, 262 (P. Bourrier); PhotoDisc lizenzfrei 16, 64, 80, 196, 202, 208, 220, 236, 240, 244, 252, 260, 264, 286, 292, 294, 300, 304; Picture Alliance, Frankfurt 33; Stockdisc lizenzfrei 268; StockFood, München 2 (Eising), 56 (Newedel), 102, 320 (Schliack), 54 (Steven Foster Group); Südwest Verlag, München 58, 132, 134, 158, 164, 166, 188 (Archiv), 50, 108, 126, 130, 172, 174 (Albrecht), 312 (Arras), 42, 106, 110, 186, 308, 316 (Bonisolli), 246 (Brauner), 242 (Emely), U1 o.l. (Felbert/Eickenberg); 272 (Hartz), 48, 78 (Hatz), 10, 52, 66, 70, 160 (Heller), 94 (Heuer), 15, 84, 98, 148 (Hofmann) U1 o.M., o.r., u.M., u.r., 44, 46, 68, 76, 104, 114, 120, 140, 176 (Holz), 112, 142 (Kargl), 280 (Kargl + Schönenburg), 40 (Kerth), 180 (Mewes), 258, 278 (Nagy), 96, 170 (Newedel), 28, 100 (Olonetzky), 168 (Paxmann), 27, 118, 310 (Plewinski), 20, 72 (Rees), 122 (Rehm), 210 (Rehm + Sass), 86, 88, 92 (Schieren), 152, 314, 318 (Seiffe), 62, 82, 128, 136, 234, 270 (Sperl), 24 (Stüssel/Koller), 327 (Urban), 192, 198, 200, 206, 212, 248, 288, 296, 302 (Vey), 290 (von Kempen); Superbild, München 11 (Garo/Phanie); Visum, Hamburg 34 (Panos Pictures); www.naturganznah.de 124, 162, 182

Redaktionsleitung
Susanne Kirstein
Layout, DTP, Gesamtproducing
v|Büro – Jan-Dirk Hansen, München
Redaktion
Text & Form – Nicola von Otto
Korrektorat
Susanne Langer
Bildredaktion
Elisabeth Franz
Umschlaggestaltung und Konzeption
R. M. E. Eschlbeck/Kreuzer/Botzenhardt
Litho
Artilitho, Lavis (Trento)
Druck und Verarbeitung
Neografia, Martin

Printed in Slovakia

Gedruckt auf chlor- und säurearmem Papier

ISBN 978-3-517-08383-4
9817 2635 4453 6271